全国普通高等中医药院校药学类专业第三轮规划教材

临床中药学

（供中药学、中医学、中西医结合等专业用）

U0265096

主　编　崔　瑛　张一昕

副主编　王　辉　李　敏　李海燕　杨　敏　王加锋　覃骊兰

编　者　（以姓氏笔画为序）

于栋华（黑龙江中医药大学）　　　　王　雨（北京中医药大学）

王　亭（云南中医药大学）　　　　　王　辉（河南中医药大学）

王又闻（上海中医药大学）　　　　　王加锋（山东中医药大学）

刘玉璇（天津中医药大学）　　　　　杨　敏（成都中医药大学）

杨秀娟（甘肃中医药大学）　　　　　李　敏（陕西中医药大学）

李卫真（湖南中医药大学）　　　　　李会芳（山西中医药大学）

李海燕（广州中医药大学）　　　　　李煦照（贵州中医药大学）

李德森（福建中医药大学）　　　　　束雅春（南京中医药大学附属医院）

汪　琼（湖北中医药大学）　　　　　张　芯（浙江中医药大学）

张一昕（河北中医药大学）　　　　　赵志英（中国药科大学）

赵海平（江西中医药大学）　　　　　郝　蕾（河北中医药大学）

柳越冬（辽宁中医药大学附属第三医院）　崔　瑛（河南中医药大学）

覃骊兰（广西中医药大学）　　　　　褚　颖（长春中医药大学）

秘　书　李玲玲（河南中医药大学）　　　郝　蕾（河北中医药大学）

中国健康传媒集团

中国医药科技出版社

内 容 提 要

本教材是"全国普通高等中医药院校药学类专业第三轮规划教材"之一，系根据本套教材指导思想和编写原则要求编写而成。全书由总论、各论两部分组成，内容包括中药的基本知识、用药的基本知识两大模块。本教材收载药物 548 种，注重知识学习方法的引导、注重合理用药理念的强化、注重科学思维的建立以及专业素养、社会主义核心价值观的引导，体现知识能力、情感三个维度的培养要求。本教材为书网融合教材，即纸质教材有机融合电子教材、教学配套资源（PPT、微课、视频）、题库系统、数字化教学服务（在线教学、在线作业、在线考试）等，使教学资源更加立体化、多样化。

本教材主要供高等中医药院校中药学、中医学、中西医结合等专业师生使用，亦可作为中药执业药师、中医执业医师资格考试及专业人员的参考用书。

图书在版编目（CIP）数据

临床中药学/崔瑛，张一昕主编. —北京：中国医药科技出版社，2023.12

全国普通高等中医药院校药学类专业第三轮规划教材

ISBN 978 - 7 - 5214 - 3945 - 8

Ⅰ. ①临… Ⅱ. ①崔… ②张… Ⅲ. ①中药学 - 中医学院 - 教材 Ⅳ. ①R28

中国国家版本馆 CIP 数据核字（2023）第 116768 号

美术编辑　陈君杞
版式设计　友全图文

出版　**中国健康传媒集团** | 中国医药科技出版社

地址　北京市海淀区文慧园北路甲 22 号

邮编　100082

电话　发行：010 - 62227427　邮购：010 - 62236938

网址　www. cmstp. com

规格　889mm × 1194mm $\frac{1}{16}$

印张　23 $\frac{3}{4}$

字数　681 千字

版次　2024 年 1 月第 1 版

印次　2024 年 1 月第 1 次印刷

印刷　北京金康利印刷有限公司

经销　全国各地新华书店

书号　ISBN 978 - 7 - 5214 - 3945 - 8

定价　**75. 00 元**

获取新书信息、投稿、为图书纠错，请扫码联系我们。

出版说明

"全国普通高等中医药院校药学类专业第二轮规划教材"于2018年8月由中国医药科技出版社出版并面向全国发行,自出版以来得到了各院校的广泛好评。为了更好地贯彻落实《中共中央　国务院关于促进中医药传承创新发展的意见》和全国中医药大会、新时代全国高等学校本科教育工作会议精神,落实国务院办公厅印发的《关于加快中医药特色发展的若干政策措施》《国务院办公厅关于加快医学教育创新发展的指导意见》《教育部　国家卫生健康委　国家中医药管理局关于深化医教协同进一步推动中医药教育改革与高质量发展的实施意见》等文件精神,培养传承中医药文化,具备行业优势的复合型、创新型高等中医药院校药学类专业人才,在教育部、国家药品监督管理局的领导下,中国医药科技出版社组织修订编写"全国普通高等中医药院校药学类专业第三轮规划教材"。

本轮教材吸取了目前高等中医药教育发展成果,体现了药学类学科的新进展、新方法、新标准;结合党的二十大会议精神、融入课程思政元素,旨在适应学科发展和药品监管等新要求,进一步提升教材质量,更好地满足教学需求。通过走访主要院校,对2018年出版的第二轮教材广泛征求意见,针对性地制订了第三轮规划教材的修订方案。

第三轮规划教材具有以下主要特点。

1.立德树人,融入课程思政

把立德树人的根本任务贯穿、落实到教材建设全过程的各方面、各环节。教材内容编写突出医药专业学生内涵培养,从救死扶伤的道术、心中有爱的仁术、知识扎实的学术、本领过硬的技术、方法科学的艺术等角度出发与中医药知识、技能传授有机融合。在体现中医药理论、技能的过程中,时刻牢记医德高尚、医术精湛的人民健康守护者的新时代培养目标。

2.精准定位,对接社会需求

立足于高层次药学人才的培养目标定位教材。教材的深度和广度紧扣教学大纲的要求和岗位对人才的需求,结合医学教育发展"大国计、大民生、大学科、大专业"的新定位,在保留中医药特色的基础上,进一步优化学科知识结构体系,注意各学科有机衔接、避免不必要的交叉重复问题。力求教材内容在保证学生满足岗位胜任力的基础上,能够续接研究生教育,使之更加适应中医药人才培养目标和社会需求。

3.内容优化，适应行业发展

教材内容适应行业发展要求，体现医药行业对药学人才在实践能力、沟通交流能力、服务意识和敬业精神等方面的要求；与相关部门制定的职业技能鉴定规范和国家执业药师资格考试有效衔接；体现研究生入学考试的有关新精神、新动向和新要求；注重吸纳行业发展的新知识、新技术、新方法，体现学科发展前沿，并适当拓展知识面，为学生后续发展奠定必要的基础。

4.创新模式，提升学生能力

在不影响教材主体内容的基础上保留第二轮教材中的"学习目标""知识链接""目标检测"模块，去掉"知识拓展"模块。进一步优化各模块内容，培养学生理论联系实践的实际操作能力、创新思维能力和综合分析能力；增强教材的可读性和实用性，培养学生学习的自觉性和主动性。

5.丰富资源，优化增值服务内容

搭建与教材配套的中国医药科技出版社在线学习平台"医药大学堂"（数字教材、教学课件、图片、视频、动画及练习题等），实现教学信息发布、师生答疑交流、学生在线测试、教学资源拓展等功能，促进学生自主学习。

本套教材的修订编写得到了教育部、国家药品监督管理局相关领导、专家的大力支持和指导，得到了全国各中医药院校、部分医院科研机构和部分医药企业领导、专家和教师的积极支持和参与，谨此表示衷心的感谢！希望以教材建设为核心，为高等医药院校搭建长期的教学交流平台，对医药人才培养和教育教学改革产生积极的推动作用。同时，精品教材的建设工作漫长而艰巨，希望各院校师生在使用过程中，及时提出宝贵意见和建议，以便不断修订完善，更好地为药学教育事业发展和保障人民用药安全有效服务！

数字化教材编委会

主　编　崔　瑛　张一昕
副主编　王　辉　李　敏　李海燕　杨　敏　王加锋　覃骊兰
编　者　(以姓氏笔画为序)

于栋华（黑龙江中医药大学）　　　　王　雨（北京中医药大学）
王　亭（云南中医药大学）　　　　　王　辉（河南中医药大学）
王又闻（上海中医药大学）　　　　　王加锋（山东中医药大学）
刘玉璇（天津中医药大学）　　　　　杨　敏（成都中医药大学）
杨秀娟（甘肃中医药大学）　　　　　李　敏（陕西中医药大学）
李卫真（湖南中医药大学）　　　　　李会芳（山西中医药大学）
李海燕（广州中医药大学）　　　　　李煦照（贵州中医药大学）
李德森（福建中医药大学）　　　　　束雅春（南京中医药大学附属医院）
汪　琼（湖北中医药大学）　　　　　张　芯（浙江中医药大学）
张一昕（河北中医药大学）　　　　　赵志英（中国药科大学）
赵海平（江西中医药大学）　　　　　郝　蕾（河北中医药大学）
柳越冬（辽宁中医药大学附属第三医院）　崔　瑛（河南中医药大学）
覃骊兰（广西中医药大学）　　　　　褚　颖（长春中医药大学）

秘　书　李玲玲（河南中医药大学）　　　郝　蕾（河北中医药大学）

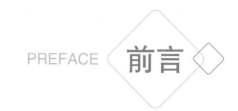

PREFACE 前言

　　《临床中药学》是中药学专业必修的基础课程，也是中药学专业体现专业特色的核心课程。《临床中药学》脱胎于古代本草，核心内容是关于药物的知识和用药的知识，是专门介绍中药基本理论、基本知识、培养用药基本技能的专业基础课程。经过近几十年的实践、探索、凝练，中药学教材成为集古今中药精华的启蒙之作。教材是知识的载体，科学的教学思维是教材的灵魂，有灵魂的教材能给学生以启发、引导，从而由必然而进入自由的学术殿堂。有灵魂的教材始能称之为教科书。

　　本教材继承历版同类教材的精华，力求知识的系统、准确，以满足中药学专业的需要、满足资格考试的需要、满足中医药各专业学习中药的需求为目标。教材围绕药物知识、用药知识两大知识模块，在知识传授上以层次递进教学为手段；在能力培养上，将中药合理用药思维贯穿始终；在情感教学上，通过发掘中药蕴含的优秀文化元素，引导情感的升华，服务社会主义核心价值观的培养，体现知识、能力、情感三个维度的课程教学要求。

　　层次递进教学体现在各论每一章。每章药物从章再到节再到每味中药，以从一般到具体、从共性到个性层层递进的认知方式，构成既有共性又包含个性的药物知识体系。通过这种系统认知思路训练学习方法、培养自学能力。在用药能力方面，总论延续上版教材"合理用药"一章内容，增加"中药的选择"一节，体现药物知识与用药知识的衔接，并涵盖配伍、禁忌、用法用量等内容。各论每章概述设"合理用药"项，包括选药、配伍、注意事项等内容。该项既是总论内容的延续，也以各药的应用内容为落脚点，形成总论、各章到各药的合理用药知识体系。通过课程教学，实现中药合理应用思维的建立和能力的储备。以情感教学作为切入点，发掘教材蕴含的科学思维、工匠精神、职业修养、精神追求、家国情怀等优秀文化元素，引导建立正确的人生观、价值观、世界观，实现立德树人的教育目标。

　　本教材共分总论、各论和附录三部分。总论分4章，依次介绍中药与中药学的相关概念、中药的起源和中药学的发展、中药的品质、中药的性能、中药的合理应用。以附录形式收载中药的功效和中药的常用命名方法。各论部分收载临床常用中药548种，按其主要功效分为23章。每章首列概述，阐明该类中药的含义、性能主治、合理用药。每药依次按处方用名、主要药性、功效、应用、用法用量、使用注意、参考资料、备注等内容介绍。附录部分为中药名汉语拼音索引、药食两用和可用于食品中药名录、有毒中药名录、"十八反"歌诀、"十九畏"歌诀、妊娠禁忌歌诀、参考文献。

　　本教材由全国24家中医药院校、药科大学、医疗机构的26位长期从事中药学教学工作的专家、教授精诚合作，共同完成。其中张一昕撰写绪言，郝蕾撰写中药品质，崔瑛撰写中药的性能，杨敏撰写中药的合理应用，王辉撰写发散风寒药，李卫真撰写发散发热药、化湿药、息风止痉药，李敏撰写清热泻火药、清热燥湿药，褚颖撰写清热解毒药、开窍药，王又闻撰写清热解毒药、清热凉血药、清虚热药、涌吐药，汪琼撰写泻下药，王加锋撰写祛风湿药，王雨撰写祛风湿热药、祛风湿强筋骨药，于栋华撰写利水渗湿药，赵志英撰写温里药，刘玉璇撰写理气药，张芯撰写消食药、补阳药，李会芳撰写驱虫药、攻毒杀虫止痒药，覃骊兰撰写止血药，赵海平撰写活血止痛药、活血调经药，李煦照撰写活血疗伤药、破血消癥药、平抑肝阳药，李德森撰写化痰药，束雅春撰写止咳平喘药，柳越冬撰写安神药，李海燕撰写补气药、补血药，杨秀娟撰写补阴药、拔毒化腐生肌药，王亭撰写收涩药。

在本教材的编写过程中，中国医药科技出版社、河南中医药大学、河北中医药大学给予了大力支持和帮助。河南中医药大学方晓艳教授、王彦志教授分别对本教材药理作用、化学成分部分进行审阅。河南中医药大学李玲玲老师、河北中医药大学郝蕾老师作为本教材秘书付出了辛勤的劳动，做了大量工作。本教材上版编委会全体同仁付出了辛勤劳动，为本教材的编撰奠定了坚实的基础。研究生王季俊、尹祎洁、刘瑶、翟民在本教材编撰过程中，进行了大量的查阅、核对文献工作。本教材的完成与出版，凝聚了责任编辑、编委会成员、审稿专家和研究生们的心血与汗水，在此一并表达深深的谢意！

本教材编写过程中，参考、借鉴《中国药典》《中华本草》《中药大辞典》《临床用药须知饮片卷》《中药学教参》以及历版《中药学》教材的精华，恕未在教材中注明。在此向作者和出版社表示诚挚的谢意！

由于作者水平有限，教材中难免存在错误和不足，诚恳接受高校同行、读者的宝贵意见，以便再版时修改完善。

编　者

2023 年 9 月

CONTENTS **目录**

◆ **总论** ◆

◆ 各论 ◆

总 论

第一章 绪 言 微课1

学习目标

知识目标
1. 掌握 中药与中药学及其相关概念。
2. 熟悉 中药学发展的概况；历代代表性的本草著作的学术成就。
3. 了解 中药的起源。
素质目标 通过学习中药学发展简史，感悟中华民族精神和一代又一代医家的薪火传承。

第一节 中药与中药学的相关概念 微课2

我国幅员辽阔，地形复杂，气候条件多样，有着丰富的中药天然资源，主要包括植物资源、动物资源、矿物资源。古代本草文献所载的中药已超过 3000 种，第四次全国中药资源普查资料表明，中药资源达 1 万 3 千多种。数千年来，中国人民以这些资源作为防病治病的主要武器，为中华民族的繁衍和健康发挥了巨大的作用。

近年来，中医药在全世界 160 多个国家和地区得到发展，有些国家以立法形式承认了中医的地位，中医药产业化、国际化水平得到了较大提升。中药保健品远销海外，受到欢迎，不仅对人类医疗保健事业作出了贡献，也对世界医学产生了重大影响。

中药是中医防治疾病的重要手段之一，其应用需要中医药理论的指导。认识和掌握中药以及中药学相关的知识体系，不仅对学习中医学、中药学各专业的基础理论和知识具有重要意义，对于用中医药防病治病、保障健康也具有重要意义。

中药，是指在中医药理论指导下，用于预防、诊断、治疗疾病和康复保健的天然产物及其加工品。中药的来源虽然有植物、动物、矿物以及某些化学生物制品，但以植物药为最多，故有"诸药以草为本"的说法。五代时期的医药学家韩保昇指出："药有玉石草木虫兽，而直言本草者，为诸药中草类药为最众也"，因而习惯上把记载药物知识的书籍称本草。

中药材是指未经精制加工或未制成成品的原生药材（生药）。一般指原植物、动物、矿物除去非药用部位的商品药材，具有天然药物属性，是生产中药饮片的原料。药材未注明炮制要求的，指生药材，需按照《中华人民共和国药典》附录药材炮制通则的净制项进行处理。为了规范中药材生产全过程，从源头上控制中药饮片，提高中药材质量，促进中医药产业发展，我国于 2002 年 6 月 1 日起施行《中药材生产质量管理规范》（试行），以达到药材"安全、有效、稳定、可控"的天然药物国际通行原则，对促进中药材出口具有重要的现实意义。

中药饮片是经过炮制、加工的中药材，可直接用于调配和制剂。换言之，中药饮片是指中药材在中医药理论指导下，按中药炮制规范，经过加工炮制后可直接用于中医临床调配和制剂的中药。即对中药材经净制、切制、炮灸处理，制成一定规格的饮片，以适应医疗要求及调配、制剂的需要，保证用药安全和有效。因为饮片便于煎饮，故又称咀片。

中成药是指在中医药理论的指导下，以中药饮片为原料，按规定的处方和标准制成的具有一定规格的剂型，是直接用于防治疾病的制剂，是中药的重要组成部分。其处方是根据中医理论、针对某种病证或症状制定的，故应依据中医理论辨证选药，或辨病辨证结合选药。中成药具有特定的名称和剂型，在标签和说明书上注明了批准文号、品名、规格、处方成分、功效和适应证、用法用量、禁忌、注意事项、生产批号、有效期等内容。我国是中成药的发源地，也是全球主要生产和消费市场。

中药也有草药、中草药的称谓。所谓草药，历史上是指主流本草没有明确记载、官方药局未载，而被民间医生所习用的有效的药物，同样包括植物、动物、矿物，也是中药的组成部分。换言之，草药是中药的初级阶段，中药是草药的提高阶段，二者无本质差别。关于草药名称的来源，始于宋代，是相对于国家药局专卖的"官药"而言。至于当今的中草药，可以理解为中药和草药的混称，也是与中药等同的概念。由此可见，中药与草药、中草药没有本质的区别，为避免混淆，应统一于中药概念之中。

民族药是指在我国，除汉族以外的各兄弟民族使用的、以本民族传统医药理论和实践为指导的药物。民族药发源于少数民族地区，具有鲜明的地域性和民族传统文化特征。各民族在长期与疾病斗争的过程中，积累了医药方面的知识，形成了具有其民族特色的医药理论体系，如藏药、维吾尔药、蒙药、傣药、壮药、苗药、羌药等。

近年来，有一些新的中药饮片兴起，如中药配方颗粒，将单味中药饮片经提取浓缩制成颗粒，供中医临床配方使用。中药超微配方颗粒，用超微粉碎技术将固体药物粉碎成直径小于 $10\mu m$（即 300 目以上）粉体而制成的超微颗粒配方饮片。目前这两种饮片已经在医疗机构中使用。

保健食品又称健康食品、功能食品或膳食补充品。《保健食品管理办法》指出，其具有特定保健功能或者以补充维生素、矿物质为目的的食品。即适宜于特定人群食用，具有调节机体功能，不以治疗疾病为目的，并且对人体不产生任何急性、亚急性或者慢性危害的食品。只有经过国家药品监督管理部门批准才能称为保健食品。其对日常饮食的补充，本质而言仍属于食品范畴，只针对特定的适宜人群发挥保健功能。

中药保健食品，是指在中医药理论指导下研制的具有特定中医药保健功能的食品。其保健功能既体现在卫生部《保健食品功能学评价程序和检验方法》所规定的多种功能中，又体现了中医药理论的特定功效，属于中医药食疗养生和中医药预防保健的范畴。

中药学是研究中药基本理论、应用知识和技能，以及各种中药的品种来源、药材鉴别、种植（或养殖）、采收、贮存、加工炮制、制剂、性能、功效、应用、药理、化学成分等与中药有关的一级学科，又称为"广义的中药学"。

临床中药学，是以临床安全、有效、合理用药为目的，研究中药基础理论和中药临床应用相关知识的一门二级学科，也是中药学专业的一门重要专业基础课程，是衔接中医基础学科与临床各科之间的桥梁，使中医学理、法、方、药构成一个有机整体。在中药学一级学科项下，该学科以中药的性能、功效、主治为核心，将中医学和中药学紧密地联系在一起，又是中药学科群中的龙头学科，为中药鉴定、化学、药理、炮制、制剂等现代化研究提供依据；并将其他二级学科的研究成果纳入临床中药学中，也是中药现代研究成果的归宿。

第二节　中药的起源与中药学的发展

一、中药的起源

中医药是人类在生存过程中与疾病不断斗争，逐步积累总结而形成的知识结晶。其对药物的认知，经历了一个漫长的过程。早在原始社会，人们为了生存，通过长期采集食用植物和狩猎活动，逐步观察和了解到有些植物、动物不仅可以充饥果腹，而且可以减缓病痛，或引起中毒，甚至危及生命，造成死亡。古人经过无数次有意识的尝试和反复观察，逐步形成了早期的药物认知。《淮南子·修务训》中记述的"神农尝百草之滋味……一日而遇七十毒"的传说，生动而形象地表现了人类药物知识的萌芽与寻求食物的生活实践之间的密切关系。

人类早期主要以植物性食物充饥，因而最先发现的是植物药。在广泛的渔猎活动开展之后又相继认识了某些动物药。进入原始社会后期，随着开矿、采石和冶炼的兴起，又相继发现并掌握了矿物药的加工和应用知识。在这一时期，我们的祖先还从野果与谷物自然发酵的启示中，逐步发现并掌握了酒的酿制技术。至殷商时期，酿酒业已十分兴盛，酒除了作为饮料之外，还具有祛寒邪、通血脉、行药势、作为溶媒等多方面的医疗作用，故古人将酒誉为"百药之长"。

随着文字的创造和使用，药物知识也由口耳相传发展为文字记载。从现有文献可知，先秦时期认识的药物品种已十分可观。如《诗经》中用以比喻吟咏的植物和动物有 300 余种，其中大多为后世所常用。用以记述山川及物产的《山海经》，介绍了植物、动物、矿物药 120 余种，所言各物产地更加具体，还介绍了其医疗用途。20 世纪 70 年代初，长沙马王堆汉墓出土的《五十二病方》，虽非药学专著，但留存医方 283 首，涉及药物已达 247 种之多，对药物的贮藏、炮制、制剂、用法、禁忌等均有记述。日渐丰富的药物知识为本草专著的产生奠定了基础。

二、中药学的发展

本草著作的出现，是中药学形成的重要标志。各个历史时期的主要本草著作，是当时中药学发展的集中体现。其发展简况如下。

（一）秦汉时期（公元前 221 ~ 公元 220 年）

秦汉之际，药学知识已初具规模，并有本草专著问世。成书于东汉末年的《神农本草经》（简称《本经》），是对汉以前药学知识的总结，代表了秦汉两代最高的药学成就，是我国现存最早的药学专著。全书分为"序录"（总论）和"药物"（各论）两部分，总论部分简要论述了四气、五味、有毒无毒、七情配伍法、药物对剂型的选择以及产地、采收、加工、真伪等多方面的内容，奠定了中药学理论的基础。各论部分载药 365 种，按照有毒无毒以及主要作用分为上、中、下三品。上品 120 种，功能滋补强壮，延年益寿，无毒；中品 120 种，功能治病或补虚，有毒或无毒；下品 125 种，功能专治病攻邪，多具毒性，这是药物按功用分类的创始。每药项下，主要介绍性味、主治等内容。其所载药物，大多朴实有验，如麻黄平喘、黄连治痢、人参补虚、茵陈退黄、半夏止呕等，至今亦为临床常用之品。本书为研究秦汉医药留下了宝贵的资料。其编写体例和内容，成为后世本草的范例和基础，为中药学的全面发展奠定了基础。

（二）魏晋南北朝时期（公元 220 ~ 581 年）

随着临床用药不断发展，医家应用的药物种类日渐增多，加之南北融合和中外交往的扩大，本草学的内容更加丰富。此间的本草著作有近百种之多，且形式多样，有综合性的、炮制类的、专科用药类的、配伍忌宜的、食物类的，以及单味药专论、采药、药图等。对后世影响较大者除《吴普本草》《名医别录》《李当之药录》及《徐之才药对》外，首推梁代陶弘景辑成的《本草经集注》（简称《集注》）。该书完成于公元 500 年左右，以《本经》为基础，又从《名医别录》中选取 365 种药物，加上陶氏自注而成，全书 7 卷，共载药 730 种。书中"序录"部分，首先回顾本草学发展概况，随后对《本经》序文 13 条逐一注释、发挥，补充了许多采收、鉴别、加工、炮制、制剂、配伍、合理配方取量方面的理论和操作原则，大大丰富了药学总论的内容。其增列的"诸病通用药"，实为病证用药索引，便于临床医生查询。各论部分首创按药物自然属性分类的方法，列为玉石、草木、虫兽、果、菜、米谷及有名未用七类，各类中又结合三品分类安排药物顺序，每味药物项下不仅转录《本经》和《名医别录》的内容，并增加自注，以反映作者的用药经验和见解。该书对魏晋以来 300 余年的药学成就进行了全面总结，奠定了我国大型骨干本草编写的雏形，标志着综合本草模式的初步确立。其编写体例和内容，一直为后世许多本草学家所沿袭。

南朝刘宋时期，雷敩总结了当时药物炮制的经验，撰成《雷公炮炙论》，该书系统地介绍了 300 种中药的炮制方法，提出药物经过炮制可以提高药效，降低毒性，便于贮存、调剂、制剂等。原书虽已散佚，但其内容多为后世本草书籍及有关著作所引述。该书是我国第一部炮制专著，标志着本草中又一新兴分支学科的出现，对后世中药的炮制产生了极大的影响，书中记载的某些炮制方法至今仍有很大应用价值。

（三）隋唐时期（公元 581~960 年）

隋唐两代，尤其是盛唐之时，政权统一，经济文化繁荣，交通发达，海外交往逐步扩大，医药学有了较大的发展。相继从海外输入的药材品种亦有所增加，本草内容更加丰富，各地使用的药物总数已达千种之多。此外，由于长期分裂、战乱等多种原因造成的药物品种及名称混乱，加之《本草经集注》成书之际，正处于南北分裂时期，对北方药物情况缺乏了解，内容上存在一定的局限性。在一百年来的传抄中出现了不少错误，因而有必要对本草做一次全面的整理、总结。

唐显庆四年（公元 659 年），由唐朝政府组织编纂，长孙无忌、李勣、苏敬等 23 人撰写的《新修本草》（又名《唐本草》）颁行。这是我国历史上第一部官修本草，也是世界上公开颁布的最早的药典性本草著作，比公元 1542 年欧洲纽伦堡药典要早 800 余年。全书共 54 卷，载药 850 种（一说为 844 种），分为玉石、草、木、兽禽、虫、鱼、果菜、米谷、有名未用等九类。在编写过程中唐政府通令全国各地选送当地道地药材，作为实物标本进行描绘，从而增加了绘制考究的药物图谱，并辅以文字说明，介绍各药形态特征。这种图文对照的编写形式，开创了世界药学著作的先河。本书内容丰富，取材精要，具有较高的学术水平和科学价值，反映了唐代药学的辉煌成就，奠定了我国大型骨干本草编写的格局，对国内外医药学发展产生了巨大影响。该书以其崭新的形式和内容广为流传，成为我国唐代及当时日本等医生的必修课本。

唐开元年间（公元 713~741 年），陈藏器对《新修本草》进行了增补和辨误，编写成《本草拾遗》。他广泛收集资料，不仅搜集了《唐本草》所遗漏的民间药物，而且辨识品类也极审慎，充实了本草学的内容。并根据药物功效提出药有宣、通、补、泻、轻、重、滑、涩、燥、湿十类，成为日后药物和方剂按功效分类的发端。

此外，由孟诜原著，张鼎增补的《食疗本草》，较全面地总结了唐代的食疗经验。李珣所辑《海药本草》，则为介绍外来药的专书。

（四）宋金元时期（公元 960~1368 年）

经济、文化、科学技术和商业、交通的发展，特别是雕版印刷等技术的应用，为医药书籍的编纂和刊行提供了有利条件。宋代初年，依靠国家力量对药材的来源和品种进行了全面考订，相继刊行了多部官修本草。如973～974年刊行了《开宝新详定本草》，书成之后，发现尚有遗漏，翌年又进行第二次修订，名为《开宝重定本草》。1060年刊行《嘉祐补注神农本草》（简称《嘉祐本草》）。1061年刊行《本草图经》（又称《图经本草》），所附的900多幅药图，是我国现存最早的版刻本草图谱。当时《嘉祐本草》与《图经本草》各自刊行，使用不便，因而四川医生陈承将二书合并，并增加古今论说及个人见解，名为《重广补注神农本草并图经》。

宋代最有代表性的大型综合本草，为四川名医唐慎微个人编纂的《经史证类备急本草》（简称《证类本草》），该书以《嘉祐本草》和《本草图经》为基础，整理了经史百家典籍中有关药学的资料，载药1746种（各种刊本的数字略有出入），附列单方3000余首。每味药物附有图谱，这种方药兼收，图文并重的编写体例，较前代本草又有所进步，使我国大型骨干本草编写格局臻于完备。由于本书对所收载的资料采用原文照录，注明出处的方法，所以宋以前许多已经亡佚的本草资料，全赖此书的摘录得以流传后世，它不仅具有很高的学术价值和实用价值，而且还有重要的文献价值。

金元时期的本草，药味不多，内容简要，具有明显的临床药学特征。如寇宗奭的《本草衍义》、张元素的《珍珠囊》、李东垣的《药类法象》和《用药心法》、王好古的《汤液本草》、朱丹溪的《本草衍义拾遗》等。这些本草著作发展了升降浮沉、归经等药性理论，并使之系统化，进一步完善了中药性能的内容。而且根据中医理论，结合药物主治经验，总结各药功效，提高了本草的学术性、临床实用性和可读性。

元代忽思慧编著的《饮膳正要》是饮食疗法的专门著作，书中对养生避忌、妊娠食忌、高营养物的烹调法、营养疗法、食物卫生、食物中毒都有论述，介绍了许多回、蒙民族的食疗方法，至今仍有较高的应用价值。

（五）明代（1368～1644年）

随着医药学的发展，药学知识和技术进一步积累，沿用已久的《证类本草》已经不符合时代的要求。1503年刘文泰等人修订的《本草品汇精要》（简称《品汇精要》）是我国封建社会最后一部大型官修本草，共42卷，载药1815种，绘有1385幅精美的彩色药图和制药图，是我国古代规模最大的彩绘本草图谱。成书之后因刘文泰获罪而存于内府，未能刊行流传，直至1936年才由上海商务印书馆出版，故在药学史上未产生影响。

1552～1578年间，我国伟大的医药学家李时珍在《证类本草》的基础上，博采群书，经过走访调研，临床实践，实地考察，对古本草进行了系统全面的总结整理、补充修正。历时27年，三易其稿，终于在公元1578年完成了200多万字的本草巨著《本草纲目》。全书共52卷，载药1892种（新增374种），附方11000多首，附图1109幅。序例中介绍历代诸家本草，全面总结明代以前的药性理论内容，保存了大量医药文献。该书按自然属性分为水、火、土、金石、草、谷、菜、果、木、器服、虫、鳞、介、禽、兽、人共16部、62类，每药标正名为纲，纲之下列目，纲目清晰，被认为是当时世界上最先进的分类法，为植物学分类奠定了基础。

《本草纲目》中的每一味药都按释名、集解、修治、气味、主治、发明、附方等项分别叙述，详细地介绍了药物名称的由来和含义、产地、形态、真伪鉴别、采集、栽培、炮制方法、性味功能、主治。尤其是发明项下，主要介绍李时珍对药物观察、研究和实际应用的新发现、新经验，这就更加丰富了本草学的内容。该书集我国16世纪以前药学成就之大成，在训诂、语言文字、历史、地理、植物、动物、矿物、冶金、农学、气象等许多方面均有突出成就，其影响远远超出了本草的范围。自1596年刊行之后，很快即风行全国，17世纪初期流传到国外，先后有拉丁、日、法、德、英、苏等20多种语言文字，在世界广泛流传，被国外学者誉为"16世纪中国的百科全书"。2011年，《本草纲目》作为世界物质文化遗产，与《黄帝内经》入选《世界记忆名录》。

明代的专题本草也取得了瞩目成就。缪希雍的《炮炙大法》是明代影响最大的炮制专著。朱橚的《救荒本草》（1406 年）为食疗专著，收集了民间可供食用的 400 余种植物，丰富了植物学、药物学内容。李中立的《本草原始》对中药名实、性味、形态加以考证，绘图逼真，注重生药学的研究。兰茂编著的《滇南本草》是一部专门记载云南地区药物知识的地方本草。

（六）清代（1644~1911 年）

清代研究本草之风盛行，本草著作的数量达 400 种之多。代表作当推赵学敏的《本草纲目拾遗》（1765 年）。该书共 10 卷，载药 921 种，仅新增品种达 716 种之多，主要是民间药和外来药。它不仅拾《本草纲目》之遗漏，而且对《本草纲目》疏漏未载或备而不详者加以补充修订，疏漏之处加以厘正。同时也收录了大量已散失的方药书籍中的部分内容，极大地丰富了本草学的内容，具有重要的文献价值。

为满足临床需要，以临床实用为原则，撷取《本草纲目》精粹，旁引众家，兼抒己见，编撰成临床实用的节要性本草是清代本草的一大特色。如汪昂的《本草备要》、吴仪洛的《本草从新》、黄宫绣的《本草求真》等。另外，受考据和崇古思想的影响，清人辑复《神农本草经》等古典文献并加以阐释之风盛行，前者有孙星衍、顾观光等人的辑本，后者有《本草崇原》《本经逢原》《神农本草经百种录》《本经疏证》等等，对学习研究《神农本草经》都有参考价值。

清代专题类本草门类齐全，其中也不乏佳作。如张仲岩的《修事指南》，为炮制类专著；郑肖岩的《伪药条辨》，为优秀的辨药专书；吴其濬的《植物名实图考》，详记每种植物形态、产地、栽培、用途、药用部位、效用治验等内容，并附有插图，为我们研究药用植物提供了宝贵的文献资料。

（七）民国时期（1912~1949 年）

民国时期我国医药学发展的特点是中西医药并存，中药辞书的产生和发展是这一时期中药学发展的一项重要成就，其中成就和影响最大的当推陈存仁主编的《中国药学大辞典》。全书约 200 万字，收录词目 4300 条，既广罗古籍，又博采新说，且附有标本图册，受到药界之推崇。虽有不少错讹，仍不失为近代第一部具有重要影响的大型药学辞书。

随着中医学校的兴建，涌现了一批适应中医药教育需要的实用性强、内容简要、体例新颖的中药学讲义，如张山雷的《本草正义》、何廉臣的《实验药物学》、秦伯未的《药物学》、张锡纯的《药物讲义》等等。这些讲义，对各药功用主治的论述更加充实。其中，《本草正义》多是作者对药物疗效的新见解和临床经验，是理论结合实际的名著。

民国时期，随着西方药学知识和化学、生物学、物理学等近代科学技术在我国的迅速传播和发展，初步建立了以中药为主要研究对象的药用动物学、药用植物学、生药学、中药鉴定学、中药药理学等新的学科。在当时条件下，其成果集中在中药的生药、药理、化学分析、有效成分提取及临床验证等方面，在一定程度上促进了中药学的发展。

（八）中华人民共和国成立以后（1949 年 10 月 1 日至今）

新中国成立以后，我国社会主义事业取得了伟大成就，政治稳定，经济繁荣，许多先进技术被引进到医药学中，大大促进了中医药学的发展。

在本草方面，陆续影印、重刊或校点评注了《神农本草经》《新修本草》（残卷）、《证类本草》《滇南本草》《本草品汇精要》《本草纲目》等数十种重要的古代本草专著。20 世纪 60 年代以来，对亡佚本草的辑复也取得突出成绩，其中有些已正式出版发行，对本草的研究、发展做出了较大贡献。

20 世纪 70 年代后期，中药新著不断面世，数以千计各具特色的中药著作，从多角度、全方位地将中药学术提高到崭新的水平。其中能反映当代本草学术成就的，有各版《中华人民共和国药典》（简称《中国药典》）、《中药志》《全国中草药汇编》《中药大辞典》《原色中国本草图鉴》《中华本草》等。《中华人民共和国药典》（一部）作为中药生产、供应、检验和使用的依据，以法典的形式确定了中药在当代医药卫生事业中的地位，也为中药材及中药制剂质量的提高、标准的确定，起到了巨大的促进作用，在一定程度上反映当代药学水平。《中药大辞典》是新中国成立以来中药最全面的巨型工具书之一。《全国中草药汇编》是对新中国成立20多年来中药研究和应用的一次大总结。《中华本草》涵盖了当今中药学的几乎全部内容，它总结了我国两千多年来的中药学成就，是一部反映20世纪中药学科发展水平的综合性本草巨著。

建国以来，政府先后4次组织各方面人员进行了全国性的中药资源普查。通过普查，基本上摸清了天然药物的种类、产区分布、生态环境、野生资源、蕴藏量、收购量和社会需要量等。在资源调查的基础上，编著出版了全国性的中药志及一大批药用植物志、药用动物志及地区性的中药志，蒙、藏、维、傣、苗、彝等少数民族药也得到科学整理。

随着现代自然科学的迅速发展及中药事业自身发展的需要，中药的现代研究在深度和广度上都取得了瞩目成就，中药鉴定学、中药化学、中药药理学、中药炮制学、中药药剂学等分支学科都取得了很大发展。

当代中药教育事业的振兴，使中医中药由家传师授的培养方式转入国家高等教育的轨道，造就了一大批高质量的专业人才。自1978年恢复培养研究生制度后，全国高等中医药院校及药学科研机构开始招收中药学硕士学位和博士学位研究生。我国的中药教育形成了从中专、大专、本科到硕士、博士研究生多层次培养的完整体系。为了适应中药教育的需要，中药教材也多次编写修订，质量不断提高。

我国医药学源远流长，内容浩博。经过几千年的实践检验，中医药的疗效有目共睹，在多次重大传染性疾病爆发之际均发挥了重要的临床作用。吾辈当继承传统，守正创新，在已取得成绩的基础上，动员多学科力量，使丰富多彩的中药学取得更大的成就，使安全有效、质量可控的优秀中药走向世界，为世界人民的医疗保健做出更大的贡献。

（张一昕）

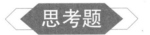

思考题

1. 简述中药、中药学、本草、中成药学的含义。
2. 简述古代不同历史时期代表性本草的作者、成书年代、学术成就。

书网融合……

思政导航　　　　本章小结　　　　微课1　　　　微课2

第二章　中药的品质

PPT

◉ 学习目标

知识目标

1. **掌握**　道地药材、炮制的含义、中药炮制的目的。
2. **熟悉**　常用或特殊的炮制方法。
3. **了解**　中药的品种、产地、采集、炮制、贮藏与中药质量的关系。

能力目标　通过本章学习，认识中药品种、产地、采集、炮制、贮藏等各环节对中药内在质量和效应的影响，进而明确这些因素对用药安全性、有效性的意义，为临床合理用药奠定基础。

素质目标　通过对中药品质的追求，折射出精益求精的职业修养和工匠精神。

≫ 第一节　中药的品种 🄴微课1

一、品种的含义

《中华本草》指出："所谓中药品种，一般是指中药药味种类或物种而言。"药味种类，即中药药味数量，如《神农本草经》收载中药365种，实际为365味中药。"物种"，即在一定的生态和经济条件下，经自然或人工选择形成的动、植物群体。本节所谓的品种，即指物种。

中药有单一物种来源的中药，如桔梗来源于桔梗科植物桔梗 *Platycodon grandiflorum*（Jacq.）A. DC. 的干燥根；也有单一物种来源的多味中药，如来源于柏科植物侧柏 *Platycladus orientalis*（L.）Franco，其叶片、种仁分别为侧柏叶、柏子仁；也有单一中药多物种来源的情况，如大黄来源于蓼科植物掌叶大黄 *Rheum palmatum* L. 、唐古特大黄 *Rheum tanguticum* Maxim. ex Balf. 或药用大黄 *Rheum officinale* Baill. 的干燥根和根茎。

二、品种与中药质量

中药若来源于同一科的多个品种，同一中药各品种之间难免有伯仲之分。在常用正品中药中，有1/3以上的药物是来源于多个品种。如麻黄来源于麻黄科植物草麻黄、中麻黄和木贼麻黄三个品种，传统认为以草麻黄质量为佳。研究表明，草麻黄、木贼麻黄中的麻黄碱含量较高，能达到较好的发汗解表、宣肺平喘之功；中麻黄含伪麻黄碱较高，利水之功较为明显。再如柴胡来源于伞形科植物柴胡和狭叶柴胡，其中狭叶柴胡的挥发油含量是柴胡的2~3倍，其解热效用比柴胡好，治疗发热多选用狭叶柴胡。可见，在有效成分含量上，不同品种存在差别，并且最终会表现在疗效上。来源于不同科、不同品种的中药，其性能、功用、安全性存在着差异。如中药贯众，曾经在商品中以贯众为名的药材分属于6科35种。研究表明，仅有绵马贯众、紫萁贯众、狗脊蕨有清热解毒、杀虫、凉血止血等与传统本草记载一致的功效。其余贯众，虽有贯众之名，或仅仅具备贯众某方面的功效，并无贯众之实。因此2020

年版《中华人民共和国药典》只收载了绵马贯众和紫萁贯众。又如作为防己使用，自古就包括马兜铃科的木防己和防己科的汉防己。木防己擅长祛风止痛，汉防己擅长利水消肿。木防己因含有马兜铃酸，具有肾毒性；而汉防己则无毒。由此可见，品种不同，不仅有质量的差异、作用侧重差别甚至安全性也有不同。

因此，品种是影响中药质量的重要因素之一，也是影响中药安全性、有效性的关键因素之一。陶弘景所言："一物有谬，便性命及之。"正是体现了对中药品种关键性作用的认识。为了保证中药的质量并保证中药使用的安全性、有效性，针对品种问题，首先应保证物实一致。同时，注意选择最佳品种。以此保障药物疗效，消除因品种因素带来的临床用药隐患。

◈ 第二节　中药的产地

一、产地的含义

产地就是物品的出产地、生产地。中药的产地，主要是指中药的出产地域、生产地域。中药材的分布与生产离不开一定的自然环境。不同的自然环境决定了中药材的种类差异，如人参只生长于我国东北地区，三七只生长于云南、广西。正如陶弘景云："诸药所生，皆的有境界。"不同的自然环境决定了中药质量的差异，如地黄，我国山西、陕西、河北、河南均有种植，而以产于河南古怀庆府区域者质量较佳。研究表明，西藏产的中麻黄和东北产的草麻黄，甲基麻黄碱含量较高，故在抗变态反应和治疗哮喘方面作用更佳。诚如陈嘉谟所言："凡诸草木昆虫，各有相宜地产，气味功力自异寻常"。"地产南北相殊，药力大小悬隔"。上述表明古人不仅观察到中药材种类和质量的地域差异，也认识这种差异对临床疗效的影响。故孙思邈更明确指出："古之医……用药必依土地，所以治十得九。今之医者，知诊脉处方……至于出处土地……皆不悉，所以治十不得五六者，实由于此。"由此观之，中药产地不是一个单纯的地理概念，而是蕴含着质量和疗效的诉求。

二、产地与中药质量

古代医药学家经过长期临床实践，认识到即使分布较广的药材，由于自然条件不同，其质量优劣也不一样，由此逐渐形成了"道地药材"的概念。"道"是指古代的行政区划，"地"指地域或地区。孙思邈在《千金翼方》中论"用药必依土地"时，首先按当时行政区划的十三个"道"来归纳药材产地，强调用药须知所出土地。表面看这相当于当今物产朔源，在其背后是通过产地保证中药货真价实，具有当今地理标志产品的意义。显然，道地不是单纯的地理概念，而是正宗、优质中药的代名词。

道地药材的产地并非一成不变。如人参"生上党山谷及辽东"（《名医别录》），人参原以上党为贵，后因环境条件变化使上党人参灭绝，遂以东北人参为贵。又如地黄"生咸阳川泽黄土地者佳"（《名医别录》），"今人惟以怀庆地黄为上，亦各处随时兴废不同也"（《本草纲目》）。道地药材的"地"是可变的，不变的是对质量的追求。

综述所述，道地药材，是指应用历史悠久，品种优良，疗效突出，带有明显地域特点的药材。是优质药材的专用名词，也是中药传统质量的最高标准。在长期的用药实践中，逐渐形成了一些著名的道地药材。如四川的黄连、川芎、附子、川贝母，江苏的薄荷、苍术，广东的砂仁、陈皮、藿香，东北的人参、细辛、五味子，云南的茯苓，甘肃的当归，河南的地黄、牛膝、菊花、山药，山东的阿胶，山西的党参，宁夏的枸杞子，广西的肉桂等，都是著名的道地药材。这些中药，不仅深受消费者信任，也是医生提高临床疗效的不二选择。

◈ 第三节 中药的采集

一、采集的含义

采集，是获取动物、植物、矿物药用部位进行初步加工而获得中药材的过程。动、植物在其生长过程的不同阶段，其药用部位各种成分的积累会有所不同，因而药性的强弱、疗效的高低及毒性的大小也会有明显差异。中药材所含的有效化学成分是药物防治疾病的物质基础，有效成分的质和量与中药材的采收季节、时间和方法有着十分密切的关系。古人已认识到采收时节对药物临床效应的明显影响。正如《千金要方》所云："早则药势未成，晚则盛势已歇。"因此，中药的采集必须把握好适当的时节。通过对中药采集时机的把握，达到控制中药质量的目的，这是中药质量保障的特色。

二、采集对中药质量的影响

不同的药物采收季节直接影响药物的药性及功效。《千金翼方》列举了 233 种中药的采收时节，强调："夫药采取，不知时节，不依阴干暴干，虽有药名，终无药实，故不依时采取与朽木不殊，虚费人功，卒无裨益。"又曰，"凡药皆须采之有时日，阴干曝干，则有气力。若不依时采之，则与凡草不别，徒弃功用，终无益也。学者当要及时采掇，以供所用耳"，这些论述充分强调采摘时节对于药性的重要影响。《用药心法》云："凡药之昆虫草木，产之有地；根叶花实，采之有时。失其地则性味少异矣，失其时则性味不全矣。"这是对药物产地与采收季节影响药物性味的精辟总结。

三、适时采收

为了保证药材质量、临床效应以及扩大和保护资源，中药的采集因药材不同而采集方法各异。《本草蒙筌》指出："草木根梢，收采惟宜秋末春初……茎叶花实，四季随宜……其诸玉石禽兽虫鱼，或取无时，或收按节，亦有深义，非为虚文，并各遵依，勿恣孟浪。"一般情况下，药物采集应在其有效成分含量最高的时间采收。古人在长期实践中，建立了行之有效的方法，具体内容分述如下。

（一）植物药的采收

植物药在中药中所占的比重最大，其不同的药用部位的生长成熟期有明显的季节性。目前，对植物药的采收是依据不同的药用部位的生长特点，按照传统的采收经验来确定采收时间。

1. 全草类 以全草入药的药材，多在植物枝叶茂盛花朵初开时采收，此时植物生长最旺盛，茎叶最繁茂，不仅质量好，而且产量高。大多数药材采收时是割取地上部分，如薄荷、广藿香等；少数则带根使用，如蒲公英、车前草、败酱草、细辛等。薄荷需用带叶花梢；茵陈则是以幼嫩全草入药。

2. 叶类 一般在植物开花前或花盛开时采收。此时植物生长旺盛，叶片茂盛，颜色青绿，药力雄厚，叶中有效成分含量高，如枇杷叶、艾叶、大青叶等。但桑叶需在深秋或初冬经霜后采收。

3. 花类 一般在花完全盛开后采收，如菊花、番红花等。但花期短或花朵次第开放者，应分次及时采收。此外，以花蕾入药的药材，如辛夷、槐花、金银花等应在含苞待放时采；红花应在花冠由黄变红时采摘；花粉类药材如蒲黄、松花粉等，应在花完全盛开时采收。

4. 果实或种子类 果实类药材多在果实自然成熟时或接近成熟时采摘，如枸杞子、山楂、川楝子等。若果实的成熟期不一致，要随熟随采。但亦有需采收未成熟果实者，如枳实、青皮、乌梅等。容易变质的浆果如枸杞子、桑椹、女贞子等，多在果实略成熟时于清晨或傍晚时分采收，并要及时将其晒干。

种子类药材须在果实成熟时采收，如沙苑子、菟丝子、车前子等。种子成熟后易脱落，或外壳易裂开，种子散失，应当在刚成熟时采收，如牵牛子、小茴香等。

5. 根和根茎类 根及根茎类药材一般在秋末或春初采收，如天麻、葛根、苍术、桔梗、大黄等。此时植物根或根茎中贮藏的营养物质丰富，有效成分含量较高。《本草经集注》指出："春初津润始萌，未充枝叶，药力淳浓也。至秋枝叶干枯，津润归流于下也。大抵春宁宜早，秋宁宜晚。"也有少数药材因植株枯萎较早，宜在夏季采挖，如半夏、延胡索、浙贝母等。

6. 树皮和根皮类 树皮类药材一般在清明到夏至之间采收。此时植物生长旺盛，体内浆液充沛，且树皮易于剥离，如黄柏、杜仲、厚朴等。但肉桂多在油多易剥离的十月采收。对有些生长周期长、成材缓慢的乔木，应尽量保护药源，最好每次只纵剥1/3的树皮，避免伐树取皮或环剥树皮，尽量做到药材资源的可持续利用，保护生态环境。

根皮类药材多在秋后苗枯或早春萌发前采收，如地骨皮、牡丹皮、桑白皮等。

（二）动物及矿物类药材的采集

动物类的药材因品种和药用部位不同，采收时间没有明显规律性。潜藏于地下的昆虫类药材，宜在处于活动期时捕捉，如土鳖虫、蕲蛇、乌梢蛇、蟾蜍宜在夏秋两季捕捉。桑螵蛸为了避免卵鞘孵化，应在3月中旬前采收。鹿茸则应在清明节，脱盘后45～50天锯取，过时则会角化。

矿物药的采收大多没有时间限制，一年四季皆可采挖。

第四节 中药的炮制 微课2

一、炮制的含义

中药炮制，是指中药材在应用或制剂前，根据医疗、调剂、制剂等需要，进行各种必要的加工处理过程。即在中医药理论指导下，按照医疗、配方、制剂、贮藏等不同要求，以及药材自身的特性，对药材进行必要的加工处理，是我国传统的制药技术。古时又称炮炙、修治、修制及修事。绝大多数需要经过炮制才能用于配方和制剂。正如陈嘉谟《本草蒙筌》所言："凡药制造，贵在适中，不及则功效难求，太过则气味反失。"可见，合理的炮制对提高临床疗效，保障用药安全具有十分重要的意义。

二、炮制的目的

中药炮制的目的是使临床用药更加安全、有效，具体可概括为以下几个方面。

（一）纯净药材，保证药材质量和剂量准确

即分离和清除非药用部位，使药材纯净，以保证药材质量和称量准确。药材在采收、运输、保存过程中，常混有杂质、泥土及非药用部位和其他异物，必须经过净选、清洗等处理方法，使药物纯净，计量准确。如黄柏刮去栓皮，山茱萸捡去果核，枇杷叶刷去毛等。

（二）切制饮片，便于调剂、制剂

将净选后的中药材，经过软化、切削、干燥等加工工序，制成一定规格的片、段、丝、块等，便于准确称量、调剂，便于制剂，便于煎煮时有效成分的煎出。对矿物介壳类药物如磁石、赭石、石决明、牡蛎的煅、淬等炮制处理，能使之酥脆，也利于有效成分煎出。

（三）干燥药材，利于贮藏

药材经日晒、凉、烘、炒等炮制处理，使之干燥，并使所含酶类失去活性，防止霉变，便于长期保存。对于一些具有活性的药材，如种子药材白扁豆、赤小豆等，必须经过加热干燥；对桑螵蛸必须蒸至虫卵死亡为度。

（四）矫臭矫味，便于服用

一些具有特殊气味的药材，如地龙、僵蚕、五灵脂等，或具有刺激性的药物，如乳香、没药等，患者服后易引起恶心、呕吐等不良反应，需要经过酒制、醋制、炒制、水漂、麸炒后，矫臭矫味，方便患者临床服用。如酒制乌梢蛇、醋炒五灵脂、麸炒僵蚕、滑石烫刺猬皮、水漂海藻等。

（五）降低或消除药物毒副作用，保证用药安全

某些药物，因为毒性或副作用太大，临床应用不安全，则可通过炮制降低或消除其毒性或副作用，以保证临床用药安全。如川乌、草乌生用内服易中毒，需炮制后用；巴豆制霜可缓解其泻下作用；醋煮甘遂、酒炒常山等，均能降低其毒副作用。

（六）增强药物功能，提高临床疗效

通过适当的炮制处理，可增加其溶出率，或使溶出物易于吸收，从而增强临床疗效。如醋制延胡索可增加其活血止痛作用；百部蜜制可增强其润肺止咳作用；红花酒制后活血作用增强；知母盐水炙增强其泻相火作用等。

（七）改变药物性能，扩大应用范围

某些药物通过炮制，使其药性发生变化，更适合病情需要。如天南星药性辛温，不宜治疗热痰证，然将其用牛、羊或猪胆汁炮制，其药性变为苦寒，具有清热化痰之效，可用于热痰证。此外，一些药物通过炮制，可扩大其应用范围。如何首乌生用泻下通便，制熟后则补肝肾益精血，用治精血亏虚证；生荆芥祛风解表，炒炭则止血，可用治多种出血证。生地黄性寒，长于清热凉血、养阴生津，蒸制成熟地黄后，药性偏温，功能滋阴补血、填精益髓。

（八）引药入经，加强定向作用

有些药物经炮制后，可以在特定脏腑经络中发挥治疗作用。即《本草蒙筌》谓："入盐走肾脏""用醋注肝经"之意。如黄柏、杜仲经盐炒后，可增强入肾经的作用；柴胡、香附、青皮经醋炒后，增强入肝经的作用。

在炮制的过程中，同一味药物，若采用不同的炮制方法，可达到不同效果。如酒炙大黄可以增加其活血作用，炒炭则增强止血作用。同时，采用相同的炮制方法来炮制不同药物，所达到的目的也不尽相同。如醋制延胡索是增强疗效，而醋制甘遂、京大戟、芫花则是降低毒性。

三、炮制的方法

中药炮制的应用在我国已有悠久的历史，方法繁多。根据当今实际应用情况，在此介绍以下几种常用的炮制方法。

（一）修制

修制是炮制前的各项准备工作，主要包括纯净、粉碎、切制药材三道工序。其中，纯净药材是通过挑、筛、簸、刷、刮、挖、撞等方法除去杂质和非药用部位。粉碎药材是通过捣、碾、研、磨、镑、锉等方法，使药材达到一定粉碎度，便于调剂、制剂或服用。切制药材是用刀具切或铡的方法将药材切成片、段、丝、块等一定的规格，便于贮存、炮制和制剂，利于有效成分煎出，提高煎药质量。

（二）水制

水制是指用较低温度的水或其他液体辅料加工处理药材的方法。其目的主要是清洁药物，除去杂质，软化药材，便于切制，降低毒性及调整药性等。常用的方法有漂洗、浸泡、闷润、喷洒、水飞等。

其中，水飞是水制法中较为特殊的一种炮制方法。水飞是指将不溶水的矿物、贝壳类药材置于水中，反复研磨，借助药物的微粒大小不同以及在水中具有的不同沉降速度，以制取极细粉末的加工方法，如水飞石决明、炉甘石、朱砂等。水飞的目的是制取极细的药末，并能防止加工时药粉飞扬。

（三）火制

火制是用火直接加热药物或以辅料拌炒药物的加工方法。目的是使坚硬的药材变得松脆，易于制剂和服用，以及改变药物性能，提高疗效，消除或减低药物的毒性和烈性等。常用的火制法包括炒、炙、煅、煨等。

1. 炒 将药材置于锅内用火加热，不断翻动至一定程度的加工方法。根据是否添加辅料，分为清炒和加辅料炒两类。不添加辅料直接在锅内翻炒，称为清炒。清炒又根据炒的程度不同分为炒黄、炒焦、炒炭。其中炒黄是指以微火短时间加热翻动，炒至表面黄色，如炒白芍、炒党参、炒苦杏仁。炒焦是指将药材置于锅内以较强的火力加热，炒至表面焦黄或焦褐，内部淡黄并有焦香气味，如焦神曲、焦山楂、焦大黄等。炒炭是指将药材置于锅内以武火加热，炒至表面枯黑，内部焦黄或褐色，但仍保留药材固有气味，如地榆炭、槐花炭、荆芥炭。将药材与固体辅料加热拌炒的方法，称为加辅料炒，又称合炒。常见的固体辅料有麦麸、蛤粉、滑石粉、土、米、砂等，如土炒白术、米炒斑蝥、蛤粉炒阿胶、麸炒枳壳等。其中，加砂、蛤粉或滑石粉炒也称"烫"。它是先在锅内加热中间体，加热到150～300℃，用以烫制药物，烫毕，去除中间体，放冷即得，如砂烫鳖甲。这种炮制方法可使药物受热均匀。炒制可增强药效，降低毒性，改变药性，酥脆药材，便于制剂、矫味、矫臭，便于服用。

2. 炙 用液体辅料加热拌炒药物的加工方法。常见的液体辅料包括酒、蜜、醋、盐水、姜汁等。如蜜炙款冬花、枇杷叶可增强润肺止咳作用；酒炙川芎、当归可增强活血之功；酒炙常山可减弱催吐作用；醋炙香附、柴胡可增强疏肝止痛作用；醋炙芫花、大戟可降低毒性；盐炙杜仲可增强补肾作用。

3. 煅 用火直接或间接煅烧药物的加工方法。其中将药材直接放在炉火上加热者，称为直接煅，如煅牡蛎、煅石膏等。将药材置于密闭容器内加热煅烧者，称为间接煅。此法多用于药材质地较轻的毛发、枝叶等类药材，如煅血余炭、煅棕榈炭。煅制使药材质地松脆，易于粉碎，提高药效；或使药材性能功效发生改变，扩大应用。

4. 煨 将药材用湿面粉、湿纸包裹后，放入热火灰中缓缓加热的加工方法。如煨木香、煨葛根、煨肉豆蔻等。煨制可以减少药材中挥发性物质、脂肪油的含量，改变其理化性质，增强药效，降低毒性。

（四）水火共制

水火共制是指利用水或液体辅料与火共同加工药材的方法。常用的有煮、蒸、燀、淬等。水火共制具有改变药物的性能性状，增效减毒，纯净药物，便于切制等作用。

1. 煮 用清水或液体辅料与药物共同加热的方法，如水煮乌头、醋煮芫花。

2. 蒸 利用蒸气加热药物的方法，如蒸制熟地、何首乌以改变药物性味功效；蒸茯苓、厚朴以软化药材，便于切制；蒸桑螵蛸、五倍子杀死虫卵，利于贮存。

3. 燀 将药材放入沸水中快速浸烫后，立即取出的方法。多用于种子类药物的去皮和肉质多汁药物的干燥处理，如燀苦杏仁、燀桃仁，燀马齿苋。

4. 淬 将药物煅烧红后，迅速投入冷水或液体辅料中，使其松脆的方法。如醋淬自然铜、磁石。

淬制使药材疏脆，易粉碎，有效成分溶出增加。

（五）其他制法

除上述的炮制方法外，还有制霜、发芽、发酵等炮制方法。

1. 制霜　将种子类的药材压榨去油，以及矿物类药材重结晶的加工方法均称为制霜。如巴豆霜、瓜蒌霜、西瓜霜等。

2. 发芽　将具有发芽能力的种子类药材，在一定温度、湿度条件下，促使其萌发幼芽的炮制方法。如谷芽、麦芽、大豆黄卷等。

3. 发酵　将药材与辅料拌和，利用霉菌使之生霉、发酵的炮制方法。发酵可改变药材性能功效而成为新的药物，如神曲、淡豆豉等。

随着科技的发展，炮制的方法日益增多和完善。炮制具体药物时，具体方法应依据药物的特点及临床治疗需要进行合理选择。

◎ 第五节　中药的贮存

一、贮存的含义

中药贮存，是中药材、中药饮片在使用前所经历的保管过程。在贮存过程中，药材含有的某些不稳定成分会自然损耗，如挥发油、苷类、生物碱等；或受微生物、温度、湿度、光照、空气等外在因素的影响，使药材的颜色、气味、形态及内部组织等发生变异，直接影响药材的质量，进而影响临床疗效和患者的用药安全。贮存不当，药材可能发生虫蛀、霉烂、变色、走油等败坏现象，致使药材变质，甚至失效。因此，在贮存过程中，最大程度的避免上述不利情况的发生，才能保证中药内在质量稳定、并进而保障中药的疗效。贮存也是中药降低峻烈之性、毒性的一种方式，如狼毒、枳实、陈皮、半夏、麻黄、吴茱萸等古称"六陈药"，一般认为久贮为佳。张寿颐认为，陈皮"以陈年者辛辣之气稍和为佳，故曰陈皮"。另外，棕榈炭、艾叶等也以陈久者入药为佳；芫花、狼毒贮存陈久，其毒性会有所下降，使用更安全。因此，科学的贮存是药材质量的重要保证，是取得临床疗效的前提条件之一，也是提高中药安全性的途径之一。故《本草蒙筌》强调："凡药藏贮，宜常提防"。

二、影响中药质量的贮存因素

1. 温度　贮存过程中的温度对药材质量的影响很大。一般药物的多种成分在 15~20℃ 的条件下比较稳定。在温度升高的情况下，柏子仁、苦杏仁、桃仁、郁李仁等含油脂多的药材易发生"走油"现象；肉桂、沉香、厚朴等药材所含挥发油大量挥散，不仅芳香气散失，还会失去油润而干枯或破裂；阿胶、鹿角胶、龟甲胶等动物胶类药材，乳香、没药等部分固体树脂类药材，受热后易发软，粘连结块。

2. 湿度　湿度是影响药材质量的一个极重要的因素。如贮存的药材未充分干燥、含水量超过15%，以及室内相对湿度在75%以上，在温度适宜的情况下，易使霉菌生长、繁殖，导致药材发酵霉变。空气中湿度过大，药材受潮后还可能变色，如半夏受潮会变成粉红色、灰色、黑色。乳香、没药、阿魏、芦荟、儿茶、阿胶、鹿角胶、龟甲胶等熔点较低的固体树脂类药材及胶类药材受潮后则会粘连结块。芒硝、硇砂等含盐类矿物药，受潮后会潮解溶化。在剂量相同的条件下，失去结晶水的芒硝等药材，其含盐量较含结晶水者高，其性能、疗效也应在含结晶水者之上。

3. 空气　空气中的氧气会引起药材中的成分发生复杂的化学变化，使动、植物药材中的挥发油、脂肪、糖类等成分氧化、分解、酸败、走油、变色、气味散失。氧气也能氧化矿物，可使灵磁石变成呆磁石。空气中的臭氧含量虽少，但因属强氧化剂，可加速药材中的有机质，特别是脂肪变质。

4. 日光 日光照射，除可导致温度升高，促使药材发生失水、粘结、走油、挥发、氧化、水解等物理、化学变化之外，在日光的直接或间接照射下，还会破坏药材所含色素，使药材变色变质。如玫瑰花经日晒会褪色，红花易褪色变黄，大黄会由黄色迅速变成红棕色等。

5. 微生物 药材容易受到霉菌、酵母菌等微生物污染，一旦温度和湿度适宜，霉菌、酵母菌等微生物就会大量繁殖，萌发菌丝，分泌酵素，侵蚀药材组织，引起霉烂变质而失去药效。黄曲霉毒素等微生物产生的毒素，对人体还有很强的毒害性。

6. 虫蛀 药材上附着的害虫或虫卵，在药材中生活、繁殖，蛀蚀药材，形成蛀洞，甚至毁为蛀粉，不仅造成药材严重耗损，药效下降，而且害虫的残体及其排泄物亦会造成药材污染。

7. 鼠耗 鼠喜食种子、果实及动物类药材，不仅会造成药材耗损，使药效降低；其粪尿及随身携带的病原体还会污染药材，可能给患者造成伤害。

8. 贮存时间 药材在微生物、湿度、温度、光照、空气等自然因素的影响下，每时每刻都在发生变化。因此，多数药材贮存过久，有效成分含量会降低，质量会下降。如穿心莲贮存 2 个月时，所含穿心莲内酯为 12.5mg/g，贮存 22 个月时则降至 6.4mg/g。所以，一般药材都不宜贮存过久。

综上所述，要很好地保存药材，确保疗效，必须克服上述因素对药材的不良影响，从而在必然经历的贮藏过程中，保障中药质量的稳定。

三、常用贮存方法

在中药贮存中，除注意常规的防鼠害、虫蛀外，还应根据具体情况采取多种贮藏方法和技术。常用的中药贮存养护的方法有：

1. 干燥养护 除去药材中的大量水分，避免发霉、虫蛀以及有效成分的分解和破坏，利于贮藏。干燥养护包括晒干、阴干、烘干、木炭干燥、生石灰干燥、通风干燥、微波干燥、远红外干燥等处理方法。

2. 冷藏 采用低温（0~10℃）贮存中药，防止不宜烘、晾的中药生虫、发霉、变色的方法。冷藏可以防止中药的有效成分变化或散失。

3. 密封贮存 隔绝空气、水分、微生物、害虫的一种贮存方法。密封贮存包括容器密封贮存、罩帐密封贮存、库房密封贮存等，可在密闭容器中添加干燥的石灰、砂子、糠壳、木炭等。

4. 化学药剂养护 选用不易残留的化学药品熏蒸灭菌杀虫的方法。如硫黄熏蒸养护、磷化铝熏蒸养护等。

5. 对抗养护 是利用不同种类贮药所含的成分或物理性能之间的差异，将两种以上中药贮藏在一起，产生相互对抗，达到互不生虫、不发霉、不泛油、不变色的目的的特殊贮藏方法。如泽泻、山药等与牡丹皮同贮防虫保色，花椒与地龙、蕲蛇、白花蛇、全蝎同贮防虫蛀等。

6. 气调养护 就是人为地将空气中的氧气、二氧化碳、氮气等调节到适宜的比例。用这种方法对中药进行的养护，叫做"气调养护"。有自然降氧、机械降氧和充二氧化碳等方法。

此外，还有 ^{60}Co-γ 射线辐射、气幕防潮、气体灭菌、无菌包装、埃-京氏杀虫、高频介质电热杀虫等贮存养护技术。应根据中药的品种、特性，结合实际情况采取合适的措施，做到科学贮存、保证质量。

（郝 蕾）

思考题

1. 何谓道地药材？举例说明道地药材的变迁情况。
2. 何谓中药炮制？中药炮制的目的是什么？
3. 简述影响中药品质的主要因素。

书网融合……

思政导航　　　　本章小结　　　　微课1　　　　微课2

第三章　中药性能

PPT

学习目标

知识目标

1. 掌握　中药性能的含义；四气、五味、升降浮沉、归经、毒性的含义，所示作用及其临床指导意义。

2. 熟悉　中药治病的基本原理；影响升降浮沉的因素。

能力目标　通过本章学习，建立基于中药性能的认识中药作用原理、对证用药的思维，培养应用中药性能分析中药作用、指导临床用药的能力。

素质目标　通过学习中药性能体味其中蕴含的科学思维和方法，从"毒性"药的应用原则感悟对职业操守的追求。

（一）性能的含义 微课

性能，为"器材、物品等所具有的性质和功能"。中药性能是中药所具有的性质和作用。中药性能主要包括四气、五味、升降浮沉、归经和毒性等内容。中药性能是认识中药作用、指导临床用药的的理论，故也称为中药药性理论。

（二）性能的认知

中药性质是对单味中药作用于机体所产生的作用通过推理、归纳而获得的抽象认识。故中药的作用是可直观观察的，而性质是对"能"的抽象。中药的"性"与"能"，互相说明，如影随形、不可分离，以中药饮片为载体而存在。从中药作用获得中药性质的抽象认识，是以中医阴阳、脏腑、经络、病证、诊断、治法等系统理论为桥梁，以观察、类比、归纳、抽象、验证等科学方法为手段。故中药性能是以中医理论为基础，通过科学认识论获得的对中药特征的客观认识。

（三）性能与中药偏性

中药性能的四气、五味、升降浮沉、归经和毒性从不同侧面反映了中药的特征，形成认识中药作用、指导临床用药的理论体系。四气、五味、归经、升降浮沉和毒性又有各自的具体内容并反映在单味中药之中，表现为单味中药的具体药性。中药性能的四气是寒热温凉平俱备，五味包括辛甘酸苦咸淡涩七种。而具体到每种中药，则只具有中药性能的某方面。如四气中只能有一气，五味则有一味或多味，罕有五味俱全者。故每种中药的药性不是气、味、归经等中药药性的整体缩影，而是气、味、归经等药性的个体化组合。再者单味中药之间有气、味、形、色差异，因而存在或以气为长，如清热药，以寒凉为长；或以味为长，如收涩药，以酸涩味为长等等。单味中药药性与中药性能之间的偏全差异、药与药之间性能的长短不同，被称之为中药偏性。

（四）偏性与中药的作用

中医学认为，疾病是机体在致病因素的作用下，脏腑、经络功能异常，气血阴阳偏盛偏衰的状态。因此，利用中药的偏性纠正机体疾病状态下的偏盛偏衰，是中药治病的一般原理。《汉书·艺文志·方技略》："经方者，本草石之寒温，量疾病之浅深，假药味之滋，因气感之宜，辨五苦六辛，致水火之齐，以通闭解结，反之于平"。《汉书》虽非医药学著作，但上述观点反映了中医药学借助中药偏性，调节机体平衡这一用药治病的基本思维。

中药偏性用于纠正疾病状态下的阴阳偏盛偏衰时表现为中药的治疗作用。但若使用不当，中药的偏性有可能成为导致或加重机体阴阳偏盛偏衰病理变化的外在因素，表现为不良作用。故对中药偏性的两面性应该有客观、清醒的认识。中药合理使用就是利用其偏性以治病，避免其偏性以致病。

第一节　四气

中药"四气"的记载，首见于《神农本草经》，其在序例中指出"药……有寒热温凉四气"。宋代寇宗奭的《本草衍义》认为气与嗅觉有关，而寒热温凉不是嗅觉能感知的。因此提出"凡称气者，即是香臭之气，其寒、热、温、凉，则是药之性……其序例中气字，恐后世误书，当改为性字，则于义方允"。因而将"四气"称为"四性"。后世则两种称谓并存，并沿用至今。

一、四气的含义

四气又称四性，是指药物具有寒、热、温、凉四种药性，包括平性。是反映药物影响人体寒热病理变化及阴阳盛衰的作用性质，是中药的重要性能之一。寒与凉为同类，凉次于寒；温与热同类，温次于热，总体可分为寒热两大类。而大寒、寒、微寒与凉之间，大热、热、温与微温之间，只是存在程度上的差异。一般而言，温热属阳，寒凉属阴。而有的药物其寒热之性表达不甚显著，即为平性。平性指药物对机体的寒热影响不明显，既不改善典型的寒热证型或症状，也不加重寒热证型或症状，药性不偏寒、热，而称为平性。在常用中药中，平性药占有相当数量，如天麻、党参、山药、甘草、三棱等。四气之中，平性介于寒、热之间，故有"寒热平"三性说，四气之中，平性介于寒凉、温热之间，故又有"寒热温凉平"五性说。

二、四气的认知

四气的认知，是以中医理论为基础，通过药物作用后机体的反应进行推理、抽象而获得的。与药物所治病证的寒热性质相对而言。正如《黄帝内经》所言："所谓寒热温凉，反从其病也。"

药物的寒热药性是通过药物作用于机体后，对机体寒热病证或寒热症状的影响获得认知的。如黄连能改善心热烦躁或胃热口渴、灼痛等热证，故其性寒凉；石膏、知母能够改善高热、烦躁、口渴等气分热证，故药性寒凉；肉桂、干姜能够改善胃寒腹痛等寒证，故其性温热。此外，也可以根据药物作用于机体产生或加重寒热症状等不良效应来认识中药的寒热属性。能使机体发生或加重寒性症状的药物，具有寒凉性；能使机体发生或加重火热症状的药物，具有温热性。

因此，凡是能够减轻或消除热证的药物，称为寒凉药；能够减轻或消除寒证的药物，称为温热药。再根据药物清热或祛（散）寒作用的强弱，又进一步区分其程度。如清热力强者，为大寒或寒性，其力较弱者，称微寒或凉性；温里祛寒之力强者，称大热或热性，其力稍次者，称温，再次者，称微温。

三、四气的作用

中药四气，是通过中医的特殊视角被认识的客观存在。这种存在，使中药既可因恰当使用而产生治疗作用，也可因使用不当而产生不良作用。

1. 四气的治疗作用　寒凉药性具有清热泻火、解热毒等作用，主要用于治疗火热病证。温热药性具有温里、祛寒、助阳等作用，主要用于治疗寒证。

2. 四气的不良作用 药不对证或过量使用，寒凉药会伤阳、生寒，导致机体发生寒证；温热药会生热、伤阴，导致机体发生热证。严重者会产生重大危害，甚至致人死命。故王叔和有"桂枝下咽，阳胜则毙；承气入胃，阴盛以亡"之警示。

3. 平性的作用 平性作为四气内容，不清热、不祛寒。平性药物，其作用由四气以外的药性所决定。

四、四气的临床指导意义

中医临床治病应辨别疾病寒、热证候，并依证候确定相应治则，按照四气选择相应中药。四气指导临床用药主要有以下几方面。

（一）疗寒以热药，疗热以寒药

即寒证用温热药，热证用寒凉药。如治里寒证，选择附子、干姜等温热性药物。治里热证，选择石膏、知母等寒凉药。也即"寒者热之，热者寒之"之义。

（二）根据寒、热证之轻重，选择合适的寒、热药

寒、热病证有轻、重之分，在"寒者热之，热者寒之"原则指导下，应针对寒证轻、重，分别选择凉性、或寒性、或大寒性药；针对热证轻重，分别选择凉性或寒性药。把握寒凉药性、温热药性程度，避免病重药轻、病轻药重的情况发生，从而保障用药安全、有效。

（三）寒热错杂则寒热药并用

临床上患者所患疾病往往错综复杂，有表寒里热、外热内寒、上热下寒、寒热互结、胃寒肠热等诸多寒热错杂之证。针对上述寒热错杂情况，可以将寒性药与热性药合并应用，全面兼顾病情，以获寒热并治之效。

（四）结合其他药性对证使用

中药四气仅表达药物影响机体寒热病理偏向和阴阳盛衰的特性，当其他性能结合，就表现出对不同部位、不同性质寒证、热证治疗作用的差异。如徐灵胎所言："同一热药，附子之热与干姜之热迥然不同；同一寒药，石膏之寒与黄连之寒迥然不同"。又"药之寒热，有归气分者，有归血分者"。故同属温热药，细辛入肺而发散风寒、温肺化饮；小茴香入肝肾而温下焦之寒；高良姜入脾胃而善温中焦之寒。同属寒凉药，栀子清心，龙胆清肝，桑白皮清肺；石膏、竹叶清气分热；地黄、玄参清血分热。因此，临床应当根据证候，将四气与其他药性结合选药，以提高用药的准确性。

第二节 五味

五味最早是指烹饪、饮食调味，如《吕氏春秋》："调和之事，必以酸苦甘辛咸，先后多少"。将五味用于解释中药的性质和作用，见于《黄帝内经》《神农本草经》等医药典籍。如《素问·脏气法时论》："辛散、酸收、甘缓、苦坚、咸软"。《素问·至真要大论》："淡味渗泄"。《神农本草经》："药有酸、咸、甘、苦、辛五味"。这些论述为中药五味理论的形成奠定了基础。经后世历代医家的补充完善，逐步形成了说明药物性质与作用的理论。

一、五味的含义

五味是指辛、甘、酸、苦、咸五种药味。药味不止五种，还有淡、涩味。前人将淡味附于甘味，涩

味附于酸味。故虽然实际上有七味，但称谓上仍为五味。五味用以反映中药七个方面的属性和作用。

二、五味的认知

味，是人类味觉对各种真实滋味的感知。中药有各种滋味，能够通过味觉而感知。通过这种方式，可以认识各种滋味的中药。药物作用于机体后，会对机体产生多种多样的作用。随着药物滋味、不同滋味药物对机体作用特征等知识的积累和丰富，逐步发现不同滋味与药物作用的关联。如辛味与发散、甘味与补虚、苦味与泄燥、酸味与收涩等效应具有关联。以五味为纲，对各种作用的中药进行五味归类，从而总结归纳出五味理论。由此可见，五味不仅仅有对药物滋味的真实反映，更重要的是反映了中药作用的特征，是对中药属性和作用的高度概括，是从中药滋味抽象出来的理论概念。五味理论形成之后，也使对中药"味"的认定有了依据。常常将具有发散、行气或活血的中药定为辛味；将具有补虚或缓急止痛等作用的中药定为甘味。由于以功效定味的原因，本草书籍的中药五味有时出现中药药味与实际口尝滋味不相符的现象。因此，对中药五味的认知，也应从口尝滋味的认识层面，上升到代表属性与功效的性能层面。

三、五味的作用

五味，是用以反映中药的属性和作用的性能之一。五味表达了中药多样的属性和丰富的功效内容。清代汪昂在《本草备要》中对五味性能进行了概括性的总结。他指出："凡药酸者能收能涩，苦者能燥能泻能坚，甘者能补能和能缓，辛者能散能润能横行，咸者能下能软坚，淡者能利窍能渗泄，此五味之用也"。兹分述如下。

（一）辛味

具"散、行"特性，有发散、行气、活血等作用，主要用于治疗表证、气滞证、瘀血证。如辛味药麻黄、桂枝、薄荷等能发散表邪，治疗表证；辛味药枳实、陈皮等能理气行滞，治疗气滞证；辛味药川芎、丹参等能活血化瘀，治疗瘀血证。

此外，芳香化湿药、开窍药、祛风湿药、温里药等，也具有"行""散""开"的作用特点，一般也标辛味。

《黄帝内经》有"辛润"的记载。所谓辛润，是对阳气不足、气化不行、津液不能输布所致干燥症状的一种治法。如桂枝辛温，助阳化气。

辛味性行散，有些辛味药易耗气伤津，气虚阴亏者慎用。

（二）甘味

具"补、和、缓"特性，有补虚、和中、缓急止痛、缓和药性或调和药味等作用。主要用于治疗虚证、脾胃不和、拘挛疼痛、中毒等。如甘味药人参补气，治疗气虚证；熟地黄补血滋阴、治疗阴虚血虚证；饴糖缓急止痛、治疗虚寒腹痛，甘草调和药性并解药食中毒等。

甘味多滋腻，有些甘味药易助湿碍脾，湿阻、中满气滞者慎用。

（三）酸（涩）味

具"敛、涩"的特性，有收敛、固涩等作用。具体有止汗、敛肺止咳、涩肠止泻、止血、固精、缩尿、止带等功效，主要用于治疗正气不足所致多汗、久咳虚喘、久泻久痢、出血、遗精滑精、遗尿、带下量多等滑脱病证。如酸、涩味药山茱萸敛汗，治疗汗多欲脱；罂粟壳敛肺止咳，治疗久咳不止；石榴皮涩肠止泻，治久泻；金樱子固精缩尿、固崩止带，治疗遗精、遗尿、崩漏、带下等。

此外，酸味具有生津作用，可用于治疗胃阴不足之口干、口渴，如乌梅、五味子等。此外，酸味还有安蛔作用，可用于治疗蛔厥腹痛，如乌梅。

酸涩味收敛，有敛邪弊端，故有实邪者不宜用。

（四）苦味

具"泄、燥"特性。泄有降泄、通泄、清泄等作用。降泄，抑制气机上逆；通泄，通利大肠以泻下通便；清泄，抑制火热上炎之势。主要用于治疗气机上逆病证、大便秘结以及实热证等。如苦味药苦杏仁止咳平喘，治疗咳嗽气喘；陈皮降逆止呕，治疗胃气上逆恶心呕吐；大黄泻下通便，治疗大便不通；栀子苦味降泄火热，辅助其寒性，治疗火热上攻等。苦燥即能燥湿，一般用于治疗湿盛所致疾病。味苦而性温热者，治疗寒湿证，味苦而性寒凉者治疗湿热证。如苦寒的龙胆清热燥湿，治疗湿热证；苦温的苍术温燥除湿，治疗寒湿证。

此外，还有苦味"坚阴"之说，是指苦味具有泻火存阴作用，可用于治疗阴虚火旺病证。通过清热而保护津液。如苦味的黄柏能泻相火以存阴。

苦味性燥，有些苦味药易伤津液，阴津不足者慎用。

（五）咸味

具"软"、"下"特性，有软坚散结或软坚通便作用，主要用于治疗瘿瘤、瘰疬、痰核、癥瘕积聚、大便燥结难下等，如咸味药牡蛎、海藻、昆布等治各种肿块结节。咸能软坚通便，主要指攻下药中芒硝有软化坚结大便以利排出的作用。

此外，咸味偏走肾经，一些咸味药有补肾作用，如紫河车、海狗肾、蛤蚧、龟甲、鳖甲等。咸味药中的食盐有引药入肾作用，知母、黄柏、杜仲、巴戟天等药，用盐水炮制用意就在于此。

"多食咸，则脉凝泣而变色"，咸味药物过量，容易导致血液瘀滞，故气滞血瘀者不宜使用。

（六）淡味

具"渗、利"特性，有利水渗湿作用，能使蓄积的水湿从小便排出，主要用于治疗水湿内停病证。如茯苓、猪苓、薏苡仁等均有淡味。淡味渗利，过用易伤津液。

四、五味的临床指导意义

五味有相当广泛的作用，这些作用也表现出一定的规律性。如辛味治表证、气滞证、血瘀证，苦味治气逆、火热上炎，咸味治癥瘕积聚、淡味治水湿内停等，这些药味总体作用表现为治疗实证，因此可以概括辛、苦、咸、淡药味主要治疗特点是祛邪，表达的是泻法。而甘味治虚证，酸、涩味治正气不固之遗泄滑脱，这些药味总体作用表现为治疗虚证，因此可以概括甘、酸、涩药味主要治疗特点是扶正，表达的是补法。由此可以得出五味表达的是中药补、泻的属性和作用。根据上述认识，临床选择五味治疗疾病可以遵循以下原则。

（一）虚者补之

就是针对虚证，选择补虚药物。从五味层面，就是要选择具有甘味、酸味、或涩味的中药。如治气虚选择甘味的人参，治正气不足之虚喘、自汗盗汗选择酸味的五味子等。

（二）实者泻之

就是针对实证，选择祛邪的药物。从五味层面，就是要选择辛味、苦味、咸味、淡味的中药。如治风寒表实证，选辛味麻黄；治胃气上逆选择苦味旋覆花；治大便秘结，选择苦味大黄以通泄；治癥瘕积聚，选择咸味的牡蛎；治水湿内停，选择淡味的茯苓等。

五、气味合参

"物有味必有气，有气斯有性"（《神农本草经疏》），故每种药同时具有气和味。四气、五味是中药性能的不同侧面，是中药的一体两面。故必须气、味结合来认识中药，才能准确把握中药的特征。中药气与味的组合，往往气只有一个，而味可有一个或多个。其组合形式表现为：一气一味，一气多味。

（一）气味相同，作用相似

同属辛温药性的中药多具有发散风寒的作用，如发散风寒药。同属甘温的药物多具有补气或助阳的作用，如补气药、补阳药。有时气味相同，但有主次之别，如黄芪甘温，偏于甘以补气，锁阳甘温，偏于温以助阳等。气味侧重不同，功效则有所不同。

（二）气味不同，作用有别

气味决定中药的温清补泻，气味的组合均能反映在中药作用上。如黄连药性苦、寒，具有清热燥湿作用；党参药性甘、温，具有补中益气作用。

气味不同有气同味异者，如麻黄、苦杏仁、大枣、乌梅、肉苁蓉同属温性，由于味不同，则有麻黄辛温发散风寒而解表、苦杏仁苦温下气而止咳、大枣甘温补脾益气、乌梅酸温敛肺涩肠、肉苁蓉咸温补肾助阳。

气味不同有味同气异者，如桂枝、薄荷、附子、石膏均为辛味，因气的不同，则有桂枝辛温解表散寒、薄荷辛凉疏散风热、附子辛热补火助阳、石膏辛寒清热泻火等不同作用。至于一药兼有数味，则往往作用更广，如当归辛甘温，甘以补血、辛以活血、温以祛寒，故有补血、活血、止痛、温经散寒等作用，可用治血虚、血瘀、血寒所引起的多种疾病。

一般临床用药是既用其气，又用其味，但有时在配伍其他药物复方用药时，就可能出现或用其气，或用其味的不同情况。如升麻辛甘微寒，与葛根同用治麻疹不透时，则取其味辛以解表透疹；若与石膏同用治胃火牙痛，则取其寒性以清热。此即王好古《汤液本草》所谓："药之辛、甘、酸、苦、咸，味也；寒、热、温、凉，气也。味则五，气则四，五味之中，每一味各有四气，有使气者，有使味者，有气味俱使者……所用不一也。"由此可见，药物的气味所表示的药物作用以及气味配合的关系是比较复杂的。因此，既要熟悉四气五味的一般规律，又要掌握每一药物气味的特殊治疗作用以及气味配合的规律，这样才能很好地掌握药性，指导临床用药。

附：芳香药性

芳香药性是中药性能内容之一，是中药药性理论的组成部分。对于中药作用及其机制，常常需要用芳香药性进行认识。芳香药性的性能主要表现在以下几方面。

1. 辟秽祛浊 芳香药性气味纯正，有辟秽、化湿、祛浊之功。一是辟除秽浊疫疠之气、抵御邪气，如古今常用芳香类药物制作熏香、炷香、枕香、佩香等方法以防病祛邪。二是宣化湿浊，运脾开胃，如苍术、厚朴、藿香、佩兰、草豆蔻等芳香化湿药，均治湿浊中阻、脾失健运、痞满呕吐等病证。

2. 发散表邪 芳香药性疏散，具有芳香疏泄、解表散邪之功，如薄荷、香薷、胡荽等芳香中药，都具有疏散表邪、解除表证的作用。

3. 行气 芳香药性有疏理气机之功，治疗气机阻滞之证。一是行气开胃，如木香、丁香、甘松等有疏理脾胃气滞、开胃进食之功；也有些中药，炒制后香气大出，增进开胃、纳谷消食的功效。如炒稻芽、炒麦芽、炒神曲等。二是芳香疏泄，行气活血，调经止痛，如香附、香橼、佛手、青皮等主治肝郁气滞、月经不调、胸胁胀痛等证。

4. 开窍 芳香药性行散走窜，芳香上达，能通窍开闭。一是通鼻窍。如辛夷、薄荷、白芷、细辛等芳香药，主治鼻塞、鼻渊等病证。二是开窍启闭，苏醒神志。如麝香、冰片、苏合香、安息香、樟脑等芳香药，主治邪蒙心窍、神志昏迷的病证。

可见，芳香药性是四气五味理论的补充和发展，也是中药药性理论的重要组成部分。

第三节 升降浮沉

升降浮沉理论，从萌发到形成，经历了较为漫长的历史过程。早在秦汉时期的《黄帝内经》就有许多篇章表述了升降浮沉相关内容。金代医药家张元素根据《内经》阴阳升降理论，在其撰著的《珍珠囊》《医学启源》中，对药物升降浮沉理论进行了深入的阐述。其后，李东垣、王好古等又进行了补充，使药物升降浮沉性能趋于完善。

一、升降浮沉的含义

升降浮沉，是表示药物趋向性及其作用的一种性能。药物的趋向性与对疾病病势的治疗作用息息相关，是通过药物对病势和症状趋向的治疗效应进行认识和概括而形成的药性理论。

升即上升，表示作用趋向于上；降即下降，表示作用趋向于下；浮即指发散，表示作用趋向于外；沉即指收藏，表示作用趋向于内。升与降、浮与沉是相对的。一般习惯将升浮并称、沉降并列。

二、升降浮沉的认知

中药升降浮沉的认知，主要源于药物对疾病病势治疗作用的观察。疾病在症状、病机上可表现出不同趋势，如泄泻、脱肛的病势向下；咳喘、呕吐分别为肺气上逆或胃气上逆所致，其病势向上；风邪外束，麻疹疹出不畅，其病势向内；表虚不固之自汗、盗汗，其病势向外。因此，能够改善或消除这些病证的药物分别具有升、降、浮、沉的作用趋向。如黄芪、柴胡、升麻等能够升阳举陷，治疗泄泻、脱肛等病势向下的中气下陷证，其性向上为升；苦杏仁能够降肺气以止咳平喘，旋覆花降胃气以止呕吐，纠正病势向上的病证，其性向下为降；薄荷、牛蒡子能疏散风邪、透疹，治疗麻疹疹不透的病势向内病证，其性向外而浮；五味子、山茱萸能够止汗，治疗自汗、盗汗病势向外的病证，其性向内收敛而沉。由作用而呈现出显著的"趋向"特点。

上述事实表明，我们可以从中药功效判断中药的升降浮沉之性。总体而言，按功效中药大致可以分为升浮与沉降两类，如解表药、开窍药、涌吐药等上行向外，属于升浮药；清热药、泻下药、利水渗湿药、收涩药等下行向内，属于沉降药。部分中药具有升浮与沉降的多向性，如麻黄既发汗（向外）、宣肺（向上），又能平喘（向下）、利水（向下），具有升、浮、降的多向性；再如胖大海，既可宣肺利咽而有升浮趋向，又可清泻通便而有沉降趋向，具有升、降双重性。少数中药没有明确的升降沉浮药性，如大多数活血药、燥湿杀虫止痒药。

三、升降浮沉的作用

一般而言，升浮药性具有发汗解表、发表透疹、升阳举陷、祛风除湿、宣肺止咳、温里散寒、温通经脉、行气开郁、开窍醒神、涌吐等作用；沉降药性具有清热泻火、泻下通便、利水渗湿、引血下行、重镇安神、平肝潜阳、息风止痉、降逆平喘、止呕、止呃、消积导滞、固表止汗、敛肺止咳、涩肠止泻、固崩止带、涩精止遗、收敛止血、收湿敛疮等作用。

四、影响升降浮沉的因素

药物升降浮沉的形成，与药物在自然界生成禀受所形成的药性有关，也受炮制、配伍等诸多因素的影响。升降浮沉性能既有内在根据，也可以通过炮制、配伍等进行干预或改变。诚如《本草纲目》所言："升降在物，亦在人"。

影响药物升降浮沉的因素主要有以下几方面。

（一）四气五味

中药气、味是升降浮沉性能的内在依据。王好古云："夫气者天也，温热天之阳；寒凉天之阴，阳则升，阴则降；味者地也，辛甘淡地之阳，酸苦咸地之阴，阳则浮，阴则沉"。《本草纲目》云："酸咸无升、辛甘无降，寒无浮，热无沉"。故一般而言，凡味属辛、甘，气属温、热的药物，大都是主升浮，如麻黄、升麻、黄芪等；凡味属苦、酸、咸，性属寒、凉的药物，大都是主沉降，如大黄、芒硝、山楂等。

（二）质地

中药质地的轻重影响其升降浮沉的性能。汪昂《本草备要·药性总义》云："轻清升浮为阳，重浊沉降为阴……凡药轻虚者浮而升；重实者沉而降"。一般而言，花、叶、皮、枝等质轻的药物大多为升浮药，如紫苏叶、菊花、蝉蜕等；而种子、果实、矿物、贝壳及质重者大多都是沉降药，如紫苏子、枳实、牡蛎、赭石等。质重沉降、质轻升浮也有例外，如"诸花皆升，旋覆独降；诸子皆降，苍耳独升"。

（三）炮制

通过炮制可改变中药升降浮沉性能。有些药物酒炙则升，姜炒则散，醋炒收敛，盐炒下行。如大黄，属于沉降药，泻下通便，清泻热邪，主治热结便秘；经酒炒后，大黄则可清上焦火热，治目赤头痛。故李时珍言："升者引之以咸寒，则沉而直达下焦，沉者引之以酒，则浮而上至巅顶。"

（四）配伍

一般而言，升浮药在大队沉降药中能随之下降；反之，沉降药在大队升浮药中能随之上升。此外，某些引经药可起到引药上升或下降的作用。如桔梗"为肺部引经，与甘草同为舟楫之剂，诸药有此一味，不能下沉"（《本草经疏》）。故治疗胸膈以上病证，多用桔梗载药上行；牛膝"能引诸药下行"（《本草衍义补遗》），故治疗腰膝以下疾病，多用牛膝引药下行。

五、升降浮沉的临床指导意义

药物升降浮沉的性能，可以调理脏腑功能，纠正疾病状态下的病机、症状的趋势，达到治疗疾病的目的。

（一）逆病势选药

利用药物的升降浮沉性能，逆病势而选药。即病势向下向内，选择药性升浮者；病势向上向外，选择药性沉降者。如治疗恶心、呕吐，选择降逆止呕中药；治疗中气下陷、内在下垂，选择补气升阳举陷之品。

（二）顺病势选药

利用药物的升降浮沉性能，顺应病势而选药。即病势向下向内，选择沉降性药；病势向上向外，选择升浮性药。如治疗伤食、温温欲吐，可选择瓜蒂催吐，此属"因势利导"之法。治疗痢疾初起，里急后重，可选择大黄泻下，促使湿热下泄，此属"通因通用"之法。

（三）升降合用、散敛并施

人体发生疾病，有时在病机、症状上同时表现有不同趋势，故应将升浮药与沉降药同用。如阳明腑实大便秘结，黄龙汤用性沉降的大黄、芒硝、枳实等泻下通便，同时根据肺与大肠的关系，佐少量性升浮的桔梗以宣肺通导大便。通过沉降与升浮同用，共同实现通便目标。又如风寒邪表虚、自汗恶风，既有风寒从外向内的深入、又有汗液自泄由内向外。此时选择桂枝以发表解肌、配伍酸敛的白芍以止汗，通过散敛结合，达到多方兼顾的目的。

总之，升降浮沉的应用，应针对疾病病势向内、向外的不同，病势上有上逆、下陷的区别，根据药物有升降浮沉的不同特性，恰当选用药物，同时应针对病势、症状趋势的复杂表现，选择升降浮沉的联合应用。再者，升降浮沉只是中药性能的一个方面，在临床应用升降浮沉药性治疗疾病，也应与气、味等药性结合。

第四节 归经

归经理论的认识始于先秦，发展于唐宋，成熟于金元，完善于明清，经历了较长的历史时期。清代沈金鳌《要药分剂》率先提出"归经"一词，其还对中药归经作了较为全面总结，将历代文献中表述的"引经""行经""入""走""归"及为某某经药的说法，统称为"归经"，得到普遍认同并沿用至今，成为中药性能的重要组成部分。

一、归经的含义

归经是指药物对机体某一或某些部位（脏腑或经络）的选择性作用。药物的归经不同，其治疗作用和部位也不同。归经指明了药物治病的适用范围，说明了药效所在，包含了药物作用定位的内容，是阐明药物作用机制，指导临床用药的性能理论之一。

二、归经的认知

归经的认知，是以药物所治具体病证为主要依据，以中医藏象学说和经络学说为理论基础，经过长期实践总结出来的药物作用定位理论。如安神药均有宁心安神功效，主治心神不宁之失眠、健忘等，依据脏腑辨证，其病证病位在心，故主归心经；开窍药有开窍醒神功效，主治闭证神昏，因其由邪气闭阻心窍，导致神明失用所致，依据"心主神明"理论，其病位在心，主归心经。平抑肝阳药能平肝潜阳，主治肝阳上亢眩晕，因此主归肝经。再者，中医学认为，五脏与组织官窍具有一定的关联性，能改善和消除某脏所主官窍的症状，可确定其相应归属。如肝主筋、开窍于目，故能治疗痉挛抽搐的止痉药及能治疗两目干涩的明目药，均主归肝经。对具体药物而言，一种中药具有多种功效，故有的药物可归多经。如麻黄具有发散风寒、宣肺平喘的功效，主治风寒表证（风寒邪气侵袭肺卫所致病证），喘咳（肺气上逆所致），病位在肺，而归肺经；其又可利水消肿，主治水肿（膀胱与水液代谢密切相关），故又归膀胱经。由此可见，归经理论是通过脏腑辨证用药，从临床疗效观察中总结出来的中药性能。

三、归经的临床指导意义

归经明确了中药作用的部位，明确了中药归经对于准确定位、提高疗效大有裨益。但是，归经仅是中药性能一体多面的一个方面，只考虑归经，而忽略气、味、升降浮沉等中药性能，其局限性的弊端也十分突出。正如徐灵胎所云："不知经络而用药，其失也泛，必无捷效；执经络而用药，其失也泥，反能致害。"归经指导临床用药有以下几方面。

（一）根据归经选药

根据疾病的临床表现，通过辨证，诊断病变所在的脏腑经络，按照归经选择适当的药物进行治疗，以增强用药的针对性，提高临床疗效。如心悸失眠，选择归心经的中药；咳嗽气喘，选择归肺经的中药。可见归经理论为临床针对病位用药提供了方便。

（二）根据脏腑关系配伍用药

脏腑之间在疾病状态下常相互影响，治疗时可根据五行学说中脏腑关系，采用合理的配伍，提高临床疗效。如水不涵木、肝火上炎之目赤头晕，治疗除选择清肝火明目的菊花、决明子，还可根据肝肾五行关系选择滋补肾阴的枸杞子、熟地黄以滋水涵木；对于肺病久咳痰湿者，治疗时除选择陈皮、半夏化痰止咳外，还可根据脾肺五行关系选择补气健脾中药党参、白术、茯苓等以补脾益肺，培土生金。而不能拘泥于见肝治肝、见肺治肺的单纯分经用药的方法。

（三）归经与气、味结合指导用药

在运用归经理论指导药物临床应用时，还必须与气、味、升降浮沉结合起来，才能做到准确用药。如同归肺经的药物，由于四气的不同，其治疗作用有异：紫苏温散肺经风寒、薄荷凉散肺经风热、干姜性热温肺化饮、黄芩性寒清肺泻火。同归肺经的药物，由于五味的不同，作用亦殊：如乌梅酸收固涩、敛肺止咳，麻黄辛以发表、宣肺平喘，党参甘以补虚、补肺益气，陈皮苦以下气、化痰止咳，蛤蚧咸以补肾、益肺平喘。同归肺经的药物，因其升降浮沉之性不同，作用迥异。如桔梗、麻黄药性升浮，故能开宣肺气、止咳平喘；苦杏仁、紫苏子药性降沉，故能降气止咳平喘。四气五味、升降浮沉、归经同是药性理论的重要组成部分，在应用时必须结合起来，全面分析，才能准确地指导临床用药。

第五节 毒性

一、毒性的含义

所谓毒性，通俗的讲就是关于中药"毒"的性能。毒性是最早被认识的中药性能。在《周礼·天官冢宰》已有"医师掌医之政令，聚毒药以供医事"的记载。作为中药性能，毒性具有普遍性，凡药均有毒，故古代常常把毒药作为一切药物的总称。这是毒性的广义概念。张子和《儒门事亲》云："凡药有毒也，非止大毒小毒谓之毒。甘草、苦参不可不谓之毒，久服必有偏胜。"上述观点也反映了药与毒的密不可分关系：既有毒才治病、治病才为药、有毒能为患。这是毒性作为中药性能的基本内涵，也是凡药均有毒这一广义毒性概念的基本内涵。

古人已经认识到毒性有大小。故历史上既有《神农本草经》的"有毒无毒"分类，也有《黄帝内经》大毒、常毒、小毒、无毒分类。无毒之药仍具有治疗疾病的基本作用，也有引起不良作用的可能性。如王冰所言"无毒之药，性虽平和，久而多之，则性有所偏，则有偏绝"。故中药毒性的无毒这一层级，仍在中药毒性范畴之内。

毒性也是反映中药对机体潜在危害强弱的性能。古代本草及当代中药著作，对于容易引起机体损害的中药，在其药性项下，往往标注"有毒""小毒""大毒"等。《诸病源候论·解诸药毒候》亦云："凡药物云有毒及有大毒者，皆能变乱，于人为害，亦能杀人。"因此，毒性专指中药对机体的危害性时，就是狭义的毒性。

对于中药毒性与其他药性的关系，明代张景岳首次进行了诠释。他在《类经》中指出："药以治病，因毒为能，所谓毒者，因气味之偏也。盖气味之正者，谷食之属是也，所以养人之正气。气味之偏者，药饵之属是也，所以去人之邪气，其为故也，正以人之为病，病在阴阳偏胜耳……大凡可辟邪安正者，均可称为毒药，故曰毒药攻邪也。"从而将毒性与药性、毒性与偏性联系在一起。

二、毒性的作用

（一）反映治疗作用的强弱

毒性作为中药性能，反映中药治疗作用强弱。有毒中药作用强，毒性越大，治疗作用越强。无毒之药，其治疗作用也和缓。因此在性能项下标有毒性的中药，其作用一般较强，如细辛，用量控制在 3 克就能发挥发散风寒作用，而其他无毒的发散风寒药一般用至 10 克；有毒的川乌，其止痛作用较其他无毒祛风湿药更强等等；其他如巴豆、甘遂、斑蝥、土鳖虫、虻虫、水蛭、砒石等均属有毒而作用强的中药。无毒药作用缓和，往往大量使用甚至作为食品食用，如山药、薏苡仁、莲子、芡实等。

（二）反映不良作用的强弱

毒性标示中药对机体潜在危害性的强弱。大毒之药，其毒性强烈，容易造成致人死亡的严重后果；有毒药物，其毒性表现为吐泻，或堕胎伤肌，但严重的亦能致死；小毒或微毒药，损害轻微，大多是多食、久食后出现的一般不适感；无毒药，文献中一般无毒性记载。由此看来，药性有毒、无毒、大毒、小毒与中药对机体损害性的强弱基本上呈正相关关系。古今相沿将中药分为有毒药、无毒药，并在一些药物性能项下直接标明有毒、小毒、大毒等，不仅提示药物的偏性和作用强度有大小强弱，更具有警示人们防止有毒药物中毒的意义。

三、毒性的临床指导意义

明确中药毒性是中药性能内容，对于指导临床合理用药有重要意义。

1. 慎重对待中药的使用　凡药均有毒，凡药均有偏性。因此，中药的使用应非常审慎。首先，无病不用药。孙思邈《千金方》指出："人体平和，唯须好将养，药势偏有所助，令人脏气不平，易受外患。"罗天益《卫生宝鉴》中指出："夫药以攻疾，无疾不可饵也……无疾服药，乃无事生事。"其次，有病须辨证用药。如《药治通义》引程若水《医彀》曰："盖药有利有害，参芪归术，补气补血等药，利人处极多，亦有受其害者，不中病也。香燥苦寒，损气损血等药，害人处极多，亦有受其利者，适中病也。"故辨证用药、药证相应（中病），是保证中药安全有效的关键。

2. 充分利用药毒以治病　根据"以毒攻毒"的原则，在保证用药安全的前提下，也可采用某些毒药治疗某些疾病。如用雄黄治疗疔疮恶肿，水银治疗疥癣梅毒，砒霜治疗白血病等，让有毒中药更好地为临床服务。

3. 控制剂量和疗程　对有毒中药的用量，古人极其审慎，提出了一系列用量原则。一是从小量开始，逐渐增加剂量，疾愈即止。如《神农本草经》："若用毒药疗病，先起如黍粟，病去即止。不去倍之，不去十之，取去为度。"二是按毒药在方中的比例确定服用量。如陶弘景云："一物一毒服一丸，如细麻；二物一毒服二丸，如大麻；三物一毒服三丸，如胡豆；四物一毒服四丸，如小豆；五物一毒服五丸，如大豆；六物一毒服六丸，如梧子。以此至十，皆如梧子，以数为丸。而毒中又有轻重，且如狼毒、钩吻，岂同附子、芫花辈耶？凡此之类，皆须量宜。"三是按毒的大小有无确定服用总量。如《素问·五常政大论》："大毒治病十去其六，常毒治病十去其七，小毒治病十去其八，无毒治病十去其九。"提示药物的毒性强则使用的疗程短，药物的毒性弱使用的疗程长。即使无毒中药，也应留有余地。剂量是决定中药起治疗效应或起毒性效应的重要参数。故适宜的单次用量和服用总量，是保证中药安全有效的重要因素。

　　除上述措施外，还可以通过炮制、配伍、剂型、用法等手段来达到安全有效用药的目的。炮制方面：露蜂房有毒，"火熬之良"；斑蝥有毒，须"糯米中炒，米黄为度"。配伍方面：《神农本草经》："若有毒宜制，可用相畏、相杀者，不尔勿合用也。"陶弘景指出："俗方每用附子，皆须甘草、人参、生姜相配者，正制其毒故也"。剂型方面：《神农本草经》有"药性有宜丸者，宜散者，宜水煮者，宜酒渍者，宜膏煎者，亦有一物兼宜者，亦有不可入汤酒者，并随药性，不得违越"。用法方面：羊踯躅"不入汤服"；木鳖子"多从外治"，大风子"惟从外敷，不入内治"等均提示我们，通过多种用药环节的控制，保证中药应用的安全性、保证有毒中药应用的安全性。

附：中药的功效

　　从《神农本草经》开始，本草著作记载中药以药性、主治为中心内容。《神农本草经》已经可见类似中药功效的表述，如丹参"益气"、附子"温中"、麻黄"发表"、芍药"止痛"等。但在相当长的历史时期，没有将功效明确分列。明代以来，随着中药功效的逐渐明晰，功效开始从主治中游离出来，成为中药内容的主体。如李梴的《医学入门》："川芎辛温行气血"。龚廷贤《万病回春·药性歌》："人参味甘，大补元气，止渴生津，调营养卫"；"熟地微温，滋肾补血，益髓填精，乌髭黑发。"从明末至清，医药学家已经对临床常用中药的功能，进行了系统的概括。如《药品化义》辨药八法"体色气味形性能力"中，"力"包括"宣通补泻渗敛散"等内容，就是对中药功效的高度概括。反映在具体药物则更为清晰地表达出该药功效。如熟地黄"力：补血"、赤芍药"力：泻肝火"、人参"力：补脾益肺"、泽泻"力：利水"等。表明此时功效已经成为每药必备的独立内容。清初汪昂《本草备要》，对该书中每一味药物的功效都进行了概括，并以注语形式列于药名之下。如："人参，补气，固表，泻火"；"天门冬，泻肺火，补肾水，润燥痰"；"丹砂，重，镇心，定惊，泻热"等。清末黄宫绣《本草求真》不仅以功效为核心归纳概括该药的特点，而且将其与"功""功能"等专用词联系在一起，也将通过药性认识功效、通过功效确定主治形成了完整的体系。如山柰"气味芳香，功能暖胃辟恶，凡因邪气而见心腹冷痛，寒湿霍乱，暨风虫牙痛，用此治无不效"等。从而将药性、功效、主治的中药理论体系完整地呈现出来。

　　中药的功效，是在中医药理论指导下，对于药物治疗和保健作用的高度概括。它以中药性能、主治为基础，既是性能的体现，又是决定主治的依据，是性能与主治的桥梁，是中药性能–功效–主治完整理论体系的组成部分。掌握了中药的功效，就掌握了认识中药、使用中药的关键。对于指导临床用药有着非常重要的实际意义。也使中医学理、法、方、药真正成为统一的整体。

　　中药功效名称特色鲜明、内容丰富，涉及中药作用的方方面面，形成了较为完善的中药功效体系。根据作用特点，可以把中药功效分为对证功效、对症功效、对病功效。

　　1. 对证功效　"证"是中医学的特有概念，是对疾病所处一定阶段的病因、病性、病位等作出的病理性概括。是对疾病当前本质所作出的诊断。对证功效是针对中医所特有的"证"发挥治疗作用的功效。如清热燥湿，主要针对"湿热证"发挥治疗作用；活血化瘀，主要针对"血瘀证"发挥治疗作用等。中医有各种不同的辨证方法，诸如八纲辨证、脏腑辨证、六经辨证、三焦辨证、卫气营血辨证、气血津液辨证等，因而就有各种不同的证型。针对各种辨证体系，也有相应的中药对证功效，如针对八纲辨证的表里寒热虚实，中药有解表、温里，清热、散寒，补虚、祛邪，补阴、补阳等功效；针对脏腑辨证的寒热虚实，中药有养心、清心，温肺、降肺气、润肺、敛肺，润肠通便、涩肠止泻，补气健脾、温胃、清胃、降逆止呕、补中益气、补气升阳，疏肝、清肝、养肝、暖肝、平肝阳、养肝阴（血）、泻肝火、镇肝息风、利胆，补肾、滋肾阴、助肾阳、补肾纳气等。针对气血津液辨证的表现，中药有补气、行气、降气、大补元气，养血、活血、止血、摄血，滋阴、敛阴，生津、化痰、化饮、逐饮、利水等。

2. 对病功效　"病"是对疾病全过程的特点与规律所作出的概括，代表着该病种的基本矛盾。对病功效就是针对中医的"病"发挥治疗作用的功效。如退黄、消痈排脓、通鼻窍、截疟、驱蛔等，分别针对黄疸、肺痈、鼻渊、疟疾、蛔虫病发挥治疗作用。

3. 对症功效　中医的临床证候，是由若干症状和体征构成的，不少证候还常常有一种突出的主症，需要首先予以处理。由于药物作用的多样性，中药治疗功效中还存在一类能消除或缓解患者某一自觉痛苦或临床体征的特殊效用，即"对症治疗功效"。如止痛、止咳、止血、止呕、平喘、止汗、涩肠止泻、涩精止遗等。

由于历史的原因，人们习惯于将一些对因功效和对症功效组合在一起，形成了若干复合的功效术语，如凉血止血、化瘀止血、温经止痛、清胃止呕、养血安神等。在这些功效中，前两字是对因的，后两字是对症的，两者或表现为并列关系，或表现为因果关系。

（崔　瑛）

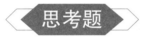

1. 何谓中药性能、四气、五味、升降浮沉、归经、毒性？
2. 简述四气、五味、升降浮沉、归经、毒性的基本内容及临床指导意义。

书网融合……

思政导航　　　　　本章小结　　　　　微课

第四章　中药的合理应用

PPT

学习目标

知识目标

1. **掌握**　中药选用的原则、方法；七情的含义、七情配伍关系及对临床用药的指导意义；十八反、十九畏、妊娠用药禁忌。中药剂量的含义及确定剂量的依据。

2. **熟悉**　证候用药禁忌，服药饮食禁忌；中药的特殊煎法和服法。

3. **了解**　用药合理性评估的思路。

能力目标　通过本章学习，建立合理使用中药的系统思维、培养中药合理使用的能力。

素质目标　通过学习"七情"配伍，引导建立取长补短、团结协助、和谐相处的观念。

第一节　中药的选择 🅔微课

中药种类众多，临床应该如何选择药物进行治疗，这是影响疗效的关键因素。决定药物选择的因素很多，从药物角度主要有以下几方面。

1. **对证选药**　绝大多数中药的功效是针对证候的，根据中医辨证施治原则，临床选择药物需根据疾病证型选择具有针对性功效的药物。如治疗里热证，选择清热药。治疗里寒证，选择温里散寒药。治疗表证，选择解表药，其中针对风寒表证，选择发散风寒药；针对风热表证，选择发散风热药。再进一步而言，如果是风寒表实无汗证严重者，可以根据发散风寒药作用专长，选择发汗力强的麻黄，同时也需结合炮制，选择发汗力强的生麻黄。

2. **随症选药**　有些中药功效是针对症状的，如止痛、明目、通便、止血等。一般而言，针对疼痛、眼目疾患、大便秘结、出血等症状，可以选择具有上述功效的相应药物。应该看到，同属对症功效的中药，也会有不同的药性，如同为止血的对症中药，就有小蓟性寒而凉血止血、三七苦泄而活血止血、艾叶性温而温经止血。因此，在针对出血随症选药的基础上，仍然需要考虑证候的针对性。即针对血热出血选小蓟、针对出血兼瘀者选三七、针对虚寒出血选艾叶。临床上，有时患者的症状较为急迫，可以利用中药治症功效，达到急则治其标的目的。如针对剧烈腹痛、跌打伤痛，可以选择川乌、延胡索等止痛作用较强者。同时，也应结合炮制，使中药应用的有效性、安全性得到进一步的保障。如用川乌止痛须选择制川乌，使用延胡索止痛应选择醋制品。

3. **因病选药**　病是对疾病整个过程的特点和规律的概括。中药有对病治疗的功效，因此在疾病治疗中，可以根据不同的疾病选择药物治疗。如疟疾选用青蒿，蛔虫病选用使君子等。在对病用药时，若结合对病中药的药性和炮制品选择，则将更有利于保障中药的安全、有效。如选择青蒿治疗疟疾，一般以疟疾属于湿热者，使用时以鲜品为佳。选择何首乌治疗疟疾，则以久疟为宜，一般宜用生品。

临床治疗用药时，根据中药的功效有对证选药、随症选药和因病选药三方面。其中，对证是选药的核心。在此基础上，三者有机结合，达到精准用药目标。

▷ 第二节 中药的配伍

中药可以单独使用，但更常见的是两种以上中药的联合使用。中药配伍就是将两种或两种以上的药物组合使用。古人应该很早就注意到两种或两种以上中药合用时互相产生的影响，并将观察到的情况，总结为"七情"。《神农本草经》是最早记载七情的本草著作，其在序例云："药有阴阳配合，子母兄弟，根茎花实，草石骨肉，有单行者，有相须者，有相使者，有相畏者，有相恶者，有相反者，有相杀者，凡此七情，合和视之，当用相须相使者良，勿用相恶相反者。若有毒宜制，可用相畏相杀者，不尔，勿合用也。"

一、七情及其内涵

七情，即单行、相须、相使、相畏、相杀、相恶、相反七个方面。

1. 单行 就是单味药治病。明代陈嘉谟《本草蒙筌》云："有单行者，不与诸药共剂，而独能攻补也。"李时珍《本草纲目》云："独行者，单方不用辅也。"如单用人参治元气欲脱证。另有一种观点，认为单行是两味药物配伍，各行其是、互不影响临床效应的配伍关系。

2. 相须 性能功效相似的两药配合应用，可以增强原有药物的功效。两药在某方面具有特殊协同作用，一方需求另一方，或相互需求以增强治疗效应的配伍关系。相须配伍的两个药物多为相对固定的配伍，二者关系较难以其他药物替代。《本草纲目》云"相须者，同类不可离也。"如石膏与知母配伍，相互协同增强清热泻火之力，属于相须。

3. 相使 性能功效某方面相似的药物配合使用，以一药为主药，另一药为辅药，辅药能提高主药某方面治疗效应的配伍关系。如治疗肺气壅滞之喘咳，宣肺平喘的麻黄与止咳平喘的杏仁合用，麻黄为主药，杏仁为辅药以增强麻黄的平喘止咳作用。

4. 相畏、相杀 相畏与相杀指同一药对的配伍关系，从不同药的角度而言，配伍的结果是毒副效应的降低。相畏是一药的毒副作用能被另一药降低或消除的配伍关系。相杀是一药能够降低或消除另一药物毒副作用的配伍关系。如生半夏与生姜配伍，生半夏的毒副作用能被生姜降低或消除，生半夏对生姜的配伍关系是相畏；而生姜能降低或消除生半夏的毒副作用，因此生姜对生半夏的配伍关系是相杀。

5. 相恶 两药合用后，一药或两药一方面或某几方面的治疗效应降低甚至丧失的配伍关系。药性寒热相反，作用部位相同的药物，配伍时可能会发生相恶。如人参恶莱菔子，黄芩恶生姜。

6. 相反 两药合用后，使原有的毒副作用增强或者产生新的毒副作用的配伍关系。如传统"十八反"中的乌头反半夏等。

二、七情的临床意义

1. 保障中药疗效的配伍 提倡增效配伍：相须、相使配伍能增强疗效，保证临床用药的有效性，临床可充分利用。如附子与干姜，二者相须为用，能增强回阳救逆的功效。黄芪与茯苓配伍治疗脾虚水肿，属于相使配伍，茯苓能增强黄芪补气利水的功效。

避免减效配伍：相恶配伍会降低临床疗效，如黄芩与生姜配伍，黄芩会减弱生姜温胃止呕的功效，因此临床用药要避免此类配伍。

2. 保障中药安全的配伍 提倡减毒配伍：相畏、相杀配伍能降低毒副作用，提高临床用药的安全性，因此临床可充分利用。如半夏与生姜配伍，生姜可降低半夏毒副作用。

避免增毒配伍：相反配伍可能导致毒性的产生或增强，因此临床应禁止使用。

对于单行，当病证单纯时，可借助单味中药，发挥其简便、针对性强的优势。药物互不干扰情况的存在，为针对复杂病证使用多类中药提供了思路。

对于药物的配伍关系，在中药学中主要探讨任意两味药物组合时的关系。而方剂学讨论的配伍是药物在方剂中所占的不同地位或作用，其原则是"君臣佐使"。虽然都称为配伍，但二者有区别，中药学的七情配伍是两味药物组合的相互关系，是药物相互影响的自然呈现，而方剂学的配伍则是根据临床治疗需要增强疗效、减少毒副作用、适应负责病情的配伍。"七情"为"君臣佐使"提供增效减毒配伍的依据。

第三节　用药禁忌

用药禁忌为了保障临床用药的安全、有效，主要包括配伍用药禁忌、妊娠用药禁忌、证候用药禁忌、服药饮食禁忌。

一、配伍用药禁忌

凡药物合用后会出现疗效降低或丧失，毒副作用增加或产生新的毒副作用者均属于配伍用药禁忌。《神农本草经·序例》提出"勿用相恶相反者"是配伍用药禁忌的原则。

对于中药配伍禁忌内容历代虽有不同认识，其中被共同认可的配伍用药禁忌是"十八反"和"十九畏"。

1. 十八反　乌头反贝母、瓜蒌、半夏、白蔹、白及；甘草反海藻、甘遂、大戟、芫花；藜芦反人参、沙参、丹参、玄参、苦参、细辛、赤芍、白芍。

2. 十九畏　硫黄畏朴硝，水银畏砒霜，狼毒畏密陀僧，巴豆畏牵牛，丁香畏郁金，牙硝畏三棱，川乌、草乌畏犀角，人参畏五灵脂，官桂畏赤石脂。

"十八反"来源于《蜀本草》提出"相反者十八种"，历代本草记载有"相反"配伍关系的药物数量有不同，但均沿用"十八反"的名称，因此"十八反"是诸药相反的代名词。

"十九畏"是属于配伍用药禁忌，相当于七情配伍中的"相恶、相反"，而七情的"相畏"是配伍后毒性降低，属于保证用药安全的配伍关系。"十九畏"与"相畏"有本质区别。

从古至今对于"十八反"和"十九畏"中药配伍用药禁忌的问题均未停止过研究，但是还未有定论。《中华人民共和国药典》将"十八反"、"十九畏"列为法定的配伍禁忌内容。因此，对于十八反"、"十九畏"应持慎重的态度，应当遵循。同时也需要对其进行深入积极的研究。

二、妊娠用药禁忌

妊娠用药禁忌是指女性在妊娠期间需要禁止或慎重使用的药物。在妊娠期间对母体和胎儿产生严重不良影响的药物，属于娠用药禁忌。

妊娠用药禁忌的原则为，可能引起妊娠期妇女堕胎，对母体不利，对胎儿生长发育不利，对产程不利，不利于优生优育的药物，均应当禁忌。根据妊娠禁忌药对妊娠危害的程度不同，一般分为禁用药与慎用药两类。

妊娠禁用药毒性强，或药性峻猛，或堕胎作用强，包括麝香、三棱、莪术、水蛭、虻虫、大戟、甘遂、芫花、商陆、巴豆、牵牛子、水银、马钱子、轻粉、雄黄、斑整等。禁用药是妊娠期绝对禁止使用的药物。

妊娠慎用药包括活血药、行气药、攻下药中部分作用力强的药物以及具有辛热或滑利药性的药物，如红花、桃仁、牛膝、枳实、青皮、大黄、番泻叶、芒硝、芦荟、附子、干姜、肉桂、木通等。这类药物不是绝对禁止，可根据孕妇病情需要，辨证准确，把握好剂量和疗程，斟酌谨慎使用，也是符合《内经》："有故无殒，亦无殒也"。使用妊娠慎用药时注意，若无特别必要，也应尽量避免使用。如确需使用，应尽量减少药物对妊娠的危害，以保证用药安全。

三、证候用药禁忌

中药临床使用时强调药证相符，药物充分发挥治疗效应。临床用药时，药与证不相符，用药可能会导致病情加重或产生新的病情，该证属于该药的证候用药禁忌的范围。

证候用药禁忌的内容包括，寒证忌用寒凉药性的清热药，热证忌用温热药性的温里药，出血证忌用破血药；体虚自汗者忌用发汗药；脾虚泄泻者忌用泻下药；便秘者忌用收敛止泻药等。证候用药禁忌是用药禁忌中涉及范围最广泛的，实用价值最大的，每类药物均有证候禁忌的内容，主要见于各章节概述的使用注意和具体药物的使用注意中。

四、服药饮食禁忌

服药期间禁止食用的食物，即为服药时的饮食禁忌，又称"忌口"。凡是会降低药效或增强毒性，或与病情不符，反助病势的食物则应当避免食用，属于服药食忌。其主要内容如下。

1. 禁食妨碍消化吸收或影响药物吸收的食物。如禁食油腻、黏滞等影响脾胃功能，降低药物吸收的食物。

2. 禁食与病性不符的食物。药物有药性，食物也各具寒热温凉的性质，因此在患病用药过程中，需考虑食物的寒温性质，如果食性与药性相符，则有利于病情治疗；反之，若食性不合于药性，则可能反助病势。如热性病时吃辛热食物会导致病情加重，因此热病禁食辛热食物。

3. 禁食与药物存在类似相反和相恶配伍关系的食物。如服用使君子时忌服热茶；服用绵马贯众需忌油，以防止中毒。

五、用药禁忌的临床意义

用药禁忌，从防范影响用药有效、安全的不利因素，来保证用药的合理性。配伍用药时，需注意避免使用配伍用药禁忌的药物"十八反"和"十九畏"。针对特殊人群如妊娠期女性，要注意妊娠用药禁忌，以保证妊娠用药的安全。针对具体病证时，一定要考虑到证候用药禁忌，防止药证不符的情况。另外医者需对患者用药时的饮食进行指导，防止其进食属于服药时禁忌的饮食。

≫ 第四节 中药的剂量

一、剂量的含义

中药的剂量一般是指在汤剂中单味药物干燥饮片成人一日内服的量。如果是入丸、散剂或其他剂型以及使用鲜品药物时，一般有特别标示注明。这个剂量是来源于临床实践，属于单味药的常用有效量。每味药物项下都标注了剂量。

二、古今剂量换算

古代中药的计量单位有重量（斤、两、钱、分等）、度量（尺、寸等）、容量（斗、升、合等）、数量（条、枚等）等。也有"刀圭"、"方寸匕"、"撮"等粗略的计量方法。随着度量衡的变迁，后世主要采用法定衡制作为计量标准，用重量单位作为药物计量单位。明清以来，我国普遍用 16 进位制的计量方法，1 斤 = 16 两 = 160 钱。1979 年起，全国统一采用公制计量单位，重量单位用"公斤"、"克"、"毫克"（书面作 kg、g、mg），1 公斤 = 1000 克。中药配方时，古方计量按以下近似值进行换算：

1 两（16 进位制）= 30g，1 钱 = 3g，1 分 = 0.3g，1 厘 = 0.03g

三、确定剂量的因素

虽然每味药物都标注了常用有效量，但是临床使用中药时，还需要根据药物自身特点、应用情况、患者因素及气候季节、地域等来调整药物的剂量，使其达到功效发挥最佳的量。

（一）药物

确定临床用量，首先需要考虑药物方面的因素，如药物毒性的有无，药材的质量优劣、质地轻重及气味厚薄等。

有毒药物其使用剂量应严格控制在安全范围内。无毒药物其安全性相对高，其剂量调整范围稍大，但不可随意盲目使用大剂量。药材质量优质者量稍小，质量差者量可稍重。药物质地轻者用量宜轻，质重者用量宜重。药物滋味较淡，作用温和者用量稍大；药物滋味浓，药性较强、作用峻烈者用量宜轻。

（二）应用

确定临床用量，还需考虑使用药物的目的、配伍、给药剂型、途径等因素。

中药具有多种功效，临床使用同一药物的目的不同，其用量亦有所不同。如槟榔用量 3～10g 时目的是行气消积，用量 30～60g 时目的是驱绦虫。单味药使用时剂量稍大，而在复方中使用时剂量稍小，在复方中还要考虑药物的地位，复方中主药用量较辅药大。药物作汤剂时，用量一般较丸、散剂大。同一味药物外用的用量一般比内服的用量大。

（三）患者

确定临床用量，还需考虑患者年龄、性别、体质、病程、病情、职业等因素。小儿、老人对药物的耐受力较弱，故药物用量应低于青壮年。妇女在月经期、妊娠期时，活血祛瘀通经药用量不宜过大。体质虚弱、病情较轻、病程较长、病势较缓者用量宜轻；体质强壮、病情较重、病程较短、病势较急者用量可重。体力劳动者用量较脑力劳动者稍大。

（四）其他

在确定药物剂量时，除了考虑药物、应用和患者因素外，还需要考虑到四季气候变化和地域环境等因素对药物用量的影响，因此需要"因时制宜""因地制宜"，结合上述因素综合考虑，才能安全有效使用中药。

四、剂量的临床意义

中药的剂量是关系中药安全、有效的重要参数，药物用量如果太小，达不到有效剂量，则临床疗效不佳；但如果药物剂量过大，则会影响其安全性，超剂量使用是导致中药毒副反应发生的最常见因素。因此医生临床用药时需要根据药物特点、临床应用情况、患者因素以及气候季节、地域等，进行综合考虑，进而确定具体药物的剂量。理想的剂量应为其功效发挥最佳且毒副作用最小的量，从而保证临床用药的安全有效。

第五节　中药的用法

中药用法涉及给药途径、剂型、汤剂的煎煮和服药方法，这些都是临床安全有效使用中药的重要环节。中药传统的给药途径有口服和外用。口服给药是主要的给药途径，剂型有传统的汤剂、膏、丹、丸、散等，以及现代的气雾剂、注射剂、胶囊剂等。

中药汤剂是传统和现代给药的主要剂型，其煎煮方法是否合理，会影响到临床用药的安全性和有效性。

一、汤剂煎煮方法

（一）一般煎煮方法

1. 器具　需选择传热均匀、保温性能好，且性质稳定，不与药物成分发生化学反应的器具，如砂锅、不锈钢锅、搪瓷锅等。不宜使用铁锅、铜锅、铝锅等。

2. 用水　宜选用清洁、无异味、含杂质少的水。一般生活饮用水均可作为煎药用水。

3. 水量　水量应适中。一般用水量是将饮片适当加压后，液面超过药物表面 2cm 即可。如果药物煎煮时间较长，需要适当增加水量。如果药物煎煮时间较短，则稍减少水量。

4. 煎煮前浸泡　煎前适当浸泡，有利于药物有效成分的溶出，提高疗效。一般花、叶、茎类质地疏松的药物，可浸泡 20 ~ 30 分钟。根、种子、根茎、果实类质地坚硬的药物可浸泡 60 分钟左右。

5. 煎煮时间与火候　一般煎煮时，先用武火煎至煮沸，再改用文火使药液保持微沸状态到适当时间。需根据药物的性质决定文火维持的具体时间。有效成分不耐久煎的药物如解表药，煎沸腾后文火维持 10 ~ 15 分钟即可。有效成分不易煎出的矿物类、贝壳类，以及质地坚硬紧密的植物、动物类药物等，煎沸腾后文火维持 30 ~ 60 分钟，甚至更长。一般药物，煎沸腾后文火维持 30 分钟即可。

6. 及时取汁　药液煎煮好后，应趁热及时滤取药汁。因放置药液降温后，药物溶出的有效成分可反渗入药材，药物疗效降低。同时还要压榨药渣取汁，以减少有效成分的损失。

7. 煎煮次数　一般一剂药应煎煮 2 ~ 3 次。

（二）特殊煎煮方法

1. 先煎　质地坚硬紧密、有效成分不易煎出的矿物、贝壳、角甲类或某些植物药，如水牛角、龟甲、石决明等一般要先煎 30 分钟或更长时间，再纳入其他药物一同煎煮。部分有毒药物久煎可以降低毒性，如乌头、附子等，也需先煎。

2. 后下　芳香类药物因含挥发性成分，为避免有效成分的丧失，一般在其他药物煎好前 5 ~ 10 分钟投入锅内，如广藿香、豆蔻、肉桂等。有效成分长时间煎煮，易被破坏的药物也当后下，如钩藤等。有的药物直接用开水泡服，不入煎剂，如大黄、番泻叶。

3. 包煎　煎煮时需用纱布包裹，同其他药物一起煎煮，包括：淀粉或黏液质含量高，易粘锅糊化、焦化者如车前子等；含有绒毛，其脱落可能混入药液易刺激咽喉引起咳嗽、呕吐者，如辛夷、旋覆花等。细小而轻飘的药材，易在药液表面漂浮而影响煎煮者，某些植物的花粉、孢子或种子等，如海金沙等。

4. 烊化　胶质类药物放入水中或其他的药液中加热，溶化后服用，如阿胶、鹿角胶等。

5. 冲服 易溶于水的药物或者汁液性药物如芒硝、竹沥，直接用开水或药汁冲服，不用煎煮。

二、服药方法

口服时需注意不同药物的服药时间、服药量及服药的冷热等，这些环节也会对药物疗效产生重要影响。

（一）服药时间

服药时间对药物疗效发挥有重要影响。具体给药时间需要根据患者病情、胃肠状况及药物特性等来确定。一般而言，驱虫药需空腹服用；对胃肠有刺激性的药物、消食药宜饭后服用；易引起恶心的祛痰药宜饭前服用；治疗失眠的安神药宜于睡前服用。

（二）服药的量

一般疾病，每日1剂药，分2~3次服完。如果病情急重者，可每隔4小时服药一次，或昼夜不停服用，以顿挫病势。呕吐患者宜少量频服，以免加重呕吐。服用发汗药、泻下药时，以得汗、得泻为度，不必尽剂，以免汗下太过，伤及正气。

（三）服药冷热

一般汤剂为温服。具体汤剂服用的冷热，需要根据病情决定。如治疗寒证用热药，需热服；治热证用寒药需凉服。服用丸剂、散剂、颗粒剂、胶囊剂等其他口服剂型，一般用温开水送服即可。

三、中药用法的临床意义

用法是保证临床用药安全、有效的重要环节之一，尤其中药汤剂是临床使用最多的剂型，汤剂多是由患者自己煎煮，同样的中药，如果采用不当的煎煮方法和服药方法，会导致疗效不佳。因此医生需要掌握正确的煎煮方法，并教会患者进行操作。同时告诉患者正确的服用时间、用量和服药冷热等，以保证药物疗效的发挥。

第六节 中药用药合理性评估

中药使用是否合理，可以从以下几方面进行评估。

一、安全性评估

中药均有偏性，有些中药具有现代意义上的毒性，是毒性药甚至是剧毒药。因此，中药使用总是伴随着各种安全性风险。中药安全性评估应重视观察患者用药后的自觉症状和体征的变化。无不适的症状、无药物引起的非健康体征，一般而言，这样的用药就是安全的。当今，我们也应借鉴医学检查指标及时发现早于自觉症状的药物对机体的损害。相当数量的有毒中药，治疗疑难疾病具有肯定的效果，使用中也应容忍出现一些可控的不良反应，即古人所谓"药弗瞑眩，厥疾弗瘳"。就是说有些药物在治疗某些疾病时，需要使用到出现轻微不良反应才能取得临床治疗效果。

二、有效性评估

中药的有效性评估应重视患者用药后的自觉症状和体征的变化。自觉症状的改善、体征的向好，就是中药有效的重要证据。当然，在重点关注症状、体征的同时，也可以结合西医的检查、检验指标，作为中药疗效评价的补充。

三、经济性评估

中药经济性评估从以下几方面进行：一是所用药物的价格，中药同类相似药物较多，可以有相似、相当的药效，但价格可能有高低不同。在保障有效的基础上，选择价格较低的中药，是中药用药经济性的体现。中药价格与中药药效的强弱并非都呈正比关系，贵细中药，价格高、药效较强，但也有些中药，价格不高，药效也较为显著。根据临床需要，有选择的使用药效较佳、价格较低的中药。在保证治疗效果的前提下，避免追求奇、缺、贵，而应选择普通、易得、价廉的中药。这也是中药用药经济性的体现。需要注意的是，用药治病，疗效是最重要目标之一。不考虑治疗的实际需要，因为价格而牺牲疗效也不是临床用药的科学态度。二是社会效益：一是体现在通过提高疗效，缩短病程，通过疗效减少治疗时间、资源消耗等。二是对自然资源的利用，应物尽其用，变废为宝。

综上所述，中药的合理应用涉及选药、配伍、用药禁忌、剂量、用法等多方面。临床用药时需要通过准确诊断，然后对证选药、随症选药和因病选药，同时合理配伍增效减毒，避免减效和增毒配伍，避免使用配伍禁忌"十八反"、"十九畏"、妊娠用药禁忌、证候用药禁忌和服药饮食禁忌。同时需要根据药物和患者的具体情况采用合适的用量用法，尤其针对有毒的中药需要严格控制其剂量，以保证用药的安全。同时注意适当的用药疗程，恰当的给药途径和剂型，合适的煎煮方法和服药方法等全过程保证合理用药的目标实现。

总之，中药的合理应用是一个系统工程，需要在用药全过程各个环节加以控制，才能保证中药安全、有效使用。

附：中药的命名与分类

一、中药的命名

中药命名与其入药部位、产地、性状、颜色、气味、滋味、生长、作用特征等有一定关系，通过对中药命名方式的了解，有助于加深对中药的认识。

1. 以入药部位命名 根据植物、动物入药不同部位来命名，这是中药常用的命名方法。植物的根、皮、茎、枝、叶、花、果实等部位入药；动物的皮、肉、骨、角、壳等组织器官入药。以此而命名的，如麻黄根、地骨皮、枇杷叶、金银花、牛蒡子，龟甲、刺猬皮、水牛角等。

2. 以产地命名 中药来源于植物、动物，其生长具有明显的地域特点，历代强调"道地药材"是具有地域性的优质药材，因此有部分药物以地域命名，如川芎、川黄柏、云苓、广陈皮、田七、怀牛膝、怀山药、怀菊花、怀地黄、阿胶、浙贝母等。

3. 以形色气味命名 中药各具形态，因此以形态命名，能给人以生动的印象。如人参，形如人形；钩藤，形如钓钩；狗脊，正如金毛狗的背脊等。中药有青、绿、红、黄、白、黑、紫等各种鲜艳的颜色，也有药物以其颜色命名。如青黛、绿矾、红花、黄连、白芷、黑芝麻、紫草等。中药具有香、臭或特殊的气味，因此也有药物以气味命名。以香命名如麝香、藿香、丁香、小茴香、檀香等。以臭味命名，如鸡屎藤、败酱草、臭梧桐等。以特色气味命名，如鱼腥草，有特殊的鱼腥味。中药辛、甘、苦、酸、咸等有不同的味道，也有药物以滋味命名，有助于尝味识药，如细辛、甘草、苦参、酸枣仁等。五味子，具有甘酸辛苦咸五味，故名。

4. 以时间命名 植物药、动物药的生长有时节特点，有的药物以生长周期而命名，如夏枯草的生长特点是夏至后枯萎；半夏在农历五月间珠芽落地开始生长；款冬花，冬天开花；冬虫夏草，冬天是蝙蝠蛾幼虫，夏天被冬虫夏草菌感染的幼虫长出子座。有的以采集时间命名的，如霜桑叶、冬麻；以贮藏时间长短命名的，如陈皮、陈仓米、鲜地黄等。

5. 以功效命名　有的药物根据其具有的特别功效而命名。如益母草因善活血调经，为妇科经产要药；骨碎补善补骨碎，为伤科要药；续断善续筋接骨，主治骨折筋伤；防风善祛风，为治风通用药等。有的以功效缓峻命名，如威灵仙、肉苁蓉等。

6. 以人名命名　有的中药以创用者、习用人或古代传说而命名。如杜仲、使君子、牵牛子、何首乌、刘寄奴等。

7. 以译音或谐音命名　历代外来药多以译音为名，如诃黎勒、曼陀罗、阿片、华澄茄等。有的外来药冠以"番、胡、西"等名，如番泻叶、胡麻仁、西洋参等；有些中药名称是由谐音转化而来，如山漆与三七，山奈与三奈、三赖等。

8. 其他命名方式　除上述方法外，有的中药还有其他的命名方式。以炮制命名，如蜜麻黄、荆芥炭、酒黄芩、醋香附等；以珍贵难得命名，如珍珠、狗宝、马宝等；封建社会，药物有因避讳而改换名称，如山药原名薯蓣，至唐朝因避讳代宗（名预）改为"薯药"，至宋代又为了避讳英宗（名署）而改为"山药"。玄参因避讳清康熙（玄烨）改为"元参"等。

二、中药的分类

中药数目众多，来源复杂，从古至今医药学家采用了多种分类方法对中药进行归类整理。

1. 三品分类法　这是中药最早的分类方法。根据药物毒性和作用进行分类，《神农本草经》序录云"上药一百二十种为君，主养命以应天，无毒，多服久服不伤人，欲轻身益气，不老延年者本上经；中药一百二十五种为臣，主养性以应人，无毒有毒，斟酌其宜，欲遏病补虚羸者本中经；下药一百二十五种为佐使，主治病以应地，多毒，不可久服，欲除寒热邪气，破积聚，愈疾者本下经。"该分类方法对后世影响巨大，其后的《本草经集注》《新修本草》《开宝本草》《嘉祐本草》《证类本草》都沿用了三品分类方法。

2. 自然属性分类法　以药物的自然属性进行分类的方法。梁代陶弘景《本草经集注》首先采用此方法，将药物分为玉石、草木、虫兽、果、菜、米食、有名未用七类，每类再分上中下三品。此法被后世历代本草所沿用并不断发展完善，明代李时珍的《本草纲目》将1892种药物分为水、火、土、金石、草、谷、菜、果、介、木、器服、虫、鳞、禽、兽、人16部（纲）60类，达到当时的最高水平并传沿至今。现在《中华本草》等就是采用此分类方法。

3. 功能分类法　根据药物功效、应用进行分类的方法。《神农本草经》三品分类法，将365种药分为上品补虚养命、中品补虚治病、下品功专祛病，实为最早的功效分类。唐代陈藏器《本草拾遗》十剂分类，宣、通、补、泻、轻、重、滑、涩、燥、湿。清代黄宫绣的《本草求真》将药分为补剂、收剂、散剂、泻剂、血剂、杂剂、食物等7类。各类再细分，进一步完善了按功能分类的方法。现代中药学教材多采用功效分类法，如本教材按功效将药物分为解表药、清热药、泻下药等23类。

4. 脏腑经络分类法　根据药物归属的脏腑、经络来分类的方法。始见于金代张元素《脏腑虚实标本用药式》，按肝、心、脾、肺、肾、命门、三焦、胆、胃、大肠、小肠、膀胱十二脏腑将药物进行分类。清代姚澜《本草分经》以经络为纲分类药物，如手太阴肺、足太阴脾等，每类下有相关药物若干，分为补、和、攻、散、寒、热六项。《本草害利》将常用药物按脏腑分队，分为心部药队、肝部药队、脾部药队、肺部药队、肾部药队、胃部药队、膀胱部药队、胆部药队、大肠部药队、小肠部药队、三焦部药队，每队再以补泻凉温为序，先陈其害，后叙其利，便于临床用药。

5. 笔画和拼音分类法　根据药名的笔画顺序或拼音进行排列分类的方法。《中国药典》与《中药大辞典》等即采用此种分类法。其优点是将中药归入笔画索引表或拼音索引表中，便于查阅。

（杨　敏）

思考题

1. 简述中药选用的基本方法。
2. 简述中药七情的内涵。如何根据中药七情合理配伍？
3. 如何通过用药禁忌避免中药使用的风险？
4. 简述中药合理使用的各个环节。

书网融合……

　思政导航　　　　　本章小结　　　　　微课　　　　　题库

各 论

第一章　解表药

PPT

学习目标

知识目标

1. 掌握　解表药的含义、性能主治、合理用药；麻黄、桂枝、紫苏叶、荆芥、防风、羌活、白芷、薄荷、牛蒡子、桑叶、菊花、柴胡、葛根的药性、功效、应用、用法用量、使用注意。相似药物功效、应用的异同。

2. 熟悉　解表药的分类及各节药物的性能特点；生姜、香薷、藁本、细辛、苍耳子、辛夷、蝉蜕、蔓荆子、升麻的功效、主治、特殊用法及使用注意。

3. 了解　其余解表药的功效、特殊用法及使用注意。

能力目标　通过本章学习，建立合理使用解表药的思维，培养开展解表药药学服务与合理用药的能力。

素质目标　通过麻黄药名由来体会养成严谨职业态度的重要性；通过菊花的生长习性，品味中华民族的精神追求。

【含义】以发散表邪、治疗表证为主要作用的药物，称解表药，又称发表药。根据其药性和作用特点，解表药分为发散风寒药和疏散风热药两类。 🔵 微课

【性能主治】本类药物多具辛味，其性疏散轻扬，入肺经、膀胱经，偏行肌表，能促进机体发汗，使表邪由汗出而解，即《内经》所谓"其在皮者，汗而发之"之意。属于中医的汗法。故均具有发散表邪之功，主治外感表证。其中，药性偏温热者，具有发散风寒之功，适用于风寒表证，称为发散风寒药；药性偏寒凉者，具有疏散风热之功，适用于风热表证，称为发散风热药。此外，有些解表药兼有透疹、利水消肿、止咳平喘、止痛、消疮等功效，可用于治疗麻疹透发不畅、水肿、咳嗽气喘、疼痛、疮肿等。

【合理用药】

1. 选药　治疗外感表证应选用解表药；针对风寒表证或风热表证，应分别选择发散风寒药或疏散风热药；在此基础上，应注意外感表证个体表现与药物功用特点的对应。应根据治疗需要选择合适的炮制品。

2. 配伍　为了增强疗效，解表药常相须配伍使用。为了增强发汗解表之力，治疗风热表证时，可适当配伍发散风寒药。根据表证兼见的病邪和患者体质，可配伍祛暑、化湿、润燥药。对虚人外感，应根据正气不足的具体情况，有选择的与益气、助阳、养阴、补血药配伍，以扶正祛邪。温病初起，邪在卫分，在选用疏散风热药物基础上，应同时配伍清热解毒药。

3. 注意事项　使用解表药治疗外感表证时，要注意发汗适度；津液不足的外感患者，应用解表药

时，尤要注意发汗与养阴兼顾；使用解表药还应注意因时、因地而异，如春夏腠理疏松，容易出汗，解表药用量宜轻；冬季腠理致密，不易出汗，解表药用量宜重；北方严寒地区用药宜重；南方炎热地区用药宜轻。解表药中的辛散轻扬之品，入汤剂不宜久煎，以免有效成分损失而降低药效。

◈ 第一节　发散风寒药

本节药物性味多为辛温，功效发散风寒，发汗力强，主治风寒之邪侵袭肌表所致的感冒、皮肤瘙痒、麻疹透发不畅、鼻塞不通等。有些药物兼有止咳、平喘、止痛、祛风湿、利尿等功效，又可治疗咳嗽、气喘、头痛、痹证、水肿等症，但以兼有风寒表证或属寒证者为宜。

máhuáng
麻　黄　《神农本草经》

为麻黄科植物草麻黄 *Ephedra sinica* Stapf、中麻黄 *Ephedra intermedia* Schrenk et C. A. Mey. 或木贼麻黄 *Ephedra equisetina* Bge. 的干燥草质茎。主产于河北、山西、内蒙古等地。立秋至霜降间采收。生用、捣绒或蜜炙用。

【性味归经】辛、微苦，温。归肺、膀胱经。

【功效】发散风寒，宣肺平喘，利水消肿。

【应用】

1. 风寒感冒　本品味辛发散，性温祛寒，长于开泄腠理，发散风寒。凡风寒之邪在表者，皆可使之从汗出而解，故有"发散第一药"之称。因其发汗力强，故善治风寒表实无汗者，每与桂枝相须为用。此外，取麻黄散寒通滞作用，还可用治风寒痹证，阴疽、痰核等。

2. 咳嗽气喘　本品辛散苦降，外可开皮毛之郁闭以宣畅肺气，内可泄上逆之肺气以复其肃降，能宣降肺气而平喘止咳。凡肺气壅遏，胸闷喘咳，无论属寒属热，皆可配伍运用。故为治咳喘要药。因其性温，以治风寒外束，肺气内壅之喘咳最为适宜。治风寒咳喘，常与杏仁、甘草配伍；治外感风寒，寒饮停肺，咳嗽气喘，痰多清稀者，常与细辛、干姜、半夏等配伍；治肺热壅盛，高热喘急者，常与石膏或黄芩等同用。

3. 水肿　本品上能宣通肺气，通调水道；下能温通膀胱，故有利水退肿之效。常用于水肿、小便不利兼有表证者。治风水水肿，可与甘草、浮萍、茯苓等同用。

【用法用量】内服：2～10g，煎汤，或入丸散。生麻黄，偏于发汗解表，利水消肿；炙麻黄，偏于宣肺平喘；麻黄绒发汗力减缓。

【使用注意】表虚自汗、阴虚盗汗及肾虚咳喘者忌服。高血压、失眠患者应慎用。

【参考资料】

1. 本草精选　《神农本草经》："主中风伤寒头痛，温疟，发表出汗，去邪热气，止咳逆上气。"《本草纲目》："麻黄乃肺经专药，故治肺病多用之。"《本草正》："此以轻扬之味，而兼辛温之性，故善达肌表，走经络，大能表散风邪，祛除寒毒，一应温疫疟疾。"

2. 化学成分　主要含麻黄碱、伪麻黄碱、甲基伪麻黄碱、麻黄次碱等生物碱，还含鞣质、挥发油等。

3. 药理作用　有发汗、解热、抗病原微生物、平喘、镇咳、祛痰、利尿、升高血压和一定的中枢兴奋作用。

guìzhī
桂　枝《神农本草经》

为樟科植物肉桂 *Cinnamomum cassia* Presl 的干燥嫩枝。主产于广东、广西、云南等地。春、夏二季采收。生用。

【性味归经】辛、甘，温。归心、肺、膀胱经。

【功效】发汗解肌，温通经脉，助阳化气，平冲降逆。

【应用】

1. 风寒感冒　本品辛散甘温，归肺经，发汗之力较麻黄缓和，又可通阳扶卫，助卫实表，故外感风寒，不论表实无汗、表虚有汗，均可使用。治风寒表实无汗者，常与麻黄、杏仁、甘草配伍；治风寒表虚有汗者，常与白芍、生姜等配伍。

2. 寒凝血滞诸痛　本品辛散温通，长于温散经脉寒邪，故适宜于寒邪阻滞经脉郁滞所致之诸痛。治心脉瘀阻、心阳不振之胸痹心痛者，可与枳实、薤白、瓜蒌等配伍；治中焦虚寒之脘腹冷痛，常与白芍、饴糖、甘草等同用；治妇女寒凝血滞之月经不调、经闭、痛经、产后腹痛，多与川芎、当归、吴茱萸等同用；治风寒湿痹，肩臂疼痛，可与羌活、桑枝、姜黄等配伍。

3. 痰饮，水肿　本品甘温助阳以化气行水，适用于治疗阳气不足、水液停蓄诸症。治脾阳不运、水湿内停之痰饮、眩晕，常与茯苓、白术等同用；治膀胱气化不利之小便不利、水肿，常与白术、茯苓、猪苓等同用。

4. 心悸，奔豚　本品辛甘性温，能助心阳，通血脉，止悸动。治心阳不振、阴血不足的心动悸、脉结代者，常与甘草、人参、生地黄等同用；治阴寒内盛，引动下焦冲气，上凌心胸所致奔豚者，常重用本品以助阳化气、平冲降逆。

【用量用法】内服：3～10g，煎汤，或入丸散。

【使用注意】本品辛温助热，易伤阴动血，凡外感热病、阴虚火旺、血热妄行者均当忌用。孕妇及月经过多者慎用。

【参考资料】

1. 本草精选　《神农本草经》："主上气咳逆，结气，喉痹，吐吸，利关节。"《本草经疏》："实表祛邪，主利肝肺气，头痛，风痹骨节挛痛。"

2. 化学成分　主要含桂皮醛等挥发油成分，还含酚类、有机酸、多糖、苷类、香豆精类、鞣质等。

3. 药理作用　有解热、抗炎、抗病原微生物、镇痛、镇静、扩血管、缓解平滑肌痉挛、强心、利尿、抗肿瘤等作用。

zǐsūyè
紫苏叶《名医别录》

为唇形科植物紫苏 *Perilla frutescens*（L.）Britt. 的干燥叶。我国南北均产。夏秋季采收。生用。

【性味归经】辛，温。归肺、脾经。

【功效】解表散寒，行气宽中，解鱼蟹毒。

【应用】

1. 风寒感冒　本品辛散性温，发汗解表散寒之力较弱，常用于治疗风寒表证轻症。又有行气宽中之功，尤宜于风寒感冒兼气滞者。治风寒感冒兼脾胃气滞，胸脘满闷、恶心呕逆者，常与香附、陈皮等配伍。治风寒感冒兼见肺气壅滞，咳嗽痰多、胸闷者，常与桔梗、杏仁等配伍。

2. 脾胃气滞，妊娠呕吐　本品能行气以宽中除胀、和胃止呕，并兼有安胎之功。治脾胃气滞之腹胀、呕吐，偏寒者，可与生姜、高良姜等配伍；偏热者，可与枇杷叶、芦根、白茅根等同用。治胎气上逆之呕吐，胎动不安者，可与砂仁、白术等配伍。此外，治七情郁结、痰凝气滞之梅核气证，常与半夏、厚朴、茯苓等配伍。

3. 鱼蟹中毒　本品能解鱼蟹毒。治鱼蟹中毒引起的腹痛吐泻，可单用煎汤或与生姜、陈皮、广藿香等配伍。

【用量用法】　内服：5～10g，煎汤，不宜久煎。或入丸散。

【参考资料】

1. 本草精选　《名医别录》："主下气，除寒中。"《本草纲目》："解肌发表，散风寒，行气宽中，消痰利肺，和血温中止痛，定喘安胎，解鱼蟹毒。"

2. 化学成分　主要含紫苏醛、紫苏酮、苏烯酮、矢车菊素、莰烯、薄荷醇、薄荷酮、紫苏醇、二氢紫苏醇、柠檬醛、丁香油酚等挥发油类成分。

3. 药理作用　有抗病原微生物、促进消化液分泌、促进胃肠蠕动、止血、缓解支气管痉挛及较弱的解热作用。

附药

紫苏梗

为唇形科植物紫苏的干燥茎。性味辛，温。归肺、脾经。功能理气宽中，止痛，安胎。适用于胸膈痞闷，胃脘疼痛，嗳气呕吐，胎动不安。煎服，5～10g。

shēngjiāng

生　姜　《名医别录》

为姜科植物姜 *Zingiber officinale* Rosc. 的新鲜根茎。全国各地均产。秋冬二季采收。生用或捣汁用。

【性味归经】　辛，温。归肺、脾、胃经。

【功效应用】　解表散寒，温中止呕，温肺止咳，解鱼蟹毒。

1. 风寒感冒　本品发散风寒，作用温和。治风寒感冒轻证，可单用或辅以红糖、葱白煎服，或与羌活、防风、紫苏叶等配伍。

2. 胃寒呕吐　本品辛温归脾胃经，既能温中散寒，又长于止呕，广泛用于胃寒、胃热、痰饮等多种呕吐，尤宜于胃寒呕吐，被誉为"呕家圣药"。治胃寒恶心、呕吐，可单用或与高良姜、丁香、豆蔻等配伍；治痰饮呕吐，可与干姜、半夏配伍；治胃热呕吐，可与竹茹、枇杷叶、黄连等配伍。

3. 肺寒咳嗽　本品辛温归肺经，能温肺散寒、化痰止咳。治风寒犯肺，咳嗽胸闷者，可与麻黄、杏仁、紫苏叶等配伍。

此外，本品能解鱼蟹毒，适用于食鱼蟹中毒所致呕吐腹泻。又能解生半夏、生南星等药物毒性。

【用量用法】　内服：3～10g，煎汤，或捣汁服。

【使用注意】　本品助火伤阴，故热盛及阴虚内热者忌服。

【参考资料】

1. 本草精选　《名医别录》："主伤寒头痛鼻塞，咳逆上气。"《本草经集注》："杀半夏、莨菪毒。去痰下气，止呕吐，除风邪寒热。"《药性论》："主痰水气满，下气；生与干并治嗽，疗时疾，止呕逆不下食。"

2. 化学成分　主要含α-姜烯、β-檀香萜醇、β-水芹烯、6-姜辣素、3-姜辣素、4-姜辣素、5-姜辣素、8-姜酚、10-姜酚，生姜酚，姜醇，姜烯酮，姜酮等挥发油类成分，还含天冬氨酸、谷氨酸、丝氨酸等多种氨基酸等。

3. 药理作用　有促进消化液分泌、保护胃黏膜、抗炎、解热、抗病原微生物、镇痛、镇吐等作用。

附药

生姜皮

为生姜根茎切下的外表皮。性味辛、凉。功能和脾行水消肿,适用于水肿,小便不利。煎服,3～10g。

生姜汁

用生姜捣汁入药。功同生姜,但偏于开痰止呕,便于临床应急服用。对天南星、半夏中毒的喉舌麻木肿痛,或呕逆不止、难以下食者,可取汁冲服,易于入喉;也可配竹沥,冲服或鼻饲给药,治中风猝然昏厥者。3～10滴,冲服。

xiāngrú

香　薷《名医别录》

为唇形科植物石香薷 *Mosla chinensis* Maxim. 及江香薷 *Mosla chinensis* 'jiangxiangru' 的干燥地上部分。前者称青香薷,后者称江香薷。主产于江西。夏、秋二季茎叶茂盛、果实成熟时采收。生用。

【性味归经】辛,微温。归肺、胃经。

【功效应用】发汗解表,化湿和中,利水消肿。

1. 风寒感冒　本品辛温芳香,外可散风寒而解表,内可归胃而化湿和中。故善治夏月乘凉饮冷所致诸症。治外感风寒、内伤生冷,症见恶寒发热,头痛身重,无汗,恶心呕吐,脘胀纳差,苔白腻,常与扁豆、厚朴配伍。

2. 水肿脚气　本品能宣肺气而通调水道。治水肿、脚气,单用浓煎服或与茯苓、猪苓、桂枝等配伍。

【用量用法】内服:3～10g,煎汤,或入丸散。利水消肿,入煎剂须浓煎。

【使用注意】本品辛温发汗之力较强,表虚有汗及暑热证当忌用。

【参考资料】

1. 本草精选　《名医别录》:"主霍乱腹痛,吐下,散水肿。"《本草纲目》:"盖香薷乃夏月解表之药,如冬月之用麻黄,气虚者尤不可多服。"《本草备要》:"宣通,利湿,清暑。"

2. 化学成分　主要含麝香草酚、香荆芥酚、百里香酚、聚伞花素、乙酸百里酯、乙醇香荆酯等挥发油,5-羟基-6,7-二甲氧基黄酮、5-羟基-7,8-二甲氧基黄酮、洋芹素等黄酮类成分。

3. 药理作用　有发汗、解热、镇痛、镇静、抗病原微生物、增强免疫功能、利尿等作用。

jīngjiè

荆　芥《神农本草经》

为唇形科植物荆芥 *Schizonepeta tenuifolia* Briq. 的干燥地上部分。主产于江苏、浙江、河南等地。夏、秋二季花开到顶、穗绿时采收。生用或炒炭用。

【性味归经】辛,微温。归肺、肝经。

【功效应用】解表散风,透疹,消疮,止血。

1. 感冒　本品辛香微温,长于祛风解表,药性缓和,治外感表证,不论风寒、风热均可使用。治风寒感冒,恶寒发热、头痛无汗,常与防风、羌活等配伍;治风热感冒,发热头痛,常与金银花、连翘、薄荷等同用。

2. 麻疹不透、瘾疹瘙痒　本品辛香透散,可祛风止痒,宣散疹毒。治表邪外束之麻疹透发不畅,可与胡荽、西河柳等同用;治瘾疹瘙痒,可单用或与防风、蒺藜、蝉蜕等同用。

3. 疮疡初起　本品能祛风、透散邪气而消疮,治疮疡初起兼有表证,偏风寒者,可与白芷、羌活、川芎等配伍；偏风热者，可与金银花、连翘、大青叶等配伍。

4. 出血证　本品炒炭有止血之功，用于多种出血证。治血热吐血、衄血、便血、痔血，可与大蓟、白茅根、地榆等配伍；治崩漏下血，可与小蓟、棕榈炭等同用。

【用量用法】煎服：5~10g，煎汤，不宜久煎。或入丸散。外用：适量。解表透疹消疮宜生用；止血宜炒实用。

【参考资料】

1. 本草精选　《神农本草经》："主寒热，鼠瘘，瘰疬生疮，破结聚气，下瘀血，除湿痹。"《本草纲目》："散风热，清头目，利咽喉，消疮肿，治项强，目中生花，及生疮，阴癞，吐血衄血，下血血痢，崩中痔漏。"

2. 化学成分　主要含胡薄荷酮、薄荷酮等挥发油，荆芥苷、荆芥醇、荆芥二醇等单萜类成分，还含黄酮类等。

3. 药理作用　有解热、抗炎、镇静、镇痛、抗病毒等作用；荆芥炭能缩短出血时间。

附药

荆芥穗

为唇形科植物荆芥的干燥花穗。辛，微温，归肺、肝经。具有解表散风、透疹、消疮的功效，适用于外感表证，头痛、麻疹、风疹、疮疡初起。煎服，5~10g。

fángfēng
防　风　《神农本草经》

为伞形科植物防风 *Saposhnikovia divaricata*（Turcz.）Schischk. 的干燥根。主产于东北及内蒙古东部。春、秋二季采收。生用。

【性味归经】辛、甘，微温。归肺、膀胱、肝、脾经。

【功效应用】祛风解表，胜湿止痛，止痉。

1. 感冒　本品辛散祛风力强，辛温发散风寒，但微温而不峻烈，又能胜湿止痛，故外感表证，不论风寒、风湿、风热均宜。治风寒感冒，头痛、身痛、恶风寒者，可与荆芥、羌活、紫苏叶等同用；治外感风湿，头身重痛者，可与羌活、藁本、川芎等同用；治风热感冒，发热恶风、咽痛口渴者，可与薄荷、柴胡、牛蒡子等配伍。

2. 风湿痹痛　本品既能祛风散寒，又可胜湿止痛。治疗风寒湿痹，肢节疼痛、筋脉拘急者，可与羌活、藁本、桂枝等配伍；治风湿热痹，关节红肿热痛，可与秦艽、络石藤、忍冬藤等同用。

3. 皮肤瘙痒　本品辛温发散，能祛风止痒。治多种皮肤瘙痒，尤宜于风邪所致瘾疹瘙痒。治皮肤瘙痒属风寒者，可与荆芥、苍耳子、白芷等配伍；属风热者，可与蝉蜕、牛蒡子、薄荷等配伍；属湿热者，可与苦参、地肤子、益母草等配伍；属血虚风燥者，可与当归、熟地黄、首乌藤等同用。

4. 破伤风　本品驱外风而息内风，故能祛风止痉。治风毒内侵，引动内风所致肌肉痉挛、四肢抽搐、角弓反张，常与天麻、天南星、白附子等同用。

此外，本品还可用于脾虚湿盛、清阳不升之泄泻，以及肝胃不和之腹泻而痛。

【用量用法】内服：5~10g，煎汤，或入丸散。外用：适量。

【参考资料】

1. 本草精选　《神农本草经》："主大风，头眩痛，恶风，风邪，目盲无所见，风行周身，骨节疼痹，烦满。"《本草蒙筌》："尽治一身之痛，而为风药中之润剂也。治风通用，散湿亦宜。"

2. 化学成分　主要含防风色酮醇、5-O-甲基维斯阿米醇苷、升麻素、升麻素苷等色酮类成分，还含香柑内酯、酸性多糖、挥发油等。

3. 药理作用 有解热、抗炎、抗菌、镇静、镇痛、抗惊厥、抗过敏、抗凝血、抗疲劳、抗氧化、抗动脉粥样硬化、调节免疫功能等作用。

qiānghuó
羌 活 《神农本草经》

为伞形科植物羌活 *Notopterygium incisum* Tncisum Ting ex H. T. Chang 或宽叶羌活 *Notopterygium franchetii* H. de Boiss. 的干燥根茎及根。羌活主产于四川、云南、青海等地。宽叶羌活主产于四川、青海、陕西等地。春、秋二季采收。生用。

【性味归经】 辛、苦，温。归膀胱、肾经。

【功效应用】 解表散寒，祛风胜湿，止痛。

1. 风寒表证 本品辛温发散，气味雄烈，主归足太阳膀胱经，有较强的发散风寒、祛风胜湿止痛之功，尤宜于外感风寒夹湿者和太阳头痛。治风寒感冒夹湿，恶寒发热、肌表无汗、头痛项强、肢体酸痛者，常与防风、细辛、川芎等配伍；治风寒、风湿所致头项强痛，可与川芎、藁本、葛根等同用。

2. 风寒湿痹 本品辛散祛风、味苦燥湿、性温散寒，有较强祛风湿、止痛作用。升散上行，以除头项肩背之痛见长。治风寒湿痹之肩背酸痛，常与防风、姜黄、当归等配伍。

【用量用法】 内服：3～10g，煎汤，或入丸散。外用：适量。

【使用注意】 本品辛温燥烈，故阴血亏虚者慎用。用量过多，易致呕吐，故脾胃虚弱者不宜服。

【参考资料】

1. 本草精选 《神农本草经》："主风寒所击，金疮止痛。"《珍珠囊》："太阳经头痛，去诸骨节疼痛。"《本草品汇精要》："主遍身百节疼痛，肌表八风贼邪，除新旧风湿，排腐肉疽疮。"

2. 化学成分 主要含 α-侧柏烯、α-蒎烯、β-蒎烯等挥发油成分，还含香豆素类、酚性类、脂肪酸、氨基酸、糖类等。

3. 药理作用 有解热、抗炎、镇痛、抗过敏、抗心律失常、抗病原微生物、抗血栓等作用。

gǎoběn
藁 本 《神农本草经》

为伞形科植物藁本 *Ligusticum sinense* Oliv. 或辽藁本 *Ligusticum jeholense* Nakai et Kitag. 的干燥根茎及根。藁本主产于陕西、甘肃、河南等地。辽藁本主产于辽宁、吉林、河北等地。秋季茎叶枯萎或次春出苗时采收。生用。

【性味归经】 辛，温。归膀胱经。

【功效应用】 祛风散寒，除湿止痛。

1. 风寒表证 本品辛香温燥，归膀胱经，散太阳经风寒湿邪，善达巅顶，有较好止痛作用，故为风寒表证、巅顶头痛常用药。治风寒夹湿，头身疼痛者，可与羌活、防风、独活等配伍；治风寒循经上犯太阳经之头痛、鼻塞，巅顶痛甚者，可与川芎、防风、蔓荆子等同用。

2. 风寒湿痹 本品辛散温通，有发散风寒湿、止痛之功。治风寒湿痹疼痛，可与羌活、独活、川乌等配伍。

【用量用法】 内服：3～10g，煎汤，或入丸散。外用：适量。

【使用注意】 阴血亏虚、肝阳上亢、火热内盛之头痛者忌服。

【参考资料】

1. 本草精选 《神农本草经》："主妇人疝瘕，阴中寒，肿痛，腹中急，除风头痛。"《医学启源》：

"治寒气郁结于本经，治头痛、脑痛，齿痛。"《本经逢原》："性升，属阳，为足太阳寒郁经中，头项巅顶痛，及大寒犯脑，连齿颊痛之专药。"

2. 化学成分　主要含 3 – 丁基苯肽、蛇床酞内酯等苯酞类成分，阿魏酸等有机酸类成分，还含萜类、烯丙基苯类、香豆素类、挥发油等。

3. 药理作用　有镇静、镇痛、解热、解痉、抗炎、降血压、平喘、抗缺氧等作用。

báizhǐ

白　芷《神农本草经》

为伞形科植物白芷 *Angelica dahurica*（Fisch. ex Hoffm.）Benth. et Hook. f. 或杭白芷 *Angelica dahurica*（Fisch. ex Hoffm.）Benth. et Hook. f. var. *formosana*（Boiss.）Shan et Yuan 的干燥根。主产于浙江、四川、河南等地，夏、秋间叶黄时采收。生用。

【性味归经】辛，温。归胃、大肠、肺经。

【功效应用】解表散寒，祛风止痛，宣通鼻窍，燥湿止带，消肿排脓。

1. 风寒感冒　本品辛散温通，祛风散寒解表，又有止痛、通鼻窍之功。治外感风寒，头身疼痛或伴鼻塞流涕者，常与防风、羌活、川芎等配伍。

2. 头痛，牙痛，风湿痹痛　本品既能解表散寒燥湿，又能祛风止痛，主归足阳明胃经，治多种疼痛，善治阳明头痛。治前额头痛、牙痛，属风寒者，单用或与细辛、防风、川芎等配伍；属风热者，常与薄荷、升麻、蔓荆子等配伍。治寒湿痹痛，关节疼痛，屈伸不利，可与羌活、独活、威灵仙等配伍。

3. 鼻衄，鼻渊　本品既能祛风散寒，又可宣肺以通鼻窍，为治鼻衄、鼻渊良药。治鼻衄、鼻渊，属风寒者，常与苍耳子、辛夷配伍；属风热者，可与薄荷、牛蒡子、黄芩等同用。

4. 带下病　本品辛香温燥，善除阳明经湿邪而燥湿止带。治妇女带下量多，色白清稀，可与鹿角霜、白术、山药等配伍；治湿热内盛，带下黄浊，可与黄柏、车前子、败酱草等同用。

5. 疮痈肿毒　本品可消肿排脓。治疮痈初起，红肿热痛，可与金银花、连翘、漏芦等配伍；治疮痈脓成难溃，可与黄芪、当归、皂刺等同用。

此外，本品祛风止痒，还可用于皮肤瘙痒。

【用量用法】内服：3～10g，煎汤，或入丸散。外用：适量。

【使用注意】本品辛香温燥，故阴虚血热者忌服。

【参考资料】

1. 本草精选　《神农本草经》："主女人漏下赤白，血闭，阴肿，寒热，风头，侵目，泪出，长肌肤、润泽，可作面脂。"《本草纲目》："治鼻渊、鼻衄、齿痛、眉棱骨痛，大肠风秘，小便去血，妇人血风眩运，翻胃吐食。"

2. 化学成分　主要含欧前胡素、异欧前胡素、别欧前胡素、别异欧前胡素、氧化前胡素、水合氧化前胡素等香豆素类成分，还含挥发油等。

3. 药理作用　有解热、抗炎、抗病原微生物、镇痛、解痉、降血压、平喘、抗氧化、抗肿瘤等作用；其挥发油部位有抗过敏作用。

xìxīn

细　辛《神农本草经》

为马兜铃科植物北细辛 *Asarum heterotropoides* Fr. Schmidt var. *mandshuricum*（Maxim.）Kitag.、汉城细辛 *Asarum sieboldii* Miq. Var. *seoulense* Nakai 或华细辛 *Asarum sieboldii* Miq. 的干燥根和根茎。前两种习称"辽细辛"，主产于东北地区；华细辛主产于陕西。夏季果熟期或初秋采收。生用。

【性味归经】辛，温。归心、肺、肾经。

【功效应用】解表散寒，祛风止痛，通窍，温肺化饮。

1. 风寒感冒 本品辛温散寒，既能发散表寒，也能散入里之寒邪。治外感风寒，头身疼痛较甚者，常与羌活、防风、白芷等配伍；治阳虚外感，表里俱寒之恶寒无汗、发热脉沉，多与附子、麻黄同用。

2. 头痛，牙痛，风湿痹痛 本品长于散寒止痛。适用于风寒头痛、牙痛、痹痛等多种寒痛。治风寒头痛，常与川芎、防风、羌活等配伍；治风冷牙痛，可单用或与白芷、荜茇等配伍；治胃火牙痛，可与石膏、黄连、升麻等同用；治风寒湿痹，腰膝冷痛，可与川芎、防风、桑寄生等配伍。

3. 鼻鼽，鼻渊 本品辛散温通，芳香透达，能通鼻窍、止痛，为通鼻窍良药。治鼻鼽、鼻渊头痛、鼻塞，常与白芷、苍耳子、辛夷等同用。

4. 寒痰咳喘 本品外散风寒利肺气，内温肺寒以化饮。治外感风寒，水饮内停，症见恶寒发热、无汗、喘咳、痰多清稀者，常与麻黄、桂枝、干姜等配伍；治寒痰停饮犯肺，咳嗽胸满，气逆喘急者，常与茯苓、干姜、五味子等同用。

【用量用法】内服：1~3g；煎汤；散剂每次服 0.5~1g。外用：适量。

【使用注意】本品辛香温散，故气虚多汗、阴虚阳亢头痛、阴虚或肺热咳嗽者禁用。不宜与藜芦同用。

【参考资料】

1. 本草精选 《神农本草经》："主咳逆，头痛脑动，百节拘挛，风湿痹痛，死肌，明目，利九窍。"《本草衍义》："治头面风痛不可阙也。"

2. 化学成分 主要含细辛脂素等木脂素类成分，α-蒎烯、莰烯、香叶烯、柠檬烯、细辛醚、甲基丁香酚、榄香素、黄樟醚等挥发油，还含痕量的马兜铃酸Ⅰ等。

3. 药理作用 有解热、抗病原微生物、抗炎、镇静、镇痛、催眠、抗惊厥、抗抑郁等作用。

cāngěrzǐ
苍耳子 《神农本草经》

为菊科植物苍耳 *Xanthium sibiricum* Patr. 的干燥成熟带总苞的果实。产于全国各地。秋季果实成熟时采收。炒用。

【性味归经】辛、苦，温；有毒。归肺经。

【功效应用】发散风寒，通鼻窍，祛风湿。

1. 风寒感冒 本品辛温宣散，发散风寒力弱，长于通鼻窍。治外感风寒，鼻塞流涕者，可与荆芥、辛夷、紫苏叶等配伍。

2. 鼻鼽，鼻渊 本品能通鼻窍、止痛，善治鼻鼽、鼻渊鼻塞不通、时流浊涕。治鼻鼽、鼻渊，属风寒者，常与辛夷、白芷等配伍；属风热或湿热内蕴者，常与辛夷、黄芩、薄荷等同用。

3. 风湿痹痛 本品有祛风湿之功。治风寒湿痹，关节疼痛、四肢拘挛等，可与羌活、藁本、防风等配伍。

此外，本品还有祛风止痒之效，治瘾疹瘙痒，可与防风、荆芥、蝉蜕等同用。

【用量用法】内服：3~10g，煎汤，或入丸、散。外用：适量。

【使用注意】有小毒，过量服用易致中毒。血虚头痛不宜服用。

【参考资料】

1. 本草精选 《神农本草经》："主风头寒痛，风湿周痹，四肢拘挛痛，恶肉死肌。"《本草备要》："善发汗，散风湿，上通脑顶，下行足膝，外达皮肤。治头痛目暗，齿痛鼻渊，肢挛痹痛，瘰疬疮疥遍身瘙痒。"

2. 化学成分　主要含棕榈酸、硬脂酸、油酸，亚油酸脂肪酸类成分，还含苍术苷、羟基苍术苷、蜡醇等。

3. 药理作用　有抗菌、抗氧化、抗过敏、扩张血管、抑制免疫等作用。

附药

苍耳草

为菊科植物苍耳的茎叶。性味苦、辛、微寒；有小毒。功能祛风，清热，解毒。适用于风湿痹痛，四肢拘急等症。也可用于麻风、疔毒、皮肤瘙痒诸证。本品有毒，内服不宜过量，亦不能持续服用。煎服6～15g，或熬膏及入丸散。外用适量。本品散气耗血，体虚者慎用。

xīnyí
辛夷《神农本草经》

为木兰科植物望春花 *Magnolia biondii* pamp.、玉兰 *Magnolia denudata* Desr. 或武当玉兰 *Magnolia sprengeri* Pamp. 的干燥花蕾。主产于河南、安徽、湖北等地。冬末春初花未开放时采收。生用。

【性味归经】辛，温。归肺、胃经。

【功效应用】散风寒，通鼻窍。

1. 风寒感冒　本品发散风寒之力弱，善通鼻窍。治外感风寒，头痛鼻塞流涕，常与防风、白芷、苍耳子配伍；治外感风热而鼻塞流涕者，可与薄荷、蔓荆子、菊花等同用。

2. 鼻渊　本品味辛发散，芳香透窍，其性上达，善通鼻窍，为治鼻衄、鼻渊要药。治鼻衄、鼻渊属风寒者，可与苍耳子、细辛等配伍；偏风热者，宜与黄芩、蔓荆子、蝉蜕等同用。

【用量用法】内服：3～10g，煎汤，包煎；或入丸散。外用：适量。

【使用注意】阴虚火旺者忌服。

【参考资料】

1. 本草精选　《神农本草经》："主五脏身体寒热，风头脑痛，面皯。"《本草纲目》："鼻渊，鼻衄，鼻窒，鼻疮及痘后鼻疮。"

2. 化学成分　主要含木兰脂素、松脂素二甲醚等木脂素类成分，芸香苷、槲皮素－7－O－葡萄糖苷等黄酮类成分，柳叶木兰碱、木兰箭毒碱等生物碱类成分，乙酸龙脑酯、反式丁香烯、β－蒎烯、1，8－桉叶素等挥发油。

3. 药理作用　有收缩鼻黏膜血管、促进黏膜分泌物的吸收，减轻黏膜炎症的作用。此外，还有抗病原微生物、抗炎、抗过敏等作用。

ébùshícǎo
鹅不食草《食性本草》

为菊科植物石胡荽 *Centipeda minima*（L.）A. Br. et Aschers. 的干燥全草。我国南北多数地区均有分布。5～6月采收。鲜用或生用。

【性味归经】辛，温。归肺、肝经。

【功效应用】发散风寒，通鼻窍，止咳。

1. 风寒感冒　本品辛散温通，能发散风寒，但药力较弱，长于通鼻窍。故主要用治风寒感冒而见鼻塞、流涕、头痛者，可与细辛、白芷、苍耳子等配伍。

2. 鼻塞不通　本品辛温升散，归肺经，能通鼻窍。治鼻痔、鼻渊鼻塞，可单用塞于鼻内；属于风寒者，可与苍耳子、辛夷、白芷等配伍；偏于风热者，可与薄荷、黄芩、野菊花等同用

3. 咳嗽痰多　本品能化痰、止咳。治寒痰、咳嗽痰多，可与麻黄、细辛、百部等配伍。

【用法用量】内服：6~10g，煎汤，或入丸散。外用：适量。

【参考资料】

1. 本草精选　《四声本草》："通鼻气，利九窍，吐风痰。"《本草纲目》："鹅不食草，上达头脑，而治顶痛目病，通鼻气而落息肉。"

2. 化学成分　主要含蒲公英甾醇、蒲公英甾醇棕榈酸酯、菜油甾醇、山金车烯二醇等甾醇类成分，还含愈创木内酯类、三萜类、黄酮类及挥发油等。

3. 药理作用　有抗过敏、抗炎、抗病微生物、保肝及抗肿瘤等作用。

xī hé liǔ

西河柳 《开宝本草》

为柽柳科植物柽柳 *Tamarix chinensis* Lour. 的嫩枝叶。全国各地均有分布，夏季花未开时采收。生用。

【性味归经】甘、辛，平。归心、肺、胃经。

【功效应用】发表透疹，祛风除湿。

1. 麻疹不透，风疹瘙痒　本品辛散透发，功专发表透疹。治麻疹初起，疹出不畅，或表邪外束，疹毒内陷，始见形而骤然收没者，常与牛蒡子、蝉蜕、竹叶等同用。亦可煎汤熏洗、擦摩；治风疹瘙痒，单用煎汤沐浴，或与防风、荆芥、薄荷等配伍。

2. 风湿痹痛　本品辛散，有祛风除湿作用。治风湿痹证，肢节疼痛，可与羌活、独活、秦艽等同用。

【用法用量】内服：3~10g，煎汤，或入丸散。外用：适量。

【使用注意】麻疹已透者不宜使用。用量过大易致心烦、呕吐。

1. 本草精选　《本草备要》："治痧疹不出，喘嗽闷乱。"《本经逢原》："祛风。煎汤浴风疹身痒效。"

2. 化学成分　主要含柽柳酚、柽柳酮、柽柳醇等萜类成分，槲皮素、异鼠李素等黄酮类成分，还含甾醇等。

3. 药理作用　解热、抗炎、镇痛、抗病原微生物、抗肿瘤等作用。

cōngbái

葱　白 《神农本草经》

为百合科植物葱 *Allium fistulosum* L. 近根部的鳞茎。我国各地均有种植，随时可采收。鲜用。

【性味归经】辛，温。归肺、胃经。

【功效应用】发汗解表，散寒通阳。

1. 风寒感冒　本品辛温不燥烈，发汗不峻猛，药力较弱，适用于风寒感冒，恶寒发热之轻证。可以单用，亦可与淡豆豉、生姜同用。风寒感冒较甚者，可作为麻黄、桂枝、羌活等的辅佐药，以增强发汗解表之功。

2. 阴盛格阳　本品辛散温通，能宣通阳气，温散寒凝，可使阳气上下顺接、内外通畅。治阴盛格阳，厥逆脉微，面赤，下利，腹痛，常与附子、干姜同用。治阴寒腹痛及寒凝气阻，膀胱气化不行的小便不通，单用捣烂，外敷脐部，再施温熨。

此外，葱白外敷有散结通络下乳之功，可治乳汁郁滞不下，乳房胀痛；治疮痈肿毒，兼有解毒散结之功。

【用法用量】内服：3~9g，煎汤。外用：适量。

【参考资料】

1. 本草精选 《神农本草经》："主伤寒，寒热，出汗，中风，面目肿。"《用药心法》："通阳气，……发散风邪。"

2. 化学成分 主要含挥发油，油中主要成分为蒜素。

3. 药理作用 有抑制白喉杆菌、结核杆菌、痢疾杆菌、链球菌作用，对皮肤真菌也有抑制作用。

图库

第二节 疏散风热药

本节药物性味多为辛凉，功效疏散风热，发汗力弱，主用于风热表证以及温病初起，邪在卫分，症见发热、微恶风寒，咽干口渴、头痛目赤、舌边尖红、苔薄黄、脉浮数等。有些药物兼有清头目、利咽喉、透疹、止痒、止咳、明目等功效，又可治疗咽痛、麻疹不透、风疹瘙痒、咳嗽、目赤等症，但以兼有风热表证或属热证者为宜。

bòhe
薄 荷《新修本草》

为唇形科植物薄荷 *Mentha haplocalyx* Briq. 的干燥地上部分。主产于江苏。夏、秋二季采收。生用。

【性味归经】辛，凉。归肺、肝经。

【功效】疏散风热，清利头目，利咽，透疹，疏肝行气。

【应用】

1. 风热感冒，风温初起 本品辛以发散，凉以清热，清轻凉散，为疏散风热常用之品。治风热感冒、温病卫分证，症见发热、微恶风寒、头痛等，常与金银花、连翘、牛蒡子等配伍。

2. 头痛，目赤，喉痹咽肿，口疮 本品质轻升浮、性凉清热，功善疏散上焦风热而清头目、利咽喉。治风热上攻，头痛眩晕，可与川芎、石膏、白芷等配伍。治风热上攻之目赤多泪，可与桑叶、菊花、蔓荆子等同用；治风热壅盛，喉痹、咽喉肿痛，常与桔梗、甘草、僵蚕等配伍。

3. 麻疹不透，风疹瘙痒 本品质轻宣散，有疏散风热，宣毒透疹，祛风止痒之功。治风热束表，麻疹不透，常与蝉蜕、牛蒡子、西河柳等配伍。治风疹瘙痒，可与荆芥、防风、僵蚕等同用。

4. 肝郁气滞，胸胁胀闷 本品性疏散、归肝经，能疏肝行气。治肝郁气滞，胸胁胀痛，月经不调，常与柴胡、白芍、当归等配伍。

此外，本品芳香辟秽，兼能化湿和中，还可用治夏令感受暑湿秽浊之气，脘腹胀痛，呕吐泄泻，常与香薷、厚朴、金银花等同用。

【用法用量】内服：3～6g，煎汤，宜后下。薄荷叶长于发汗解表，薄荷梗偏于行气和中。

【使用注意】体虚多汗者不宜使用。

【参考资料】

1. 本草精选 《新修本草》："主贼风伤寒，发汗。治恶气心腹胀满，霍乱，宿食不消，下气。"《滇南本草》："上清头目诸风，止头痛、眩晕、发热。祛风痰，治伤风咳嗽，脑漏，鼻流臭涕。退男女虚痨发热。"《本草纲目》："利咽喉，口齿诸病。治瘰疬，疮疥，风瘙隐疹。"

2. 化学成分 主要含薄荷醇、薄荷酮、异薄荷酮、胡薄荷脑、α-蒎烯、柠檬烯等挥发油类成分等。

3. 药理作用 有发汗、解热、镇痛、镇静、抗病微生物、解痉、利胆、止痛、止痒，以及祛痰、止咳、抗着床、抗早孕等作用。

niúbàngzǐ

牛蒡子 《名医别录》

为菊科植物牛蒡 *Arctium lappa* L. 的干燥成熟果实。主产于东北、浙江等地。秋季果实成熟时采收。生用或炒用。

【性味归经】辛、苦，寒。归肺、胃经。

【功效】疏散风热，宣肺透疹，解毒利咽。

【应用】

1. 风热感冒，温病初起，咳嗽痰多 本品辛散苦泄，寒能清热，升散中有清降之力。归肺经能疏散风热，并能宣肺祛痰、清利咽喉，尤宜于风热感冒见咽喉肿痛，或咳嗽痰多不利者。治风热感冒，或温病初起，咽喉肿痛者，常与银花、连翘、荆芥等配伍；治风热咳嗽，痰多不畅者，常与桑叶、桔梗、前胡等配伍。

2. 麻疹不透，风疹瘙痒 本品清泄透散，能疏散风热，透泄热毒。治麻疹不透或透而复隐，常与薄荷、西河柳、竹叶等配伍；治风热束表之瘾疹瘙痒，常与荆芥、防风、薄荷等同用。

3. 痈肿疮毒，丹毒，痄腮，咽喉肿痛 本品苦泄性寒，清解热毒，消肿利咽，可用治多种热毒病证。因其性偏滑利，兼滑肠通便，尤宜于上述病证兼有大便热结不通者。治风热外袭，火毒内结，痈肿疮毒，兼便秘者，常与大黄、芒硝、栀子等同用；治瘟毒发颐、痄腮喉痹等热毒证，常与玄参、黄芩、板蓝根等配伍。

【用法用量】内服：6~12g，煎汤，或入丸散。炒用可降低其苦寒以及滑肠之性。

【使用注意】气虚便溏者慎用。

【参考资料】

1. 本草精选 《药性论》："除诸风……利腰脚……又散诸结节筋骨烦热毒。"《药品化义》："牛蒡子能升能降，力解热毒。味苦能清火，带辛能疏风，主治上部风痰，面目浮肿，咽喉不利，诸毒热壅，马刀瘰疬，颈项痰核，血热痘疮，时行疹子，皮肤瘾疹。凡肺经郁火，肺经风热，悉宜用此。"《本草正义》："牛蒡之用，能疏散风热，起发痘疹，而善通大便，苟非热盛，或脾气不坚实者，投之辄有泄泻，则辛泄苦降，下行之力为多。"

2. 化学成分 主要含牛蒡子苷、牛蒡醇 A~F 及 H 等木脂素类成分，花生酸、硬脂酸等脂肪酸类成分，（S）-胡薄荷酮等挥发油类成分等。

3. 药理作用 有抗病原微生物、解热、调节免疫功能、利尿、降血糖、抗肿瘤、降血脂、抗氧化、泻下等作用。

chántuì

蝉　蜕 《名医别录》

为蝉科昆虫黑蚱 *Cryptotympana pustulata* Fabricius 的若虫羽化时脱落的皮壳。主产于山东、河北、河南等地。夏、秋二季采收。生用。

【性味归经】甘，寒。归肺、肝经。

【功效】疏散风热，利咽，透疹，明目退翳，解痉。

【应用】

1. 风热感冒，温病初起，咽痛音哑 本品质轻上浮，甘寒清热，归肺经，长于疏散风热以宣肺利咽、开音疗哑，故尤宜于风热感冒，温病初起，而见声音嘶哑或咽喉肿痛者。治风热感冒或温病初起，发热恶风，头痛口渴者，常与薄荷、牛蒡子、前胡等配伍。治风热上攻之咽喉音哑，常与胖大海同用。

2. 麻疹不透，风疹瘙痒 本品疏散风热，透疹止痒。治风热外束，麻疹不透，可与麻黄、牛蒡子、升麻等同用；治风湿浸淫肌肤血脉，皮肤瘙痒，常与荆芥、防风、苦参等配伍。

3. 目赤翳障　本品质轻归肝经，善疏散肝经风热而有明目退翳之功。治风热上攻或肝火上炎之目赤肿痛，翳膜遮睛，常与菊花、蒺藜、决明子等同用。

4. 惊风抽搐，破伤风　本品甘寒，既能疏散肝经风热，又可凉肝息风止痉，故可用治小儿急慢惊风，破伤风证。治小儿急惊风，可与天竺黄、栀子、僵蚕等配伍；治小儿慢惊风，可与全蝎、天南星等配伍；治破伤风，牙关紧闭，手足抽搐，角弓反张，常与天麻、僵蚕、全蝎等同用。

此外，本品能镇静安神，还可用治小儿夜啼不安。

【用法用量】内服：3～6g，煎汤，或入丸散。外用：适量。

【使用注意】孕妇慎用。

【参考资料】

1. 本草精选　《药性论》："治小儿浑身壮热惊痫。"《本草衍义》："治目昏翳。又水煎壳汁，治小儿出疮疹不快。"《本草纲目》："治头风眩运，皮肤风热，痘疹作痒，破伤风及疔肿毒疮，大人失音，小儿噤风天吊，惊哭夜啼，阴肿。"

2. 化学成分　含大量甲壳质，还有壳聚糖、蛋白质、氨基酸及微量元素等。

3. 药理作用　有解热、镇静、镇痛、抗惊厥、平喘、抗肿瘤、抑制免疫功能等作用。

sāngyè

桑　叶　《神农本草经》

为桑科植物桑 Morus alba L. 的干燥叶。我国各地大部分地区均产。初霜后采收。生用或蜜炙用。

【性味归经】甘、苦，寒。归肺、肝经。

【功效】疏散风热，清肺润燥，清肝明目。

【应用】

1. 风热感冒，温病初起　本品甘寒质轻，轻清疏散，疏散风热作用较为缓和，又能清肺热、润肺燥，善治风热咳嗽。治风热感冒或温病初起，发热、咽痒、咳嗽等症，常与菊花、桔梗、杏仁等同用。

2. 肺热咳嗽，燥热咳嗽　本品苦寒泄热，甘寒凉润，归肺经，能清肺润燥而止咳。治肺热或燥热伤肺，咳嗽痰少，色黄而黏，或干咳少痰，咽痒等，轻者可与苦杏仁、沙参、浙贝母等同用；重者常与生石膏、麦冬、阿胶等配伍。

3. 头晕头痛　本品苦寒，归肝经，有清肝平降之功。治肝热所致的头昏、头痛，可与石决明、夏枯草、蔓荆子等配伍；治肝阳上亢，头痛眩晕，烦躁易怒者，常与菊花、石决明、白芍等同用。

4. 目赤昏花　本品既疏散风热，又苦寒归肝能清肝明目。治风热上攻、肝火上炎所致的目赤、涩痛、多泪，可与菊花、蝉蜕、夏枯草等配伍；治肝肾精血不足，目失所养，眼目昏花，视物不清，常与黑芝麻同用。

此外，本品尚能凉血止血，还可用治血热妄行之咳血、吐血、衄血等各种出血，可与槐花、小蓟、栀子等同用。

【用法用量】内服：5～10g；煎汤，或入丸、散。外用：适量，煎水洗眼。肺燥咳嗽多用蜜炙桑叶。

【参考资料】

1. 本草精选　《神农本草经》："除寒热，出汗。"《本草纲目》："治劳热咳嗽，明目，长发。"《本草从新》："滋燥，凉血，止血。"

2. 化学成分　主要含芦丁、芸香苷、槲皮素、异槲皮苷、桑苷等黄酮类成分，牛膝甾酮、羟基脱皮甾酮、油菜甾酮、豆甾酮等甾体类成分，伞形花内酯、东莨菪素、东莨菪苷等香豆素类成分，还含挥发油、生物碱、萜类等。

3. 药理作用 有抗炎、抗病原微生物、抗凝血、降血压、降糖、降血脂、抗氧化、抗应激反应及抗疲劳等作用。

júhuā

菊 花《神农本草经》

为菊科植物菊 *Chrysanthemum morifolium* Ramat. 的干燥头状花序。主产于浙江、安微、河南等地。9~11 月花盛开时采收。生用。

【性味归经】甘、苦，微寒。归肺、肝经。

【功效】散风清热，平肝明目，清热解毒。

【应用】

1. 风热感冒，温病初起 本品体轻气清，轻清疏散，微寒清热，归肺经能疏散肺经风热而解表。治风热感冒，或温病初起，发热、头痛，可与桑叶、薄荷、蔓荆子等同用。

2. 肝阳上亢，头痛眩晕 本品性寒归肝经，能清肝热、平肝阳。治肝阳上亢，头痛眩晕，常与石决明、珍珠母、白芍等配伍；治肝火上攻，眩晕、头痛，或肝经热盛、热极动风者，可与羚羊角、钩藤、夏枯草等同用。

3. 目赤昏花 本品疏散苦泄，微寒清热，归肝经，既能疏散肝经风热，又能清泄肝热以明目。治肝经风热所致的目赤肿痛，常与蝉蜕、木贼、白僵蚕等配伍；治肝火上攻之目赤，可与石决明、决明子、夏枯草等配伍；治肝肾精血不足，目失所养而致眼目昏花，视物不清，常与枸杞子、熟地黄、山茱萸等配伍。

4. 疮痈肿毒 本品味苦性微寒，能清热解毒。治疮痈肿毒，常与金银花、生甘草同用。

【用法用量】内服：5~10g，煎汤，或入丸散。疏散风热宜用黄菊花，平肝、清肝明目宜用白菊花。

【参考资料】

1. 本草精选 《神农本草经》："主诸风头眩、肿痛，目欲脱，泪出，皮肤死肌，恶风湿痹，久服利血气。"《用药心法》："去翳膜，明目。"《本草纲目拾遗》："专入阳分。治诸风头眩，解酒毒疔肿。""黄茶菊：明目祛风，搜肝气，治头晕目眩，益血润容，入血分；白茶菊，通肺气，止咳逆，清三焦郁火，疗肌热，入气分。"

2. 化学成分 主要含龙脑、乙酸龙脑酯、樟脑、菊花酮等挥发油类成分，还含黄酮类、有机酸类等。

3. 药理作用 有抗病原微生物、抗炎、调节免疫功能、抗心肌缺血、抗氧化、降血压、保肝、解热、镇静等作用。

mànjīngzǐ

蔓荆子 《神农本草经》

为马鞭草科植物单叶蔓荆 *Vitex trifolia* L. var. *simplicifolia* Cham. 或蔓荆 *Vitex trifolia* L. 的干燥成熟果实。主产于山东、江西、浙江等地。秋季果实成熟时采收。生用或炒用。

【性味归经】辛、苦，微寒。归膀胱、肝、胃经。

【功效】疏散风热，清利头目。

【应用】

1. 风热感冒，头昏头痛 本品辛能散风，微寒清热，轻浮上行，善疏散头面风热。治风热感冒而头昏头痛者，常与薄荷、菊花等同用。治风邪上攻之偏头痛，常与川芎、白芷、细辛等配伍。

2. 目赤多泪，目暗不明，牙龈肿痛，头晕目眩 本品辛散苦泄微寒，功能清利头目。治风热上攻，目赤肿痛，目昏多泪，牙龈肿痛，常与菊花、蝉蜕、白蒺藜等配伍；治肝肾不足，目暗不明，可与枸杞子、女贞子、沙苑子等同用；治中气不足，清阳不升，耳鸣耳聋，头晕目眩，可与黄芪、人参、升麻等同用。

此外，本品还能祛风止痛，可用治风湿痹痛，可与羌活、独活、川芎等同用。

【用法用量】内服：5～10g，煎汤，或入丸散。

【参考资料】

1. 本草精选 《神农本草经》："主筋骨间寒热，湿痹拘挛，明目，坚齿，利九窍，去白虫。"《名医别录》："去长虫，主风头痛，脑鸣，目泪出。"《医林纂要》："散热，祛风，兼能燥湿。"

2. 化学成分 主要含蔓荆子黄素、紫花牡荆素、蔓荆子蒿素、木犀草素、牡荆素等黄酮类成分及棕榈酸、硬脂酸、油酸、亚油酸等脂肪酸类成分，还含挥发油等。

3. 药理作用 有解热、镇痛、止痛、抗病原微生物、降血压、平喘、祛痰等作用。

cháihú

柴　胡《神农本草经》

为伞形科植物柴胡 *Bupleurum chinensis* DC. 或狭叶柴胡 *Bupleurum scorzonerifolium* Willd. 的干燥根。按性状不同分为两种，"北柴胡"主产于河北、河南、辽宁等地；"南柴胡"主产于湖北、江苏、四川等地。春、秋二季采收。生用或醋炙用。

【性味归经】辛、苦，微寒。归肝、胆、肺经。

【功效】疏散退热，疏肝解郁，升举阳气。

【应用】

1. 感冒发热，寒热往来 本品辛散苦泄，微寒清热，发散风热、尤善退热，为治表证发热和少阳证寒热往来的要药。治感冒发热，可单用；治风热感冒，恶风发热，可与菊花、薄荷、升麻等同用。治风寒感冒，恶寒发热，常与防风、生姜等配伍；治外感风寒，寒邪入里化热，恶寒渐轻，身热增盛者，常与葛根、羌活、黄芩等配伍；治伤寒邪在少阳，寒热往来、胸胁苦满、口苦咽干、目眩，常与黄芩等同用。

2. 胸胁胀痛，月经不调 本品辛行苦泄，归肝经，善条达肝气，疏肝解郁。治肝失疏泄，气机郁阻所致的胸胁或少腹胀痛、情志抑郁、妇女月经失调、痛经等症，常与香附、川芎、白芍同用；治肝郁血虚，脾失健运，妇女月经不调，乳房胀痛，胁肋作痛，神疲食少，常与当归、白芍、白术等配伍。

3. 子宫脱垂，脱肛 本品能升举脾胃清阳之气而治脏器下垂。治中气不足，气虚下陷所致的脘腹重坠作胀，食少倦怠，久泻脱肛，子宫下垂，肾下垂等脏器脱垂，常与人参、黄芪、升麻等同用。

此外，本品还可退热截疟，治疟疾寒热，常与黄芩、常山、草果等同用。

【用法用量】内服：3～10g，煎汤，或入丸散。解表退热宜生用，用量宜重；疏肝解郁宜醋炙，升阳宜生用，用量宜轻。

【使用注意】阴虚阳亢，肝风内动，阴虚火旺及气机上逆者忌用或慎用。

【参考资料】

1. 本草精选 《神农本草经》："主心腹去肠胃中结气，饮食积聚，寒热邪气，推陈致新。"《滇南本草》："伤寒发汗解表要药，退六经邪热往来，痹痿，除肝家邪热、痨热，行肝经逆结之气，止左胁肝气疼痛，治妇人血热烧经，能调月经。"《本草纲目》："治阳气下陷，平肝、胆、三焦、包络相火，头痛、眩晕，目昏、赤痛障翳，耳聋耳鸣，诸疟及肥气寒热，妇人热入血室，经水不调，小儿痘疹余热，五疳羸热。"

2. 化学成分 主要含α－菠菜甾醇、春福寿草醇及柴胡皂苷a、b、d、f等皂苷类成分，2－甲基环戊酮、柠檬烯、月桂烯等挥发油类成分，还含多糖、有机酸、植物甾醇及黄酮类等。

3. 药理作用　有解热、抗炎、抗病原微生物、抗惊厥、镇静、镇痛、调节胃肠道平滑肌以及增强免疫功能等作用。

shēngmá
升　麻　《神农本草经》

为毛茛科植物大三叶升麻 *Cimicifuga heracleifolia* Kom.、兴安升麻 *Cimicifuga dahurica*（Turcz.）Maxim. 或升麻 *Cimicifuga foetida* L. 的干燥根茎。主产于辽宁、黑龙江、河北等地。秋季采收。生用或蜜制用。

【性味归经】辛、微甘，微寒。归肺、脾、胃、大肠经。

【功效】发表透疹，清热解毒，升举阳气。

【应用】

1. 风热感冒，发热头痛　本品辛甘微寒，性升散，有发表退热之功。治风热感冒，温病初起，发热，头痛，可与桑叶、菊花、薄荷等同用；治风寒感冒，恶寒发热，无汗，头痛，常与麻黄、紫苏、白芷等配伍；治外感风热夹湿之阳明经头痛，额前作痛，呕逆，心烦痞满者，可与苍术、葛根、鲜荷叶等配伍。

2. 麻疹不透　本品辛散，透发麻疹。治麻疹初起，透发不畅，常与葛根相须为用；治麻疹欲出不出，身热无汗，咳嗽咽痛，烦渴尿赤者，常与葛根、薄荷、牛蒡子等配伍。

3. 齿痛，口疮，咽喉肿痛，阳毒发斑　本品性寒，清热解毒功效见长，尤善清解阳明热毒，故胃火炽盛之牙龈肿痛、口舌生疮、咽肿喉痛以及温毒发斑等尤为多用。治牙龈肿痛、口舌生疮，多与生石膏、黄连等同用；治风热疫毒上攻之大头瘟，头面红肿，咽喉肿痛，常与黄芩、黄连、玄参等配伍；治痄腮肿痛，可与黄连、连翘、牛蒡子等配伍；治温毒发斑，常与生石膏、大青叶、紫草等同用。

4. 气虚下陷，脏器脱垂　本品归脾胃经，善升举脾胃清阳之气而治内脏下垂。治中气不足，气虚下陷所致的脘腹重坠作胀，食少倦怠，久泻脱肛，脏器脱垂，常与黄芪、人参、柴胡等同用；治胸中大气下陷，气短不足以息，常与柴胡、黄芪、桔梗等同用。

【用法用量】内服：3~10g，煎汤，或入丸散。发表透疹、清热解毒宜生用，升阳举陷宜炙用。

【使用注意】麻疹已透，阴虚火旺，以及阴虚阳亢者，均当忌用。

【参考资料】

1. 本草精选　《神农本草经》："主解百毒……辟温疫、瘴气。"《名医别录》："主中恶腹痛，时气毒疠，头痛寒热，风肿诸毒，喉痛口疮。"《滇南本草》："主小儿痘疹，解疮毒，咽喉（肿），喘咳音哑，肺热，止齿痛，乳蛾，痄腮。"

2. 化学成分　主要含异阿魏酸及升麻酸 A、B、C、D、E 等酚酸类成分，兴安升麻醇，25 - O - 羟升麻环氧醇 - 3 - O - β - D 木糖苷等三萜及苷类成分，还含降升麻素等。

3. 药理作用　有解热、抗炎、镇痛、抗过敏、抗惊厥、降血压、降血脂、升高白细胞、抗肿瘤及抗病原微生物等作用。

gěgēn
葛　根《神农本草经》

为豆科植物野葛 *Pueraria lobata*（Willd.）Ohwi 的干燥根。主产于河南、湖南、浙江等地。秋、冬二季采收。生用或煨用。

【性味归经】甘、辛，凉。归脾、胃、肺经。

【功效】解肌退热，生津止渴，透疹，升阳止泻，通经活络，解酒毒。

【应用】

1. 外感发热头痛，项背强痛　本品辛凉，轻扬升散，具有发汗解表、解肌退热之功。能解肌腠郁滞而舒缓僵痛，外感风寒与风热所致发热、项背强痛均宜，尤为治项背强痛要药。治风热感冒，发热、头痛，可与薄荷、菊花、蔓荆子等同用；治风寒感冒，邪郁化热，常与柴胡、黄芩、羌活等配伍。治风寒表实发热无汗、项背强痛者，常与麻黄、桂枝等同用；治风寒表虚发热汗出、项背强痛，常与桂枝、白芍等同用。

2. 热病口渴，消渴　本品甘凉清热生津，又鼓舞脾胃清阳之气上升而使津液上承，故能止渴。治热病津伤口渴，常与芦根、天花粉、知母等同用；治消渴证属阴津不足者，可与天花粉、鲜地黄、麦门冬等配伍；治内热消渴，气阴不足者，可与党参、黄精、山药等同用。

3. 麻疹不透　本品味辛性凉，有发表解肌，透发麻疹之功。治麻疹初起，疹出不畅，常与升麻相须为用，或与牛蒡、荆芥、蝉蜕等配伍。

4. 热泻热痢，脾虚泄泻　本品味辛发散表邪，又能升发清阳而止泻痢。治表证未解，邪热入里之身热，下利臭秽，肛门灼热，或湿热泻痢，热重于湿者，常与黄芩、黄连、甘草同用；治脾虚泄泻，常与人参、白术、木香等配伍。

5. 酒毒伤中　本品味甘能解酒毒。治酒毒伤中，恶心呕吐，脘腹痞满，常与陈皮、白豆蔻、枳椇子等同用。

此外，本品能通经活络。治中风偏瘫，胸痹心痛，眩晕头痛，可单用，也可与三七、丹参、川芎等配伍。

【用法用量】内服：10~15g，煎汤，或入丸散。解肌退热、生津止渴、透疹、通经活络、解酒毒宜生用，升阳止泻宜煨用。

【参考资料】

1. 本草精选　《神农本草经》："主消渴，身大热，呕吐，诸痹，起阴气，解诸毒。"《名医别录》："疗伤寒中风头痛，解肌发表，出汗，开腠理，疗金疮，止痛，胁风痛。""生根汁，疗消渴，伤寒壮热。"《药性论》："治天行上气，呕逆，开胃下食，主解酒毒，止烦渴。熬屑治金疮，治时疾解热。"

2. 化学成分　主要含葛根素、黄豆苷、黄豆苷元等黄酮类成分，6，7-二甲基香豆素、6-牻牛儿基-7，4′-二羟基香豆素等香豆素类成分等。

3. 药理作用　有解热、扩张冠脉血管和脑血管、增加冠脉血流量和脑血流量、降低心肌耗氧量、改善微循环、抑制血小板聚集、降血压、降血糖、抑制肠道平滑肌痉挛等作用。

附药

葛花

为豆科植物野葛未开放的花蕾。性味甘，平，归脾、胃经。功能解酒醒脾，清热利湿。适用于酒毒伤中，不思饮食，呕逆吐酸。煎服，4.5~9g。

dàndòuchǐ
淡豆豉　《名医别录》

为豆科植物大豆 *Glycine max*（L.）Merr. 的成熟种子的发酵加工品。全国大部分地区均产。生用。

【性味归经】苦、辛，凉。归肺、胃经。

【功效】解表，除烦，宣发郁热。

【应用】

1. 感冒，寒热头痛　本品辛散轻浮，能疏散表邪，且发汗解表之力颇为平和，无论风寒、风热表证，皆可配伍使用。治风热感冒，或温病初起，发热、微恶风寒，头痛口渴，咽痛等，常与金银花、连翘、薄荷等同用；治风寒感冒初起，恶寒发热、无汗、头痛、鼻塞等症，常与葱白同用。

2. 烦躁胸闷，虚烦不眠　本品辛散苦泄性凉，能宣散郁热、除烦。治邪热内郁胸中，心中懊憹，烦热不眠，常与栀子同用。

【用法用量】　内服：6~12g，煎汤，或入丸散。

【参考资料】

1. 本草精选　《名医别录》："主伤寒头痛，寒热，瘴气恶毒，烦躁满闷，虚劳喘急，两脚疼冷。"《珍珠囊》："祛心中懊憹，伤寒头痛，烦躁。"《本草纲目》："下气，调中。治伤寒温毒发斑，呕逆。"

2. 化学成分　主要含大豆苷、黄豆苷、大豆素、黄豆素等异黄酮类成分，还含有维生素、多糖及微量元素等成分。

3. 药理作用　有微弱的发汗作用，并有健胃、助消化、抗动脉硬化、降血糖、抗骨质疏松、降血脂、抗肿瘤、调节免疫功能等作用。

附药

大豆黄卷

为豆科植物大豆的成熟种子经发芽干燥的炮制加工品。性味甘，平；归脾、胃、肺经。功效解表祛暑，清热利湿。适用于暑湿感冒，湿温初起，发热汗少，胸闷脘痞，肢体酸重，小便不利。煎服，9~15g。

fúpíng
浮　萍《神农本草经》

为浮萍科植物紫萍 *Spirodela polyrrhiza*（L.）Schleid. 的干燥全草。全国大部分地区均产。6~9月采收。生用。

【性味归经】　辛，寒。归肺经。

【功效】　宣散风热，透疹止痒，利尿消肿。

【应用】

1. 风热感冒，温病初起　本品辛以发散，凉以清热，轻宣凉散，有发汗解表之功。治风热感冒或温病邪在卫分，发热、微恶风寒、头痛等症，可单用，或与金银花、连翘、牛蒡子等配伍。

2. 麻疹不透，风疹瘙痒　本品味辛质轻升浮、性凉清热、善疏散肌表风热而透疹、止痒。治麻疹透发不畅，可与薄荷、牛蒡子、蝉蜕等同用；治风疹瘙痒，可单用，或与荆芥、防风、白僵蚕等同用。

3. 水肿尿少　本品上可开宣肺气而发汗透邪，下可通调水道而利尿消肿。治水肿尿少兼风热表证者，可单用，或与麻黄、连翘、冬瓜皮等同用。

【用法用量】　内服：3~9g，煎汤，或入丸散。外用：适量，煎汤浸洗。

【使用注意】　表虚自汗者不宜使用。

【参考资料】

1. 本草精选　《神农本草经》："主暴热身痒，下水气，胜酒，长须发，止消渴。"《本草图经》："治时行热病，亦堪发汗。"《玉楸药解》："辛凉解表。治瘟疫斑疹，中风歪斜，瘫痪；医痈疽热肿，隐疹瘙痒，杨梅，粉刺，汗斑。"

2. 化学成分　主要含红草素、牡荆素等黄酮类化合物，还含有机酸类成分、鞣质类及类脂化合物等。

3. 药理作用　有解热、利尿及强心等作用。

mùzéi
木　贼《嘉祐本草》

为木贼科植物木贼 *Equisetum hyemale* L. 的干燥地上部分。主产于黑龙江、吉林、辽宁等地。夏、秋二季采收。生用。

【性味归经】甘、苦，平。归肺、肝经。

【功效】疏散风热，明目退翳。

【应用】

风热目赤，迎风流泪，目生云翳　本品功能疏散风热，明目退翳，常用于风热眼目疾患，善疗眼睛磨涩不适。治风热上攻之目赤肿痛，多泪，目生翳障，常与蝉蜕、谷精草、菊花等同用；治肝热目赤，可与决明子、夏枯草、菊花等配伍。

【用法用量】内服：3～9g，煎汤，或入丸散。

【参考资料】

1. 本草精选　《嘉祐本草》："主目疾，退翳膜。又消积块，益肝胆，明目，疗肠风，止痢及妇人月水不断。"《本草纲目》："解肌，止泪，止血，去风湿，疝痛，大肠肛脱。"《本经逢原》："专主眼目风热，暴翳，止泪，取发散肝肺风邪也。"

2. 化学成分　主要含山柰素，山柰酚-3，7-双葡萄糖苷等黄酮类成分，还含有机酸类，生物碱类、挥发油类等。

3. 药理作用　有抗病原微生物、扩张血管、抗凝血、降血压、降血脂、降血糖、镇静等作用。

（王　辉　李卫真）

思考题

1. 何谓解表药？简述解表药的分类、功效、主治。如何正确使用解表药？

2. 如何正确使用麻黄、桂枝、紫苏叶、荆芥、防风、羌活、白芷、薄荷、牛蒡子、桑叶、菊花、柴胡、葛根？

3. 简述麻黄与桂枝，荆芥与防风，羌活与藁本，桑叶与菊花，柴胡与升麻、葛根，麻黄与浮萍在功效、应用方面的异同点。

书网融合……

思政导航　　　　本章小结　　　　微课　　　　题库

第二章 清热药

◉ 学习目标

知识目标

1. **掌握** 清热药的含义、性能主治、合理用药；石膏、知母、栀子、夏枯草、黄芩、黄连、黄柏、金银花、连翘、板蓝根、蒲公英、鱼腥草、射干、白头翁、生地黄、玄参、牡丹皮、赤芍、青蒿、地骨皮的药性、功效、应用、用法用量、使用注意；相似药物功效、应用的异同。

2. **熟悉** 芦根、天花粉、竹叶、淡竹叶、决明子、龙胆、苦参、穿心莲、贯众、大青叶、青黛、野菊花、熊胆粉、土茯苓、山豆根、白花蛇舌草、重楼、马齿苋、败酱草、漏芦、山慈菇、紫草、水牛角、白薇、胡黄连功效、主治、特殊用法及使用注意。

3. **了解** 其余清热药的功效、特殊用法及使用注意。

能力目标 通过本章学习，建立合理使用清热药的思维，培养开展清热药药学服务与合理用药的能力。

素质目标 通过学习清热药的配伍、创新应用，领悟守正创新、团结协作和文化自信。

【含义】以清解里热为主要功效，用于治疗里热证的药物，称为清热药。根据药性和功效不同，清热药分为清热泻火药、清热燥湿药、清热解毒药、清热凉血药及清虚热药五类。

【性能主治】本类药物多药性寒凉，多具苦味，寒可清热，苦能清泄，沉降入里，故善清解里热。凡外无表邪，内无积滞，热在脏腑，或在气分、血分，或实热、虚热，皆能使之清解。主要治疗温热病高热烦渴，肺、胃、心、肝等脏腑实热证，湿热泻痢，湿热黄疸，温毒发斑，痈疮肿毒及阴虚发热等里热证。即《神农本草经》所谓"疗热以寒药"之意。属于中医治法的清法。其中，主入气分，以治疗气分热证和脏腑实热证为主要作用者，称为清热泻火药。味苦燥湿力强，以治疗湿热证为主要作用者，称为清热燥湿药。善解热毒，以治疗各种热毒证为主要作用者，称为清热解毒药。善入营走血，以治疗营分、血分热证为主要作用者，称清热凉血药。善退虚热，以治疗肝肾阴虚，骨蒸潮热或热病后期阴虚发热为主要作用者，称为清虚热药。此外，清热药还兼有养阴、利尿、安胎、截疟、杀虫、息风止痉等功效，还可用于阴虚证、小便不利、胎动不安、疟疾、虫病、痉挛抽搐等。

【合理用药】

1. **选药** 治疗里热证应选用清热药；针对气分热证、营血热证、湿热证、热毒证、虚热证，应分别选择清热泻火药、清热凉血药、清热燥湿药、清热解毒药、清虚热药；在此基础上，应注意里热证个体表现与药物功用特点的对应。应根据治疗需要选择合适的炮制品。

2. **配伍** 为了增强疗效，清热药常相须配伍。同时，应根据里热证的不同病机特点配伍：湿热证，配伍利湿、化湿药；虚热证，配伍补阴药；气血两燔者，应将清热泻火药、清热凉血药配伍，以气血两清；里热兼有表证者，当先解表后清里，或配伍解表药，以表里双解。里热兼有积滞者，宜配伍通腑泻下药。

3. 注意事项 清热药药性大多寒凉，易伤脾胃，故脾胃虚弱，食少便溏者慎用；苦寒药物易化燥伤阴，热病伤阴或阴虚患者慎用；清热药禁用于阴盛格阳或真寒假热之证。

图库　　　PPT

⟫ 第一节　清热泻火药

本节药物性味多苦寒或甘寒，以清泄气分邪热为主要作用，主治温热病邪在气分，症见高热、口渴、汗出、烦躁、甚则神昏谵语、脉洪大的气分实热证。部分清热泻火药能清脏腑火热，故也用治肺热、胃热、心火、肝火等脏腑火热证。 e 微课

shígāo
石　膏《神农本草经》

为硫酸盐类矿物硬石膏族石膏，主含含水硫酸钙（$CaSO_4 \cdot 2H_2O$）。主产于湖北、安徽、山东等地。全年可采收。生用或煅用。

【性味归经】甘、辛，大寒。归肺、胃经。

【功效】生用：清热泻火，除烦止渴；煅用：收湿，生肌，敛疮，止血。

【应用】

1. 外感热病，高热烦渴 本品辛甘大寒，归肺、胃经，性寒能胜清，辛寒解肌透热，为清泻肺胃二经气分实热之要药。治外感热病邪在气分之壮热、烦渴、汗出、脉洪大者，常与知母相须为用；治温邪渐入血分，气血两燔而见高热不退，发斑发疹者，常与玄参、牡丹皮、栀子等配伍。

2. 肺热喘咳 本品辛寒归肺，善清泻肺热。治邪热壅肺，咳逆喘促，发热口渴者，常与麻黄、苦杏仁、甘草配伍。

3. 胃火亢盛，头痛，牙痛 本品归胃经可清泻胃火。治胃火头痛，常与川芎同用；治胃火上攻之牙龈肿痛，常与黄连、升麻等配伍；治胃热阴虚，头痛，牙痛，齿松牙衄，烦热干渴，常与知母、生地黄、牛膝等同用。

4. 溃疡不敛，湿疹瘙痒，水火烫伤，外伤出血 本品煅后味涩，外用有收湿，生肌，敛疮，止血之功。治溃疡不敛，常与红粉配伍；治湿疹瘙痒，可与黄柏研末外用；治烧烫伤，常与青黛配伍；治外伤出血，可单用煅石膏研末外撒。

【用法用量】生石膏内服：15～60g，煎汤，宜打碎先煎。煅石膏外用：适量，研末撒敷患处。

【使用注意】脾胃虚寒及阴虚内热者忌用。

【参考资料】

1. 本草精选 《神农本草经》："主中风寒热，心下逆气，惊喘，口干舌焦，不能息，腹中坚痛，除邪鬼，产乳金疮。"《名医别录》："除时气，头痛身热，三焦大热，皮肤热，肠胃中膈气，解肌发汗，止消渴烦逆，腹胀暴气喘息，咽热。"

2. 化学成分 主要含含水硫酸钙（$CaSO_4 \cdot 2H_2O$），还含微量铁、镁等。

3. 药理作用 有解热、镇静、抗病毒、抗炎、利尿、增强免疫功能、缩短凝血时间、降血糖等作用。煅石膏有生肌作用。

zhīmǔ
知　母《神农本草经》

为百合科植物知母 *Anemarrhena asphodeloides* Bge. 的干燥根茎。主产于河北、山西、陕西等地。春、

秋二季采收。生用或盐水炙用。

【性味归经】苦、甘，寒。归肺、胃、肾经。

【功效】清热泻火，滋阴润燥。

【应用】

1. 外感热病，高热烦渴 本品苦寒能清热泻火除烦，甘寒可生津润燥止渴。治温热病邪在气分之壮热、烦渴、汗出、脉洪大者，常与石膏相须为用。

2. 肺热燥咳 本品归肺经，苦寒清肺热，甘寒滋肺阴、润肺燥。治肺热咳嗽，痰黄质稠，常与黄芩、栀子、瓜蒌等配伍；治阴虚燥咳，干咳少痰，常与川贝母同用。

3. 骨蒸潮热 本品归肾经，能滋肾阴、泻肾火、退骨蒸。治肾阴亏虚，阴虚火旺之骨蒸潮热、遗精、盗汗，常与黄柏、熟地黄、山茱萸等配伍。

4. 内热消渴 本品甘寒质润，可清热泻火、滋阴润燥、生津止渴。治内热津伤，口渴引饮之消渴证，可与天花粉、葛根、麦冬等配伍。

5. 肠燥便秘 本品滋阴润燥以通便。治阴虚肠燥便秘，可与生地黄、玄参、麦冬等配伍。

【用法用量】内服：6～12g，煎汤，或入丸散。清热泻火宜生用，滋阴降火宜盐水炙用。

【使用注意】性寒质润，能滑肠通便，故脾虚便溏者慎用。

【参考资料】

1. 本草精选 《神农本草经》："主消渴热中，除邪气肢体浮肿，下水，补不足，益气。"《药性论》："主治心烦躁闷，骨热劳往来，生产后蓐劳，肾气劳，憎寒虚损，患人虚而口干，加而用之。"

2. 化学成分 主要含知母皂苷 B II、菝葜皂苷、薯蓣皂苷、马尔可皂苷、新吉托皂苷等皂苷类成分，芒果苷，异芒果苷等黄酮类成分，还含多糖、生物碱、有机酸等。

3. 药理作用 有解热、抑制血小板聚集、降血糖、抗炎、利尿、抗病原微生物、抗癌、抗溃疡、改善学习记忆能力、保护脑缺血性损伤、抗焦虑等作用。

lúgēn

芦 根《名医别录》

为禾本科植物芦苇 *Phragmites communis* Trin. 的新鲜或干燥根茎。全国大部分地区均产。全年均可采收。鲜用或晒干用。

【性味归经】甘，寒。归肺、胃经。

【功效】清热泻火，生津止渴，除烦，止呕，利尿。

【应用】

1. 热病烦渴 本品性味甘寒，既能清热泻火，又能生津止渴、除烦。治热病伤津，烦热口渴，常与麦冬、天花粉等同用；或以芦根鲜汁配麦冬汁、梨汁、荸荠汁、藕汁服。

2. 肺热咳嗽，肺痈吐脓 本品归肺经，善清泻肺热，祛痰排脓。治肺热咳嗽，常与黄芩、浙贝母、瓜蒌等配伍；治风热咳嗽，常与桑叶、菊花、苦杏仁等配伍；治肺痈咳吐脓痰腥臭，常与薏苡仁、冬瓜仁等配伍。

3. 胃热呕哕 本品归胃经，能清胃热而止呕逆。治胃热呕哕，可与竹茹、生姜、枇杷叶等配伍。

4. 热淋涩痛 本品性寒，有清热利尿之功。治热淋涩痛，小便短赤，可与白茅根、车前子、木通等配伍。

【用法用量】内服：15～30g，煎汤；鲜品用量加倍，或捣汁用。

【使用注意】脾胃虚寒者慎用。

【参考资料】

1. **本草精选** 《药性论》："能解大热，开胃，治噎哕不止。"《新修本草》："疗呕逆不下食、胃中热、伤寒患者弥良。"

2. **化学成分** 主要含咖啡酸、龙胆酸等酚酸类成分，维生素 B_1、B_2、C 等维生素类成分，还含天冬酰胺及蛋白质、脂肪、多糖等。

3. **药理作用** 有保肝、抗肝纤维化、解热、镇痛、镇静、抑制中枢神经系统兴奋、降血糖、抗氧化、雌性激素样作用。

tiānhuāfěn
天花粉 《神农本草经》

为葫芦科植物栝楼 *Trichosanthes kirilowii* Maxim. 或双边栝楼 *Trichosanthes rosthornii* Harms 的干燥根。主产于山东、河南、安徽等地。秋、冬二季采收。生用。

【性味归经】甘、微苦，微寒。归肺、胃经。

【功效】清热泻火，生津止渴，消肿排脓。

【应用】

1. **热病烦渴** 本品甘微苦微寒，既能清肺胃二经实热，又能生津止渴。治热病烦渴，可与芦根、竹叶等配伍；治燥伤肺胃，津液亏损，咽干口渴，干咳少痰，可与沙参、麦冬、玉竹等同用。

2. **肺热燥咳** 本品归肺经，既清肺热，又润肺燥。治燥热伤肺，干咳少痰、痰中带血者，可与麦冬、生地黄等配伍；治燥热伤肺，气阴两伤之咳喘咯血，可与西洋参、北沙参、阿胶等配伍。

3. **内热消渴** 本品甘寒，可泻火滋阴生津。治内热消渴，口渴引饮，常与芦根、葛根等同用。

4. **疮疡肿毒** 本品既能清热泻火解毒，又能消肿排脓疗疮。治疮疡初起之红肿热痛，未成脓者可使之消散，脓已成者可溃疮排脓，常与金银花、白芷、穿山甲等配伍。

【用法用量】内服：10~15g，煎汤，或入丸散。

【使用注意】孕妇慎用。不宜与川乌、制川乌、草乌、制草乌、附子同用。

【参考资料】

1. **本草精选** 《神农本草经》："主消渴，身热，烦满，大热，补虚，安中，续绝伤。"《名医别录》："除肠胃中痼热，八疸身面黄，唇干、口燥，短气，通月水，止小便利。"

2. **化学成分** 主要含天花粉蛋白等蛋白质类成分，α-羟甲基丝氨酸、天冬氨酸等氨基酸及肽类成分，核糖，木糖，阿拉伯糖等糖类成分等。

3. **药理作用** 有抗病原微生物、抗肿瘤、降血糖、提高机体免疫功能等作用；皮下或肌肉注射天花粉蛋白，有引产和中止妊娠的作用。

yāzhícǎo
鸭跖草 《本草拾遗》

为鸭跖草科植物鸭跖草 *Commelina communis* L. 的干燥地上部分。全国大部分地区均产。夏、秋二季采收。生用。

【性味归经】甘、淡，寒。归肺、胃、小肠经

【功效】清热泻火，解毒，利水消肿

【应用】

1. **感冒发热，热病烦渴** 本品性寒，功能清热泻火。治热入气分，高热烦渴，可与石膏、知母、芦根等配伍；治风热感冒，常与金银花、薄荷、菊花等配伍。

2. **咽喉肿痛，痈肿疔毒** 本品能清热解毒利咽。治咽喉肿痛，常与板蓝根、玄参、山豆根等配伍；治痈肿疔毒，可与紫花地丁、野菊花、蒲公英等配伍，或以鲜品捣烂外敷。

3. **水肿尿少，热淋涩痛** 本品甘淡性寒，既能淡渗利水以消肿，又能清泄湿热以通淋。治湿热水肿尿少，小便淋沥涩痛，可与车前草、木通、白茅根等同用。

【用法用量】内服：15~30g，煎汤，外用：适量。

【参考资料】

1. **本草精选** 《本草拾遗》："主寒热瘴疟，痰饮，丁肿，肉癥涩滞，小儿丹毒，发热狂痫，大腹痞满，身面气肿，热痢，蛇犬咬，痈疽等毒。"《日华子本草》："赤小豆煮，下水气湿痹，利小便。"《滇南本草》："补养气血，疗妇人白带、红崩，生新血，止尿血、鼻衄血、血淋。"

2. **化学成分** 主要含当药素、异荭草素、水仙苷、当药素 –2′–L–鼠李糖苷、芦丁等黄酮类成分。还含左旋黑麦草内酯、哈尔满、去甲哈尔满、丙二酸单酰基对香豆酰飞燕草苷等。

3. **药理作用** 有抗病原微生物、解热、保肝等作用。

栀 子《神农本草经》
zhīzi

为茜草科植物栀子 *Gardenia jasminoides* Ellis 的干燥成熟果实。主产于江西、湖南、湖北等地。9~11月果实成熟显红黄色时采收。生用或炒焦用。

【性味归经】苦，寒。归心、肺、三焦经。

【功效】泻火除烦，清热利湿，凉血解毒；外用消肿止痛。

【应用】

1. **热病心烦** 本品苦寒清降，归心经，善泻心火而除烦。治热病心烦、躁扰不宁，常与淡豆豉同用；治热病火毒炽盛，三焦俱热而见高热烦躁、神昏谵语者，常与黄芩、黄连、黄柏配伍。

2. **湿热黄疸** 本品苦寒，能清热利湿，善清利肝胆湿热而退黄。治湿热黄疸，常与茵陈、大黄配伍，或与黄柏同用。

3. **淋证涩痛** 本品苦寒降泄，既能清利下焦湿热，又能凉血止血。治血淋、热淋涩痛，常与滑石、车前子、木通等配伍。

4. **血热吐衄** 本品性寒，走血分，能清热凉血以止血，治血热妄行的出血证。治血热妄行之吐血、衄血，常与白茅根、大黄、侧柏叶等配伍；治三焦火盛迫血妄行之吐血、衄血，常与黄芩、黄连、黄柏配伍。

5. **目赤肿痛** 本品能清肝胆火以明目。治肝火上炎之目赤肿痛，可与黄连、龙胆、夏枯草等配伍。

6. **火毒疮疡** 本品能清热泻火解毒。治热毒疮疡，红肿热痛者，可与金银花、连翘、蒲公英等配伍。

7. **扭挫伤痛** 本品外用消肿止痛。治扭挫伤痛，可用生栀子粉与黄酒调糊外敷患处。

【用法用量】内服：6~10g，煎汤，或入丸散。外用：适量，研末调敷。生栀子走气分而清热泻火，焦栀子入血分而凉血止血。

【使用注意】本品苦寒伤胃，脾虚便溏者慎用。

【参考资料】

1. **本草精选** 《神农本草经》："主五内邪气，胃中热气，面赤酒疱皶鼻，白癞，赤癞，疮疡。"《名医别录》："疗目热赤痛，胸心大小肠大热，心中烦闷，胃中热气。"

2. **化学成分** 主要含栀子苷、羟异栀子苷等环烯醚萜苷类，还含黄酮类、有机酸类、挥发油类、多糖、胆碱及多种微量元素等。

3. 药理作用　有抗病原微生物、抗内毒素、解热、镇痛、抗炎、镇静催眠、降血压、利胆和保肝作用。

zhúyè
竹　叶《名医别录》

为禾本科植物淡竹 *Phyllostachys nigra*（Lodd. ex Lindl.）Munro var. *henonis*（Mitf.）Stapf et Rendle 的干燥叶。主产于长江流域各省。全年均可采收。生用。

【性味归经】甘、辛、淡，寒。归心、胃、小肠经。

【功效】清热泻火，除烦，生津，利尿。

【应用】

1. 热病烦渴　本品甘寒归心经，善清心除烦，生津止渴。治热病伤津，烦热口渴，常与石膏、知母、玄参等配伍；治热病后期，余热未清，气津两伤，身热多汗，心胸烦闷，气逆欲呕，虚烦不寐者，常与人参、麦冬等配伍。

本品轻清，能散上焦风热，治外感风热，发热口渴，可与金银花、连翘、薄荷等同用。

2. 口舌生疮，小便短赤涩痛　本品上清心火，下利小便。治心火上炎之口舌生疮，或心火下移小肠之小便短赤涩痛，常与木通、生地黄、甘草配伍。

【用法用量】内服：6～15g，煎汤；鲜品15～30g。

【参考资料】

1. 本草精选　《名医别录》："主胸中痰热，咳逆上气。"《日华子本草》："消痰，治热狂烦闷，中风失音不语，壮热，头痛头风，并怀妊人头旋倒地，止惊悸，温疫迷闷，小儿惊痫天吊。"《本草正》："退虚热烦躁不眠，止烦渴，生津液，利小水，解喉痹，并小儿风热惊痫。"

2. 化学成分　主要含黄酮类、多糖、茶多酚、矿质元素、氨基酸等。

3. 药理作用　有抗病原微生物、抗炎、抗过敏、抗氧化物、保护心脑血管、抗衰老、抗疲劳、提高机体免疫力等作用。

附药

竹叶卷心

为禾本科植物竹叶其卷而未放的幼叶。性味甘、辛、淡，寒。归心、小肠、胃经。功效与竹叶相似，但清心泻火作用强于竹叶，主要具有清心除烦功效，适用于温病热陷心包证。煎服，6～12g。

dànzhúyè
淡竹叶 《滇南本草》

为禾本科植物淡竹叶 *Lophatherum gracile* Brongn. 的干燥茎叶。主产于浙江、江苏。夏季末抽花穗前采收。生用。

【性味归经】甘、淡，寒。归心、胃、小肠经。

【功效】清热泻火，除烦止渴，利尿通淋。

【应用】

1. 热病烦渴　本品甘寒，归心经清心除烦，归胃经泻胃火止渴。治热病伤津，心烦口渴，可与石膏、芦根、知母等配伍。

2. 小便短赤涩痛，口舌生疮　本品性寒上能清心降火，甘淡下能渗湿利尿。治心火上炎之口舌生疮或心火下移小肠之小便短赤涩痛，可与木通、滑石、灯心草等配伍。

【用法用量】内服：6～10g，煎汤。

【参考资料】

1. 本草精选 《本草纲目》："去烦热，利小便，清心。"《生草药性备要》："消痰止渴，除上焦火，明眼目，利小便，治白浊，退热，散痔疮毒。"《本草再新》："清心火，利小便，除烦止渴，小儿痘毒，外症恶毒。"《草木便方》："消痰，烦热，止渴喘，呕哕吐血，小儿惊痫。"

2. 化学成分 主要含芦竹素、白茅素等三萜类化合物，β - 谷甾醇、豆甾醇、菜油甾醇、蒲公英甾醇等甾类物质。

3. 药理作用 有利尿、解热、抗病原微生物、升高血糖、抗肿瘤等作用。

xiàkūcǎo
夏枯草 《神农本草经》

为唇形科植物夏枯草 *Prunella vulgaris* L. 的干燥果穗。主产于江苏、浙江、安徽等地。夏季果穗呈棕红色时采收。生用。

【性味归经】辛、苦，寒。归肝、胆经。

【功效】清肝泻火，明目，散结消肿。

【应用】

1. 目赤肿痛，目珠夜痛，头痛眩晕 本品苦寒归肝经，长于清泻肝火而明目。治肝火上炎之目赤肿痛，可与桑叶、菊花、决明子等配伍。治目珠疼痛，至夜加剧者，常与香附同用；若属肝阴不足，可与生地黄、当归、白芍等配伍。治肝火上攻，头痛眩晕者，可与钩藤、决明子、菊花等配伍。

2. 瘰疬，瘿瘤 本品辛可散结，苦寒泄热，善清肝火，散郁结。治瘿瘤，可单用熬膏服，或与昆布、玄参等配伍；治肝郁化火，痰火郁结之瘰疬，可与海藻、浙贝母、玄参等配伍。

3. 乳痈，乳癖，乳房胀痛 本品清肝火，散结消肿。治乳痈，乳癖，乳房胀痛，常与蒲公英、浙贝母、柴胡等配伍。

【用法用量】内服：9~15g，煎汤，熬膏，或入丸散。

【使用注意】脾胃虚弱者慎用。

【参考资料】

1. 本草精选 《神农本草经》："主寒热、瘰疬、鼠瘘、头疮，破癥，散瘿结气，脚肿湿痹。"《滇南本草》："祛肝风，行经络，治口眼歪斜。止筋骨疼、舒肝气，开肝郁，治目珠胀痛，消散瘰、周身结核。"《生草药性备要》："去痰消脓，治瘰疬，清上补下，去眼膜，止痛。"

2. 化学成分 主要含迷迭香酸等有机酸，齐墩果酸、熊果酸等三萜类成分，还含黄酮类、甾醇类、香豆素类、挥发油等。

3. 药理作用 有降血压、抗凝血、降血糖、抗病原微生物、抗肿瘤、抑制结石形成、抗炎、免疫抑制等作用。

juémíngzǐ
决明子 《神农本草经》

为豆科植物钝叶决明 *Cassia obtusifolia* L. 或决明（小决明）*Cassia tora* L. 的干燥成熟种子。主产于安徽、广西、四川等地。秋季采收。生用或炒用。

【性味归经】甘、苦、咸，微寒。归肝、大肠经。

【功效】清热明目，润肠通便。

【应用】

1. 目赤涩痛，羞明多泪，目暗不明 本品归肝经，善清肝养肝明目。治肝火上炎之目赤肿痛，羞明多泪，常与黄芩、赤芍、木贼等配伍；治风热上攻头痛目赤，可与桑叶、菊花、青箱子等同用；治肝肾阴亏，视物昏花、目暗不明者，可与山茱萸、沙苑子、枸杞子等配伍。

2. 头痛眩晕　本品苦寒清泄，归肝经，能清肝火、平肝阳。治肝火上扰或肝阳上亢之头痛眩晕，可与菊花、夏枯草、钩藤等配伍。

3. 大便秘结　本品苦寒质润，归大肠经，善清热润肠通便。治内热肠燥或津枯肠燥，大便秘结，常与瓜蒌仁、火麻仁、郁李仁等配伍。

【用法用量】内服：9～15g，煎汤，或入丸散。用于润肠通便，不宜久煎。

【使用注意】气虚便溏者不宜用。

【参考资料】

1. 本草精选　《神农本草经》："主青盲，目淫肤赤白膜，眼赤痛，泪出，久服益精光。"《名医别录》："疗唇口青。"《药性论》："利五脏……除肝家热。"《日华子本草》："助肝气，益精；水调末涂，消肿毒，协太阳穴治头痛，又贴脑心止鼻洪；作枕胜黑豆，治头风，明目。"

2. 化学成分　主要含大黄酚、大黄素、大黄素甲醚、大黄酸、橙黄决明素、美决明子素等蒽醌类化合物。还含决明苷、甾醇类、脂肪酸等。

3. 药理作用　有降血脂、抗动脉粥样硬化、降血压、抗病原微生物、减轻肥胖、改善胰岛素抵抗、保肝、保护肾脏、抗血小板聚集、抗氧化、改善学习记忆能力等作用。

qīngxiāngzǐ
青葙子　《神农本草经》

为苋科植物青葙 *Celosia argentea* L. 的干燥成熟种子。全国大部分地区均产。秋季果实成熟时采收。生用。

【性味归经】苦，微寒。归肝经。

【功效】清肝泻火，明目退翳。

【应用】

1. 肝热目赤，目生翳膜，视物昏花　本品苦寒清降，功专清泻肝火，明目退翳。治肝火上炎之目赤肿痛，目生翳膜，常与决明子、茺蔚子、羚羊角等配伍；治肝虚血热之视物昏花，常与熟地黄、玄参、车前子等配伍。

2. 肝火眩晕　本品能清泻肝火以平抑肝阳。治肝阳化火所致头痛、眩晕、烦躁不寐，可与石决明、栀子、夏枯草等配伍。

【用法用量】内服：9～15g，煎汤，或入丸散。

【使用注意】本品有扩瞳作用，青光眼患者禁用。

【参考资料】

1. 本草精选　《本草纲目》："青葙子治眼，与决明子、苋实同功，《本经》虽不言治眼，而云一名草决明，主唇口青，则其明目之功可知矣。"《本经逢原》："青葙子，治风热目疾，与决明子功同。其治风瘙身痒，皮肤中热，以能散厥阴经中血脉之风热也。"《本草正义》："青葙，即鸡冠花之同类。其子苦寒滑利，善涤郁热，故目科风热肝火诸症统以治之。"

2. 化学成分　主要含棕榈酸、硬脂酸、油酸、亚油酸等脂肪酸类成分，青葙子苷 A、B 及氨基酸等三萜皂苷类成分，还含多种氨基酸等。

3. 药理作用　有降血糖、保肝、降血压、降低眼压、保护晶状体等作用。

gǔjīngcǎo
谷精草　《开宝本草》

为谷精草科植物谷精草 *Eriocaulon buergerianum* Koern. 的干燥带花茎的头状花序。主产于江苏、浙江、湖北等地。秋季采收。生用。

【性味归经】辛，甘，平。归肝、肺经。

【功效】疏散风热，明目退翳。

【应用】

1. 风热目赤，肿痛羞明，眼生翳膜　本品味辛质轻升散，善于疏散头面风热，明目退翳。治风热上攻之目赤肿痛，羞明多泪，目生翳膜者，可与荆芥、决明子、龙胆等配伍。

2. 风热头痛　本品有疏散风热、止痛作用。治风热头痛，可与薄荷、菊花、牛蒡子等配伍。

【用法用量】煎内服：5~10g，煎汤。

【使用注意】阴虚血亏之眼疾不宜用。

【参考资料】

1. 本草精选　《本草备要》："辛温轻浮。上行阳明（胃），兼入厥阴（肝）。明目退翳之功在菊花之上。亦治喉痹齿痛，阳明风热。"

2. 化学成分　主要含谷精草素。

3. 药理作用　有抗病原微生物作用。

mìménghuā
密蒙花　《开宝本草》

为马钱科植物密蒙花 *Buddleja officinalis* Maxim. 的干燥花蕾及花序。主产于湖北、四川、陕西等地。春季花未开放时采收。生用。

【性味归经】甘，微寒。归肝经。

【功效】清热泻火，养肝明目，退翳。

【应用】

1. 目赤肿痛，多泪羞明，目生翳膜　本品甘寒，归肝经能清泻肝火，明目退翳。治肝火上炎之目赤肿痛，可与夏枯草、决明子等配伍；治风热上攻之羞明多泪，可与木贼、菊花等配伍；治肝火郁滞，目生翳膜，常与蝉蜕、蒺藜等同用。

2. 肝虚目暗，视物昏花　本品甘寒质润，归肝经，既能清肝明目，又兼能养肝明目。治肝虚有热所致目暗不明，视物昏花者，常与菟丝子、女贞子等配伍。

【用法用量】内服：3~9g，煎汤。

【参考资料】

1. 本草精选　《开宝本草》："主青盲肤翳，赤涩多眵泪，消目中赤脉，小儿麸豆及疳气攻眼。"《本草经疏》："密蒙花为厥阴肝家之正药，所主无非肝虚有热所致。此药甘以补血，寒以除热，肝血足而诸证无不愈矣。"《本草害利》："密蒙花，甘微寒，润肝燥，治目中赤脉，青盲云翳，赤肿眵眼，小儿疳气攻眼。"

2. 化学成分　主要含蒙花苷、芹菜苷、刺槐苷、木犀草苷、密蒙花新苷、木犀草素-7-O-葡萄糖苷等黄酮类成分。

3. 药理作用　有抗病原微生物、降血糖、抑制血管内皮细胞增生、调节体内性激素水平、缓解平滑肌痉挛、利胆、利尿等作用。

图库　　　　PPT

◈ 第二节　清热燥湿药

本类药物性味苦寒，苦能燥湿，寒能清热，以清热燥湿为主要作用，主要用治湿温、暑湿身热不扬、胸膈痞闷、恶心呕吐，黄疸、泄泻、痢疾、淋证、阴肿阴痒、带下、湿疹、湿疮、关节红肿热痛等湿热证。此外，本类药物多具有清热泻火、解毒作用，亦用治脏腑火热证及热毒疮痈。本类药物苦寒燥湿力强，过服易伐胃伤阴，故用量不宜过大。凡脾胃虚寒，阴虚津亏者当慎用。

huángqín
黄　芩　《神农本草经》

为唇形科植物黄芩 *Scutellaria baicalensis* Georgi 的干燥根。主产于河北、山西、内蒙古等地。春、秋二季采收。生用、酒炒或炒炭用。

【性味归经】苦，寒。归肺、胆、脾、大肠、小肠经。

【功效】清热燥湿，泻火解毒，止血，安胎。

【应用】

1. 湿热证　本品苦寒，能清肺、胃、肝胆、大肠湿热，尤善清中上焦湿热。治湿温病，身热不扬、胸闷呕恶，舌苔黄腻，常与滑石、茯苓、通草等配伍；治湿热蕴结中焦，痞满呕吐，常与黄连、半夏、干姜等配伍；治湿热泻痢，常与当归、黄连等配伍；治湿热黄疸，可与茵陈、栀子等配伍，治湿热淋证，可与白茅根、车前子等同用。

2. 肺热咳嗽　本品主归肺经，善清肺热。治肺热咳嗽，可单用或与桑白皮、知母、芦根等同用；治痰热咳嗽，可与瓜蒌、浙贝母、胆南星等同用。

3. 高热烦燥，寒热往来　本品苦寒，善清胸膈及少阳邪热。治上、中二焦积热，胸膈烦燥，身热口渴，小便热赤，常与大黄、连翘、栀子等配伍。治伤寒少阳证往来寒热，常与柴胡等配伍。

4. 痈肿疮毒　本品有清热泻火解毒之功。治痈肿疮毒，常与黄连、黄柏、栀子配伍。

5. 血热吐衄　本品炒炭能清热凉血、止血。治热盛迫血妄行之吐血、衄血，可单用本品或与大黄同用；治血热便血，常与地榆、槐花等配伍。

6. 胎动不安　本品有清热安胎之功。治胎动不安，常当归、川芎、白术等同用。

【用法用量】内服：3～10g，煎汤，或入丸散。清热泻火、解毒宜生用，安胎宜炒用，清上焦热宜酒炙用，止血宜炒炭用。

【使用注意】脾胃虚寒者不宜使用。

【参考资料】

1. 本草精选　《神农本草经》："主诸热黄疸，肠澼，泄痢，逐水，下血闭，恶疮，疽蚀，火疡。"《珍珠囊》："酒炒上颈，主上部积血……除阳有余，凉心去热，通寒格。"《本草纲目》："治风热湿热头疼，奔豚热痛，火咳，肺痿喉腥，诸失血。"

2. 化学成分　主要含黄芩苷、黄芩素、汉黄芩素、汉黄芩苷、黄芩新素等黄酮类成分等。

3. 药理作用　有抗病原微生物、抗炎、抗过敏、解热、镇静、保肝利胆、降血糖、降血压、扩张血管、抗动脉粥样硬化、降血脂、抗氧化等作用。

huánglián
黄　连　《神农本草经》

为毛茛科植物黄连 *Coptis chinensis* Franch.、三角叶黄连 *Coptis deltoidea* C. Y. Cheng et Hsiao 或云连

Coptis teeta Wall. 的干燥根茎。以上三种分别习称"味连""雅连""云连"。味连、雅连主产于四川、湖北。云连主产于云南。秋季采收。生用或清炒、姜汁炙、酒炙、吴茱萸水炙用。

【性味归经】苦，寒。归心、脾、胃、肝、胆、大肠经。

【功效】清热燥湿，泻火解毒。

【应用】

1. **湿热痞满，呕吐吞酸，消渴**　本品苦寒，清热燥湿力强，归脾胃经，善清脾胃湿热、实火。治呕吐吞酸，不论寒热均可配伍使用。治肝火犯胃所致的胁肋胀痛、呕吐吞酸，常与吴茱萸配伍；治脾胃虚寒、呕吐酸水，常与人参、白术、干姜等同用。治湿热阻滞中焦所致脘腹痞满、恶心呕吐，常与苏叶同用；治寒热错杂之心下痞满，常与黄芩、干姜、半夏等配伍。治胃热呕吐，可与石膏、竹茹、半夏等配伍。治胃热炽盛，烦渴多饮之消渴症，可与麦冬、芦根、天花粉等配伍。

2. **湿热泻痢**　本品清热燥湿，善清大肠湿热，为止泻痢要药。治湿热痢疾，症见腹痛下痢脓血、里急后重，可单用或与木香同用，或与白芍、木香、槟榔等配伍；治热毒痢，常与白头翁、秦皮、黄柏配伍。

3. **高热神昏，心烦不寐，心悸不宁**　本品清热泻火力强，尤善清心除烦。治热病扰心，大热烦躁，甚则神昏谵语，常与牛黄、连翘等配伍。治肾阴亏虚，心火亢盛之心烦失眠，心悸怔忡，常与阿胶、黄芩、白芍等同用。治心肾不交之怔忡不寐，常与肉桂同用。

4. **血热吐衄**　本品苦寒清泄，善清热泻火解毒，治邪火内炽，迫血妄行，吐血、衄血，常与大黄、黄芩配伍。

5. **痈肿疔疮，目赤，牙痛**　本品既能清热燥湿，又能泻火解毒，长于疗疔毒。治痈肿疔毒，常与黄芩、黄柏、栀子配伍。治目赤肿痛，赤脉胬肉，常与决明子、青葙子等同用；治胃中积热，牙龈肿痛，常与生地黄、牡丹皮、升麻等配伍。

6. **湿疹，湿疮，耳道流脓**　本品清热燥湿。治湿疹湿疮，可单用制为软膏外敷；治耳道流脓，可单用浸汁涂患处；治眼目红肿，可单用煎汁滴眼。

【用法用量】内服：2～5g，煎汤，或入丸散。外用：适量。酒黄连善清上焦火热，用于目赤，口疮。姜黄连清胃和胃止呕，用于寒热互结，湿热中阻，痞满呕吐。茱黄连舒肝和胃止呕，用于肝胃不和，呕吐吞酸。

【使用注意】脾胃虚寒者忌用，阴虚津伤者慎用。

【参考资料】

1. **本草精选**　《神农本草经》："主热气目痛，眦伤泣出，明目，肠澼腹痛下痢，妇人阴中肿痛。"《珍珠囊》："其用有六：泻心火，一也；去中焦湿热，二也；诸疮必用，三也；祛风湿，四也；治赤眼暴发，五也；止中部见血，六也。"《本草正义》："黄连大苦大寒，苦燥湿，寒胜热，能泄降一切有余之湿火，而心、脾、肝、肾之热，胆、胃、大小肠之火，无不治之。上以清风火之目病，中以平肝胃之呕吐，下以通腹痛之滞下，皆燥湿清热之效也。"

2. **化学成分**　主要含小檗碱、黄连碱等生物碱，还含黄柏酮、黄柏内酯、阿魏酸、绿原酸等。

3. **药理作用**　有抗炎、抗病原微生物、镇静催眠、抗焦虑、抗溃疡、抗肿瘤、抗血小板聚集、抗脑缺血、解热、降血糖等作用。

huángbò

黄　柏　《神农本草经》

为芸香科植物黄皮树 *Phellodendron chinense* Schneid. 的干燥树皮。习称"川黄柏"。主产于四川、贵州。夏初采收。生用或盐水炙。

【性味归经】苦，寒。归肾、膀胱经。

【功效】清热燥湿，泻火除蒸，解毒疗疮。

【应用】

1. 湿热证 本品苦寒沉降，善清下焦湿热。治湿热泻痢，常与白头翁、黄连、秦皮配伍；治湿热黄疸、尿赤，常与栀子同用；治肾虚湿热之带下阴痒，常与山药、芡实、车前子等配伍；治湿热下注之脚气肿痛、痿软无力，常与苍术、川牛膝配伍。

2. 骨蒸劳热，盗汗，遗精 本品主归肾经，善泻相火、除骨蒸。治阴虚火旺、骨蒸潮热、盗汗遗精等，常与知母、生地黄、山药等配伍。

3. 疮疡肿毒，湿疹湿疮 本品既清热燥湿，又泻火解毒。治疮疡肿毒内用外服均可，内服常与黄芩、黄连、栀子等配伍，外用与大黄、黄连为末，醋调外搽。治湿疹瘙痒，常与白鲜皮、苦参等配伍。

【用法用量】内服：3～12g，煎汤，或入丸散。外用：适量。盐黄柏滋阴降火，用于阴虚火旺，盗汗骨蒸。

【使用注意】本品苦寒伤胃，脾胃虚寒者忌用。

【参考资料】

1. 本草精选 《神农本草经》："主五脏肠胃中结热，黄疸，肠痔，止泄利，女子漏下赤白，阴伤蚀疮。"《珍珠囊》："除血痢，去黄疸，祛脾胃热，治女人血崩。"《长沙药解》："黄柏，泄己土之湿热，清乙木之郁蒸，调热利下重，理黄疸、腹满、伤寒。"

2. 化学成分 主要含小檗碱、木兰花碱、黄柏碱、药根碱、掌叶防己碱等生物碱，黄柏内酯、黄柏酮、黄柏酮酸等苦味质成分，还含甾醇类成分等。

3. 药理作用 有抗病原微生物、抗炎、抗溃疡，利胆、抗心律失常、降血压、镇静、降血糖、抗痛风等作用。

lóngdǎn
龙　胆 《神农本草经》

为龙胆科植物条叶龙胆 *Gentiana manshurica* Kitag. 、龙胆 *Gentiana scabra* Bge. 、三花龙胆 *Gentiana triflora* Pall. 或坚龙胆 *Gentiana rigescens* Franch. 的干燥根和根茎，前三种习称"龙胆"，主产于东北，产量最大，又称"关龙胆"。后一种习称"坚龙胆"，主产于云南。春、秋二季采收。生用。

【性味归经】苦，寒。归肝、胆经。

【功效】清热燥湿，泻肝胆火。

【应用】

1. 湿热证 本品苦寒，清热燥湿，归肝胆走下焦，长于治下焦湿热诸症。治湿热黄疸，常与苦参配伍，或与茵陈、栀子、黄柏同用；治湿热下注之阴肿阴痒，带下黄臭，湿疹瘙痒，常与木通、车前子、黄芩等同用。

2. 肝胆实火 本品苦寒沉降，主归肝胆经，善泻肝胆实火。治肝胆实火上炎之目赤头痛，耳鸣耳聋，胁痛口苦，强中，常与黄芩、柴胡、栀子等配伍；治肝经热盛、热极生风所致高热惊风抽搐，常与牛黄、黄连、青黛等配伍。

【用法用量】内服：3～6g，煎汤，或入丸散。

【使用注意】脾胃虚寒者忌用，阴虚津伤者慎用。

【参考资料】

1. 本草精选 《神农本草经》："主骨间寒热，惊痫邪气，续绝伤，定五脏，杀蛊毒。"《医学启源》："治两目赤肿睛胀，瘀肉高起，痛不可忍。"《药品化义》："专泻肝胆之火，治目痛，颈痛，两胁疼痛，小儿疳积。善清下焦湿热。"

2. 化学成分 主要含龙胆苦苷、当药苷、三叶苷、苦龙苷、苦樟苷等环烯醚萜苷类，龙胆黄碱、龙胆碱及秦艽甲素、乙素、丙素等生物碱，还含龙胆三糖、β-谷甾醇等。

3. 药理作用 有抗病原微生物、抗炎、镇静、促进胃液及胃酸分泌、保肝、减慢心率、降血压及抗疟原虫等作用。

kǔshēn

苦 参《神农本草经》

为豆科植物苦参 *Sophora flavescens* Ait. 的干燥根。我国大部分地区均产。春、秋二季采收。生用。

【性味归经】 苦，寒。归心、肝、胃、大肠、膀胱经。

【功效】 清热燥湿，杀虫，利尿。

【应用】

1. 湿热证 本品苦寒，善清热燥湿，又兼利尿，祛湿热力强，用治多种湿热证。治湿热蕴结胃肠，腹痛泄泻或下痢，可单用，或与木香、甘草配伍；治便血、痔漏出血，可与地榆、生地黄、槐花等配伍；治湿热黄疸，可与龙胆、栀子等配伍；治湿热带下、阴肿阴痒，可与蛇床子、鹤虱等配伍。

2. 湿疹，湿疮，疥癣麻风 本品苦燥性烈，能清热燥湿、杀虫、止痒，为治皮肤病之要药，外用内服均可。治湿疹、湿疮，单用煎水外洗，或与黄柏、蛇床子煎水外洗；治皮肤瘙痒，可与皂角、荆芥等配伍；治风疹，皮肤瘙痒，可与防风、蝉蜕、荆芥等同用；治疥癣瘙痒，可与黄柏、蛇床子、地肤子等配伍，或与硫黄、枯矾制成软膏外涂；治麻风病，可与大风子、苍耳子等配伍；治滴虫性阴道炎，多煎水灌洗或作栓剂外用。

【用法用量】 内服：4.5~9g，煎汤，或入丸散。外用：适量，煎汤洗患处。

【使用注意】 不宜与藜芦同用。

【参考资料】

1. 本草精选 《本草衍义补遗》："苦参，……其治大风有功，况风热细疹乎。"《本草经百种录》："苦参，专治心经之火，与黄连功用相近。但黄连似去心脏之火为多，苦参似去心腑小肠之火为多，则以黄连之气味清，而苦参之气味浊也。"《本草正义》："苦参，大苦大寒，退热泄降，荡涤湿火，其功效与芩、连、龙胆皆相近，而苦参之苦愈甚，其燥尤烈，故能杀湿热所生之虫，较之芩、连力量益烈。

2. 化学成分 主要含苦参碱、氧化苦参碱、异苦参等生物碱，苦参醇、新苦参醇、苦参酮、异苦参酮等黄酮类化合物。

3. 药理作用 有抑制病原微生物、抗炎、抗过敏、抗心率失常、抗肿瘤、升高白细胞、保肝、抑制免疫功能、镇静、平喘等作用。

qínpí

秦 皮《神农本草经》

为木犀科植物苦枥白蜡树 *Fraxinus rhynchophylla* Hance、白蜡树 *Fraxinus chinensis* Roxb.、尖叶白蜡树 *Fraxinus szaboana* Lingelsh. 或宿柱白蜡树 *Fraxinus stylosa* Lingelsh. 的干燥枝皮或干皮。主产于陕西、河北、吉林等地。春、秋二季采收。生用。

【性味归经】 苦、涩，寒。归肝、胆、大肠经。

【功效】 清热燥湿，收涩止痢，止带，明目。

【应用】

1. 湿热泻痢，赤白带下 本品苦寒归大肠经，清热燥湿、止痢。治热毒泻痢，里急后重，常与黄柏、黄连、白头翁配伍；治湿热下注，带下腥臭，可与椿皮、黄柏等同用。

2. 目赤肿痛，目生翳膜 本品有清肝、明目退翳之功。治肝火目赤、翳膜遮睛，常与决明子、菊花、夏枯草等配伍，亦可与黄连配伍煎汤外洗。

【用法用量】内服：6~12g，煎汤，或入丸散。外用：适量，煎洗患处。

【使用注意】脾胃虚寒者慎用。

【参考资料】

1. 本草精选 《本草纲目》："秦皮，治目病，惊痫，取其平木也，治下痢崩带，取其收涩也。又能治男子少精，取其涩而补也。此药乃服食及惊、痫、崩、痢所宜，而人止知其治目一节，几于废弃，良为可惋。"《本草汇言》："秦皮，味苦性涩而坚，能收敛走散之精气。故仲景用白头翁汤，以此治下焦虚热而利者，取苦以涩之之意也。"

2. 化学成分 主要含秦皮素、秦皮苷、七叶素、七叶苷等香豆精类成分及鞣质等。

3. 药理作用 有抗病原微生物、抗炎、镇痛、利尿、促进尿酸排泄、抗氧化、抗肿瘤、保护血管、保肝等作用。

báixiānpí
白鲜皮 《神农本草经》

为芸香科植物白鲜 *Dictamnus dasycarpus* Turcz. 的干燥根皮。主产于辽宁、河北、四川等地。春、秋二季采收。生用。

【性味归经】苦，寒。归脾、胃、膀胱经。

【功效】清热燥湿，祛风解毒。

【应用】

1. 湿热疮毒，湿疹，风疹，疥癣疮癞 本品性味苦寒，既能清热燥湿、解毒，又有祛风止痒之功。治湿热疮毒、黄水淋漓，常与苍术、苦参、连翘等配伍；治湿疹风疹、疥癣疮癞，常与苦参、防风、地肤子等同用，煎汤内服、外洗。

2. 风湿热痹，黄疸尿赤 本品善清热燥湿。治湿热蕴结之黄疸尿赤，可与栀子、茵陈等配伍；治风湿热痹，关节红肿热痛，可与苍术、黄柏、薏苡仁等配伍。

【用法用量】内服：5~10g，煎汤，或入丸散。外用：适量，煎汤洗或研粉敷。

【使用注意】脾胃虚寒者慎用。

【参考资料】

1. 本草精选 《神农本草经》："主头风，黄疸，咳逆，淋沥，女子阴中肿痛，湿痹死肌，不可屈伸、起止、行步。"《药性论》：治一切热毒风，恶风，风疮、疥癣赤烂，眉发脱脆，皮肌急，壮热恶寒；主解热黄、酒黄、急黄、谷黄、劳黄等。《本草原始》："白鲜皮，入肺经，故能去风，入小肠经，故能去湿，夫风湿既除，则血气自活而热亦去。治一切疥癞、恶风、疥癣、杨梅、诸疮热毒。"

2. 化学成分 主要含白鲜碱、异白鲜碱等生物碱，梣酮、黄柏酮、黄柏酮酸等柠檬苦素类化合物，还含粗多糖、谷甾醇等。

3. 药理作用 有抗真菌、抗炎、解热、增加心肌收缩力、收缩子宫平滑肌、抗肿瘤等作用。

◎ 第三节 清热解毒药

图库　　PPT

本节药物多性寒，具有清热功效，尤善解热毒，主治热毒诸证。热毒病证，常见为疮痈疔疖、咽喉肿痛、痢疾下血、丹毒、痄腮、温热病发斑等，也包含水火烫伤、虫蛇咬伤及癌肿等。部分药物兼有疏散风热、祛痰、明目、息风止痉、利尿、通乳、杀虫等功效，亦可用于风热表证、热痰、目赤肿痛、热盛动风、小便不利、乳汁不下及虫病等。本节有些药物苦寒之性较甚，易伤阳败胃，故阳虚寒凝、脾虚便溏者慎用。

jīnyínhuā

金银花 《名医别录》

为忍冬科植物忍冬 *Lonicera japonica* Thunb. 的干燥花蕾或带初开的花。主产于河南、山东。夏初花开放前采收。生用、炒炭或制成露剂。

【性味归经】甘，寒。归肺、心、胃经。

【功效】清热解毒，疏散风热。

【应用】

1. 痈肿疔疮，喉痹，丹毒 本品性寒，清热解毒之力较强，常用于治疗多种热毒病证。为治一切内痈、外痈之要药。治疮痈初起，红肿热痛，可单用煎服，并用药渣外敷患处；治疗疮之坚硬根深，常与蒲公英、紫花地丁、野菊花等同用；治肠痈腹痛，可与败酱草、大黄、红藤等同用；治肺痈咳吐脓血，可与鱼腥草、芦根、薏苡仁同用；治咽喉肿痛，不论热毒内盛或风热外袭者均可选用，常与薄荷、牛蒡子等配伍；治血热毒盛，丹毒红肿者，可与大青叶、板蓝根、紫花地丁等配伍。

2. 风热感冒，温病发热 本品气味芳香，具轻宣疏散之性，既善疏风透热，又能清解热毒。既是治疗外感风热表证的常用药，又可入营血透热外达，可用于温热病的各个阶段。治风热表证或温病初起，常与连翘相须为用；治气分热盛，可与石膏、知母等配伍；治热入营血，高热神昏，斑疹吐衄，常与连翘、生地黄、玄参等同用。

3. 热毒血痢 本品清热解毒、炒炭止血。治热毒痢疾，大便脓血者，可单用炒炭大量浓煎频服，或用生品与黄连、黄芩、白头翁等配伍。

此外，本品有清解暑热作用。治疗暑热烦渴，小儿热疖、痱子，以之制成金银花露代茶饮用，或以金银花煎汤代茶，或与荷叶、西瓜翠衣、扁豆花等同用。

【用法用量】内服：6~15g，煎汤，或入丸散；外用：适量。疏散风热、清泄里热生用；热毒血痢宜炒炭用；露剂多用于暑热烦渴。

【使用注意】脾胃虚寒及气虚疮疡脓清者忌用。

【参考资料】

1. 本草精选 《名医别录》："主寒热、身肿。"《本草拾遗》："主热毒，血痢，水痢。浓煎服之。"《滇南本草》："清热，解诸疮、痈疽发背、无名肿毒、丹瘤、瘰疬。"

2. 化学成分 主要含绿原酸、异绿原酸、咖啡酸等有机酸类成分，木犀草苷、忍冬苷、金丝桃苷、槲皮素等黄酮类成分，还含挥发油、环烯醚萜苷、三萜皂苷等。

3. 药理作用 有抗病原微生物、解热、抗炎、抗内毒素、降血脂、抗肿瘤细胞等作用。

附药

忍冬藤

为忍冬科植物忍冬的干燥茎枝，又名金银花藤。性味苦，微寒；归肺、胃经。功效与金银花相似，但清热解毒之力不及金银花，主要具有清热疏风，通络止痛的功效。临床多用于温病发热，风湿热痹等证。煎服，9~30g。

山银花

为忍冬科植物灰毡毛忍冬 *Lonicera macranthoides* Hand.－Mazz.、红腺忍冬 *Lonicera hypoglauca* Miq.、华南忍冬 *Lonicera confusa* DC. 或黄褐毛忍冬 *Lonicera fulvotomentosa* Hsu et S. C. Cheng 的干燥花蕾或带初开的花。主产于重庆、贵州、湖南等地。夏初花开放前采收。性味甘，寒；归肺、心、胃经。功能清热解毒，疏散风热。适用于痈肿疔疮，喉痹，丹毒，风热感冒，温病发热。本品药性功用与金银花相似，在有些地区作为金银花的代用品使用。煎服，6～15g。

连 翘《神农本草经》
liánqiào

为木犀科植物连翘 *Forsythia suspensa*（Thunb.）Vahl 的干燥果实。主产于山西、河南、陕西等地。秋季果实初熟尚带绿色时采收，习称"青翘"；果实熟透时采收，习称"老翘"。生用。

【性味归经】苦，微寒。归心、肺、小肠经。

【功效】清热解毒，消肿散结，疏散风热。

【应用】

1. 痈疽，瘰疬，乳痈，丹毒 本品苦寒，能清热解毒，适宜于多种热毒病证。长于解热毒而消痈散结，有"疮家圣药"之称。治疮痈初起，红肿热痛，常与穿山甲、皂角刺等配伍；治疮疡红肿溃烂，脓出不畅，可与牡丹皮、天花粉、白芷等同用；治热毒所致咽喉肿痛，可与牛蒡子、薄荷等配伍；治瘰疬痰核、瘿瘤，常与夏枯草、浙贝母同用。

2. 风热感冒，温病初起，热入营血，热陷心包 本品性寒而轻扬，为外散风热、内解热毒之品，故常用于风热表证及温热病卫、气、营、血各阶段。治风热表证或温病卫分证，常与金银花、薄荷等配伍；治热入营血，斑疹隐隐或发斑，可与生地黄、玄参、丹参等同用。本品长于清心经实火，治热邪内陷心包，高热，烦躁，神昏等，常与黄连、莲子心等配伍。

3. 热淋涩痛 本品苦寒通降，善清泻心与小肠之火，且兼能利尿。治热淋涩痛，可与车前子、白茅根、竹叶等配伍。

【用法用量】内服：6～15g，煎汤，或入丸散。青翘清热解毒之力较强；老翘长于透热达表，疏散风热。连翘心长于清心泻火，常用治邪入心包之高热烦躁、神昏谵语等症。

【使用注意】脾胃虚寒及气虚脓清者不宜用。

【参考资料】

1. 本草精选 《神农本草经》："主寒热，鼠瘘，瘰疬，痈肿恶疮，瘿瘤，结热，蛊毒。"《珍珠囊》："连翘之用有三：泻心经客热，一也；去上焦诸热，二也；为疮疡圣药，三也。"

2. 化学成分 主要含连翘苷、连翘苷元、右旋松脂酚、右旋松脂醇葡萄糖苷、连翘酯苷A及连翘醇苷A、C、D、E等木脂素类成分，芸香苷等黄酮类成分，白桦脂酸，齐墩果酸，熊果酸三萜类成分等。

3. 药理作用 有抗病原微生物、解热、抗炎、抗内毒素、降血脂、抗肿瘤等作用。所含的齐墩果酸有强心、利尿、降血压等作用。

穿心莲 《岭南采药录》
chuānxīnlián

为爵床科植物穿心莲 *Andrographis paniculata*（Burm. f.）Nees 的干燥地上部分。主产于广东、广西。秋初茎叶茂盛时采收。生用。

【性味归经】苦，寒。归心、肺、大肠、膀胱经。

【功效】 清热解毒，凉血，消肿

【应用】

1. **感冒发热，咽喉肿痛**　本品质轻透散，苦寒清泄，有疏风清热、消肿止痛之功。治外感风热或温病卫分证之咽喉肿痛，可单用，或与牛蒡子、连翘、薄荷等同用；治热毒咽喉肿痛、口舌生疮，可与山豆根、射干、牛蒡子等同用。

2. **肺热咳嗽**　本品性寒归肺，尤善清泻肺热。治肺热咳嗽，或肺痈咳吐脓痰，可与黄芩、鱼腥草等同用。

3. **痈疮肿毒，蛇虫咬伤**　本品既能清热解毒，又能凉血消痈。治热毒疮疡，可用鲜品捣烂外敷，亦可单用穿心莲片内服，或与金银花、连翘、蒲公英等同用。治蛇虫咬伤，可与半边莲、白花蛇舌草同用。

4. **湿热泻痢，热淋涩痛，湿疹瘙痒**　本品性寒而味苦，归大肠、膀胱经以清热燥湿，治多种湿热病证。治湿热泄泻、痢疾、淋证小便灼热疼痛、黄疸尿赤短少，可单用或与车前子、黄连、苦参等同用；治湿疹瘙痒，可用本品研末，局部外用。

【用法用量】 内服：6~9g。煎汤，或入丸散。因其味甚苦，入汤剂易致恶心呕吐，故多作丸、片剂服用。外用：适量。

【使用注意】 不宜多服、久服；脾胃虚寒者不宜用。

【参考资料】

1. **本草文献**　《岭南采药录》："能解蛇毒，又能理内伤咳嗽。"《泉州本草》："清热解毒，消炎退肿，治咽喉炎症，痢疾，高热。"

2. **化学成分**　主要含穿心莲内酯等多种二萜内酯化合物，多种黄酮类化合物，还另含穿心莲烷、穿心莲甾醇、穿心莲酮、甾醇皂苷、酚类、糖类等。

3. **药理作用**　有抗病原微生物、解热、抗炎、镇静、增强机体免疫功能、保肝、利胆、抗蛇毒、抗肿瘤、抗血栓形成、降血脂、降血压等作用。

dàqīngyè
大青叶　《名医别录》

为十字花科植物菘蓝 *Isatis indigotica* Fort. 的干燥叶。主产于江苏、河北、安徽等地。夏、秋二季分 2~3 次采收。生用。

【性味归经】 苦，寒。归心、胃经。

【功效】 清热解毒，凉血消斑，利咽。

【应用】

1. **温病高热，神昏，发斑发疹**　本品味苦性寒，解热毒与凉血之力强，善解瘟疫时毒，可用于温热病的各个阶段。治温病初起，邪在卫分之发热咽痛，可与薄荷、牛蒡子配伍；治温病热入营血或气血两燔，高热、神昏、发斑发疹，可与玄参、栀子同用。

2. **痄腮，喉痹，丹毒**　本品既能清肺胃心经实火，又能解毒利咽、凉血消肿，治多种热毒疮肿，尤善治丹毒。治瘟毒上攻，发热头痛之痄腮，可与板蓝根、连翘、玄参等配伍；治热盛咽喉肿痛，可用鲜品捣汁内服；治心肝火盛、咽喉肿痛、口舌生疮，可与生地黄、大黄、升麻等配伍；治丹毒红肿，可用鲜品捣烂外敷，或与生地黄、玄参、牡丹皮等同用。

【用法用量】 内服：9~15g，煎汤，或入丸散。外用：适量。

【使用注意】 脾胃虚寒者忌用。

【参考资料】

1. 本草精选 《名医别录》："治时气头痛，大热，口疮。"《本草正》："治天行瘟疫，热毒发狂，风热斑疹，痈疡肿痛，除烦渴，止鼻衄，吐血，杀疳蚀，金创箭毒。"

2. 化学成分 主要含靛蓝、菘蓝苷、靛玉红、菘蓝苷 B、靛红烷 B、扶桑甾醇等。

3. 药理作用 有抗病原微生物、解热、抗炎、抗内毒素、降血脂、保肝、增强免疫功能、抗肿瘤等作用。

bǎnlángēn
板蓝根 《本草纲目》

为十字花科植物菘蓝 *Isatis indigotica* Fort. 的干燥根。主产于江苏、河北。秋季采收。生用。

【性味归经】苦，寒。归心、肺、胃经。

【功效】清热解毒，凉血，利咽。

【应用】

1. 瘟疫时毒，发热咽痛 本品苦寒，归心、胃经，清解热毒，尤善清肺胃热毒而利咽散结，为治咽喉肿痛要药。治温病卫分证或外感风热、发热咽痛，可单用，或与金银花、牛蒡子等同用；治热毒壅盛之咽喉肿痛，可单用，或与玄参、桔梗、马勃等配伍。

2. 温毒发斑，痄腮，大头瘟疫，丹毒，痈肿 本品苦寒，有清热解毒、凉血消肿之功，可用于多种瘟疫热毒病证。治温毒发斑、舌绛紫暗，常与黄芩、紫草、生地黄等配伍；治大头瘟疫、头面红肿、咽喉不利，以及丹毒、痄腮，常与连翘、牛蒡子、玄参等同用。

【用法用量】内服：9～15g，煎汤，或入丸散。

【使用注意】体虚而无实火热毒者忌服，脾胃虚寒者慎用。

【参考资料】

1. 本草精选 《本草纲目》："治妇人败血。"《分类草药性》："解诸毒恶疮，散毒去火，捣汁，或服或涂。"《本草便读》："板蓝根即靛青根，其功用性味与靛青叶同，能入肝胃血分，不过清热、解毒、辟疫、杀虫四者而已。"

2. 化学成分 主要含告依春、表告依春等生物碱类成分，精氨酸、脯氨酸、谷氨酸、酪氨酸等氨基酸类成分，还含靛玉红、靛蓝、羟基靛玉红、谷甾醇、腺苷、丁香苷、落叶松树脂醇等。

3. 药理作用 有抗病原微生物、解热、抗炎、抗内毒素、降血脂、增强免疫功能、抗肿瘤等作用。靛玉红有抗肿瘤、破坏白血病细胞等作用。

附药

南板蓝根

为爵床科植物马蓝 *Baphicacanthus cusia*（Nees）Bremek. 的干燥根茎和根，主产于福建、四川、云南等地。夏、秋二季采收。生用。性味苦，寒；归心、胃经。功能清热解毒，凉血消斑。适用于温疫时毒，发热咽痛，温毒发斑，丹毒。本品药性功用与板蓝根相似，在南方地区亦作为板蓝根使用，习称"南板蓝根"。煎服，9～15g。

qīngdài
青 黛《药性论》

为爵床科植物马蓝 *Baphicacanthus cusia*（Nees）Bremek. 、蓼科植物蓼蓝 *Polygonum tinctorium* Ait. 或十字花科植物菘蓝 *Isatis indigotica* Fort. 的叶或茎叶经加工制得的干燥粉末、团块或颗粒。主产于福建、广东、江苏等地。福建所产品质最优，称"建青黛"。研细用。

【性味归经】咸，寒。归肝、肺经。

【功效】清热解毒，凉血消斑，泻火定惊。

【应用】

1. 温病发斑，血热吐衄 本品性寒能清热，咸走血分，善清解血分热毒而凉血消斑。治温热病发斑，常与石膏、生地黄等配伍；治血热妄行之吐血、衄血等，可单用，水调服，或与生地黄、白茅根等配伍。

2. 肝火犯肺，咳嗽胸痛，痰中带血 本品咸寒，归肝、肺经，能清肝又兼泻肺热。治肝火犯肺，咳嗽胸痛，咯血或痰中带血等，常与海蛤壳同用。

3. 口疮，痄腮、喉痹 本品清热解毒消肿，可用于治疗多种热毒证。治咽痛口疮，多与牛黄、冰片等同用，吹撒患处，或与板蓝根、甘草同用；治痄腮肿痛，可单用以醋调涂患处，或与寒水石等共研为末，外敷患处；治热毒疮肿，多与蒲公英、紫花地丁等同用。

4. 小儿惊痫 本品主归肝经，长于泻肝火而定惊，适宜于肝热生风，惊痫抽搐。治小儿高热，惊风抽搐，多与钩藤、牛黄等配伍。

【用法用法】内服：1~3g。本品难溶于水，多作丸散剂服用，不宜入汤剂。外用：适量。

【使用注意】胃寒者慎用。

【参考资料】

1. 本草精选 《药性论》："能解小儿疳热，消瘦，杀虫。"《开宝本草》："主解诸药毒，小儿诸热，惊痫发热，天行头痛寒热，并水研服之，并摩傅热疮恶肿，金疮下血，蛇犬等毒。"《得配本草》："除郁火，解热毒。杀小儿疳虫，散时疫赤斑，消膈痰，止血痢。"

2. 化学成分 主要含靛蓝、靛玉红、青黛酮等。

3. 药理作用 有抗病原微生物、抗炎、抗肿瘤等作用。

guànzhòng

贯 众 《神农本草经》

为鳞毛蕨科植物粗茎鳞毛蕨 *Dryopteris crassirhizoma* Nakai 的干燥根茎和叶柄残基。主产于黑龙江、辽宁、吉林等地，习称"东北贯众"或"绵马贯众"；秋季采收。生用或炒炭用。

【性味归经】苦，微寒；有小毒。归肺、胃、肝经。

【功效】清热解毒，止血，驱虫。

【应用】

1. 时疫感冒，温毒发斑，风热感冒，痈疮肿毒 本品苦寒，既能清气分之实热，又能解血分之热毒，适宜于温热毒邪所致诸证，并有一定预防时疫作用。预防温热时疫，可单用水煎服，或与桑叶、甘草同用；治温毒发斑、痄腮，可与板蓝根、大青叶、紫草等同用；治风热感冒、温热病邪在卫分，可与牛蒡子、金银花、连翘等配伍；治热毒疮疡，可与蒲公英、大青叶、紫花地丁等配伍。

2. 出血 本品苦寒，主归肝经，能凉血止血，适宜于血热出血。治血热崩漏下血，可单味研末调服，或与五灵脂、茜草等配伍；治血热吐衄吐血，可与小蓟、白及等配伍；治便血，常与地榆、槐花等同用。

3. 虫积腹痛 本品有杀虫之功。治绦虫、蛔虫等多种肠道寄生虫病，可与苦楝皮、槟榔等配伍。

【用法用量】内服：5~10g，煎汤，或入丸散。清热解毒、驱虫宜生用；止血宜炒炭用。

【使用注意】本品有小毒，用量不宜过大；脾胃虚寒者慎用。

【参考资料】

1. 本草精选 《神农本草经》："主腹中邪，热气，诸毒，杀三虫。"《本草纲目》："治下血、崩中、带下，产后血气胀痛，斑疹毒，漆毒，骨哽。"

2. 化学成分 主要含抑制绵马酸、黄绵马酸、白绵马素、粗蕨素等间苯三酚衍生物类，还含多种微量元素等。

3. 药理作用 有抑制各型流感病毒作用，对乙脑病毒、腮腺炎病毒、脊髓灰质炎病毒有较强的抑制作用；能麻痹绦虫，抑制猪蛔虫的活动；对家兔在体或离体子宫均有明显收缩作用；还有抗早孕、抗肿瘤、止血、保肝等作用。

附药

紫萁贯众

为紫萁科植物紫萁 Osmundajaponica Thumb. 的干燥根茎和叶柄残基。主产于河南、甘肃、山东等地。春、秋季采收。生用或炒炭用。性味苦，微寒；有小毒。归肺、胃、肝经。功能清热解毒，止血，杀虫。适用于时疫感冒，热毒泻痢，痈疮肿毒，吐血，衄血，便血，崩漏，虫积腹痛。煎服 5~9g。

púgōngyīng
蒲公英 《新修本草》

为菊科植物蒲公英 *Taraxacum mongolicum* Hand. – Mazz. 、碱地蒲公英 *Taraxacum borealisinense* Kitam. 或同属数种植物的干燥全草。全国大部分地区均产。春至秋季花初开时采收。生用或鲜用。

【性味归经】苦、甘，寒。归肝、胃经。

【功效】清热解毒，消肿散结，利湿通淋。

【应用】

1. 热毒疮肿 本品苦甘性寒，功善清解热毒、消散痈肿，适用于热毒壅盛所致内痈外痈。主归肝、胃经，兼能疏郁通乳，故为治乳痈要药。治乳痈肿痛，单用浓煎或鲜品捣汁内服，其渣可敷患处，也可与瓜蒌、金银花、漏芦等同用；治肠痈腹痛，常与大黄、牡丹皮、桃仁等同用；治肺痈吐脓，常与鱼腥草、芦根、冬瓜仁等同用；治痈肿疔疮，常与金银花、紫花地丁、野菊花等配伍；治咽喉肿痛，常与板蓝根、玄参、牛蒡子等配伍。

2. 热淋涩通，湿热黄疸 本品有清利湿热、利水通淋之功。治热淋涩痛，常与白茅根、车前子、金钱草同用；治湿热黄疸，常与茵陈、栀子、大黄等配伍。

此外，本品尚有清肝明目作用，可用于肝火上炎所致目赤肿痛。

【用法用量】内服：煎服，10~15g；鲜品加倍。外用：鲜品适量，捣敷或煎汤熏洗患处。

【使用注意】用量过大可致缓泻。

【参考资料】

1. 本草精选 《新修本草》："主妇人乳痈肿。"《本草备要》："专治痈肿、疔毒，亦为通淋妙品。"《本草正义》："蒲公英，其性清凉，治一切疔疮、痈疡、红肿热毒诸证，可服可敷，颇有应验，而治乳痈乳疖，红肿坚块，尤为捷效。鲜者捣汁温服，干者煎服，一味亦可治之，而煎药方中亦必不可缺也。"

2. 化学成分 主要含咖啡酸、绿原酸、伪蒲公英甾醇、棕榈酸等有机酸类成分，正己醇、樟脑、正辛醇、反式石竹烯等挥发油类成分，槲皮素－3－O－葡萄糖苷、槲皮素－3－O－β－半乳糖苷、槲皮素、木犀草素、香叶木素、芹菜素等黄酮类成分等。

3. 药理作用 有抗病原微生物、利胆、保肝、提高免疫功能、利尿、健胃及较弱的泻下作用。

Zǐhuādìdīng
紫花地丁 《本草纲目》

为堇菜科植物紫花地丁 *Viola yedoensis* Makino 的全草。主产于江苏、浙江、安徽等地。春、秋二季采收。生用。

【性味归经】苦、辛，寒。归心、肝经。

【功效】清热解毒，凉血消肿。

【应用】

1. 热毒疮肿 本品苦泄辛散，寒能清热，归心、肝经血分能清热解毒、凉血消痈，为治热毒内盛兼血热壅滞所致疔疖疮痈常用药，尤善治疔疮。治疗毒肿痛，可单用鲜品捣汁内服，以渣外敷；或与金银花、蒲公英、野菊花等配伍。治乳痈，常与蒲公英同用，煎汤内服，并以渣外敷，或熬膏摊贴患处；治丹毒，可与大青叶、紫草、玄参等配伍；治肠痈腹痛，可与大黄、金银花、大血藤等同用。

2. 毒蛇咬伤 本品能解蛇毒。治毒蛇咬伤，可用鲜品捣汁内服，亦可配雄黄少许，捣烂外敷。

此外，本品清热解毒，还可配伍用于咽喉肿痛、痢疾等其他热毒证。

【用法用量】内服：15～30g，煎汤，或入丸散。外用：鲜品适量，捣烂敷患处。

【使用注意】体质虚寒者忌服。

【参考资料】

1. 本草精选 《本草纲目》："一切痈疽发背，疔肿瘰疬，无名肿毒恶疮。"《本草正义》："地丁专为痈肿疔毒通用之药。"

2. 化学成分 主要含山奈酚-3-0-鼠李吡喃苷、山奈酚-3-O-吡喃鼠里糖苷等黄酮类成分，棕榈酸、对羟基苯甲酸、丁二酸等有机酸类成分等。

3. 药理作用 有抗病原微生物、抗内毒素、解热、抗炎等作用。

yějúhuā

野菊花 《本草正》

为菊科植物野菊 *Chrysanthemum indicum* L. 的干燥头状花序。主产于广西、湖南、江苏等地。秋、冬二季花初开放时采收。生用。

【性味归经】苦、辛，微寒。归肝、心经。

【功效】清热解毒，泻火平肝。

【应用】

1. 疔疮痈肿，咽喉肿痛 本品辛散苦泄，清热解毒之力强于菊花，为治热毒疮痈之良药。治热毒炽盛的疮痈疔肿，可与蒲公英、紫花地丁、金银花等同用；治热盛咽喉肿痛，多与板蓝根、山豆根、牛蒡子等同用。

2. 目赤肿痛，头痛眩晕 本品既能清肝热，又可平肝阳。治风热上攻或肝火上炎之目赤肿痛，可与蝉蜕、密蒙花、决明子等配伍；治肝阳上亢之头痛眩晕，可与夏枯草、石决明、钩藤等同用。

【用法用量】内服：9～15g，煎汤，或入丸散。外用：适量，煎汤外洗或制膏外涂。

【参考资料】

1. 本草精选 《本草正》："散火散气，消痈毒疔肿瘰疬，眼目热痛，亦破妇人瘀血。"《本草求真》："凡痈毒疔肿，瘰疬，眼目赤痛，妇人瘀血等症，无不得此则治。"

2. 化学成分 主要含蒙花苷、矢车菊苷等黄酮类成分，菊花内酯、野菊花三醇、野菊花酮、侧柏酮、樟脑、龙脑等挥发油类成分等。

3. 药理作用 有抗病原微生物、降压、抗炎等药理作用。

chónglóu
重 楼 《神农本草经》

为百合科植物云南重楼 *Paris polyphylla* Smith *var. yunnanensis*（Franch.）Hand. – Mazz. 或七叶一枝花 *Paris polyphylla* Smith *var. chinensis*（Franch.）Hara 的干燥根茎。又名蚤休、七叶一枝花。主产于云南、广西。秋季采收。生用。

【性味归经】苦，微寒，有小毒。归肝经。

【功效】清热解毒，消肿止痛，凉肝定惊。

【应用】

1. 疔疮痈肿，咽喉肿痛，蛇虫咬伤 本品苦寒，善于清热解毒、消肿止痛，为治痈肿疔毒、毒蛇咬伤的常用药。治痈肿疔毒，可单用为末，醋调外敷，或与黄连、赤芍、金银花等同用；治咽喉肿痛、痄腮、喉痹，可与牛蒡子、连翘、板蓝根等同用；治瘰疬痰核，可与夏枯草、牡蛎、浙贝母等同用；治蛇虫咬伤，红肿疼痛，单用本品内服、外敷，或与穿心莲、半边莲等同用。

2. 跌扑伤痛 本品归肝经血分，能散瘀消肿止痛、止血。治跌打损伤，瘀血肿痛，外伤出血，可单用研末冲服，或与三七、血竭、自然铜等同用。

3. 惊风抽搐 本品苦寒归肝经，有凉肝泻火、息风定惊之功。治小儿热极生风，手足抽搐，单用本品研末冲服，或与钩藤、菊花、蝉蜕等配伍。

【用法用量】内服：3~9g，煎汤，或入丸散。外用：适量，研末调敷。

【使用注意】体虚、无实火热毒者，孕妇及患阴证疮疡者均不宜服用。

【参考资料】

1. 本草精选 《本草汇言》："蚤休，凉血去风，解痈毒之药也。但气味苦寒，虽云凉血，不过为痈疽疮疹血热致疾者宜用，中病即止。又不可多服久服。"张山雷《本草正义》："蚤休，乃苦泄解毒之品，濒湖谓是厥阴经之药，盖清解胆肝之郁热，熄风降气，亦能退肿消痰，利水去湿。"

2. 化学成分 主要含重楼皂苷 Ⅰ、Ⅱ、Ⅳ、Ⅶ等甾体皂苷类成分，还含甾酮、蜕皮激素、黄酮类、糖类、氨基酸、微量元素、挥发油等。

3. 药理作用 有抗肿瘤、止血、抗病原微生物、抗炎、抗氧化、收缩子宫平滑肌、保护血管内皮细胞等作用。

quánshēn
拳 参 《图经本草》

为蓼科植物拳参 *Polygonum bistorta* L. 的干燥根茎。又名紫参。主产于河北、山西、甘肃等地。春初发芽时或秋季茎叶将枯萎时采收。生用。

【性味归经】苦、涩，微寒。归肺、肝、大肠经。

【功效】清热解毒，消肿，止血。

【应用】

1. 痈肿瘰疬，蛇虫咬伤，口舌生疮 本品苦泄寒凉，能清热解毒、消肿散结。治疮痈肿痛、瘰疬、痔疮、烧烫伤、毒蛇咬伤等证，可以鲜品捣烂敷患处，或煎汤外洗，或与重楼、紫花地丁等同用。治口舌生疮，可与板蓝根、黄连、栀子等同用。

2. 血热出血，痔疮出血 本品苦微寒，归肝经血分，能凉血止血，治血热出血、痔疮出血，可与贯众、地榆、白茅根等同用。

3. 赤痢脓血，湿热泄泻 本品性微寒能清热解毒，味涩兼涩肠，故治热痢、泄泻。治赤痢脓血、湿热泄泻，可单用或与银花炭、白头翁、秦皮等同用。

4. 热病神昏，惊风抽搐 本品性微寒归肝经，能清肝息风止痉。治热病高热神昏、惊痫抽搐以及破伤风等，可与钩藤、全蝎、僵蚕等配伍。

此外，本品归肺经，能清肺止咳。治肺热咳嗽，可与黄芩、桑白皮、马兜铃等配伍。

【用法用量】内服：5～10g，煎汤，或入丸散。外用：适量，外洗或外敷。

【使用注意】无实火热毒者不宜使用。

【参考资料】

1. 本草精选 《本草图经》："拳参，生淄州田野。叶如羊蹄，根似海虾，黑色。五月采。"

2. 化学成分 主要含没食子酸、并没食子酸、右旋儿茶酚、左旋表儿茶酚、阿魏酸、绿原酸、龙胆酸等酚酸类成分，还含鞣质等。

3. 药理作用 有抗病原微生物、抗肿瘤、镇痛及抗氧化等作用，外用有一定的止血等作用。

lòulú

漏 芦《神农本草经》

为菊科植物祁州漏芦 *Rhaponticum uniflorum*（L.）DC. 的干燥根。主产于河北、山东、陕西等地。春、秋二季采收。生用。

【性味归经】苦，寒。归胃经。

【功效】清热解毒，消痈散结，通经下乳，舒筋通脉。

【应用】

1. 乳痈肿痛，痈疽发背，瘰疬疮毒 本品苦寒降泄，有清热解毒、消痈散结之功，适宜于多种热毒疮痈。因其能通经下乳，尤宜于乳痈。治乳痈肿痛，可与蒲公英、连翘、金银花等配伍；治痰火郁结之瘰疬痈疽，可与大黄、连翘、夏枯草等同用。

2. 乳汁不通 本品有良好的通经下乳之功，为治产后乳汁不通之常用药。治乳脉壅滞、乳汁不下、乳房胀痛，常与穿山甲、王不留行等配伍；治气血亏虚所致乳少清稀，可与黄芪、当归、鹿角胶等同用。

3. 湿痹拘挛 本品性善通利，有舒筋通脉活络之功。治湿痹，筋脉拘挛，骨节疼痛，常与地龙、木瓜、威灵仙等配伍。

【用法用量】内服：5～9g，煎汤，或入丸散。外用：适量，研末调敷或煎水洗。

【使用注意】气虚、疮疡平塌者忌用，孕妇慎用。

【参考资料】

1. 本草精选 《神农本草经》："主皮肤热，恶疮疽痔，湿痹，下乳汁。"《本草正义》："漏芦，滑利泄热，与王不留行功用最近，而寒苦直泄，尤其过之。"

2. 化学成分 主要含蜕皮甾酮、漏芦甾酮、土克甾酮等蜕皮类甾酮化合物，还含挥发油与多糖等。

3. 药理作用 有抗氧化、降血脂、抗动脉粥样硬化、增强免疫功能等作用。

附药

禹州漏芦

为菊科植物蓝刺头 *Echinops latifolius* Tausch. 或华东蓝刺头 *Echinops grijsii* Hance 的干燥根。主产于河南、安徽、江苏等地。春、秋二季采收。生用。性味苦，寒；归胃经。功能清热解毒，消痈，下乳，舒筋通脉。适用于乳痈肿痛，痈疽发背，瘰疬疮毒，乳汁不通，湿痹拘挛。本品药性功用与漏芦相似，有些地区作为漏芦使用。煎服，5～10g。

tǔfúlíng
土茯苓《本草经集注》

为百合科植物光叶菝葜 *Smilax glabra* Roxb. 的干燥根茎。主产于广东、湖南、湖北等地。夏、秋二季采收。生用。

【性味归经】甘、淡，平。归肝、胃经。

【功效】解毒，除湿，通利关节。

【应用】

1. **梅毒，肢体拘挛，筋骨疼痛**　本品甘淡渗利，善解汞毒，利湿，通利关节，解毒，为治梅毒要药。治梅毒，可单味大剂量水煎服，也可与金银花、威灵仙配伍；治梅毒伴有肢体拘挛者，常与木瓜、薏苡仁等同用。

2. **湿热淋浊，带下，湿疹瘙痒**　本品能清利湿热，适用于湿热下注诸病证。治热淋，常与木通、车前子、海金沙等配伍；治湿热带下、湿疹瘙痒，常与黄柏、苦参等同用。

3. **痈肿，瘰疬**　本品清热除湿解毒，治湿热毒邪蕴结所致疮肿。治痈肿，瘰疬，可以本品研末调醋外敷，或与白鲜皮、连翘、苦参等同用内服。

【用法用量】内服：15～60g，煎汤，或入丸散。外用：适量。

【参考资料】

1. **本草精选**　《本草纲目》："健脾胃，强筋骨，去风湿，利关节，止泄泻。治拘挛骨痛，恶疮痈肿。解汞粉、银朱毒。"《本草正义》："土茯苓，利湿去热，能入络，搜剔湿热之蕴毒。其解水银、轻粉毒者，彼以升提收毒上行，而此以渗利下导为务，故专治杨梅毒疮，深入百络，关节疼痛，甚至腐烂，又毒火上行，咽喉痛溃。一切恶症。"

2. **化学成分**　主要含落新妇苷、异黄杞苷、土茯苓苷 A～E 等黄酮苷类成分，还含酚酸类成分、甾体皂苷、薯蓣皂苷等。

3. **药理作用**　有抗病原微生物、利尿、镇痛、抗肿瘤、抗棉酚毒性等作用。

yúxīngcǎo
鱼腥草　《名医别录》

为三白草科植物蕺菜 *Houttuynia cordata* Thunb. 的新鲜全草或干燥地上部分。主产于浙江、江苏、安徽等地。夏季茎叶茂盛花穗多时采收。生用。

【性味归经】辛，微寒。归肺经。

【功效】清热解毒，消痈排脓，利尿通淋。

【应用】

1. **肺痈吐脓，痰热喘咳**　本品清热解毒、消痈排脓，归肺经，长于清泻肺热，为治肺痈之要药。治肺痈咳吐脓血，常与桔梗、芦根、薏苡仁等同用；治肺热咳嗽，痰黄黏稠，可与桑白皮、黄芩、瓜蒌等同用。

2. **痈疮肿毒**　本品辛寒，既能清热解毒，又能消痈散肿，为治疮痈肿毒常用之品。治热毒疮痈，红肿热痛或热盛脓成，可单用内服，或与蒲公英、野菊花、连翘等同用，亦可用鲜品捣烂外敷。

3. **热淋，热痢**　本品有清热、利尿通淋之功。治热淋小便涩痛，常与车前子、海金沙、金钱草等配伍。治湿热所致带下、泻痢、黄疸等，可与苦参、秦皮、黄柏等同用。

【用法用量】内服：15～25g，煎汤，不宜久煎；或入丸散。鲜品用量加倍，水煎或捣汁服。外用：适量，捣敷或煎汤熏洗患处。

【使用注意】虚寒证及阴性疮疡忌服。

【参考资料】

1. **本草精选** 《本草纲目》："散热毒痈肿。"《本草经疏》："治痰热壅肺，发为肺痈吐脓血之要药。"

2. **化学成分** 主要含癸酰乙醛、芳樟醇、甲基正壬酮等挥发油类成分，阿福豆苷、金丝桃苷等黄酮类成分，还含有机酸、蛋白质、氨基酸等。

3. **药理作用** 有抗病原微生物、抗炎、镇咳、平喘、增强机体免疫功能、利尿、抗肿瘤等作用。

jīnqiáomài
金荞麦 《新修本草》

为蓼科植物金荞麦 *Fagopyrum dibotrys*（D. Don）Hara 的干燥根茎。主产于陕西、江苏、江西等地。冬季采收。生用。

【性味归经】 微辛、涩，凉。归肺经。

【功效】 清热解毒，排脓祛瘀。

【应用】

1. **肺痈吐脓，肺热喘咳** 本品辛凉，既可清热解毒，又善排脓祛瘀，归肺经能清肺化痰，善治肺痈。治肺痈咯痰浓稠腥臭或咳吐脓血，可单用，或与鱼腥草、金银花、芦根等配伍；治肺热咳嗽，可与黄芩、天花粉、射干等同用。

2. **瘰疬疮疖，乳蛾肿痛** 本品凉以清热，辛以散结，有解毒、消痈、利咽、消肿之效。治瘰疬痰核，可与生何首乌、夏枯草、浙贝母等配伍；治疮痈疖肿或毒蛇咬伤，可与蒲公英、紫花地丁、穿心莲等同用；治乳蛾肿痛，可与射干、山豆根、马勃等同用。

此外，本品尚有健脾消食之功。治疳积消瘦，腹胀食少等，可与茯苓、麦芽等同用。

【用法用量】 内服：15～45g，煎汤，或入丸散。

【参考资料】

1. **本草精选** 《新修本草》："赤白冷热诸痢，断血破血，带下赤白，生肌肉。"《本草拾遗》："主痈疽恶疮毒肿，赤白游疹，虫、蚕、蛇、犬咬，并醋摩敷疮上，亦捣茎叶敷之；恐毒入腹，亦煮服之。"《本草纲目拾遗》："治白浊，捣汁冲酒服。治喉闭，喉风喉毒，用醋磨漱喉。"

2. **化学成分** 主要含黄表儿茶素等黄烷醇衍生物，双聚原矢车菊素等黄酮类成分，阿魏酸、绿原酸等有机酸类成分，还含有挥发油、蒽醌类成分等。

3. **药理作用** 有祛痰、解热、抗病原微生物、抗炎、抗肿瘤、调节免疫功能、降血糖、降血脂、抗血小板聚集、抗氧化等作用。

dàxuěténg
大血藤 《本草图经》

为木通科植物大血藤 *Sargentodoxa cuneata*（Oliv.）Rehd. et Wils. 的干燥藤茎。又称红藤。主产于江西、湖北、湖南等地。秋、冬二季采收。生用。

【性味归经】 苦，平。归大肠、肝经。

【功效】 清热解毒，活血，祛风止痛。

【应用】

1. **肠痈腹痛，热毒疮疡** 本品苦泄，主归大肠经，善解肠中热毒，行肠中瘀滞，为治肠痈之要药。治肠痈初起、热毒瘀滞、腹痛胀满者，常与败酱草、桃仁、牡丹皮等配伍；治热毒疮痈，红肿热痛，可与蒲公英、野菊花、金银花等配伍。

2. 经闭痛经，跌扑肿痛 本品有活血祛瘀、消肿止痛之功，可用于瘀血阻滞诸症。治疗滞经闭、痛经，可与香附、当归、丹参等配伍。治跌打损伤，瘀肿疼痛，常与赤芍、牛膝、续断等同用。

3. 风湿痹痛 本品有祛风通络、止痹痛之功。治风湿痹痛，关节不利，可与独活、络石藤、威灵仙等同用。

【用法用量】内服：9~15g，煎服，或入丸散。外用：适量。

【使用注意】孕妇慎用。

【参考资料】

1. 本草文献 《本草图经》："攻血，治血块。"《中药志》："祛风通络，利尿杀虫。治肠痈，风湿痹痛，麻风，淋病，蛔虫腹痛。"

2. 化学成分 主要含大黄素、大黄素甲醚、大黄酚等蒽醌类成分，刺梨苷、毛柳苷、大血藤苷等糖苷类成分，右旋二氢愈创木酯酸、香草酸、原儿茶酸等酚酸类成分。

3. 药理作用 有抗病原微生物、抗血小板聚集、抗血栓形成、扩张冠状动脉等作用。

bàijiàngcǎo
败酱草 《神农本草经》

为败酱科植物黄花败酱 *Patrinia scabiosaefolia* Fisch. 或白花败酱 *Patrinia villosa* Juss. 的干燥全草。全国大部分地区均产。夏、秋二季采收。生用或鲜用。

【性味归经】辛、苦，微寒。归胃、大肠、肝经。

【功效】清热解毒，消痈排脓，祛瘀止痛。

【应用】

1. 肠痈，肺痈，痈疮肿毒 本品苦泄辛散，性寒清热，主归大肠经，功善清热解毒、消痈排脓，为治肠痈要药。治肠痈初起，常与金银花、牡丹皮、桃仁等同用；治肠痈脓已成者，常与薏苡仁、附子同用；治肺痈吐脓，常与鱼腥草、桔梗等同用；治疮痈肿痛，可单味煎汤顿服，或鲜品捣烂外敷，也可与紫花地丁、连翘等同用。

2. 产后瘀阻腹痛，痛经 本品辛散行滞，有祛瘀通经止痛之功，适宜于瘀血阻滞所致妇科病证。治月经不调、痛经、产后腹痛等，可单用本品煎服，或与红花、川芎、当归等同用。

【用法用量】内服：6~15g，煎汤，或入丸散。外用：适量，捣烂外敷。

【使用注意】脾胃虚弱，食少泄泻者不宜服用。

【参考资料】

1. 本草精选 《神农本草经》："主暴热火疮，赤气，疥瘙，疽痔，马鞍，热气。"《药性论》："治毒风顽痹，主破多年瘀血，能化脓为水及产后诸病。"《本草纲目》："善排脓破血，故仲景治痈，及古方妇人科皆用之。"

2. 化学成分 主要含黄花败酱皂苷 A~F、常春藤皂苷、齐墩果酸等三萜类成分，木犀草素、槲皮素、芦丁、异荭草苷、异牡荆苷等黄酮类成分，东莨菪内酯、七叶内酯等香豆素类成分，还含挥发油、环烯醚萜类、甾醇类等。

3. 药理作用 有抗病原微生物、抗炎、抗肿瘤等作用。

附药

墓头回

为败酱科植物异叶败酱 *Patrinia heterophylla* Bunge 及糙叶败酱 *Patrinia scabra* Bunge 的根。主产于山西、河南、河北等地。秋季采收。生用或鲜用。性味辛、苦，微寒。功用与败酱草相似，兼有止血、止带之功效，多用于治疗崩漏下血、赤白带下等。用法用量同败酱草。

shègān

射　干《神农本草经》

为鸢尾科植物射干 *Belamcanda chinensis*（L.）DC. 的干燥根茎。主产于湖北、江苏、河南等地。春初刚发芽或秋末茎叶枯萎时采收。生用。

【性味归经】苦，寒。归肺经。

【功效】清热解毒，消痰，利咽。

【应用】

1. **热毒痰火郁结，咽喉肿痛**　本品苦寒泄降，归肺经，既善清热解毒，利咽消肿，又有清肺祛痰之功，为治疗咽喉肿痛的常用药，尤宜于热毒或痰热之咽痛。治热毒壅盛之咽喉肿痛，可单用，亦可与升麻、马勃等配伍；治痰热之咽痛音哑，常与牛蒡子、僵蚕、浙贝母等同用。

2. **痰涎壅盛，咳嗽气喘**　本品有清肺祛痰之功，适宜于痰壅咳喘证。治肺热咳喘，痰稠色黄，常与桑白皮、桔梗、瓜蒌等配伍；治寒痰咳喘，常与麻黄、半夏、细辛等同用。

【用法用量】内服：3~10g，煎汤，或入丸散。

【使用注意】脾虚便溏者慎用。孕妇忌用。

【参考资料】

1. **本草精选**　《神农本草经》："主咳逆上气，喉痹咽痛，不得消息，散结气，腹中邪逆，食饮大热。"《本草纲目》："射干能降火，故古方治喉痹咽痛为要药。"

2. **化学成分**　主要含次野鸢尾黄素、鸢尾苷、鸢尾苷、野鸢尾苷、野鸢尾苷元、鸢尾异黄酮、鸢尾苷元等黄酮类成分，还含二苯乙烯类化合物、二环三萜及其衍生物等。

3. **药理作用**　有抗病原微生物、抗炎、镇咳、平喘、增强免疫功能、利尿、抗肿瘤等作用。

shāndòugēn

山豆根　《开宝本草》

为豆科植物越南槐 *Sophora tonkinensis* Gagnep. 的干燥根及根茎。全国大部分地区均产。夏、秋二季采收。生用。

【性味归经】苦，寒；有毒。归肺、胃经。

【功效】清热解毒，消肿利咽。

【应用】

1. **火毒蕴结，乳蛾喉痹，咽喉肿痛**　本品苦寒，功善清热解毒、利咽消肿，为治咽喉肿痛之要药。治热毒咽喉肿痛，可单味煎服或含漱，或磨醋含咽；或与桔梗、栀子、连翘等配伍。治乳蛾喉痹，可与射干、天花粉、麦冬等同用。

2. **齿龈肿痛，口舌生疮**　本品能清胃热，解毒消肿，常用于胃火炽盛诸症。治胃火牙龈肿痛、口舌生疮，可单用煎汤漱口，或与黄连、生石膏、升麻等同用。

此外，本品还可用于湿热黄疸，肺热咳嗽，痈肿疮毒等。

【用法用量】内服：3~6g，煎汤，或入丸散。外用：适量。

【使用注意】脾胃虚寒者慎用。本品有毒，过量服用易致恶心、呕吐、腹泻、腹痛、心悸胸闷、乏力、头晕头痛等，甚至四肢厥冷、抽搐，故用量不宜过大。

【参考资料】

1. **本草精选**　《本草图经》："采根用，今人寸截含之，以解咽喉肿痛极妙。"《本草汇言》："山豆根，苦寒清肃，得降下之令，善除肺胃郁热。凡一切暴感热疾，凉而解毒，表里上下，无不宜之。"《本草求真》："山豆根，功专泻心保肺，及降阴经火逆，解咽喉肿痛第一要药。"

2. 化学成分 主要含苦参碱、氧化苦参碱、槐果碱、氧化槐果碱等生物碱类成分，山豆根酮、山豆根查耳酮等黄酮类成分，山豆根皂苷、大豆皂苷、葛根皂苷等皂苷类成分，还含咖啡酸及多糖类成分等。

3. 药理作用 有抗病原微生物、抗炎、保肝、抑制胃酸分泌等作用。

附药

北豆根

为防己科植物蝙蝠葛 *Menispermum dauricum* DC. 的干燥根茎。主产于吉林、辽宁、河北等地。春、秋二季采收。生用。性味苦，寒；有小毒。归肺、胃、大肠经。功能清热解毒，祛风止痛。适用于热毒咽喉肿痛，泻痢，风湿痹痛等。本品为北方地区习用。煎服，3~9g。脾胃虚寒者不宜使用。

mǎbó

马 勃《名医别录》

为灰包科真菌脱皮马勃 *Lasiosphaera fenzlii* Reich. 、大马勃 *Calvatia gigantea*（Batsch ex Pers.）Lloyd 或紫色马勃 *Calvatia lilacina*（Mont. et Berk.）Lloyd 的干燥子实体。主产于内蒙古、甘肃、吉林等地。夏、秋二季子实体成熟时采收。生用。

【性味归经】辛，平。归肺经。

【功效】清肺利咽，止血。

【应用】

1. 风热郁肺，咽痛音哑，咳嗽 本品味辛质轻，归肺经。既能宣散肺经风热，又能清泻肺经实火，长于利咽，为治咽喉肿痛的常用药。因其性平，故不论热毒、风热或虚火上炎所致的咽喉肿痛均可选用，而尤宜于风热郁肺者。治风热及肺火所致咽喉肿痛、咳嗽、失音，常与牛蒡子、玄参、板蓝根等同用；治肺肾阴虚所致的咽喉肿痛，可与生地黄、玄参、知母等配伍；治肺热咳嗽，声音嘶哑，常与黄芩、蝉蜕、射干等同用。

2. 衄血，创伤出血 本品有止血作用。治衄血，外伤出血，可用马勃粉撒敷患处。治火邪迫肺，血热妄行引起的吐血、衄血，可单用，或与白茅根、小蓟、侧柏叶等配伍。

【用法用量】内服：2~6g，煎汤，或入丸散。外用：适量，敷患处。

【使用注意】风寒袭肺之咳嗽、失音者不宜使用。

【现代研究】

1. 本草精选 《名医别录》："主恶疮，马疥。"《本草纲目》："清肺，散血热，解毒。""马勃轻虚，上焦肺经药也。故能清肺热咳嗽，喉痹，衄血，失音诸病。"

2. 化学成分 主要含麦角甾醇、麦角甾-7, 22-二烯-3-酮、马勃素、马勃菌酸等，还含有氨基酸、马勃黏蛋白等。

3. 药理作用 有止血、抗病原微生物等作用。

qīngguǒ

青 果《日华子本草》

为橄榄科植物橄榄 *Canarium album* Raeusch. 的干燥成熟果实。又名橄榄。主产于广东、广西、福建等地。秋季果实成熟时采收。生用。

【性味归经】甘、酸，平。归肺、胃经。

【功效】 清热解毒，利咽，生津。

【应用】

1. 咽喉肿痛，痰热咳嗽，烦热口渴 本品味甘酸以化阴，性平偏凉以清热，功能清热解毒、生津利咽，略兼化痰之功。治风热上扰或热毒蕴结而致咽喉肿痛，常与硼砂、冰片、青黛等同用；治咽干口燥，烦渴音哑，咳嗽痰黏，可单用鲜品熬膏服用，或与金银花、桔梗、芦根等同用。

2. 鱼蟹中毒 本品味甘，能解鱼蟹毒，单用鲜品榨汁或煎浓汤饮用，用于进食鱼蟹中毒。

此外，本品有一定的醒酒作用，单用煎汤饮服，用于饮酒过度。

【用法用量】 内服：5~10g，煎汤，或入丸散。

【参考资料】

1. 本草精选 《本草纲目》："生津液，止烦渴，治咽喉痛，咀嚼咽汁，能解一切鱼蟹毒。"《中药大辞典》："清肺，利咽，生津，解毒。用于咽喉肿痛、咳嗽、烦渴、解河豚毒及酒毒。"

2. 化学成分 主要含柠檬烯、对-聚伞花素、茨烯、橙花醇、牦牛儿醇、橄榄醇等挥发油类成分，麝香草酚等多酚类成分，还含三萜类及氨基酸、脂肪酸等。

3. 药理作用 有增加唾液分泌、保肝等作用。

mùhúdié

木蝴蝶 《本草纲目拾遗》

为紫葳科植物木蝴蝶 *Oroxylum indicum*（L.）Vent. 的干燥成熟种子。主产于云南、贵州。秋、冬二季采收。生用。

【性味归经】 苦、甘，凉。归肺、肝、胃经。

【功效】 清肺利咽，疏肝和胃。

【应用】

1. 肺热咳嗽，喉痹音哑 本品苦甘性凉，具有清肺热、利咽喉之功效，为治咽喉肿痛之常用药，尤多用治音哑。治邪热伤阴，咽喉肿痛，声音嘶哑，常与玄参、麦冬、冰片等配伍。治肺热咳嗽，或小儿百日咳，常与桔梗、桑白皮、款冬花等同用。

2. 肝胃气痛 本品甘缓苦泄，归肝、胃经，能疏肝和胃止痛。治肝郁气滞，肝胃气痛，脘腹、胁肋胀痛等，可单用研末，酒调送服。

【用法用量】 内服：1~3g，煎汤，或入丸散。

【现代研究】

1. 本草精选 《本草纲目拾遗》："治心气痛，肝气痛，下部湿热。项秋子云，凡痛毒不收口，以此贴之，即敛。"《晶珠本草》："清热，解毒，治肝病，咽喉病。"《岭南草药志》："能宣解郁热，舒肝除烦，治喉痹，赤眼痰火核诸症。"

2. 化学成分 主要含白杨素，木蝴蝶苷 A、B，黄芩素，特土苷等黄酮类成分。

3. 药理作用 有镇咳、祛痰等作用。

báitóuwēng

白头翁 《神农本草经》

为毛茛科植物白头翁 *Pulsatilla chinensis*（Bge.）Regel 的干燥根。主产于东北、华北、华东等地。春、秋二季采收。切片，生用。

【性味归经】苦,寒。归胃、大肠经。

【功效】清热解毒,凉血止痢。

【应用】

1. 热毒血痢,湿热泻痢 本品善清大肠湿热,为治热毒血痢,湿热泻痢之良药。治热毒血痢、发热腹痛、里急后重、下痢脓血,可单用,或与黄连、黄柏、秦皮同用;治赤痢下血、日久不愈、腹内冷痛,可与阿胶、干姜、赤石脂等同用。

2. 疮痈肿毒,瘰疬疖腮 本品能清热解毒,凉血消肿。治疮痈肿毒,瘰疬疖腮,可与蒲公英、连翘、板蓝根等同用。

此外,本品清下焦湿热。治阴痒带下,可与黄柏、苦参等配伍。

【用法用量】内服:9～15g,煎汤,或入丸散。

【使用注意】虚寒泻痢者忌服。

【参考资料】

1. 本草精选 《神农本草经》:"主温疟,狂易寒热,癥瘕积聚,瘿气,逐血,止痛,疗金疮。"《药性论》:"止腹痛及赤毒痢,治齿痛,主项下瘤疬。"《本草备要》:"治秃疮、瘰疬、疝瘕、血痔、偏坠,明目,消疣。"

2. 化学成分 主要含白头翁皂苷 A、A₃、B、B₄、C、D,白头翁素、白桦脂酸等三萜及其苷类成分等。

3. 药理作用 有抗阿米巴原虫、抗菌、镇静、镇痛及抗惊厥等作用。

mǎchǐxiàn
马齿苋 《新修本草》

为马齿苋科植物马齿苋 *Portulaca oleracea* L. 的干燥地上部分。中国大部分地区均产。夏、秋二季采收。生用。

【性味归经】酸,寒。归肝、大肠经。

【功效】清热解毒,凉血止血,止痢。

【应用】

1. 热毒血痢 本品性寒,归大肠经,具有清热解毒,凉血止痢之功,为治痢疾的常用药。治热毒血痢,可单用与粳米煮粥,空腹服食。治产后血痢,单用鲜品捣汁入蜜调服。治大肠湿热,腹痛泄泻,或下利脓血,里急后重者,可与黄芩、黄连等配伍。

2. 痈肿疔疮,丹毒,蛇虫咬伤,湿疹 本品有清热解毒,凉血消肿之功。治火热毒盛,痈肿疔疮,丹毒,以及蛇虫咬伤,湿疹,单用本品煎汤内服并外洗,再以鲜品捣烂外敷。也可与重楼、拳参、蒲公英等配伍。

3. 便血,痔血,崩漏下血 本品味酸而寒,归肝经血分,有清热凉血,收敛止血之效。治大肠湿热,便血痔血,可与地榆、槐角、椿皮等同用。治血热妄行,崩漏下血,可单味药捣汁服,或与茜草、苎麻根、侧柏叶等配伍。

【用法用量】内服:9～15g,煎汤,或入丸散;鲜品 30～60g。外用:适量,捣敷患处。

【使用注意】脾胃虚寒者慎用。

【参考资料】

1. 本草精选 《新修本草》:"主诸肿瘘疣目,胃反,诸淋,金疮内流……,用汁洗去紧唇、面疱……。"《食疗本草》:"湿癣、白秃,以马齿膏和灰涂效。治疳痢及一切风。"《本草纲目》:"散血消肿,利肠滑胎,解毒通淋,治产后虚汗。"

2. 化学成分 主要含草酸、苹果酸、柠檬酸等有机酸类成分，β-香树脂醇、羽扇豆醇等三萜类成分，甜菜苷、异甜菜苷等糖苷类成分，还含多巴、多巴胺、脂肪酸、黄酮类、氨基酸、单糖及多糖等。

3. 药理作用 有抑菌、兴奋子宫、利尿、升高血钾、降血脂、抗衰老、润肤美容等作用。

yādǎnzi
鸦胆子《本草纲目拾遗》

为苦木科植物鸦胆子 *Brucea javanica*（L.）Merr. 的干燥成熟果实。主产于广西、广东、云南。秋季果实成熟时采收。生用。

【性味归经】苦，寒；有小毒。归大肠、肝经。

【功效】清热解毒，止痢，截疟，；外用腐蚀赘疣。

【应用】

1. 热毒血痢，冷积久痢 本品苦寒，能清热解毒，尤善清大肠蕴热，凉血止痢。治热毒血痢，大便脓血，里急后重，单用去皮，白糖水送服。治冷积久痢，可采取口服与灌肠并用的方法。治久痢久泻，迁延不愈者，可与诃子、乌梅、木香等同用。

2. 疟疾 本品苦寒，归肝经，能清肝胆湿热，有杀虫截疟之功。可用于各种类型的疟疾，尤以间日疟及三日疟效果较好，对恶性疟疾也有效。可单用或与青蒿、何首乌等配伍。

3. 鸡眼赘疣 本品外用有腐蚀作用。治鸡眼、寻常疣等，可取鸦胆子仁捣烂涂敷患处，或用鸦胆子油局部涂敷。

【用法用量】内服：0.5~2g，用龙眼肉包裹或装入胶囊吞服。外用：适量。

【使用注意】脾胃虚弱、呕吐、吐血者禁用。孕妇和小儿慎用。胃肠出血及肝肾功能不全患者不宜使用。

【参考资料】

1. 本草精选 《本草纲目拾遗》："治冷痢久泻，百方无验者，一服即愈。凡痢之初起，实热实积，易知而易治。"《岭南采药录》："治冷痢，久泻，又能杀虫。"《医学衷中参西录》："为凉血解毒之要药，善治热性赤痢（赤痢间有凉者），二便因热下血，最能清血分之热及肠中之热，防腐生肌，诚有奇效。""连皮捣细醋调敷疔毒甚效，立能止痛。其仁捣如泥，可以点痣。"

2. 化学成分 主要含鸦胆子苷 A~P、鸦胆子素、鸦胆子酮酸等四环三萜苦木内酯类成分，油酸、亚油酸、棕榈酸等脂肪酸类成分，还含蒽醌类及黄酮类等。

3. 药理作用 具有抗病原微生物、抗肿瘤、抗疟疾等作用。

dìjǐncǎo
地锦草《嘉祐本草》

为大戟科植物地锦 *Euphorbia humifusa* Willd. 或斑地锦 *Euphorbia maculata* L. 的干燥全草。全国大部分地区均产。夏、秋二季采收。生用。

【性味归经】辛，平。归肝、大肠经。

【功效】清热解毒，凉血止血，利湿退黄。

【应用】

1. 湿热泻痢 本品归大肠经，有清热解毒止痢，凉血止血之功效，故常用于湿热、热毒所致的泻痢便血。治湿热泻痢，以本品研末，米汤送服。治血痢、大便脓血者，可与马齿苋、地榆等配伍。

2. 血热出血 本品既能凉血止血，又能活血散瘀，具有止血而不留瘀的特点，故用于血热所致的内外出血。治血热之咳血、衄血，可与生地黄、牡丹皮、赤芍等配伍；治便血、痔血，可与地榆、槐花等配用；治妇女崩漏，单用为末，姜、酒调服；治外伤肿痛出血，可取鲜品捣烂，外敷患处；治疗尿血、血淋，常与白茅根、小蓟等同用。

3. 湿热黄疸 本品既能清热解毒，又能利湿退黄。治湿热黄疸，小便不利，可单用煎服，或与茵陈、栀子、黄柏等同用。

此外，本品清热解毒，凉血消肿，可用于治疗热毒所致之疮疖痈肿、蛇虫咬伤等证，常取鲜品捣烂外敷患处。

【用法用量】内服：9～20g，煎服，或入丸散。鲜品30～60g。外用：适量。

【使用注意】血虚无瘀及脾胃虚弱者慎用。

【参考资料】

1. 本草精选 《嘉祐本草》："通流血脉，亦可治气。"《本草纲目》："主痈肿恶疮，金刀扑损出血，血痢，下血，崩中，能散血止血，利小便。"《本草汇言》："凉血散血，解毒止痢之药也。善通流血脉，专消解毒疮。凡血病因热所使者，用之合宜。设非血热为病，而胃气薄弱者，又当斟酌用之。"

2. 化学成分 主要含山柰酚、槲皮素、芹菜素、木犀草素、木犀草苷等黄酮类成分，东莨菪素、伞形花内酯等香豆素类成分，没食子酸、没食子酸甲酯、并没食子酸等有机酸类，还含鞣质等。

3. 药理作用 有抗病原微生物、抗内毒素作用，还有止血、抗炎及止泻等作用。

bànbiānlián

半边莲 《本草纲目》

为桔梗科植物半边莲 *Lobelia chinensis* Lour. 的干燥全草。主产于江苏、浙江、安徽等地。夏季采收。生用或鲜用。

【性味归经】辛，平。归心、小肠、肺经。

【功效】清热解毒，利尿消肿。

【应用】

1. 痈肿疮毒，蛇虫咬伤 本品有较好的清热解毒作用，是治疗热毒所致疮痈肿痛之常用药。内服外用均可，尤以鲜品捣烂外敷为佳。治疗疮肿毒、乳痈肿痛，可单用鲜品捣烂外敷患处；或与金银花、蒲公英、野菊花等配伍；治毒蛇咬伤、蜂蝎螫伤，常与白花蛇舌草、重楼、紫花地丁等同用。

2. 大腹水肿 本品能利水消肿。治水湿潴留之大腹水肿，面足浮肿，可单用，或与泽泻、茯苓等同用。

3. 湿热黄疸，湿疹湿疮 本品能清热解毒，兼有祛湿利水作用。治湿热黄疸，小便不利，常与白茅根、金钱草等同用；治湿疹湿疮，皮肤疥癣，可单味水煎后湿敷或外搽患处。

【用法用量】内服：9～15g，煎汤，或入丸散。鲜品30～60g。外用：适量。

【使用注意】虚证水肿忌用。

【参考资料】

1. 本草精选 《本草纲目》："蛇虺伤，捣汁饮，以滓围涂之。"《岭南采药录》："治蛇伤，敷恶疮火疮，消肿散毒。"《陆川本草》："解毒消炎，利尿，止血生肌。治腹水，小儿惊风，双单乳蛾，漆疮，外伤出血，皮肤疥癣，蛇蜂蝎伤。"

2. 化学成分 主要含山梗菜碱、山梗菜酮碱、山梗菜醇碱等生物碱类成分，对羟基苯甲酸、延胡索酸、琥珀酸等有机酸类成分，还含皂苷、氨基酸等。

3. 药理作用 有利尿、解蛇毒、抑菌、利胆、抗肿瘤等作用。

附药

半枝莲

为唇形科植物半枝莲 *Scutellaria barbata* D. Don 的干燥全草。主产于广东、福建、安徽等地。夏、秋二季茎叶茂盛时采收。生用。性味辛、苦，寒；归肺、肝、肾经。功能清热解毒，化瘀利尿。适用于疗疮肿毒，咽喉肿痛，跌扑伤痛，水肿，黄疸，蛇虫咬伤。煎服，15~30g。

báihuāshéshécǎo
白花蛇舌草　《广西中药志》

为茜草科植物白花蛇舌草 *Hedyotis diffusa* Willd. 的干燥全草。主产于福建、广西、广东等地。夏、秋二季采收。生用或鲜用。

【性味归经】苦，甘，凉。归胃、大肠、小肠经。

【功效】清热解毒，利湿通淋。

【应用】

1. 疮痈肿毒，咽喉肿痛，蛇虫咬伤　本品清热解毒之功较强。治痈肿疮毒，单用本品捣烂外敷，或与金银花、连翘、野菊花等同用。治肠痈腹痛，常与败酱草、大血藤、牡丹皮等同用。治咽喉肿痛，常与板蓝根、玄参等同用。治蛇虫咬伤，常与重楼、半边莲、紫花地丁等同用。

2. 热淋涩痛　本品甘寒，有清热利湿通淋之效。治疗膀胱湿热，小便淋沥涩痛，单用或与白茅根、车前草、石韦等同用。

此外，现代取其清热解毒消肿之功，广泛用于各种癌症的治疗。

【用法用量】内服：15~60g，煎服，或入丸散。外用：适量。

【用法用量】阴疽及脾胃虚寒者禁用。

【参考资料】

1. 本草精选　《广西中药志》："治小儿疳积，毒蛇咬伤，癌肿，外治白泡疮，蛇癞疮。"《泉州本草》："清热散瘀，消痈解毒。治痈疽疮疡，瘰疬。又能清肺火，泻肺热，治肺热喘促，嗽逆胸闷。"《闽南民间草药》："清热解毒，消炎止痛。"

2. 化学成分　主要含车叶草苷酸、去乙酸基车叶草苷酸、都桷子苷酸、鸡矢藤次苷等环烯醚萜苷类成分，熊果酸、齐墩果酸等三萜类成分，还含甾醇、蒽醌、黄酮苷等。

3. 药理作用　有抗肿瘤、抗病原微生物、抗炎等作用。尚有镇痛、镇静催眠、保肝、利胆等作用。

shāncígū
山慈菇　《本草拾遗》

为兰科植物杜鹃兰 *Cremastra appendiculata*（D. Don）Makino、独蒜兰 *Pleione bulbocodioides*（Franch.）Rolfe 或云南独蒜兰 *Pleione yunnanensis* Rolfe 的干燥假鳞茎。前者习称"毛慈菇"，后二者习称"冰球子"。主产于四川、贵州。夏、秋二季采挖收。生用。

【性味归经】甘，微辛，凉。归肝、脾经。

【功效】清热解毒，消痈散结。

【应用】

1. 痈疽疔毒，瘰疬痰核　本品味辛能散，寒能清热，故有清热解毒、消痈散结之效。治痈疽发背，疔疮肿毒，瘰疬痰核，蛇虫咬伤，常与雄黄、朱砂、麝香等同用，内服外用均可。

2. 癥瘕痞块　本品有解毒消肿、化痰散结之功，常用于癥瘕痞块。治胁下痞块，可与土鳖虫、穿山甲、蟅蛄等同用；治瘿瘤，可与丹参、浙贝母、夏枯草等同用。

此外，本品尚能化痰，可与茶同研调服，治疗风痰所致的癫痫等证。

【用法用量】内服：3~9g，煎服，或入丸散。外用：适量。

【使用注意】正虚体弱者慎用。

【参考资料】

1. 本草精选　《本草拾遗》："主痈肿疮瘘，瘰疬结核等。"《本草纲目》："主疗肿，攻毒破皮。解诸毒蛊毒，蛇虫、狂犬伤。"《本草再新》："治烦热痰火，疮疔痧痘，瘰疬结核。杀诸虫毒。"

2. 化学成分　主要含独蒜兰属醇等多酚类成分，独蒜兰素C、D，独蒜兰醇等联苄类成分，还含杜鹃兰素Ⅰ、Ⅱ及黄烷酮-3-醇类等。

3. 药理作用　有抗氧化、降血脂、抗动脉粥样硬化、增强免疫功能等作用。

xióngdǎnfěn

熊胆粉　《新修本草》

为脊椎动物熊科棕熊 *Ursus arctos* Linnaeus、黑熊 *Ursus thibetanus* Cuvier 的干燥胆汁。主产于东北、云南、福建等地。现多以人工养殖熊引流取胆汁干燥。研粉用。

【性味归经】苦、寒。归肝、胆、心经。

【功效】清热解毒，息风止痉，清肝明目。

【应用】

1. 热毒疮痈，痔疮，咽喉肿痛　本品苦寒，清热解毒之效颇佳，又能消散痈肿，适宜于热毒蕴结所致疮痈肿痛等。治疮疡痈疽、痔疮肿痛、咽喉肿痛等，可用水调化或加入少许冰片涂于患部，也可与连翘、紫花地丁、板蓝根等配伍。

2. 热极生风，惊痫抽搐　本品苦寒清热，归肝、心经，能清心凉肝，息风止痉。治肝火炽盛，热极生风所致高热惊风、手足抽搐，或痰蒙清窍之癫痫、子痫，可单用温开水化服，或与竹沥同用。

3. 肝热目赤，目生翳膜　本品主归肝经，有清肝明目退翳之功。治肝热目赤肿痛、羞明流泪及目生障翳等，可蒸水外洗，或以本品与冰片研细化水，外用点眼。

【用法用量】内服：0.25~0.5g，入丸、散。外用：适量，研末或水调涂敷患处。

【使用注意】脾胃虚寒者忌用。

【参考资料】

1. 本草精选　《本草蒙筌》："治男妇时气热蒸，变为黄疸；疗小儿风痰壅塞，发出惊痫。驱五痔杀虫，敷恶疮散毒。痔病久发不愈，涂之立见奇功。"《本草纲目》："退热，清心，平肝，明目去翳，杀蛔、蛲虫。"《医学入门》："点眼去翳开盲。涂恶疮，痔瘘。"

2. 化学成分　主要含熊去氧胆酸、鹅去氧胆酸、去氧胆酸、牛黄熊去氧胆酸、牛黄鹅脱氧胆酸、牛黄胆酸、胆固醇、胆红素、无机盐、脂肪、磷质及多种氨基酸等。引流熊胆粉的化学成分与天然熊胆基本一致。

3. 药理作用　有利胆、抑菌、抗炎、抗过敏、镇咳、祛痰、平喘、降血脂、降血压、抗心律失常等作用。

qiānlǐguāng

千里光　《本草图经》

为菊科植物千里光 *Senecio scandens* Buch.-Ham. 的干燥地上部分。主产于江苏、浙江、广西等地。全年均可采收。生用。

【性味归经】苦、寒。归肺、肝经。

【功效】清热解毒，清肝明目，利湿。

【应用】

1. 痈肿疮毒 本品苦寒，具有较强的清热解毒、消散痈肿作用。治热毒痈肿疮毒，可单用鲜品，水煎内服并外洗，再将其捣烂外敷患处，或与金银花、野菊花、蒲公英等同用。治水火烫伤及压疮、下肢溃疡等，可与白及煎取浓汁外涂。

2. 目赤肿痛 本品苦寒，归肝经，能清肝明目。治风热上攻或肝火上炎所致的目赤肿痛，单用煎汤熏洗眼部，或与菊花、夏枯草、桑叶等配伍。

3. 湿热泻痢 本品苦寒，具有清利湿热之功。治大肠湿热，腹痛泄泻，或下痢脓血，里急后重，可单用煎服，或与金银花炭、黄连、木香等同用。

此外，本品归肺经，有一定宣散风热作用。治风热感冒、发热、咽痛等症，可与金银花、连翘、大青叶等配伍。本品尚能除湿止痒，治湿热所致之湿疹湿疮、阴囊湿痒，可煎汁浓缩成膏，涂搽患处。

【用法用量】内服：15～30g，煎汤，或入丸散。外用：适量，煎水熏洗。

【使用注意】脾胃虚寒者慎服。

【参考资料】

1. 本草精选 《本草图经》"与甘草煮作饮服，退热明目。"《本草纲目拾遗》："明目祛星障；煎汤浴疮疡；狗咬以千里膏掺粉霜贴之；治蛇伤。"《生草药性备要》："治疳疔，消热毒。治小儿胎毒，黄脓白泡，敷毒疮，捣汁和猪胆熬膏，擦腐烂患疮，生肌去腐。"

2. 化学成分 主要含千里光宁碱、千里光菲灵碱等生物碱类成分，金丝桃苷等黄酮苷类成分，毛茛黄素、菊黄质、β-胡萝卜素等胡萝卜色素类成分，对羟基苯乙酸、香草酸、水杨酸等有机酸类成分，还含挥发油、鞣质等。

3. 药理作用 有抗菌作用，对阴道滴虫、钩端螺旋体亦有一定抑制作用。千里光宁碱和千里光菲灵碱有缓解肠平滑肌解痉作用。

báiliǎn

白　蔹《神农本草经》

为葡萄科植物白蔹 Ampelopsis japonica（Thunb.）Makino 的干燥块根。主产于河南、湖北。春、秋二季采收。生用。

【性味归经】苦，微寒。归心、胃经。

【功效】清热解毒，消痈散结，敛疮生肌。

【应用】

1. 痈疽发背，疔疮，瘰疬 本品苦寒清解热毒、消痈散结。治热毒疮肿，内服、外用皆可。治热毒痈疮初起，红肿硬痛者，可单用为末调涂敷患处，或与金银花、连翘、蒲公英等同用；治疮痈脓成不溃者，可与苦参、天南星、皂角等制作膏药外贴，促使其溃破排脓；治疮疡溃后不敛，可与白及、乳香、没药等共研细末，干撒疮口，以生肌敛疮。治痰火郁结，痰核瘰疬，可与玄参、黄连、大黄等研磨醋调，外敷患处。

2. 烧烫伤，手足皲裂 本品苦寒，既能清解火热毒邪，又具敛疮生肌止痛之功。治烧烫伤，单用本品研末外敷；亦可与地榆等份为末外用。治手足皲裂，可与白及、大黄、冰片同用，麻油调敷。

【用法用量】内服：5～10g，煎服，或入丸散。外用：适量，熬膏、煎汤洗或研成极细粉敷患处。

【使用注意】不宜与川乌、制川乌、草乌、制草乌、附子同用。

【参考资料】

1. 本草精选 《名医别录》："甘、微寒，无毒。下赤白，杀火毒。"《本草经疏》："白蔹，苦则泄，辛则散，甘则缓，寒则除热，故主痈肿疽疮，散结止痛。"

2. 化学成分 主要含酒石酸、延胡索酸、没食子酸等有机酸类成分等。

3. 药理作用 有抗病原微生物作用，尤其对皮肤真菌有抑制作用。

sìjìqīng
四季青《本草拾遗》

为冬青科植物冬青 *Ilex chinensis* Sims 的干燥叶。主产于安徽、贵州。秋、冬季采收。生用。

【性味归经】苦，涩，凉。归肺、大肠、膀胱经。

【功效】清热解毒，消肿祛瘀，敛疮，止血。

【应用】

1. 烧烫伤，皮肤溃疡 本品苦涩性凉，外用有清热解毒，凉血、敛疮之功。尤长于治疗烧烫伤。治烧烫伤、皮肤溃疡，可单用制成搽剂外涂患处。亦可用本品干叶研粉，麻油调敷；治热毒疮疖初起，用鲜叶捣烂、外敷患处。

2. 肺热咳嗽，咽喉肿痛，热淋，胁痛 本品苦凉，善于清热解毒、消肿祛瘀。治肺热咳嗽，咽喉肿痛，单用或与黄芩、牛蒡子、桔梗等同用；治湿热小便淋沥涩痛，单用或与车前子、栀子、滑石等配伍；治瘀阻胁痛，可与郁金、川芎、川楝子等配伍。

3. 外伤出血 本品味涩，有收敛止血之效。治外伤出血，可单用鲜叶捣敷伤口，也可用干叶研细、撒敷。

【用法用量】内服：15~60g，煎服，或入丸散。外用：适量，水煎外涂。

【参考资料】

1. 本草精选 《本草图经》："烧灰，面膏涂之、治皲瘃殊效、兼灭瘢疵。"《全国中草药汇编》："清热解毒，活血止血。治上呼吸道感染，慢性气管炎，细菌性痢疾；外用治烧烫伤，下肢溃疡，麻风溃疡，创伤出血，冻伤，乳腺炎，皮肤皲裂。"

2. 化学成分 主要含长梗冬青苷、熊果酸、冬青三萜苷 A、冬青三萜苷 B 甲酯等三萜及苷类成分，原儿茶酸、原儿茶醛、咖啡酸、龙胆酸、异香草酸等酚酸类成分，还含鞣质等。

3. 药理作用 有广谱抗菌作用，还有抗炎及抗肿瘤等作用。

lǜdòu
绿　豆《日华子本草》

为豆科植物绿豆 *Phaseolus radiatus* L. 的干燥种子。全国大部分地区均有生产。秋后种子成熟时采收。生用。

【性味归经】甘，凉。归心、胃经。

【功效】清热解毒，消暑，利水。

【应用】

1. 痈肿疮毒 本品甘寒，清热解毒以消痈肿。治热毒疮痈肿痛，单用煎服，或生研加冷开水浸泡滤汁服；或与大黄为末加薄荷汁、蜂蜜调敷患处。

2. 暑热烦渴 本品甘凉，能清热消暑，除烦止渴，通利小便。治暑热烦渴尿赤等，可单用煎汤，或与西瓜翠衣、荷叶、青蒿等同用。

3. 药食中毒 本品甘寒，善解热毒，为附子、巴豆、砒霜等辛热毒烈之剂中毒及食物中毒等的解毒良药。用生品研末加冷开水滤汁顿服，或浓煎频服，或与黄连、葛根、甘草同用。

4. 水肿，小便不利 本品有利水消肿之功。治水肿，可与陈皮、高良姜同用。

【用法用量】内服：15~30g，煎汤，或入丸散。外用：适量。

【使用注意】脾胃虚寒，肠滑泄泻者忌用。

【参考资料】

1. 本草精选　《开宝本草》："主丹毒烦热，风疹，药石发动热气奔豚，生研绞汁服。亦煮食，消肿下气，压热解石用之。"《本经逢原》："明目。解附子、砒石、诸石药毒。"《随息居饮食谱》："绿豆甘凉，煮食清胆养胃，解暑止渴，利小便，已泻痢。"

2. 化学成分　主要含蛋白质、脂肪、糖类、胡萝卜素、维生素 A、B、尼克酸和磷脂以及钙、磷、铁等。

3. 药理作用　有降血脂、防治实验性动脉粥样硬化等作用。

附药

绿豆衣

为豆科植物绿豆的种皮。将绿豆用清水浸泡后取皮晒干即成。性味甘，寒。归心、胃经。功同绿豆，但解暑之力不及绿豆，其清热解毒之功胜于绿豆；并能退目翳，治疗斑痘目翳。煎服，6~12g。

第四节　清热凉血药

图库　PPT

本节药物性寒凉，走血分，功效清热凉血，主治温病营、血分热证及其他血热证。如温热病热入营血，症见身热夜甚、心烦不寐，甚则神昏谵语、斑疹隐隐或窍道出血、舌红绛、脉细数等；其他血热证，症见血热吐衄、皮下紫癜等。本节药物多兼有养阴、活血、止血和清热解毒功效，又可兼治阴虚证、瘀血证、出血证和各种热毒内蕴证。部分药物较为滋腻，故湿盛便溏者慎用。其中兼能活血者，孕妇应慎用或忌用。

shēngdìhuáng
生地黄　《神农本草经》

为玄参科植物地黄 *Rehmannia glutinosa* Libosch. 的干燥块根。主产于河南。秋季采收。生用。

【性味归经】甘，寒。归心、肝、肾经。

【功效】清热凉血，养阴生津。

【应用】

1. 热入营血，温毒发斑　本品甘寒走血分，有良好的清热凉血作用，为治热入营血证要药。治热入营分，壮热烦渴、神昏舌绛，常与玄参、连翘、丹参等配伍；治热入血分，身热发斑，甚则神昏谵语，常与水牛角、赤芍、牡丹皮等配伍；治血热毒盛，发斑发疹、色紫暗，常与大青叶、水牛角等配伍。

2. 血热出血　本品善凉血止血。治血热吐衄，常与侧柏叶、荷叶、艾叶等配伍；治血热便血、尿血，常与地榆同用；治血热崩漏或产后下血不止、心神烦乱，可与益母草同用。

3. 热病伤阴烦渴，内热消渴，津伤便秘　本品甘寒质润，功能清热养阴生津。治热病伤阴，烦渴多饮，舌绛者，常与麦冬、沙参、玉竹等配伍。治阴虚内热之消渴，可与山药、黄芪、葛根等配伍；治阴虚津伤，肠燥便秘者，常与玄参、麦冬同用。

4. 阴虚发热，骨蒸劳热　本品甘寒养阴清热，归肾经，能滋肾阴而降虚火，养阴津而泄伏热。治阴虚内热，骨蒸潮热，可与知母、麦冬、地骨皮等同用；治温病后期，余热未尽，阴津已伤，邪伏阴分，夜热早凉、舌红脉数者，可与青蒿、鳖甲、知母等配伍。

【用法用量】内服：10~15g，煎汤，或入丸散。

【使用注意】脾虚湿滞，腹满便溏者不宜使用。

【参考资料】

1. 本草精选 《神农本草经》："主折跌绝筋，伤中，逐血痹，填骨髓，长肌肉。作汤除寒热积聚，除痹。生者尤良。"《珍珠囊》："行血，兼止吐衄所伤。亦治产后血攻心，及妇人经水闭绝。"《本经逢原》："干地黄，……内专凉血滋阴，外润皮肤荣泽，病人虚而有热者，宜加用之。…… 用此于清热药中通其秘结最妙，以其有润燥之功，而无滋润之患也。"

2. 化学成分 主要含梓醇、益母草苷、桃叶珊瑚苷等环烯醚萜苷类成分，毛蕊花糖苷等苯乙醇苷类成分，还含糖类成分、腺苷、氨基酸等。

3. 药理作用 有抗炎、镇静、抗焦虑、降血糖、降血压、缩短凝血时间、调节免疫及保肝等作用。

附药

鲜地黄

为玄参科植物地黄的新鲜块根。性味甘、苦，寒；归心、肝、肾经。功能清热生津，凉血，止血。适用于热病伤阴，舌绛烦渴，温毒发斑，吐血衄血，咽喉肿痛。煎服，12~30g。

xuánshēn

玄 参 《神农本草经》

为玄参科植物玄参 *Scrophularia ningpoensis* Hemsl. 的干燥根。主产于浙江、江苏、陕西等地。冬季茎叶枯萎时采收。生用。

【性味归经】甘、苦、咸，微寒。归肺、胃、肾经。

【功效】清热凉血，解毒散结，滋阴降火。

【应用】

1. 热入营血，温毒发斑 本品苦寒，入血分，善清热凉血。治温热病热入营血，身热夜甚，心烦口渴，常与生地黄、连翘等配伍；治温热之邪内陷心包，神昏谵语，常与麦冬、连翘心、竹叶卷心等同用；治温热病气血两燔，身发斑疹，常与石膏、知母、升麻等同用。

2. 痈疽疮毒，咽喉肿痛，瘰疬痰核 本品苦咸寒，泻火解毒，散结消肿，为治热毒壅盛所致咽喉肿痛常用药。治热毒壅盛，大头瘟毒，常与黄芩、黄连、板蓝根等同用；治疮痈肿毒，红肿热痛，常与栀子、连翘、紫花地丁等同用；治脱疽，常与金银花、当归、甘草等同用；治咽痛肿痛，常与栀子、桔梗、板蓝根等同用；治痰火郁结之瘰疬痰核，常与浙贝母、牡蛎等同用。

3. 阴虚发热，内热消渴，肠燥便秘 本品善滋阴降火，生津润燥。治肺肾阴虚，劳嗽咳血、骨蒸潮热，常与百合、生地黄、川贝母等同用。治内热消渴，常与麦冬、生地黄、天花粉等同用。治热病津伤，肠燥便秘，常与麦冬、生地黄同用。

【用法用量】内服：9~15g，煎汤，或入丸散。

【使用注意】脾虚便溏者不宜用。不宜与藜芦同用。

【参考资料】

1. 本草精选 《神农本草经》："主腹中寒热积聚，女子产乳余疾，补肾气，令人目明。"《名医别录》："下水，止烦渴，散颈下核，痈肿。"《本草纲目》："滋阴降火，解斑毒，利咽喉，通小便血滞。"

2. 化学成分 主要含哈巴苷、哈巴俄苷、玄参苷、桃叶珊瑚苷、甲氧基玄参苷等环烯醚萜类成分，苯丙素苷等苯丙素类成分等。

3. 药理作用 有抗病原微生物、解热、抗炎、降血糖、降血压、增加冠状动脉血流量、抗氧化、调节免疫等作用。

mǔdānpí
牡丹皮 《神农本草经》

为毛茛科植物牡丹 *Paeonia suffruticosa* Andr. 的干燥根皮。主产于安徽、山东、河南等地。秋季采收。生用。

【性味归经】苦、辛，微寒。归心、肝、肾经。

【功效】清热凉血，活血化瘀。

【应用】

1. 热入营血，温毒发斑，血热吐衄　本品苦微寒，归心肝走血分，善于清解营血分实热。治热入营血，温毒发斑，常与栀子、黄芩等同用；治血热吐衄，可与大黄、大蓟、小蓟等同用。

2. 热毒疮疡，肠痈腹痛，经闭，痛经等　本品辛行苦泄，既能清热凉血，又能化瘀消痈，擅长治疗热壅血瘀证。治热毒疮疡，可与栀子、连翘、大黄等同用；治肠痈腹痛，常与大黄、桃仁、冬瓜仁等同用；治瘀血阻滞，月经不调，经闭痛经，腹内癥块，常与桂枝、茯苓、桃仁等同用；治跌打损伤，瘀滞疼痛，可与红花、乳香、没药等同用。

3. 阴虚内热，无汗骨蒸　本品善于清透阴分伏热而退无汗骨蒸。治阴虚内热，无汗骨蒸，常与青蒿、知母、鳖甲等同用。

【用法用量】内服：6～12g，煎汤，或入丸散。清热凉血宜生用，活血化瘀宜酒炙用。

【使用注意】血虚有寒、月经过多者及孕妇慎用。

【参考资料】

1. 本草精选　《神农本草经》："主寒热，中风瘛疭，痉，惊痫邪气，除癥坚，瘀血留舍肠胃，安五脏，疗痈疮。"《日华子本草》："除邪气，悦色，通关腠血脉，排脓，通月经，消扑损瘀血，续筋骨，除风痹，落胞下胎，产后一切女人冷热血气。"《本草纲目》："和血，生血，凉血。治血中伏火，除烦热。"

2. 化学成分　主要含丹皮酚等酚类成分，芍药苷、氧化芍药苷、苯甲酰芍药苷、牡丹酚苷、牡丹酚原苷等单萜苷类成分，还含没食子酸等。

3. 药理作用　有抗病原微生物、抗炎、镇痛、镇静、解热、抗血小板聚集、抗惊厥、抗过敏、降压、降低心输出量等作用。

chìsháo
赤　芍 《神农本草经》

为毛茛科植物芍药 *Paeonia lactiflora* Pall.、或川赤芍 *Paeonia veitchii* Lynch 的干燥根。主产于东北、陕西、四川等地。春、秋二季采收。生用。

【性味归经】苦，微寒。归肝经。

【功效】清热凉血，散瘀止痛。

【应用】

1. 热入营血，温毒发斑，血热吐衄　本品苦寒，归肝经走血分，善能清泄血分郁热，兼能活血散瘀。治热入营血，温毒发斑，血热吐衄，常与牡丹皮同用，或再与水牛角、生地黄配伍。

2. 目赤肿痛，痈肿疮疡　本品寒清苦泄，归肝经而清肝火。治肝经风热目赤肿痛，可与荆芥、薄荷、决明子等配伍；治热毒壅盛，痈肿疮疡，可与金银花、天花粉、乳香等同用。

3. 肝郁胁痛，经闭痛经，癥瘕腹痛，跌扑损伤　本品苦泄，归肝经走血分，有活血化瘀止痛之功。

治肝郁血滞之胁痛，可与柴胡、牡丹皮、郁金等配伍；治血滞经闭痛经，癥瘕腹痛，可与当归、川芎、延胡索等配伍；治跌打损伤，瘀肿疼痛，可与虎杖、苏木、刘寄奴等同用。

【用法用量】内服：6～12g，煎汤，或入丸散。

【使用注意】血寒经闭者不宜用。孕妇慎用。不宜与藜芦同用。

【参考资料】

1. 本草精选　《神农本草经》："主邪气腹痛，除血痹，破坚积，寒热疝瘕，止痛，利小便，益气。"《名医别录》："通顺血脉，缓中，散恶血，逐贱血，去水气，利膀胱大小肠，消痈肿，时行寒热，中恶腹痛，腰痛。"《本草备要》："赤芍主治略同（白芍），尤能泻肝火，散恶血，治腹痛坚积，血痹疝瘕，经闭肠风，痈肿目赤，能行血中之滞。"

2. 化学成分　主要含芍药苷、氧化芍药苷、苯甲酰芍药苷、芍药新苷等单萜苷类成分，还含丹皮酚及其他醇类和酚类等。

3. 药理作用　有扩张冠状动脉、增加冠状动脉血流量、抑制血小板聚集、保护心脑血管、抗病原微生物、抗炎、解热、镇痛、镇静、抗溃疡、解痉等作用。

zǐcǎo
紫 草《神农本草经》

为紫草科植物新疆紫草 *Arnebia euchroma*（Royle）Johnst. 或内蒙紫草 *Arnebia guttata* Bunge 的干燥根。前者主产于新疆、甘肃、西藏等地；后者主产于内蒙古、甘肃、河北等地。春、秋二季采收。生用。

【性味归经】甘、咸，寒。归心、肝经。

【功效】清热凉血，活血解毒，透疹消斑。

【应用】

1. 血热毒盛，斑疹紫黑，麻疹不透　本品咸寒，归肝经走血分，既清热凉血，又活血消斑，解毒透疹。治血热毒盛，斑疹紫黑，可与蝉蜕、赤芍等配伍；治麻疹不透，疹色紫暗，伴咽喉肿痛者，可与牛蒡子、山豆根、升麻等配伍。

2. 热毒疮痈，湿疹瘙痒，水火烫伤　本品能凉血活血，解毒消肿，可用于多种热毒证。治热毒疮痈，红肿热痛，常与金银花、连翘、蒲公英等同用；治疮疡久溃不敛，常与白芷、当归、血竭等制成膏剂外用；治湿疹，可与黄连、黄柏、苦参等配伍；治烧烫伤，可将本品用植物油浸泡，滤取油液，外涂患处，或配黄柏、大黄等药，麻油熬膏外搽。

【用法用量】内服：5～10g，煎汤，或入丸散。外用：适量，熬膏或用植物油浸泡涂搽。

【使用注意】脾虚便溏者慎用。

【参考资料】

1. 本草精选　《神农本草经》："主心腹邪气，五疸，补中益气，利九窍，通水道。"《药性论》："治恶疮，瘑癣。"《本草纲目》："治斑疹痘毒，活血凉血，利大肠。""其功长于凉血活血，利大小肠。故痘疹欲出未出，血热毒盛，大便闭涩者，宜用之。已出而紫黑便闭者亦可用。若已出而红活，及白陷大便利者，切宜忌之。"

2. 化学成分　主要含 β，β－二甲基丙烯酰阿卡宁、乙酰紫草素、紫草素、丁酰紫草素等羟基萘醌类化合物，还含苯酚类、生物碱类、酚酸类等。

3. 药理作用　有抗病原微生物、抗炎、抗过敏、解热、镇痛、降血糖等作用。

shuǐniújiǎo
水牛角 《名医别录》

为牛科动物水牛 *Bubalus bubalis* Linnaeus 的角。主产于华南、华东地区。全年可采收。生用。

【性味归经】苦，寒。归心、肝经。

【功效】清热凉血，解毒，定惊。

【应用】

1. 温病高热，神昏谵语，惊风，癫狂 本品苦寒，归心肝走血分，能清热凉血、泻火解毒、定惊。治温热病热入营血、高热神昏谵语、惊风抽搐，常与石膏、玄参、羚羊角等配伍；治热病神昏，或中风偏瘫，神志不清，常与牛黄、珍珠母、黄芩等配伍；治血热癫狂，可与石菖蒲、玄参、连翘等配伍。

2. 发斑发疹，吐血衄血 本品苦寒入血，能清热凉血止血。治血热妄行之发斑发疹、吐血衄血，常与生地黄、牡丹皮、赤芍等配伍。

3. 热毒疮痈，咽喉肿痛 本品具有清热泻火解毒功效，适宜于热毒壅盛之疮痈、咽痛。治热毒疮痈红肿，可与连翘、蒲公英等配伍；治热毒喉痹咽痛，常与玄参、桔梗等同用。

【用法用量】内服：15～30g，宜先煎3小时以上。水牛角浓缩粉冲服，每次1.5～3g，每日2次。

【使用注意】脾胃虚寒者忌用。

【参考资料】

1. 本草精选 《名医别录》："疗时气寒热头痛。"《日华子本草》："治热毒风并壮热。"《陆川本草》："凉血解毒，止衄。治热病昏迷，麻痘斑疹，吐血，衄血，血热，溺赤。"

2. 化学成分 主要含胆甾醇、肽类、氨基酸、胍基衍生物及蛋白质等。

3. 药理作用 有镇静、抗惊厥、解热、抗炎、强心等作用。

◇ 第五节 清虚热药

图库　PPT

本节药物性寒凉，功效清虚热、退骨蒸，主治阴虚内热证，症见骨蒸潮热、五心烦热、遗精盗汗、舌红少苔、脉细数等，以及温热病后期，余热未尽，阴液耗伤而致的夜热早凉、热退无汗、舌质红绛、脉细数等。本节药物兼有清实热、除疳热的作用，可用治多种实热证及小儿疳积发热。

qīnghāo
青 蒿《神农本草经》

为菊科植物黄花蒿 *Artemisia annua* L. 的干燥地上部分。中国大部分地区均产。秋季花盛开时采收。生用。

【性味归经】苦、辛，寒。归肝、胆经。

【功效】清虚热，除骨蒸，解暑热，截疟，退黄。

【应用】

1. 阴虚发热，热病伤阴、夜热早凉 本品性寒善清虚热，凉血除蒸，又辛香透散，长于清透阴分伏热，治各种虚热证。治阴虚骨蒸潮热、五心烦热、盗汗等，常与银柴胡、知母、鳖甲等同用；治热病后期，余热未清，邪伏阴分所致的夜热早凉、热退无汗或低热不退等症，常与鳖甲、知母、牡丹皮等同用。

2. 外感暑热，发热烦渴 本品善清解暑热。治疗暑季外感夹湿，常与连翘、西瓜翠衣、滑石等同用。

3. 疟疾寒热 本品既截疟，又解热，为治疗疟疾寒热的要药。可单用鲜品捣汁服，或与柴胡、草果、滑石等同用。治湿热郁遏少阳，症见寒热如疟，口苦膈闷，吐酸苦水，常与黄芩、竹茹、滑石等同用。

4. 湿热黄疸 本品苦寒，主归肝、胆经，能利胆退黄。治湿热黄疸，常与茵陈、大黄、栀子等同用。

【用法用量】内服：6~12g，煎汤宜后下。或鲜用绞汁服。

【使用注意】脾胃虚弱、肠滑腹泻者忌用。

【参考资料】

1. 本草精选 《神农本草经》："主疥瘙痂痒，恶疮，杀虱，留热在骨节间，明目。"《本草纲目》："治疟疾寒热。"《本草新编》："专解骨蒸劳热，尤能泻暑热之火。"

2. 化学成分 主要含青蒿素、青蒿酸等萜类成分，蒿酸甲酯、青蒿醇、蒿酮等挥发油。

3. 药理作用 有杀灭疟原虫作用，还有抗病原微生物、镇咳、祛痰、平喘、利胆、解热、镇痛、抗肿瘤、降血压、抗心律失常、调节免疫功能等作用。

báiwēi
白 薇《神农本草经》

为萝藦科植物白薇 *Cynanchum atratum* Bge. 或蔓生白薇 *Cynanchum versicolor* Bge 的干燥根和根茎。主产于山东、安徽、辽宁等地。春、秋二季采收。生用。

【性味归经】苦、咸，寒。归胃、肝、肾经。

【功效】清热凉血，利尿通淋，解毒疗疮。

【应用】

1. 阴虚发热，产后血虚发热，温邪入营发热 本品长于清退虚热。治阴虚发热，骨蒸劳热，常与地骨皮、生地黄、知母等同用；治产后血虚发热，常与当归、人参、甘草同用；治热病后期、余邪未尽、夜热早凉，或阴虚发热、骨蒸潮热，常与地骨皮、知母、青蒿等同用；治温邪入营，高热、神昏舌绛，可与生地黄、玄参、牡丹皮同用。

2. 热淋，血淋 本品既清热凉血，又利尿通淋。治热淋，血淋，常与木通、滑石、车前子等同用。

3. 疮痈肿毒，毒蛇咬伤，咽喉肿痛 本品苦咸而寒，有清热凉血、解毒疗疮、消肿散结之效，内服、外敷均可。治热毒炽盛疮痈肿毒、毒蛇咬伤，常与金银花、蒲公英、重楼等同用；治咽喉红肿疼痛，常与金银花、桔梗、山豆根等配伍。

4. 阴虚外感 本品清泄肺热且兼有透邪外出，治阴虚外感、发热咽干、口渴心烦，常与玉竹、淡豆豉、薄荷等配伍。

【用法用量】内服：5~10g，煎汤，或入丸散。外用：适量。

【使用注意】脾胃虚弱、食少便溏者不宜用。

【参考资料】

1. 本草精选 《神农本草经》："主暴中风，身热肢满，忽忽不知人，狂惑邪气，寒热酸疼，温疟洗洗，发作有时。"《本草纲目》："风温灼热多眠，及热淋遗尿，金疮出血。"《本草正义》："凡阴虚有热者，自汗盗汗者，久疟伤津者，病后阴液未复而余热未清者，皆为必不可少之药，而妇人血热，又为恒用之品矣。"

2. 化学成分 主要含直立白薇苷 A、B、C、D、E、F，直立白薇新苷 A、B、C、D，蔓生白薇苷 A、B、C、D、E，蔓生白薇新苷，白前苷 C、H，白前苷元等甾体苷类成分等。

3. 药理作用 有抗炎、解热、利尿、祛痰、平喘、抗肿瘤等作用。

dìgǔpí
地骨皮《神农本草经》

为茄科植物枸杞 *Lycium chinense* Mill. 或宁夏枸杞 *Lycium barbarum* L. 的干燥根皮。前者主产于河南、山西、江苏等地；后者主产于宁夏。春初或秋后采收。生用。

【性味归经】甘，寒。归肺、肝、肾经。

【功效】凉血除蒸，清肺降火。

【应用】

1. 阴虚发热　本品甘寒清润，能清虚热，除有汗骨蒸。治阴虚潮热、骨蒸盗汗，常与秦艽、鳖甲、知母等同用。

2. 血热出血　本品性寒，入血分，凉血止血。治血热妄行之吐血、衄血、咳血、血淋、崩漏等，常与白茅根、侧柏叶、小蓟等同用。

3. 肺热咳喘　本品能清泄肺热，降肺中伏火。治肺热咳喘，常与桑白皮、粳米、甘草同用。

4. 内热消渴　本品能清热泄火而生津止渴。治消渴，常与天花粉、芦根、麦冬等同用。

【用法用量】内服：9~15g，煎汤，或入丸散。

【使用注意】脾虚便溏者不宜服用。

【参考资料】

1. 本草精选　《神农本草经》："主五内邪气，热中消渴，周痹。"《珍珠囊》："疗在表无定之风邪，主传尿消汗之骨蒸。"《汤液本草》："泻肾火，降肺中伏火，去胞中火，退热，补正气。"

2. 化学成分　主要含甜菜碱、苦可胺A、莨菪汀、枸杞子酰胺、阿托品等生物碱类成分，还含有机酸、酚类及甾醇等。

3. 药理作用　有抗病原微生物、解热、镇痛、降血糖、降血压、降血脂、调节免疫及兴奋子宫等作用。

yíncháihú
银柴胡《本草纲目拾遗》

为石竹科植物银柴胡 *Stellaria dichotoma* L. var. *lanceolata* Bge. 的干燥根。主产于宁夏、甘肃、内蒙古等地。春、夏间植株萌发或秋后茎叶枯萎时采收。生用。

【性味归经】甘，微寒。归肝、胃经。

【功效】清虚热，除疳热。

【应用】

1. 阴虚发热，骨蒸劳热　本品甘寒，长于退虚热。治阴虚发热，骨蒸劳热，常与青蒿、鳖甲、地骨皮等同用。

2. 小儿疳积发热　本品能退虚热，除疳热。治小儿食滞或虫积所致的疳积发热，腹部膨大，口渴消瘦，毛发干枯等，常与胡黄连、鸡内金、使君子等同用。

【用法用量】内服：3~10g，煎汤，或入丸散。

【使用注意】外感风寒、血虚无热者慎用。

【参考资料】

1. 本草精选　《本草纲目拾遗》："治虚劳肌热，骨蒸劳疟，热从髓出，小儿五疳羸热。"《本草便读》："银柴胡无解表之性。从来注《本草》者，皆言其能治小儿疳热，大人劳热，大抵有入肝胆凉血之功。"《本草正义》："退热而不苦泄，理阴而不升腾，固虚热之良药。"

2. 化学成分　主要含黄酮类、甾体类、环肽类及挥发性成分等。

3. 药理作用 有解热、降血脂、抗动脉粥样硬化等作用。

húhuánglián
胡黄连 《新修本草》

为玄参科植物胡黄连 *Picrorhiza scrophulariiflora* Pennell 的干燥根茎。主产于西藏。秋季采收。生用。

【性味归经】苦，寒。归肝、胃、大肠经。

【功效】退虚热，除疳热，清湿热。

【应用】

1. 阴虚发热，骨蒸潮热 本品苦寒，善清退阴分伏热，有退虚热，除骨蒸之功。治阴虚发热，骨蒸潮热，常与银柴胡、地骨皮、鳖甲等同用。

2. 小儿疳积发热 本品能除疳热，退虚热。治小儿疳积发热，常与人参、白术、黄连等同用。

3. 湿热泻痢，黄疸尿赤，痔疮肿痛 本品性寒清热，味苦能燥，能清湿热，尤善清利下焦湿热。治湿热泻痢，常与黄芩、黄柏、白头翁等同用；治湿热黄疸尿赤，常与茵陈、栀子、大黄等同用；治痔疮肿痛，痔漏成管，可单用研末，鹅胆汁调涂局部，亦可与刺猬皮、麝香同用。

【用法用量】内服：3～10g，煎汤，或入丸散。外用：适量。

【使用注意】脾胃虚寒者慎用。

【参考资料】

1. 本草精选 《新修本草》："主骨蒸劳热，补肝胆，明目，治冷热泄痢，益颜色，厚肠胃，治妇人胎蒸虚惊，治三消五痔，大人五心烦热。"《本经逢原》："胡黄连，苦寒而降，大伐骨髓脏腑邪热，除妇人胎蒸，小儿疳热积气之峻药。同乌梅止小儿血痢，同鸡肝治小儿疳眼，同猪胰疗杨梅疮毒，同干姜治果子积，皆取伐肝、肾热邪也。"《本草正义》："凡热痢脱肛，痔漏疮疡，血痢血淋，溲血泻血及梅毒疳疮等证，湿火结聚，非此不能直达病所，而小儿疳积腹膨之实证，亦可用之。"

2. 化学成分 主要含胡黄连苷Ⅰ、Ⅱ、Ⅲ，梓醇等环烯醚萜苷类成分，还含三萜苷类成分、酚苷及有机酸等。

3. 药理作用 有利胆、抗皮肤真菌等药理作用。

（李 敏 褚 颖 王又闻）

思考题

1. 何谓清热药？简述清热药的分类、功效、主治。如何正确使用清热药？

2. 如何正确使用石膏、知母、栀子、夏枯草、黄芩、黄连、黄柏、金银花、连翘、板蓝根、蒲公英、鱼腥草、射干、白头翁、生地黄、玄参、牡丹皮、赤芍、青蒿、地骨皮？

3. 简述石膏与知母，黄芩、黄连与黄柏，金银花与连翘，大青叶、板蓝根与青黛，鲜地黄与生地黄，牡丹皮与赤芍，牡丹皮与地骨皮在功效、应用方面的异同点。

书网融合……

 思政导航　　　 本章小结　　　 微课　　　 题库

第三章 泻下药

PPT

学习目标

知识目标

1. **掌握** 泻下药的含义、性能主治、合理用药；大黄、芒硝的药性、功效、主治、性能特点、经典配伍以及用法用量、使用注意；相似中药功效、应用的异同。

2. **熟悉** 泻下药的分类及各节药物的性能特点；番泻叶、芦荟、火麻仁、郁李仁、甘遂、巴豆功效、主治、某些特殊用法及使用注意。

3. **了解** 其余泻下药的功效、特殊用法及使用注意。

能力目标 通过本章学习，建立合理使用泻下药的思维，培养开展泻下药药学服务与合理用药的能力。

素质目标 通过学习大黄利害相依的双重性，明白其中对合理用药的警示意义。

【含义】 以泻下通便、治疗里实积滞证为主要作用的药物，称为泻下药。根据其作用强弱及作用特点，泻下药分为攻下药、润下药和峻下逐水药三类。 📱微课1

【性能主治】 本类药物多具苦味，其性沉降，主归大肠经，能引起腹泻，或滑利大肠，以促使排便，排除胃肠积滞、燥屎、停饮及有害物质（毒、虫、瘀等）。即《内经》所谓"其实者，散而泻之"之意。属于中医治法的下法。故均主治里实积滞证。其中，药性苦寒、泻下力强，主要用于胃肠实热积滞，大便秘结者，称为攻下药；药性味甘质润、泻下力缓，主要用于肠燥津亏便秘者，称为润下药；药性苦寒有毒、泻下力猛峻，服后能引起剧烈腹泻，以排除体内停饮积水者，主要用于胸腹积水水肿，称为峻下逐水药。此外，有些泻下药兼有清热、利水、活血、杀虫等功效，可用于治疗脏腑实热证，疮痈肿毒，小便不利，瘀血证、虫病等。

【合理用药】

1. **选药** 治疗里实积滞证应选用泻下药；针对实热积滞，大便秘结，应选择攻下药；针对年老津枯、产后血虚、热病伤津及失血等所致的肠燥便秘应选择润下药；针对全身水肿，胸腹积水及痰饮积聚、喘满壅实等实证，应选择峻下逐水药；在此基础上，应注意各类药物性能特点与里实积滞证个体表现的针对性。应根据治疗需要选择合适的炮制品。

2. **配伍** 为了增强疗效，泻下药常相须配伍使用。里实积滞，常易壅塞气机，出现腹胀腹痛，故泻下药常配伍行气药，以消除气滞胀满，增强泻下通便作用。此外，还应根据积滞便秘的兼有证候进行配伍：热结便秘，应与清热药配伍；寒积便秘，与温里药配伍；里实便秘而兼正虚者，应与补虚药配伍，使攻邪而不伤正气。里实积滞兼有表邪者，应先解表后攻里或与解表药配伍以表里双解。

3. **注意事项** 泻下药易损伤脾胃，应用时应注意奏效即止，不宜过量，以免损伤正气。对年老、体弱、小儿及脾胃虚弱者慎用。攻下、峻下逐水药作用峻猛，尤其是峻下药均有毒性，应注意炮制，严格控制剂量，以防中毒，确保用药安全。妇女胎前产后及月经期当禁用。

图库

▶ 第一节 攻下药

本节药物性味多为苦寒，主归大肠经，功效泻下攻积，泻下力强，主治实热积滞、大便秘结、宿食积滞、湿热泻痢等里实证。本节药物既能清热泻火，又可治疗温病高热神昏，谵语发狂，火热上炎之头痛、目赤、咽痛、牙龈肿痛，以及火热炽盛，迫血妄行的吐血、衄血、咯血等上部出血等病证，无论有无便秘，均可应用本类药物，以清除通便，导热下行，起到"釜底抽薪"之效。

此外，根据"六腑以通为用""不通则痛""通则不痛"的理论，以攻下药为主，配伍清热解毒药、活血化瘀药等，还可治疗急性胆囊炎、胰腺炎、胆石症、胆道蛔虫症、肠梗阻等急腹症。

dàhuáng
大 黄 《神农本草经》 ⓔ 微课 2

为蓼科植物掌叶大黄 *Rheum palmatum* L.、唐古特大黄 *Rheum tanguticum* Maxim. ex Balf. 或药用大黄 *Rheum officinale* Baill. 的干燥根和根茎。前二者主产于青海、甘肃，后者主产于四川。秋末或次春采挖。生用或酒炒、酒蒸、炒炭用。

【性味归经】苦，寒。归脾、胃、大肠、肝、心包经。

【功效】泻下攻积，清热泻火，凉血解毒，活血逐瘀，利湿退黄。

【应用】

1. **积滞便秘** 本品苦寒通泄，具有较强的泻下通便、荡涤肠胃积滞作用，为泻下攻积之要药。凡胃肠积滞，大便秘结，无论寒热虚实，皆可配伍使用。因其性寒，故尤宜于实热积滞便秘。治热结便秘，可单味使用，或与芒硝、厚朴、枳实配伍；治热结便秘，兼有气血不足者，常与人参、当归、甘草等同用；治热结阴亏，肠燥便秘者，常与麦冬、生地黄、玄参等同用；治寒实积滞，腹痛便秘者，常与附子、干姜同用；治脾阳不足，冷积便秘者，常与人参、附子、干姜等同用。

此外，本品与消食药配伍，可用于饮食积滞；与驱虫药配伍，有助于虫体的排出，可用于肠道寄生虫病。

2. **火热上炎诸证** 本品苦降，能使上炎之火下泄，又具有清热泻火、凉血止血之功。治火热上炎所致的目赤、咽喉肿痛、牙龈肿痛等证，常与栀子、连翘等配伍。

3. **出血** 本品凉血止血，治血热妄行所致吐血、衄血、咯血等上部出血证，可单用，或用鲜地黄汁送服，或与栀子、黄芩等同用。治上消化道出血，可单用研末冲服。

4. **热毒证** 本品苦寒沉降，既能清热解毒，又能借其泻下通便之功，使热毒下泄。凡热毒疮痈，无论外痈、内痈均可使用。治热毒疮疡，常与金银花、蒲公英、连翘等同用；治肠痈腹痛，可与牡丹皮、桃仁、芒硝等同用；治烧烫伤，可单用或与地榆、冰片研末外用。

5. **血瘀证** 本品入血分，善活血逐瘀，为治疗瘀血证的常用药物。大凡血滞诸疾，无论新瘀、宿瘀皆宜。治妇女瘀血经闭，可与桃仁、桂枝等配伍；治妇女产后瘀阻腹痛，恶露不尽，常与桃仁、土鳖虫等同用；治跌打损伤，瘀血肿痛，可与苏木、鸡血藤、红花等配伍。

6. **湿热证** 本品清热泻下，能导湿热外出，可用于湿热蕴结诸证。治湿热泻痢，腹痛里急后重，单用或与黄连、木香等配伍；治湿热黄疸，常与茵陈、栀子配伍；治湿热淋证，小便淋沥不畅者，常配木通、车前子、栀子等。

【用法用量】内服：3～15g，煎汤或入丸散；外用：适量，研末敷于患处。生大黄，偏于泻下攻积，宜后下或开水泡服；酒大黄善清上焦血分热毒，用于目赤咽肿、齿龈肿痛。熟大黄泻下力缓、泻火解毒，用于火毒疮疡。大黄炭凉血化瘀止血，用于血热有瘀出血症。

【使用注意】本品苦寒，易伤胃气，故脾胃虚弱者慎用。妇女妊娠期、月经期、哺乳期慎用。

【参考资料】

1. **本草精选** 《神农本草经》："下瘀血，血闭，寒热，破癥瘕积聚，留饮宿食，荡涤肠胃，推陈致新，通利水谷，调中化食，安和五脏。"《本草纲目》："主治下痢赤白，里急腹痛，小便淋沥，实热燥结，潮热谵语，黄疸，诸火疮。"

2. **化学成分** 主要含大黄酸、大黄酚、大黄素等蒽醌类成分，还含结合蒽醌类成分、双蒽醌类成分，以及鞣质、挥发油等。

3. **药理作用** 有泻下、抗溃疡、保护肠黏膜、抗病原微生物、抗急性胰腺炎、肾脏保护、保肝利胆、抗纤维化等作用。所含鞣质有收敛作用，大量服用可导致继发性便秘。

mángxiāo
芒 硝 《名医别录》 微课3

为硫酸盐类矿物芒硝族芒硝精制而成的结晶体。主含含水硫酸钠（$Na_2SO_4 \cdot 10H_2O$）。主产于河南、河北、山东等地。全年均可采集提炼。

【性味归经】咸、苦，寒。归胃、大肠经。

【功效】泻下通便，润燥软坚，清火消肿。

【应用】

1. **积滞便秘** 本品苦寒能泻热通便，味咸能润燥软坚，使燥结坚硬之大便软化而易于排泄，故为治实热积滞，大便燥结之要药。治热结便秘、大便干结，可与大黄相须为用。治大便燥结无热者，可与鲜萝卜同煮，取浓汁饮用。

2. **热毒疮肿** 本品外用有清热消肿作用，为五官科、外科常用之品。治咽喉肿痛、口舌生疮，可与硼砂、冰片等共研末吹患处；或以芒硝置西瓜中制成的西瓜霜外用。治目赤肿痛，可用玄明粉配制滴眼液，外用滴眼。治痔疮肿痛，可单用本品煎汤外洗。治肠痈初起，可与大黄、大蒜共捣烂外敷。

此外，本品外敷尚可回乳，用于乳痈初起。

【用法用量】内服：6~12g，入汤剂以药汁或开水溶化后服。外用：适量。

【使用注意】孕妇及哺乳期妇女慎用；不宜与硫黄、三棱同用。

【参考资料】

1. **本草精选** 《名医别录》："主五脏积聚，久热胃闭，除邪气，破留血，腹中痰实结搏，通经脉，利大小便及月水，破五淋，推陈致新。"《药品化义》："味咸软坚，故能通燥结；性寒降下，故能去火铄。主治时行热狂，六腑邪热，或上焦隔热，或下部便坚。"

2. **化学成分** 主要含含水硫酸钠，尚含少量氯化钠、硫酸镁、硫酸钙等无机盐。

3. **药理作用** 有泻下、抗炎、抗病原微生物、利尿、利胆、改善微循环等作用。

fānxièyè
番泻叶 《饮片新参》

为豆科植物狭叶番泻 *Cassia angustifolia* Vahl 或尖叶番泻 *Cassia acutifolia* Delile 的干燥小叶。前者主产于印度、埃及和苏丹，后者主产于埃及。我国广东、广西及云南亦有栽培。在开花前采收。生用。

【性味归经】甘、苦，寒。归大肠经。

【功效】泻热行滞，通便，利水。

【应用】

1. 便秘 本品苦寒，主归大肠经。既能泻下导滞，又能导热下行，适用于多种便秘。治热结便秘，腹满胀痛，可单用开水泡服，或与枳实、厚朴大黄等配伍；治习惯性便秘、老年便秘，可单用，或与炒决明子同用，开水泡服。

2. 水肿胀满 本品能行水消胀，可用于水肿胀满。治水肿臌胀，可与牵牛子、大腹皮、茯苓等同用。

【用法用量】 内服：2~6g，煎汤，后下或开水泡服。小剂量缓泻，大剂量则可攻下。

【使用注意】 孕妇慎用。用量过大可致恶心、呕吐、腹痛等不良反应。

【参考资料】

1. 本草精选 《饮片新参》："苦，凉。泄热，利肠腑，通大便。中寒泄泻者忌用。"

2. 化学成分 主要含番泻苷A~D等双蒽醌类成分，还含少量芦荟大黄素、大黄酸、大黄酚等游离蒽醌类成分等。

3. 药理作用 有泻下、抗病原微生物、止血等作用。

lúhuì
芦 荟《药性论》

为百合科植物库拉索芦荟 *Aloe barbadensis* Miller、好望角芦荟 *Aloe ferox* Miller 或其他同属近缘植物叶的汁液浓缩干燥物。主产于南美洲北岸附近的库拉索，我国广东、广西、云南等地有栽培。全年均可采收。生用。

【性味归经】 苦，寒。归肝、胃、大肠经。

【功效】 泻下通便，清肝泻火，杀虫疗疳。

【应用】

1. 热结便秘 本品苦寒降泄，能泻热通便，适宜于热结便秘。因其有通便、清肝双重功效，尤宜于热结便秘兼有肝火内扰、烦躁失眠之证，常与朱砂同用。

2. 肝经实热证 本品苦寒归肝，有较好的清肝火作用，治肝经火盛头晕头痛、烦燥易怒兼有便秘者，常与龙胆、栀子、青黛等同用；治小儿肝热惊风，症见高热，痉挛抽搐者，常与钩藤、蝉蜕、胆南星等同用。

3. 小儿疳积 本品既能泻热通便，又能杀虫。治虫积腹痛、面色萎黄、形瘦体弱等小儿疳积，可与使君子等份为末，米饮调服；或与槟榔、银柴胡等同用。治小儿脾虚疳积，可与人参、白术、使君子等同用。

此外，本品外用杀虫，治癣疮，可与甘草或冰片研末外用。

【用法用量】 内服：2~5g，入丸散。外用：适量。

【使用注意】 脾胃虚弱、食少便溏者及孕妇慎用。

【参考资料】

1. 本草精选 《药性论》："杀小儿疳蛔。主吹鼻杀脑疳，除鼻痒。"《开宝本草》："主热风烦闷，胸膈间热气，明目镇心，小儿癫痫惊风，疗五疳，杀三虫及痔病疮瘘。解巴豆毒。"

2. 化学成分 主要含芦荟苷、芦荟大黄素苷、异芦荟大黄素苷等蒽醌类成分，还含多糖、甾醇、及脂肪酸类成分等。

3. 药理作用 有泻下、抗病原微生物、抗炎、抗肿瘤、镇痛、降血脂、保肝、促进伤口愈合、护肤等作用。

图库

第二节　润下药

本节药物多为植物种子或种仁，富含油脂，多为甘味，功效润肠通便，泻下力缓，主治年老津枯、产后血虚、失血、热病伤津及病后津液未复等所致的肠燥津枯便秘。

huǒmárén
火麻仁　《神农本草经》

为桑科植物大麻 *Cannabis sativa* L. 的干燥成熟果实。主产于山东、河北、黑龙江等地。秋季采收。生用。

【性味归经】甘，平。归脾、胃、大肠经。

【功效】润肠通便。

【应用】

肠燥便秘　本品甘平，质润多脂，润肠通便，且兼有滋养补虚作用。适用于老人、产妇及体弱津血不足的肠燥便秘证。治热邪伤阴或素体阴虚火旺之大便秘结、痔疮便秘、习惯性便秘等，常与瓜蒌仁、苏子、杏仁等同用；或与大黄、厚朴等配伍。

【用法用量】内服：10～15g，煎汤或入丸散。

【使用注意】用量不宜过大，超量服用可致中毒。

【参考资料】

1. 本草精选　《神农本草经》："补中益气，久服肥健。"《药品化义》："麻仁，能润肠，体润能去燥，专利大肠气结便闭。凡年老血液枯燥，产后气血不顺，病后元气未复，或禀弱不能运行者皆治。"

2. 化学成分　主要含胡芦巴碱、甜菜碱、胆碱等生物碱类成分，木犀草素、牡荆素等黄酮类成分，还含酚类、蛋白质、多种脂肪酸类等成分。

3. 药理作用　有缓泻，降血压，降血脂，抗动脉粥样硬化，抗氧化，抗衰老，提高免疫功能，抗炎，镇痛等作用。

yùlǐrén
郁李仁《神农本草经》

为蔷薇科植物欧李 *Prunus humilis* Bge.、郁李 *Prunus japonica* Thunb. 或长柄扁桃 *Prunus pedunculata* Maxim. 的干燥成熟种子。主产于内蒙古、河北、辽宁等地。夏、秋二季采收。生用。

【性味归经】辛、苦、甘，平。归脾、大肠、小肠经。

【功效】润肠通便，下气利水。

【应用】

1. 肠燥便秘　本品甘平，质润多脂，润肠通便，且兼行大肠之气滞。适宜于气滞肠燥便秘之证。治津枯肠燥、腹胀便秘，可与火麻仁、柏子仁、杏仁等同用；治食积气滞、腹胀便秘，可与莱菔子、紫苏子、苦杏仁等同用。

2. 水肿，脚气，小便不利　本品能利水消肿。治小便不利、水肿腹胀、脚气浮肿等，常与桑白皮、赤小豆、白茅根等同用。

【用法用量】内服：6～10g，煎汤或入丸散。

【使用注意】孕妇慎用。

【参考资料】

1. 本草精选 《神农本草经》："主大腹水肿，面目四肢浮肿，利小便水道。"《本草经疏》："郁李仁性专降下，善导大肠燥结，利周身水气，然而下后多令人津液亏损，燥结愈甚，乃治标救急之药。"

2. 化学成分 主要含阿弗则林、山柰苷、郁李仁苷、营实苷等黄酮类成分，苦杏仁苷等氰苷类成分，还含熊果酸、脂肪油、皂苷及纤维素成分等。

3. 药理作用 有缓泻、抗炎、镇痛、镇咳祛痰、降血压、抗惊厥、扩张血管等作用。

sōngzǐrén
松子仁 《开宝本草》

为松科植物红松 *Pinus koraiensis* Sieb. et Zucc. 的干燥成熟种仁。主产于东北。果实成熟后采收。生用。

【性味归经】甘，微温。归肝、肺、大肠经。

【功效】润肠通便，润肺止咳。

【应用】

1. 肠燥便秘 本品味甘质润，归大肠经，有润肠通便之功。治津枯肠燥便秘，常与火麻仁、柏子仁等同用。

2. 肺燥干咳 本品甘润入肺，有润肺止咳之功。治肺燥咳嗽，少痰或无痰，可单用，或与核桃仁同用，或同米煮粥食用。

【用法用量】内煎：5～10g，煎汤或入丸散。

【使用注意】脾虚便溏，湿痰者禁用。

【参考资料】

1. 本草精选 《本草纲目》："润肺，治燥结咳嗽。"《玉楸药解》："松子仁与柏子仁相同，收涩不及而滋润过之，润肺止咳，滑肠通秘，开关逐痹，泽肤荣毛，亦佳善之品。"

2. 化学成分 主要含油酸、亚油酸等脂肪油，约占74%，还含掌叶防己碱、蛋白质、挥发油类成分等。

3. 药理作用 有抗动脉粥样硬化、抗胆结石等作用。

图库

◈ 第三节 峻下逐水药

本节药物性味多为苦寒，有毒，功效峻下逐水，泻下力峻猛。服药后能引起剧烈腹泻，部分药兼能利尿，能使体内潴留的水饮通过二便排出体外。主治全身水肿，胸腹积水及痰饮积聚、喘满壅实等证而正气未衰者。

因其攻伐力强，驱邪力猛，易伤正气，临床应用当中病即止，不可久服，使用时应注意顾护正气。体虚者慎用，孕妇忌用。此外，使用本类药物应注意选择炮制品，控制剂量，注意用法及禁忌等，以确保用药安全、有效。

gānsuí
甘 遂 《神农本草经》

为大戟科植物甘遂 *Euphorbia kansui* T. N. Liou ex T. P. Wang 的干燥块根。主产于陕西、山西、河南等地。春季开花前或秋末茎叶枯萎后采挖。生用或醋制用。

【性味归经】苦，寒；有毒。归肺、肾、大肠经。

【功效】泻水逐饮，消肿散结。

【应用】

1. 水肿，臌胀，胸胁停饮　本品苦寒性降，泻下逐饮力峻，服药后可连续泻下，使潴留水饮排泄体外。治水肿、大腹臌胀、胸胁停饮而正气未衰者。可单用研末服，或与大戟、芫花为末，枣汤送服。

2. 风痰癫痫　本品能泻水涤痰，可用于顽痰凝结，蒙蔽清窍，癫痫发狂。治风痰癫痫，可单用本品为末，入猪心内煨过，同朱砂末制成丸剂服用。

3. 疮痈肿毒　本品外用消肿散结，治疮痈肿毒，可单味研末，水调外敷。

【用法用量】内服：0.5~1.5g，入丸散。内服宜醋制后用。外用：适量，生用。

【使用注意】孕妇禁用。不宜与甘草同用。

【参考资料】

1. 本草精选　《神农本草经》："主大腹疝瘕，腹满，面目浮肿，留饮宿食，破癥坚积聚，利水谷道。"《本草衍义》："专于行水，攻决为用"。

2. 化学成分　主要含大戟二烯醇、α-和γ-大戟醇、甘遂醇、巨大戟萜醇等萜类成分，还含棕榈酸、柠檬酸、鞣质类成分等。

3. 药理作用　有泻下、利尿、镇痛、抗早孕、引产、抑制免疫、抗肿瘤等作用。

jīngdàjǐ

京大戟《神农本草经》

为大戟科植物大戟 *Euphorbia pekinensis* Rupr. 的干燥根。主产于江苏、四川、广西等地。秋、冬二季采挖。生用或醋制用。

【性味归经】苦，寒；有毒。归肺、脾、肾经。

【功效】泻水逐饮，消肿散结。

【应用】

1. 水肿，臌胀，胸胁停饮　本品苦寒降泄，泻水逐饮，功似甘遂而药力稍逊，适宜于水饮内停之实证。治水肿、臌胀、胸胁停饮而正气未衰者，常与甘遂、芫花同用。

2. 痈肿疮毒，瘰疬痰核　本品能消肿散结，内服外用均可。治热毒疮肿，可鲜用捣烂外敷，或与漏芦、山慈姑、连翘等同用；治痰火凝聚的瘰疬痰核，可用本品与鸡蛋同煮，食鸡蛋。

【用法用量】内服：1.5~3g。煎汤；入丸散服，每次1g。内服宜醋制后用；外用：适量，生用。

【使用注意】孕妇禁用；不宜与甘草同用。

【参考资料】

1. 本草精选　《神农本草经》："主蛊毒十二水，腹满急痛，积聚中风"。《本草汇言》："逐诸有余之水湿、湿热及留饮、伏饮在中下二焦，为蛊毒，为胀满，为大小便不通，用之立时奏效"。《本草正》："性峻烈，善逐水邪痰涎，泻湿热胀满。"

2. 化学成分　主要含大戟二烯醇、大戟酮等萜类成分，还含生物碱、有机酸、树脂类成分等。

3. 药理作用　有泻下、利尿、镇痛、镇静、抗肿瘤、抗病原微生物、兴奋子宫平滑肌等作用。

附药

红大戟

为茜草科植物红大戟 *Knoxia valerianoides* Thorel et Pitard 的干燥块根。又名红芽大戟。主产于广西、云南、广东等地。夏秋季采收。生用。其性能、功效、用法用量、使用注意与京大戟相似。但京大戟偏于泻水逐饮，红大戟偏于消肿散结。

yuánhuā
芫　花 《神农本草经》

为瑞香科植物芫花 *Daphne genkwa* Sieb. et Zucc. 的干燥花蕾。主产于安徽、江苏、浙江等地。春季花未开放前采收。生用或醋制用。

【性味归经】苦、辛，温；有毒。归肺、脾、肾经。

【功效】泻水逐饮，外用杀虫疗疮。

【应用】

1. 胸胁停饮，水肿，臌胀　本品泻水逐饮，功似甘遂、京大戟而力稍逊，三者常相须为用。以泻胸胁水饮见长，兼能祛痰止咳。治胸胁停饮所致的喘咳痰多，胸胁引痛，可单用或与大戟、甘遂同用；治湿热蕴结之水臌实胀、气促口渴，可与大黄、牵牛子、甘遂等配伍。

2. 痰饮咳喘　本品性温，能泻肺涤痰化饮而止咳平喘。治寒饮内停、咳嗽气喘，可与干姜、白芥子、紫苏子等同用。

3. 头疮、顽癣及痈肿　本品外用能杀虫疗疮。治头疮、顽癣及痈肿。可单用研末，或配雄黄用猪脂调敷。

【用法用量】内服：1.5~3g。入散剂，研末吞服，每次0.6~0.9g，每日1次。内服醋炙以减轻毒性。外用：适量，生用。

【使用注意】孕妇禁用。不宜与甘草同用。

【参考资料】

1. 本草精选　《神农本草经》："主咳逆上气，喉鸣喘，咽肿短气……疝瘕，痈肿，杀虫鱼。"《名医别录》："消胸中痰水，喜唾，水肿，五水在五脏皮肤及腰痛，下寒毒、肉毒。"《本草纲目》："治水饮痰澼，胁下痛。"

2. 化学成分　主要含芫花素，3′-羟基芫花素、芹菜素、芫花苷等黄酮类成分，还含挥发油、脂肪酸类成分等。

3. 药理作用　有泻下、利尿、镇静、镇咳、祛痰、镇静、抗惊厥及收缩子宫平滑肌等作用。

附药

狼毒

为大戟科植物月腺大戟 *Euphorbia ebracteolata* Hayata 或狼毒大戟 *Euphorbia fischeriana* Steud. 的干燥根。主产于西北、东北、河北等地。性味苦、辛，平；有毒。归肺、脾、肝经。功能泻水逐饮、破积杀虫。适用于水湿痰饮、虫积心腹疼痛、癥瘕积聚等。外用于疥癣。煎服：1~3克，或入丸散。外用适量。内服宜慎。孕妇禁用。不宜与密陀僧同用。

shānglù
商　陆 《神农本草经》

为商陆科植物商陆 *Phytolacca acinosa* Roxb. 或垂序商陆 *Phytolacca americana* L. 的干燥根。主产于河南、安徽、湖北等地。秋季至次春采收。生用或醋制用。

【性味归经】苦，寒；有毒。归肺、脾、肾、大肠经。

【功效】逐水消肿，通利二便。外用解毒散结。

【应用】

1. 水肿胀满，二便不通　本品苦寒通降，归肾、大肠经，能通利二便而排泄水湿。治水肿臌胀，大便秘结，小便不利的水湿肿满实证，可单用，或与泽泻、茯苓皮、猪苓等同用，或将其捣烂，入麝香少许贴脐用。

2. 疮痈肿毒 本品外用能消肿散结。治疮疡肿毒，痈肿初起者，可用鲜商陆根，酌加食盐，捣烂外敷。

【用法用量】 内煎：3~9g，煎汤，或入丸散。内服宜醋制。外用：适量，生用。

【使用注意】 孕妇禁用。

【参考资料】

1. 本草精选 《神农本草经》："主水胀，疝瘕，痹。熨除痈肿。"《药性论》："能泻十种水病，喉痹不通。"《本草纲目》："其性下行，专于行水，与大戟、甘遂盖异性而同功。"

2. 化学成分 主要含商陆皂苷甲、商陆皂苷辛、商陆苷 A~N、美商陆苷元等皂苷类成分，还含甾醇、萜类、多糖类成分等。

3. 药理作用 有利尿、抗肾损伤、抗炎、祛痰、镇咳、抗肿瘤、调节免疫功能等作用。

qiānniúzi

牵牛子 《名医别录》

为旋花科植物裂叶牵牛 *Pharbitis nil*（L.）Choisy 或圆叶牵牛 *Pharbitis purpurea*（L.）Voigt 的干燥成熟种子。全国大部分地区均产。秋末果实成熟、果壳未开裂时采收。生用或炒用。

【性味归经】 苦，寒；有毒。归肺、肾、大肠经。

【功效】 泻水通便，消痰涤饮，杀虫攻积。

【应用】

1. 水肿胀满，二便不通 本品苦寒降泄，既能泻下逐水，又能通利小便，可使水湿之邪从二便排出。治水肿胀满，二便不利，水湿壅盛而正气未衰者。可单用研末服，或与甘遂、京大戟等配伍。

2. 痰饮喘咳 本品苦降泄下，归肺经，能泻降肺气，祛痰逐饮。治肺气壅滞，痰饮喘咳，常与葶苈子、桑白皮等同用。

3. 虫积腹痛 本品能杀虫攻积，并可借其泻下通便作用以排除虫体。治蛔虫、绦虫及虫积腹痛者，常与槟榔同用。

【用法用量】 内服：3~6g，煎汤。入丸散服，每次1.5~3g。炒用药性减缓。

【使用注意】 孕妇禁用；不宜与巴豆、巴豆霜同用。

【参考资料】

1. 本草精选 《名医别录》："主下气，疗脚满水肿，除风毒，利小便。"《本草纲目》："逐痰消饮，通大肠气秘风秘，杀虫。"《本草正》："下气逐水，通大小便……古方多为散丸……然大泄元气，凡虚弱之人须忌之。"

2. 化学成分 主要含牵牛子苷等苷类成分，还含裸麦角碱、野麦碱、田麦角碱等生物碱，以及有机酸、脂肪油、糖类成分等。

3. 药理作用 有泻下、利尿、改善学习记忆、抗肿瘤等作用。

bādòu

巴 豆 《神农本草经》

为大戟科植物巴豆 *Croton tiglium* L. 的干燥成熟果实。主产于四川、广西、云南等省。秋季果实成熟时采收。生用或制霜用。

【性味归经】 辛，热；有大毒。归胃、大肠经。

【功效】 峻下冷积，逐水退肿，祛痰利咽，外用蚀疮。

【应用】

1. 寒积便秘　本品辛热，峻下冷积，开通肠道闭塞而止痛，有"斩关夺门"之力。治寒邪食积，阻滞肠道，大便不通，骤然腹满胀痛，可单用巴豆霜装入胶囊服，或与大黄、干姜制丸服。治小儿乳食积滞，便秘腹痛，或痰多惊痫，可用少量巴豆霜与神曲、朱砂、天南星等配伍。

2. 腹水臌胀　本品峻泻，有较强的逐水退肿作用。治腹水臌胀，二便不通，可配杏仁为丸服。

3. 喉痹痰阻　本品能祛痰涎，利咽喉以使呼吸通畅。治喉痹痰涎壅塞气道，呼吸困难，甚则窒息欲死者，可用巴豆去皮，线穿纳入喉中，须臾牵出；或将巴豆霜少许吹入喉部；治寒痰闭阻，气喘，可与半夏、杏仁等同用；治寒实结胸或肺痈脓痰不出，可与桔梗、贝母同用。

4. 痈疽、疥癣　本品外用有蚀腐肉、疗疮毒作用。治痈肿脓成未溃者，常与乳香、没药、木鳖子等熬膏外敷；治疥癣恶疮，可研末涂患处，或捣烂以纱布包擦患处。

【用法用量】内服：入丸散，每次 0.1～0.3g。制成巴豆霜用，以减低毒性。外用：适量。

【使用注意】孕妇禁用。不宜与牵牛子同用。

【参考资料】

1. 本草精选　《神农本草经》："破癥瘕结聚，坚积，留饮痰癖，大腹水胀，荡涤五脏六腑，开通闭塞，利水谷道，去恶肉。"《本草通玄》："巴豆禀阳刚雄猛之性，有斩关夺门之功，气血未衰，积邪坚固者，诚有神功，老羸衰弱之人，轻妄投之，祸不旋踵。"

2. 化学成分　主要含巴豆油酸、巴豆酸等脂肪酸类成分，巴豆毒素等毒蛋白类成分，以及巴豆生物碱类成分等。

3. 药理作用　有泻下、促进胃肠道平滑肌运动、抗肿瘤、抗病原微生物、抗炎、镇痛等作用。

qiānjīnzi
千金子　《蜀本草》

为大戟科植物续随子 *Euphorbia lathyris* L. 的干燥成熟种子。主产于河北、浙江、四川等地。夏、秋二季采收。生用或制霜用。

【性味归经】辛，温；有毒。归肝、肾、大肠经。

【功效】泻下逐水，破血消癥，外用疗癣蚀疣。

【应用】

1. 水肿臌胀　本品辛温，泻下力峻，兼能利尿。治二便不利之水肿臌胀实证，可单用本品压去油制霜服，或配大黄，酒水为丸服。

2. 血瘀证　本品辛散温通，有破瘀血，消癥瘕，通经脉的作用。治癥瘕痞块，常与轻粉、青黛、糯米为丸服；治血瘀经闭，可与当归、川芎、丹参等同用。

此外，本品外用还有疗癣蚀疣之功，适用于顽癣、赘疣、恶疮肿毒及毒蛇咬伤等。

【用法用量】内服：0.5～1g，入丸散，制霜用。外用：适量。捣烂敷患处。

【使用注意】孕妇禁用。

【参考资料】

1. 本草精选　《蜀本草》："治积聚痰饮，不下食，呕逆及腹内诸疾。"《开宝本草》："主妇人血结月闭，癥瘕疙癣瘀血，蛊毒，……心腹痛，冷气胀满。利大小肠。"

2. 化学成分　主要含千金子甾醇、菜油甾醇、巨大戟萜醇-20-棕榈酸酯等脂肪油，以及萜的酯类化合物，还含有白瑞香素、千金子素、续随之素、马栗树皮苷等。

3. 药理作用　有泻下、利尿、抗肺纤维化、抗肿瘤、抗病原微生物、抗炎、镇痛等作用。

（汪　琼）

思考题

1. 何谓泻下药？简述泻下药的分类、功效、主治。如何正确使用泻下药？
2. 如何正确使用大黄、芒硝、番泻叶、芦荟、火麻仁、郁李仁、甘遂、巴豆？
3. 简述大黄与芒硝，甘遂、大戟与芫花在功效、应用方面的异同点。

书网融合……

思政导航

本章小结

微课 1

微课 2

微课 3

题库

第四章　祛风湿药

PPT

⊚ 学习目标

知识目标

1. 掌握　祛风湿药的含义、功能主治、合理用药；独活、威灵仙、木瓜、蕲蛇、秦艽、桑寄生、防己的药性、功效、主治、性能特点、经典配伍以及用法用量、使用注意；相似中药功效、应用的异同。

2. 熟悉　祛风湿药的分类及各节药物的性能特点；川乌、乌梢蛇、徐长卿、蚕沙、豨莶草、雷公藤、老鹳草、五加皮的功效、主治、某些特殊用法及使用注意。

3. 了解　其余祛风湿药的功效、特殊用法及使用注意。

能力目标　通过本章学习，建立合理使用祛风湿药的思维，具备开展祛风湿药学服务与合理用药的能力。

素质目标　通过雷公藤药名由来，体会职业修养的重要；通过桑枝中药创新，感悟守正创新精神。

【含义】以祛除风湿、治疗风湿痹证为主要作用的药物，称祛风湿药。根据其药性和作用特点，祛风湿药分为祛风寒湿药、祛风湿热药和祛风湿强筋骨药三类。

【性能主治】本类药物多具辛苦味，性温或凉，主入肝、肾经，能祛除留着于肌肉、经络、筋骨的风湿之邪，故均具有祛风除湿之功，主治风湿痹证。其中，药性偏温热者，具有祛风除湿、散寒止痛之功，适用于风寒湿痹，称为祛风寒湿药；药性偏寒凉者，具有祛风除湿、通络止痛、清热消肿之功，适用于风湿热痹，称为祛风湿热药；另有部分祛风湿药，兼有补肝肾、强筋骨的作用，常用于风湿痹痛兼见肝肾不足、筋骨痿软者，则称为祛风湿强筋骨药。祛风湿药兼有止痛、解表、止痒、止痉、利水等功效，可以治疗各种疼痛、外感表证挟湿、皮肤瘙痒、痉挛抽搐、水肿等。

【合理用药】

1. 选药　治疗风湿痹证应选用祛风湿药；针对风寒湿痹证、风湿热痹证或痹证日久见肝肾不足证，应分别选择祛风寒湿药、祛风湿热药或祛风湿强筋骨药；在此基础上，应注意药物性能特点与痹证个体表现的针对性。应根据治疗需要选择合适的炮制品。

2. 配伍　为了增强疗效，祛风湿药常相须配伍使用。同时，应针对痹证的类型、邪犯的部位、病程的新久等，选择药物并作适当的配伍。风邪偏盛者，宜配伍祛风通络药、养阴血药；寒邪偏盛者，宜配伍通阳温经散寒药；湿邪偏盛者，宜配伍燥湿健脾或利湿之品。风湿热痹，宜配伍凉血清热燥湿之品。痹证日久损及肝肾或耗伤气血者，宜配伍补益肝肾或益气养血之品，扶正以祛邪。感邪初期，病邪在表，当配伍解表药；病邪入里，需与活血通络药同用；若挟有痰浊、瘀血者，需与祛痰、散瘀药同用。

3. 注意事项　药性温燥的祛风湿药，易伤阴耗血，故阴虚血亏者慎用；少数药物有毒，不宜过量或久服；注意合理炮制，确保用药安全。风湿痹证多属慢性病，可作酒剂、丸散剂、片剂、胶囊及外用膏剂等，以便于使用。

图库

第一节 祛风寒湿药

本节药物性味多辛苦而药性温热，功效祛风除湿、散寒止痛，主治风寒湿痹证之筋脉拘挛、关节疼痛、痛有定处、得热痛减、遇寒加重等。有些药物兼有通经络、化湿、利水作用，又可治疗中风半身不遂、跌打损伤、水肿等。

dúhuó
独　活《神农本草经》 微课

为伞形科植物重齿毛当归 *Angelica pubescens* Maxim. f. *biserrata* Shan et Yuan 的干燥根。主产于四川、湖北。春初苗刚发芽或秋末茎叶枯萎时采收。生用。

【性味归经】辛、苦，微温。归肾、膀胱经。

【功效】祛风除湿，通痹止痛，解表。

【应用】

1. 风寒湿痹　本品辛散苦燥，气香温通，善祛风湿，止痹痛，凡风寒湿邪所致的痹症，无论病程长短急缓，均可应用。为治风湿痹痛之要药，尤长于治疗下半身寒湿痹痛。治痹证日久，肝肾不足，腰膝酸软者，常与桑寄生、杜仲、当归等配伍。

2. 风寒挟湿表证　本品辛散温通，归足太阳膀胱经，能发散风寒湿邪而解表。治外感风寒挟湿表证之恶寒发热、无汗、头痛头重、一身尽痛者，常与羌活、防风、川芎等同用。

3. 少阴伏风头痛　本品又归肾经而搜伏风。治风袭肾经，伏而不出之少阴头痛，可与细辛、川芎等同用。

【用法用量】内服：3～10g，煎汤，或入丸散。外用：适量。

【使用注意】阴虚血燥者慎用。

【参考资料】

1. 本草精选　《神农本草经》："主风寒所击，金疮，止痛。"《名医别录》："疗诸贼风，百节痛风无久新者。"《本草正》："专理下焦风湿，两足痛痹，湿痒拘挛。"

2. 化学成分　主要含蛇床子素、东莨菪内酯、伞花内酯、东莨菪素等香豆素类成分，还含挥发油、甾醇类成分等。

3. 药理作用　有抗炎、镇痛、解痉、抗心律失常、抑制血小板聚集、延缓衰老等作用。

wēilíngxiān
威灵仙　《新修本草》

为毛茛科植物威灵仙 *Clematis chinensis* Osbeck、棉团铁线莲 *Clematis hexapetala* Pall. 或东北铁线莲 *Clematis manshurica* Rupr. 的干燥根和根茎。主产于辽宁、吉林、黑龙江等地。秋季采收。生用。

【性味归经】辛、咸，温。归膀胱经。

【功效】祛风湿，通经络，止痛，消骨鲠。

【应用】

1. 风湿痹证　本品辛温善行，能祛风湿，通经络，止痛作用较强，为治风湿痹痛之要药，善治风胜之行痹。治风湿痹痛，游走不定，甚或筋脉拘挛，屈伸不利者，可单用为末，温酒送服，或与羌活、防风、川芎等同用。若治风湿热痹，需与防己、秦艽、桑枝等同用。

2. 骨鲠咽喉　本品味咸，能软坚而消骨鲠，可单用或与砂糖、醋煎后缓缓咽下。

此外，本品尚能消痰水，用治噎膈，痞积，痰饮。

【用法用量】内服：6~10g，煎汤，或入丸散。治骨鲠可用30~50g。

【参考资料】

1. **本草精选** 《新修本草》："腰肾脚膝，积聚，肠内诸冷病，积年不瘥，服之无不立效。"《本草汇言》："大抵此剂宣行五脏，通利经络，其性好走，亦可横行直往，追逐风湿邪气，荡除痰涎冷积，神功特奏。"《药品化义》："灵仙，体细条繁，性猛急。盖走而不守，宣通十二经络。主治风湿痰壅滞经络中，致成痛风走注，骨节疼痛，或肿或麻木。"

2. **化学成分** 主要含威灵仙皂苷 A、B 等皂苷类成分，橙皮苷、柚皮素、大豆素、染料木素等黄酮类成分，齐墩果酸等三萜类成分，还含挥发油等。

3. **药理作用** 有镇痛、抗炎、抗病原微生物、抗肿瘤、保肝利胆、免疫抑制、促尿酸排泄、松弛咽及食管平滑肌等作用。

xúchángqīng
徐长卿 《神农本草经》

为萝藦科植物徐长卿 *Gynanchum paniculatum*（Bge.）Kitag. 的干燥根和根茎。全国大部分地区均产。秋季采挖。生用。

【性味归经】辛，温。归肝、胃经。

【功效】祛风湿，止痛，止痒。

【应用】

1. **风湿痹痛** 本品辛散温通，能祛风除湿、通络止痛。治风寒湿痹，关节疼痛，筋脉拘挛，可与防己、威灵仙、木瓜等配伍；治肝肾亏虚，寒湿痹阻，腰膝疼痛者，可与杜仲、续断、独活等同用。

2. **胃痛胀满，牙痛，腰痛，跌扑伤痛，痛经** 本品止痛作用较强，故常用于各种痛证。治肝胃气滞，胃脘胀痛，胁肋胀痛，常与延胡索、香附、川楝子等同用；治牙痛，常与细辛、花椒等同用；治气滞血瘀，经行腹痛，可与当归、川芎、香附等同用，治跌打伤痛，可与当归、乳香、没药等同用。

3. **风疹，湿疹** 本品具有祛风、除湿、止痒之功。治风疹、湿疹，瘙痒不止者，可单用内服与外洗；亦可与苦参、黄柏、白鲜皮等同用。

【用法用量】内服：3~12g，煎汤，宜后下。或入丸散。外用：适量。

【使用注意】孕妇慎用。

【参考资料】

1. **本草精选** 《神农本草经》："主鬼物百精，蛊毒疫疾，邪恶气，温虐，久服强悍轻身。"《本草经集注》："当取其强悍宜腰脚。"《生草药性备要》："浸酒要药，能除风湿最效。"《本草求原》："治跌打散瘀。"

2. **化学成分** 主要含挥发油类、C_{21}甾体类和多糖类成分，同时含有少量生物碱、糖醚、呋喃、甾醇及脂类成分等。

3. **药理作用** 有镇痛、抗炎、抗病毒、抗肿瘤、抗蛇毒、抗过敏、抗血小板聚集、神经保护、缓解软组织损伤、调节免疫功能和抗寄生虫等作用。

chuānwū
川 乌 《神农本草经》

为毛茛科植物乌头 *Aconitum carmichaelii* Debx. 的干燥母根。主产于四川、云南、陕西等地。6月下旬至8月上旬采收。制用或生用。

【性味归经】辛、苦，热。有大毒。归心、肝、肾、脾经。

【功效】祛风除湿，温经止痛。

【应用】

1. 风寒湿痹 本品辛热苦燥，善于驱逐寒湿、温经止痛，为治寒湿痹痛之佳品，尤宜于寒邪偏盛之痛痹。治寒湿侵袭，关节疼痛，不可屈伸，常与麻黄、白芍、甘草等配伍；治寒湿瘀血留滞经络，肢体筋脉挛痛，关节屈伸不利，日久不愈者，常与地龙、乳香、草乌等同用。

2. 寒凝诸痛 本品辛散温通，具有较强的散寒止痛作用。可用于寒邪凝滞所致的多种疼痛。治寒凝心脉，心痛彻背，背痛彻心，常与附子、干姜、赤石脂等同用；治寒疝腹痛，手足厥冷，常与蜂蜜同用。

此外，本品止痛之功，还可用于跌打损伤，瘀肿疼痛。古方常以本品配伍生草乌、生半夏、生南星等，作为麻醉止痛药。

【用法用量】内服：1.5~3g，煎汤，宜先煎、久煎；或入丸散。生品：外用：适量。

【使用注意】生品有大毒，内服应炮制后用。不可久服。孕妇忌用。不宜与半夏、瓜蒌、瓜蒌子、瓜蒌皮、天花粉、川贝母、浙贝母、平贝母、伊贝母、湖北贝母、白蔹、白及同用。

【参考资料】

1. 本草精选 《神农本草经》："主中风，恶风洗洗，出汗，除寒湿痹，咳逆上气，破积聚，寒热。"《药类法象》："疗风痹半身不遂。"《长沙药解》："乌头，温燥下行，其性疏利迅速，开通关腠，驱逐寒湿之力甚捷，凡历节脚气、寒疝冷积、心腹疼痛之类，并有良功。"

2. 化学成分 主要含苯甲酰乌头原碱、苯甲酰次乌头原碱、苯甲酰新乌头原碱及酯型生物碱等单酯型乌头生物碱类成分；还含微量双酯型乌头生物碱等。

3. 药理作用 有抗炎、镇痛、免疫抑制、抗缺氧、抗突变、强心、增加冠脉血流量、降血压、抗肿瘤等作用。生川乌有致心律失常的不良作用。

附药

草乌

为毛茛科植物北乌头 *Aconitum kusnezoffii* Reichb 的干燥块根。辛、苦，热。有大毒。归心、肝、肾、脾经。主产于华北、东北。秋季采收。制用。功能祛风除湿，温经止痛。适用于风寒湿痹证，关节疼痛、心腹冷痛、寒疝作痛及麻醉止痛等。用法用量及使用注意同川乌。功同川乌，但毒性更强，用之宜慎。

qíshé
蕲 蛇《雷公炮炙论》

为蝰科动物五步蛇 *Agkistrodon acutus*（Güenther）的干燥体。主产于湖北、江西、浙江等地。多于夏、秋二季捕捉。生用或酒炙用；或以黄酒润后蒸透，去皮骨用。

【性味归经】甘、咸，温。有毒。归肝经。

【功效】祛风，通络，止痉。

【应用】

1. 风湿顽痹，麻木拘挛 本品甘温，性善走窜，为风药中之猛剂。内走脏腑，外达皮肤，透骨搜风，引诸祛风药至病所，为治风要药。凡风湿痹证无不宜之，尤长于治疗风湿顽痹。治顽痹麻木拘挛，可与防风、羌活、当归等同用。

2. 中风口眼㖞斜，半身不遂 本品"透经络，搜风邪"，功善祛风，通经活络。治中风口眼㖞斜，半身不遂，抽搐痉挛，常与全蝎、蜈蚣、天南星等配伍。

3. **麻风，疥癣，皮肤瘙痒** 本品能祛风止痒，兼以毒攻毒，为治风毒之邪壅于肌肤的常用药。治麻风，多与大黄、蝉蜕、皂角刺等同用；治疥癣，可与荆芥、薄荷、天麻等同用；治皮肤瘙痒，常与蒺藜、蝉蜕、地肤子等同用。

4. **小儿惊风，破伤风** 本品主归肝经，能息肝风，而定惊止痉。治小儿急慢惊风、破伤风之痉挛抽搐，可与乌梢蛇、蜈蚣等同用。

【用法用量】内服，3~9g，煎汤。研末吞服，一次1~1.5g，一日2~3次。亦可制成丸、散、膏、酒剂服用。

【使用注意】血虚生风者慎服，阴虚内热者忌服。

【参考资料】

1. **本草精选** 《雷公炮炙论》："治风。""引药至于有风疾处。"《本草纲目》："能透骨搜风，截惊定搐，为风痹、惊搐、癫癣、恶疮要药，取其内走脏腑，外彻皮肤，无处不到也。"《玉楸药解》："通关透节，泄湿驱风。"

2. **化学成分** 主要含蛋白质、氨基酸、磷脂及核苷类成分等。

3. **药理作用** 有抗炎、镇痛、抗肿瘤、抗血栓、止血、改善微循环和降血压等作用。

附药

金钱白花蛇

为眼镜蛇科动物银环蛇 *Bungarus multicinctus* Blyth 的幼蛇干燥体。分布于长江以南各地。夏、秋二季采收。其药性、功效、应用与蕲蛇相似而药力较强。煎服，2~5g。研粉吞服，1~1.5g。亦可浸酒服。

wūshāoshé

乌梢蛇 《药性论》

为游蛇科动物乌梢蛇 *Zaocys dhumnades*（Cantor）的干燥体。中国大部分地区有分布。多于夏、秋二季捕捉。切段，生用或酒炙用。

【性味归经】甘，平。归肝经。

【功效】祛风，通络，止痉。

【应用】

1. **风湿顽痹，麻木拘挛** 本品性平无毒，善行走窜，能搜风邪，通经络，功似蕲蛇而药力较缓，可作为蕲蛇的代用品。治风湿顽痹，麻木拘挛，常与防风、全蝎、天南星等同用；治中风口眼㖞斜，半身不遂，常与地龙、当归、川芎等配伍。

2. **麻风，疥癣，皮肤瘙痒** 本品能祛风止痒。治麻风，常与白附子、大风子、白芷等同用；治疥癣，皮肤瘙痒，常与苦参、白鲜皮、地肤子等配伍。

3. **小儿惊风，破伤风** 本品归肝经，能息风定惊止痉。治小儿急慢惊风，可与天麻、钩藤等同用；治破伤风之抽搐痉挛，常与蕲蛇、蜈蚣等同用。

【用法用量】内服：6~12g，煎汤；研末服，2~3g。或入丸剂、浸酒服。

【使用注意】血虚生风者慎服。

【参考资料】

1. **本草精选** 《开宝本草》："主诸风瘙瘾疹，疥癣，皮肤不仁，顽痹诸风。"《雷公炮制药性解》："专主去风，以理皮肉之症。"《本经逢原》："诸风顽痹，皮肤不仁，风瘙瘾疹，疥癣热毒。"

2. 化学成分 主要含氨基酸、微量元素、蛋白质及脂肪酸类成分等。

3. 药理作用 有抗炎、镇痛、镇静和抗蛇毒等作用。

附药

蛇蜕

为游蛇科动物黑眉锦蛇 *Elaphe taeniura* Cope、锦蛇 *Elaphe carinata*（Guenther）或乌梢蛇 *Zaocys dhumnades*（Cantor）等蜕下的干燥表皮膜。甘、咸，平。归肝经。功能祛风止痒，定惊止痉，退翳解毒。适用于皮肤瘙痒，小儿惊风，目生翳膜等。煎服，2～3g。研末服，0.3～0.6g。外用适量。

mùguā

木　瓜《名医别录》

为蔷薇科植物贴梗海棠 *Chaenomeles speciosa*（Sweet）Nakai 的干燥近成熟果实。主产于安徽、四川、湖北等地。夏、秋果实绿黄时采收。生用。

【性味归经】酸，温。归肝、脾经。

【功效】舒筋活络，和胃化湿。

【应用】

1. 湿痹拘挛，腰膝关节酸重疼痛 本品味酸入肝，以舒筋活络见长，并能祛湿除痹，为治湿痹拘挛，关节屈伸不利的要药。治腰膝关节酸重疼痛，可与薏苡仁、牛膝、威灵仙等同用；治筋急项强，不可转侧，可与乳香、没药等配伍；治脚膝疼重，不能远行久立者，可与羌活、独活、附子等配伍。

2. 脚气肿痛 本品温通能除湿舒筋。故可治脚气肿痛，为脚气浮肿常用药。治感受风湿，脚气肿痛不可忍者，常与吴茱萸、槟榔、紫苏叶等同用。

3. 暑湿吐泻，转筋挛痛 本品能化中焦湿浊而理脾和胃、止吐泻，又能舒经活络以除挛急，故为吐泻转筋之要药。治霍乱吐泻偏寒湿者，常与吴茱萸、小茴香、紫苏等同用；偏暑湿者，常与蚕沙、薏苡仁、黄连等同用。

此外，本品有消食之功，可用于食积不化；并能生津止渴，可治津伤口渴。

【用法用量】内服：6～9g，煎汤，或入丸散。外用：适量。

【使用注意】胃酸过多者慎用。内有郁热，小便短赤者慎服。

【参考资料】

1. 本草精选 《名医别录》："主湿痹邪气，霍乱，大吐下，转筋不止。"《日华子本草》："止吐泻，奔豚及脚气，水肿，冷热痢，心腹痛，疗渴，呕逆，痰唾等。"《本草经疏》："木瓜温能通肌肉之滞，酸能敛濡满之湿，则脚气、湿痹自除也。霍乱大吐下，转筋不止者，脾胃病也。夏月暑湿饮食之邪伤于脾胃，则挥霍撩乱，上吐下泻，甚则肝木乘脾而筋为之转也。酸温能和脾胃，固虚脱，兼之入肝而养筋，所以能疗肝脾所生之病也。"

2. 化学成分 主要含齐墩果酸、熊果酸、3 - *O* - 乙酰熊果酸、白桦脂酸等三萜类成分，苹果酸、酒石酸、枸橼酸、琥珀酸、苯甲酸等有机酸类成分。

3. 药理作用 有抗肿瘤、抗炎、抗病毒、抗氧化、调节免疫功能、降血糖和保肝等作用。

cánshā

蚕　沙《名医别录》

为蚕蛾科昆虫家蚕 *Bombyx mori* Linnaeus 的干燥粪便。主产于江苏、浙江、四川等地。6～8月收集二眠到三眠时的粪便。生用。

【性味归经】甘、辛，温。归肝、脾、胃经。

【功效】 祛风除湿，化湿和中。

【应用】

1. 风湿痹证 本品辛温发散，祛风除湿舒筋。作用缓和，可用于各种痹证。治风寒湿痹，可与羌活、独活、威灵仙等同用，治风湿热痹，肢节烦疼，可与防己、薏苡仁、栀子等配伍。

2. 吐泻转筋 本品归脾胃经，能化湿和中，湿去则泄泻可止、筋脉可舒。治暑湿中阻而致的腹痛吐泻转筋，可与木瓜、吴茱萸、薏苡仁等配伍。

3. 风疹、湿疹瘙痒 本品善于祛风湿、止痒。治疗风疹、湿疹瘙痒，可单用煎汤外洗，或与白鲜皮、地肤子、蝉蜕等同用。

【用法用量】 内服：5～15g，煎汤，包煎，或入丸散。外用：适量。

【使用注意】 血不养筋，手足不遂者禁服。

【参考资料】

1. 本草精选 《名医别录》："主肠鸣，热中消渴，风痹，隐疹。"《本草纲目》："治消渴，癥结，及妇人血崩，头风，风赤眼，去风除湿。"《本草再新》："治风湿遏伏于脾家，筋骨疼痛，皮肤发肿，腰腿疼痛，血瘀血少，痘科浆靥不起。"

2. 化学成分 主要含微量元素、氨基酸、叶绿素、生物碱、黄酮及糖类成分等。

3. 药理作用 有降血糖、降血脂、抗肿瘤、抗炎、抗病原微生物、抗氧化、止血、镇静、催眠、促进造血功能等作用。

shēnjīncǎo
伸筋草 《本草拾遗》

为石松科植物石松 *Lycopodium japonicum* Thunb. 的干燥全草。主产于湖北。夏、秋二季茎叶茂盛时采收。生用。

【性味归经】 微苦、辛，温。归肝、脾、肾经。

【功效】 祛风除湿，舒筋活络。

【应用】

1. 风寒湿痹 本品辛散苦燥温通，入肝经，善祛风除湿，舒筋活络。治风寒湿痹，关节酸痛，屈伸不利，常与独活、木瓜、威灵仙等配伍；治肢体软弱，肌肤麻木，可与威灵仙、鸡血藤、五加皮等同用。

2. 跌打损伤 本品能舒筋活络。治跌打损伤，瘀肿疼痛，常与苏木、土鳖虫、红花等配伍。

【用法用量】 内服：3～12g，煎汤，或入丸散。外用：适量。

【使用注意】 孕妇及月经过多者慎用。

【参考资料】

1. 本草精选 《本草拾遗》："主人久患风痹，脚膝疼冷，皮肤不仁，气力衰弱。"《滇南本草》："其性走而不守，其用沉而不浮，得槟榔良。"《生草药性备要》："消肿，除风湿。浸酒饮，舒经活络。其根治气结疼痛，损伤，金疮内伤，祛痰止咳。"

2. 化学成分 主要含生物碱、三萜、黄酮、蒽醌、挥发油、脂肪醇和微量元素等。

3. 药理作用 有抗炎、镇痛、抗病原微生物、抗氧化、兴奋中枢神经系统、抑制乙酰胆碱酯酶及抗血小板凝集等作用。

yóusōngjié
油松节 《名医别录》

为松科植物油松 *Pinus tabulieformis* Carr. 或马尾松 *Pinus massoniana* Lamb. 的干燥瘤状节或分枝节。

全国大部分地区有产。全年均可采收。生用。

【性味归经】苦、辛，温。归肝、肾经。

【功效】祛风除湿，通络止痛。

【应用】

1. 风湿痹痛　本品辛散苦燥温通，功能祛风湿，通经络而止痛，归肝、肾经，尤善祛筋骨间风寒湿邪。治风湿痹痛，历节风痛，转筋挛急，可与羌活、独活、川芎等同用。

2. 跌打伤痛　本品能通络止痛。治跌打损伤，瘀肿疼痛，可与乳香、没药、红花等配伍。

【用法用量】内服：9~15g，煎汤，或入丸散。外用：适量。

【使用注意】阴虚血燥者慎服。

【参考资料】

1. 本草精选　《名医别录》："主百节久风，风虚。脚痹疼痛。"《滇南本草》："行经络，治痰火，筋骨疼痛，湿痹痿软，强筋舒骨。"《本草通玄》："搜风舒筋。"

2. 化学成分　油松、马尾松的松节主要含纤维素、木质素，少量挥发油（松节油）、树脂和油脂。挥发油含 α- 和 β- 蒎烯约90%以上，另含少量樟烯、二戊烯等。

3. 药理作用　有抗炎、镇痛、抗肿瘤、抗病毒、增加胃肠血流量及抗银环蛇毒等作用。

附药

松花粉

为松科植物马尾松 *Pinus massoniana* Lamb.、油松 *Pinus tabulieformis* Carr. 或同属数种植物的干燥花粉。主产于辽宁、黑龙江、江苏等地。春季花期采收。生用。性味甘，温。归肝、脾经。功能收敛止血，燥湿敛疮。适用于外伤出血，湿疹，黄水疮，皮肤糜烂，脓水淋漓。煎服，9~15g，或入丸散。外用适量，撒敷患处。

hǎifēngténg
海风藤　《本草再新》

为胡椒科植物风藤 *Piper kadsura*（Choisy）Ohwi 的干燥藤茎。主产于福建、海南、浙江等地。夏、秋二季采收。生用。

【性味归经】辛、苦，微温。归肝经。

【功效】祛风湿，通经络，止痹痛。

【应用】

1. 风湿痹痛　本品辛散苦燥温通，治风寒湿痹，肢节疼痛，筋脉拘挛，屈伸不利，常与羌活、独活、当归等配伍。

2. 跌打损伤　本品能通络止痛，治跌打损伤，瘀肿疼痛，可与三七、土鳖虫、红花等同用。

【用法用量】内服：6~12g，煎汤，或入丸散。外用：适量。

【参考资料】

1. 本草精选　《本草再新》："行经络，和血脉，宽中理气，下湿除风，理腰脚气，治疝，安胎。"《浙江中药手册》："宣痹，化湿，通络舒筋，治腰膝痿痹，关节疼痛。"

2. 化学成分　主要含海风藤酮、海风藤酚、甲基海风藤酚等木脂素类成分，α-侧柏烯、α-蒎烯、月桂烯等挥发油类成分等。

3. 药理作用　有抗炎、镇痛、抗氧化、抗肿瘤、抑制血小板活化因子、抗脑缺血损伤、抑制淀粉样前体蛋白表达、降低精子活性及抗着床等作用。

qīngfēngténg
青风藤 《本草纲目》

为防己科植物青藤 Sinomenium acutum（Thunb.）Rehd. et Wils. 和毛青藤 Sinomenium acutum（Thunb.）Rehd. et Wils. var. cinereum Rehd. et Wils. 的干燥藤茎。主产于浙江、江苏、湖北等地。秋末冬初采收。生用。

【性味归经】辛、苦，平。归肝、脾经。

【功效】祛风湿，通经络，利小便。

【应用】

1. 风湿痹痛 本品辛散苦燥，有较强的祛风除湿，通络止痛之功。治风湿痹痛，关节肿胀，屈伸不利，可单用，或与防风、桂枝、防己等同用；治肩臂痛，可与姜黄、羌活等同用；治腰膝疼痛，常与独活、牛膝等同用。

2. 水肿，脚气 本品既能通经络，又能利小便。治水肿，可与茯苓、泽泻等同用；治脚气肿痛，可与吴茱萸、木瓜等配伍。

此外，本品尚可用于胃痛，皮肤瘙痒。

【用法用量】内服：6~12g，煎汤，或入丸散。外用：适量。

【参考资料】

1. 本草精选 《本草汇言》："青风藤，散风寒湿痹之药也，能疏筋活血，正骨利髓，故风病软弱无力，并胫强偏废之证，久服常服，大建奇功。须与当归、枸杞合用方善也。"《本草纲目》："治风湿流注，历节鹤膝，麻痹瘙痒，损伤疮肿。入酒药中用。"

2. 化学成分 主要含青藤碱、异青藤碱、双青藤碱、四氢表小檗碱等生物碱类成分，还含挥发油类、甾醇类成分等。

3. 药理作用 有抗炎、镇痛、抗肿瘤、免疫抑制、抗心血管系统疾病及抗神经系统疾病等作用。

dīnggōngténg
丁公藤 《中国药典》

为旋花科植物丁公藤 Erycibe obtusifolia Benth. 或光叶丁公藤 Erycibe schmidtii Craib 的干燥藤茎。主产于广东。全年均可采收。生用。

【性味归经】辛，温。有小毒。归肝、脾、胃经。

【功效】祛风除湿，消肿止痛。

【应用】

1. 风湿痹痛，半身不遂 本品辛散温通，既能散风寒湿，又能通络止痛。治风寒湿痹，半身不遂，手足麻木，腰腿酸痛。可单用酒水各半煎服，或与桂枝、羌活、乳香等配伍。

2. 跌扑肿痛 本品有良好的消肿止痛之功，治跌打损伤，瘀肿疼痛，可制成药酒，或配伍麻黄、桂枝、羌活等。

【用法用量】内服：3~6g，煎汤，或入丸散。外用：适量浸酒外搽。

【使用注意】本品有强烈的发汗作用，虚弱者慎用。孕妇禁用。

【参考资料】

1. 本草精选 广州军区《常用中草药手册》："解表发汗，驱风湿，除痹痛，消肿止痛，治风湿痹痛，半身不遂，跌打肿痛。"

2. 化学成分 主要含东莨菪内酯（东莨菪素）、东莨菪苷香豆素等香豆素类成分，丁公藤甲素和丙素生物碱类成分等。

3. 药理作用　有抗风湿、抗炎、镇痛、缩瞳、降眼压、调节呼吸道免疫功能及改善心血管功能等作用。

kūnmíngshānhǎitáng
昆明山海棠　《滇南本草》

为卫矛科植物昆明山海棠 *Tripterygium hypoglaucum*（Levl.）Hutch. 的干燥根。主产于浙江、江西、湖南等地。秋季采收。生用。

【性味归经】苦、辛，微温。有大毒。归肝、脾、肾经。

【功效】祛风除湿，活血止痛，续筋接骨。

【应用】

1. 风湿痹痛　本品辛散苦燥温通，能祛风湿，通经络而止痛。治风寒湿痹日久，关节肿痛麻木，可单用酒浸、煎服，或与当归、川牛膝、木瓜等同用。现代临床常用于治疗类风湿关节炎等自身免疫性疾病。

2. 跌打损伤，骨折　本品能活血通络、消肿止痛、续筋接骨。治跌打损伤，骨折肿痛，可单用外敷，或与川芎、刘寄奴、当归等同用。

【用法用量】内服：6～15g，煎汤，宜先煎。或酒浸服。外用：适量，研末敷，或煎水涂，或鲜品捣敷。

【使用注意】体弱者不宜使用。孕妇禁用。小儿及育龄期妇女慎服。不宜过量或久服。

【参考资料】

1. 本草精选　《云南中草药》："续筋接骨，祛瘀通络。主治骨折，风湿疼痛，跌打损伤。"《全国中草药汇编》："祛风除湿，活血散瘀，续筋接骨。主治风湿性关节炎，跌打损伤，半身不遂，腰肌劳损，外用治骨折，外伤出血。"《云南抗癌中草药》："治白血病，骨肉瘤，淋巴肉瘤，甲状腺癌，肺癌，胃癌，类风湿，骨髓炎。"

2. 化学成分　主要含卫矛醇、色素、三萜、二萜、倍半萜、生物碱、甾体、黄酮、糖类和鞣质类成分等。

3. 药理作用　有抗炎、抗肿瘤、抗生育、抗病毒、抑制免疫功能、镇痛、杀虫及预防急性肺损伤等作用。

lùlùtōng
路路通 《本草纲目拾遗》

为金缕梅科植物枫香树 *Liquidambar formosana* Hance 的干燥成熟果序。中国大部分地区有产。冬季果实成熟后采收。生用。

【性味归经】苦，平。归肝、肾经。

【功效】祛风活络，利水，通经。

【应用】

1. 风湿痹证，中风半身不遂　本品既能祛风湿，又能通经络。凡风湿痹痛，麻木拘挛，无论寒热虚实皆宜。治风湿痹证，常与伸筋草、络石藤、秦艽等同用。治气血瘀滞，脉络痹阻，中风后半身不遂，可与黄芪、川芎、红花等同用。

2. 跌打损伤　本品行血通脉，散瘀止痛。治跌打损伤、瘀血肿痛，常与三七、红花、苏木等同用。

3. 水肿，小便不利　本品能利水消肿。治水肿胀满，小便不利，多与茯苓、猪苓、泽泻等配伍。

4. **经行不畅，乳汁不通**　本品归肝经，具有疏肝、通经、下乳之功。治气滞血瘀之经少或闭经，小腹胀痛，常与当归、川芎、益母草等同用；治乳汁不通或乳少，乳房胀痛，多与穿山甲、王不留行、青皮等配伍。

此外，本品能祛风止痒，用治风疹瘙痒，可与苦参、地肤子、蒺藜等配伍，内服、外洗均可。

【用法用量】内服：5～10g，煎汤。外用：适量。

【使用注意】月经过多、孕妇慎用。

【参考资料】

1. **本草精选**　《本草纲目拾遗》："辟瘴却瘟，明目除湿，舒经络拘挛。周身痹痛，手脚及腰痛，焚之嗅其烟气皆愈。""其性大能通十二经穴，故《救生苦海》治水肿胀用之，以其能搜逐伏水也。"《岭南采药录》："治风湿流注疼痛，及痈疽肿毒。"《浙江药用植物志》："行气宽中，活血通络，利水。治胃痛腹胀，风湿痹痛，乳中结块，乳汁不通，小便不利，月经不调，荨麻疹。"

2. **化学成分**　主要含路路通酸、路路通内酯、爱波路立克酸、福尔木索立克酸、熊果酸、齐墩果酸等萜类成分，还含环烯醚萜类、挥发油、甾醇类成分等。

3. **药理作用**　有抗炎、消肿、镇痛、抑制病原微生物、神经保护、抗氧化、抗肿瘤、保肝及抑制胶原蛋白沉积等作用。

chuānshānlóng
穿山龙　《东北药用植物志》

为薯蓣科植物穿龙薯蓣 *Dioscorea nipponica* Makino 的干燥根茎。全国大部分地区均产。春、秋二季采收。生用。

【性味归经】甘、苦，温。归肝、肾、肺经。

【功效】祛风除湿，舒筋通络，活血止痛，止咳平喘。

【应用】

1. **风湿痹痛**　本品能祛风湿、活血通络。治风湿痹痛，关节肿胀，腰腿疼痛，肢体麻木，可单用水煎或酒浸服，或与威灵仙、徐长卿、独活等同用。

2. **跌仆损伤，闪腰岔气**　本品能活血止痛，治跌仆损伤，闪腰岔气，可与自然铜、骨碎补、苏木等同用。

3. **咳嗽气喘**　本品味苦泄降归肺经，能化痰止咳平喘。治咳喘淡多，可与苦杏仁、紫苏子、款冬花等同用。

【用法用量】内服：9～15g，煎汤，或酒浸服。外用：适量。

【使用注意】粉碎加工时，注意防护，以免发生过敏反应。

【参考资料】

1. **本草精选**　《东北药用植物志》："舒筋活血，治腰腿疼痛。筋骨麻木。"《山东中药》："治风寒湿痹。"《陕西中草药》："祛风湿，消食利水，祛痰截疟，消肿止痛。主治咳嗽，消化不良，疟疾，跌打损伤，痈肿恶疮。"

2. **化学成分**　主要含甾体皂苷、甾醇、尿囊素、树脂、多糖、淀粉、氨基酸和黄酮类成分等。

3. **药理作用**　有抗炎、镇痛、抗肿瘤、改善冠脉血流量、增强心肌收缩力、免疫抑制、镇咳、平喘、祛痰及降血糖等作用。

第二节 祛风湿热药

本节药物性味多辛苦而寒，功效祛风除湿、清热通络，主治风湿热痹，关节红肿热痛、筋脉拘挛、屈伸不利等症。有些药物兼有清热解毒、清湿热、利尿的功效，又可治疗疮痈、湿热黄疸、水肿等。若配伍散寒止痛药，亦可用于风寒湿痹。

qínjiāo
秦 艽《神农本草经》

为龙胆科植物秦艽 *Gentiana macrophylla* Pall. 、麻花秦艽 *Gentiana straminea* Maxim. 、粗茎秦艽 *Gentiana crassicaulis* Duthie ex Burk. 或小秦艽 *Gentiana dahurica* Fisch. 的干燥根。主产于甘肃、青海、内蒙古等地。春、秋季均可采收。生用。

【性味归经】辛、苦，平。归胃、肝、胆经。

【功效】祛风湿，清湿热，止痹痛，退虚热。

【应用】

1. 风湿痹痛 本品辛以疏风，苦以燥湿，性平质润而不燥，善祛风湿、舒筋脉、止痹痛，为"风药中之润剂"。凡风湿痹痛之筋脉拘挛、骨节酸痛者，不论寒热新久均可配伍应用。因其性平偏凉，兼能清热，故尤宜于风湿热痹。治风湿热痹、关节红肿热痛者，常与防己、知母、忍冬藤等配伍；治风湿寒痹，可与羌活、独活、桂枝等同用。

2. 中风半身不遂 本品既能祛风邪，又长于舒筋活络。治中风半身不遂，口眼㖞斜，四肢拘急，舌强不语等，可单用大剂量水煎服，或与川芎、白芍、熟地黄等同用。

3. 湿热黄疸 本品性平偏凉，归肝胆经，能清肝胆湿热而退黄。治湿热黄疸，可单用为末服，或与茵陈蒿、栀子、大黄等配伍。

4. 骨蒸潮热，疳积发热 本品质润不燥，能退虚热，除骨蒸，为治虚热之要药。治阴虚内热之骨蒸劳热，潮热盗汗等，多与青蒿、知母、地骨皮等同用。治小儿疳积发热，常与地骨皮、银柴胡、胡黄连等配伍。

【用法用量】内服：3~10g，煎汤，或浸酒，或入丸、散。外用：适量，研末撒敷。

【使用注意】久痛虚羸、溲多、便溏者慎服。

【参考资料】

1. 本草精选 《神农本草经》："主寒热邪气，寒湿风痹，肢节痛，下水，利小便。"《冯氏锦囊秘录》："秦艽风药中之润剂，散药中之补剂，故养血有功。中风多用之者，取祛风活络，养血舒筋。盖治风先治血，血行风自灭耳。"

2. 化学成分 主要含秦艽碱甲、乙等生物碱类成分，龙胆苦苷、獐牙菜苦苷，秦艽苷、当药苷，马钱苷酸等环烯醚萜类成分，还含有机酸类，挥发油类、糖类成分等。

3. 药理作用 有抗炎、抗病原微生物、镇静、镇痛、解热、降血压、利尿、保肝、抗氧化、促进胃液分泌、抗过敏等作用。

fángjǐ
防 己《神农本草经》

为防己科植物粉防己 *Stephania tetrandra* S. Moore 的干燥根。主产于浙江、安徽、湖北等地。秋季采收。生用。

【性味归经】苦，寒。归膀胱、肺经。

【功效】祛风止痛，利水消肿。

【应用】

1. 风湿痹痛 本品苦寒降泄，能祛风湿，止痹痛，为治风湿痹痛的常用药。因其性寒清热，故尤适宜于风湿热痹。治风湿热痹，肢体酸重，关节红肿疼痛，及湿热身痛，常与滑石、薏苡仁、栀子等同用；治风寒湿痹，四肢挛急疼痛，可与麻黄、肉桂、茯苓等配伍。

2. 水肿，脚气肿痛，小便不利 本品苦寒降泄，能清热利水，善泄下焦湿热，常用于水肿、脚气、小便不利等水湿停留之证。治湿热腹胀水肿，常与椒目、葶苈子等同用；治全身浮肿、小便短少者，常与茯苓、黄芪、桂枝等配伍；治水肿身重、小便不利，兼汗出恶风者，常与黄芪、甘草、白术等同用；治脚气足胫肿痛、重着、麻木，可与吴茱萸、槟榔、木瓜等配伍。

3. 湿疹疮毒 本品苦以燥湿，寒以清热，治湿疹疮毒，可与苦参、金银花等同用。

【用法用量】内服：5～10g，煎汤，或入丸、散。外用：适量。

【使用注意】胃纳不佳及阴虚无湿热者禁服。

【参考资料】

1. 本草精选 《名医别录》："治水肿，风肿，去膀胱热，伤寒，寒热邪气，中风手脚挛急……通腠理，利九窍。"《本草求真》："防己，辛苦大寒，性险而健，善走下行，长于除湿、通窍、利道，能泻下焦血分湿热，及疗风水要药。"

2. 化学成分 主含粉防己碱、防己诺林碱、轮环藤酚碱、氧防己碱、防己斯任碱、小檗胺、粉防己碱 A、B、C、D 等生物碱类成分等。

3. 药理作用 有抗炎、镇痛、免疫抑制、抗过敏、利尿、抑制血小板聚集、抗阿米巴原虫、抗肿瘤作用，以及扩张冠状动脉、降血压、抗心律失常等心血管保护作用。

sāngzhī
桑 枝 《本草图经》

为桑科植物桑 *Morus alba* L. 的干燥嫩枝。主产于江苏、浙江、安徽等地。春末夏初采收。生用或炒用。

【性味归经】微苦，平。归肝经。

【功效】祛风湿，利关节。

风湿痹证，肩臂疼痛 本品性平，祛风湿而善达四肢经络，通利关节，痹证无问寒热、新久均可应用。其性上行，故尤宜于上肢痹痛。治寒痹证，可单用或与桂枝、威灵仙、羌活等配伍；治热痹证，可单用或与络石藤、忍冬藤、豨莶草等同用。

此外，本品尚能利水消肿，还可用治水肿，小便不利等。

【用法用量】内服：9～15g，煎汤。外用：适量，煎水熏洗。生桑枝长于清热除痹，炒桑枝善达四肢，通利关节，消水肿。

【参考资料】

1. 本草精选 《本草图经》："近效方云：疗遍体风痒干燥，脚气风气，四肢拘挛，上气，眼晕，肺气嗽，消食，利小便，久服轻身，聪明耳目，令人光泽，兼疗口干。"《本草备要》："利关节，养津液，行水祛风。"《本草述》："祛风养筋，治关节湿痹诸痛。"

2. 化学成分 主要含桑酮、桑素等黄酮类成分，还含生物碱、多糖、香豆素类成分等。

3. 药理作用 有抗炎、镇痛、调节免疫功能以及降血糖、降血脂等作用。

xīxiāncǎo
豨莶草 《新修本草》

为菊科植物豨莶 *Siegesbeckia orientalis* L.、腺梗豨莶 *Siegesbeckia pubescens* Makino 或毛梗豨莶 *Siegesbeckia glabrescens* Makino 的干燥地上部分。全国大部分地区均产。夏、秋二季花开前和花期均可采收。生用或黄酒蒸制用。

【性味归经】辛、苦，寒。归肝、肾经。

【功效】祛风湿，利关节，解毒。

1. 风湿痹证 本品辛散苦燥，归肝肾经，能祛经络、筋骨间风湿，通经络、利关节。因其性寒，故宜于风湿热痹。治风湿热痹，关节红肿热痛，肢体拘挛麻木者，可单用或与桑枝、防己、威灵仙等配伍。治风湿日久，肝肾亏虚，筋骨无力，腰膝酸软，四肢麻痹，可单用酒制为丸服，或与臭梧桐叶同用。

2. 中风半身不遂 本品能通经活络，治中风半身不遂，口眼㖞斜，可与蕲蛇、当归、黄芪等同用。

3. 风疹，湿疮，痈肿疮毒 本品辛能散风，苦寒能解热毒，清湿热，除风痒。治风疹，湿疮，单用内服或外洗，或与刺蒺藜、地肤子、白鲜皮等配伍；治疮痈肿毒，红肿热痛，可与蒲公英、野菊花、金银花等同用。

此外，本品还能降血压，用于高血压病。

【用法用量】内服：9～12g，煎汤，捣汁或入丸、散剂。外用：适量，捣敷，或研末撒，或煎水熏洗。祛风湿宜制用，解毒宜生用。

【使用注意】生用或大剂量应用，易致呕吐。

【参考资料】

1. 本草精选 《本草图经》："治肝肾风气，四肢麻痹，骨间疼，腰膝无力者……兼主风湿疮，肌肉顽痹。"《本草蒙筌》："疗暴中风行邪，口眼歪斜者立效；治久渗湿痹，腰脚酸痛者殊功。"《本草纲目》："生捣汁服则令人吐，故云有小毒。九蒸九暴则补人去痹，故云无毒。生则性寒，熟则性温，云热者，非也。"

2. 化学成分 主含豨莶苷、豨莶糖苷等萜类成分，以及生物碱、有机酸及微量元素等。

3. 药理作用 有抗炎、镇痛、免疫抑制、降血压、扩张血管、抗血栓形成、抗病毒、抗菌、兴奋子宫、抗早孕等作用。

chòuwútóngyè
臭梧桐叶 《本草图经》

为马鞭草科植物海州常山 *Clerodendrum trichotomum* Thunb. 的干燥叶。主产于浙江、江苏、江西等地。夏季结果前采收。生用。

【性味归经】辛、苦、甘，平。归肝经。

【功效】祛风除湿，平肝。

【应用】

1. 风湿痹证 本品辛散苦燥，能祛风湿，通经络。治风湿痹痛，四肢麻木，可单用，或与豨莶草同用。

2. 中风半身不遂 本品味辛能散能行，功能祛风通络。治中风半身不遂，四肢麻木，口眼㖞斜，可与蕲蛇、当归、地龙等配伍。

3. 肝阳上亢，眩晕头痛 本品归肝经，能平肝。治肝阳偏亢之头痛眩晕，可单用或与钩藤、菊花、夏枯草等配伍。

4. 风疹，湿疮　本品辛能散风，苦燥除湿，可祛肌肤风邪、湿邪。治风疹、湿疮等皮肤瘙痒，可单用煎洗或外敷，或与防风、苦参、地肤子等同用。

【用法用量】内服：9~15g，煎汤，或入丸、散剂。外用：适量，煎汤熏洗或研末外敷。用于高血压不宜久煎。

【使用注意】低血压者忌用。

【参考资料】

1. 本草精选　《本草纲目拾遗》："洗鹅掌风、一切疮疥，煎汤洗汗斑……并能治一切风湿，止痔肿，煎酒服。治臁疮，捣烂作饼，加桐油贴。"

2. 化学成分　主要含刺槐素-α-二葡萄糖醛酸苷等黄酮类成分，还含海常山苦素、海州常山素A、B，以及生物碱等。

3. 药理作用　有镇痛、镇静、降血压、抗肿瘤、抗疟原虫等作用。

hǎitóngpí

海桐皮　《海药本草》

豆科植物刺桐 *Erythrina variegate* L. 或乔木刺桐 *Erythrina arborescens* Roxb. 的干燥树皮。主产于广东、广西、云南等地。夏、秋采收。生用。

【性味归经】苦、辛，平。归肝、脾经。

【功效】祛风除湿，通络止痛，杀虫止痒。

【应用】

1. 风湿痹证　本品辛能散风，苦能燥湿，主归肝经，能祛风湿，通经络，止痹痛。治风湿痹痛，四肢拘挛，腰膝酸痛，常与薏苡仁、牛膝、五加皮等同用。

2. 疥癣，湿疹　本品辛散苦燥，能祛风燥湿，杀虫止痒。治疥癣，湿疹瘙痒，可单用或与蛇床子、苦参、土茯苓等煎汤外洗或内服。

【用法用量】内服：6~12g，煎汤，或浸酒服。外用：适量，煎汤熏洗，或浸酒搽，或研末调敷。

【使用注意】血虚者慎服。

【参考资料】

1. 本草精选　《海药本草》："主腰脚不遂，顽痹腿膝疼痛，霍乱，赤白泻痢，血痢，疥癣。"《本草纲目》："能行经络，达病所，又入血分及去风杀虫。"

2. 化学成分　主要含刺桐文碱、水苏碱等生物碱，以及黄酮类、甾体有机酸类成分等。

3. 药理作用　有镇痛、镇静、抗病原微生物等作用，还能抑制肠平滑肌收缩。

luòshíténg

络石藤　《神农本草经》

为夹竹桃科植物络石 *Trachelospermum jasminoides*（Lindl.）Lem. 的干燥带叶藤茎。主产于江苏、安徽、江西等地。冬季至次春采收。生用。

【性味归经】苦，微寒。归心、肝、肾经。

【功效】祛风通络，凉血消肿。

【应用】

1. 风湿热痹　本品能祛风通络，苦寒清热，故尤宜于风湿热痹。治热痹筋脉拘挛，腰膝酸痛者，多与忍冬藤、秦艽、地龙等同用，也可单用酒浸服。

2. 喉痹，痈肿　本品能清热凉血，利咽消肿。治热毒壅盛之喉痹，咽喉肿痛，可单用水煎，慢慢含咽，或与射干、桔梗、板蓝根等配伍；治痈肿疮毒，可与皂角刺、乳香、没药同用。

3. 跌仆损伤 本品能通经络，消肿止痛。治跌扑损伤，瘀滞肿痛，可与红花、伸筋草、透骨草等同用。

【用法用量】内服：6～12g，煎汤，浸酒或入丸、散。外用：适量，研末调敷或捣汁涂。

【参考资料】

1. 本草精选 《神农本草经》："主风热死肌痈伤，口干舌焦，痈肿不消，喉舌肿，水浆不下。"《本草纲目》："气味平和，其功主筋骨关节风热痈肿。"《要药分剂》："络石之功，专于舒筋活络，凡病人筋脉拘挛不易伸屈者，服之无不获效。"

2. 化学成分 主含络石苷、牛蒡苷等黄酮类成分，还含二苯丁酸内酯类木质素、三萜及紫罗兰酮衍生物等成分。

3. 药理作用 有抗炎、镇痛、镇静、催眠、抗疲劳、抗肿瘤作用，以及抗病原微生物、抗痛风、强心、降血压、抑制肠及子宫平滑肌痉挛等作用。

léigōngténg

雷公藤 《本草纲目拾遗》

为卫矛科植物雷公藤 *Tripterygium wilfordii* Hook. f. 的干燥根的木质部。主产于福建、浙江、安徽等地。春、秋二季采收。生用。

【性味归经】苦、辛，寒；有大毒。归肝、肾经。

【功效】祛风除湿，活血通络，消肿止痛，杀虫解毒。

【应用】

1. 风湿顽痹 本品祛风除湿，活血通络，消肿止痛功效显著，为治风湿顽痹之要药。其苦寒清热力强，尤宜顽痹有热者。治顽痹关节红肿热痛，肿胀难消，关节僵直、屈伸不利，甚至变形者。可单用内服或外敷，或与威灵仙、独活、防风等同用。现今临床常用于治疗类风湿关节炎等自身免疫性疾病。

2. 麻风，顽癣，湿疹，疥疮 本品苦燥除湿止痒，杀虫解毒。治麻风，顽癣，湿疹，疥疮皮肤疾患，可单用；风邪偏甚者，可与防风、荆芥、刺蒺藜等配伍；热毒偏甚者，可与金银花、黄柏、蒲公英等配伍，内服或外用。

3. 疔疮肿毒 本品苦寒能清热解毒，又能消肿止痛，治热毒痈肿疔疮，常与蟾酥等同用。

此外，现代临床也用于治疗肾小球肾炎、肾病综合征、红斑狼疮、口眼干燥综合征、白塞病等。

【用法用量】内服：1～3g，煎汤，先煎，或入丸散。外用：适量。

【使用注意】本品有大毒，内服宜甚。外用不超过半个小时，否则起泡。心、肝、肾功能不全和白细胞减少者均慎用。孕妇禁用。

【参考资料】

1. 本草精选 《全国中草药汇编》："祛风。"《湖南药物志》："杀虫，消炎，解毒。"《福建药物志》："祛风活络，破瘀镇痛。主治类风湿关节炎，风湿性关节炎，坐骨神经痛，末梢神经炎，麻风，骨髓炎，手指瘰疽。"

2. 化学成分 主要含雷公藤碱、雷公藤次碱、雷公藤新碱等生物碱类成分，雷公藤甲素、雷公藤乙素、雷公藤酮、雷公藤内酯甲等萜类成分，以及脂肪油、挥发油、蒽醌及多糖类成分等。

3. 药理作用 有免疫抑制、抗炎、镇痛、神经保护、抗肿瘤、抗生育、杀虫及抗病原微生物等作用。

lǎoguàncǎo
老鹳草　《救荒本草》

为牻牛儿苗科植物牻牛儿苗 *Erodium stephanianum* Willd. 、老鹳草 *Geranium wilfordii* Maxim. 或野老鹳草 *Geranium carolinianum* L. 的干燥地上部分。全国大部分地区均产。夏、秋二季采收。生用。

【性味归经】辛、苦，平。归肝、肾、脾经。

【功效】祛风湿，通经络，止泻痢。

【应用】

1. **风湿痹证**　本品辛散苦燥，性善疏通，有较好的祛风湿、通经络作用。治风湿痹痛，麻木拘挛，筋骨酸痛，可单用煎服或熬膏，或与威灵仙、独活、红花等同用。

2. **泄泻，痢疾**　本品苦能燥湿，性平偏凉，能清热除湿而止泻痢。治湿热、泄泻、热毒痢疾，可单用煎服，或与黄连、黄柏、马齿苋等配伍。

【用法用量】内服：9~15g，煎汤，或浸酒，或熬膏。外用：适量，捣烂涂敷或煎汤漱口。

【参考资料】

1. **本草精选**　《本草纲目拾遗》："祛风，疏经活血，健筋骨，通络脉。治损伤，痹证，麻木，皮风。"《滇南本草》："祛诸风皮肤发痒，治筋骨疼痛，痰火痿软，手足筋挛麻木，利小便，泻膀胱积热，攻散诸疮肿毒，退痨热发烧，治风火虫牙，痘疹疥癞等症。"

2. **化学成分**　主要含金丝桃苷等黄酮类成分，还含鞣质类成分等。

3. **药理作用**　有抗炎、镇痛、止泻、抗溃疡、抗氧化及抗病原微生物等作用。

sīguāluò
丝瓜络　《本草再新》

为葫芦科植物丝瓜 *Luffa cylindrica*（L.）Roem. 的干燥成熟果实的维管束。主产于江苏、浙江。夏、秋二季采收。生用。

【性味与归经】甘，平。归肺、胃、肝经。

【功能与主治】祛风，通络，活血，下乳。

【应用】

1. **风湿痹证**　本品有祛风通络之效。治风湿痹痛，筋脉拘挛，肢体麻木，常与秦艽、防风、鸡血藤等配伍。

2. **胸胁胀痛**　本品归肝经能活血通络。治肝气不舒，气血瘀滞之胸胁胀痛，可与柴胡、香附、郁金等同用。

3. **乳汁不通，乳痈**　本品善通乳络，具下乳之功效。治乳汁不通，常与王不留行、路路通、穿山甲等同用；治乳痈肿痛，常与蒲公英、浙贝母、瓜蒌等配伍。

【用法与用量】内服：5~12g，煎汤。外用：适量，研末外敷。

【参考资料】

1. **本草精选**　《医林纂要》："凉血渗血，通经络，托痘毒。"《药性切用》："热痹宜之。"

2. **化学成分**　主要含木聚糖、甘露聚糖、半乳聚糖等多糖类成分。

3. **药理作用**　有抗炎、镇痛、镇静、止咳及降血脂等作用。

◇◇ 第三节　祛风湿强筋骨药

本节药物味多辛苦甘，性温或平，主归肝、肾经，功效祛风湿，补肝肾，强筋骨，主治风湿痹证日久不愈，累及肝肾所致的腰膝酸痛，筋骨无力。亦可用于肾虚腰痛、骨痿、软弱无力者。

sāngjìshēng
桑寄生　《神农本草经》

为桑寄生科植物桑寄生 *Taxillus chinensis*（DC.）Danser 的干燥带叶茎枝。主产于广东、广西、福建等地。冬季至次春采收。生用。

【性味归经】苦、甘，平。归肝、肾经。

【功效】祛风湿，补肝肾，强筋骨，安胎元。

【应用】

1. 风湿痹证，腰膝酸软　本品苦能燥湿，甘能补虚，既能祛风湿，又能补肝肾，尤长于滋补肝肾，强健筋骨。治风湿痹痛日久，损伤肝肾，腰膝酸软，筋骨无力者，常与独活、杜仲、牛膝等同用。

2. 崩漏经多，妊娠漏血，胎动不安　本品能补肝肾以固冲任、止血、安胎。治肝肾亏虚所致月经量多，崩漏，胎漏下血，胎动不安，常与阿胶、续断、菟丝子同用。

此外，本品尚能补肝肾以降血压，用治高血压病头晕目眩属肝肾不足者。

【用法用量】内服：9～15g，煎汤，或入丸散。

【参考资料】

1. 本草精选　《神农本草经》："主腰痛，小儿背强，痈肿，安胎，充肌肤，坚发齿，长须眉。"《名医别录》："主金疮，去痹，女子崩中，内伤不足，产后余疾，下乳汁。"《药性论》："能令胎牢固，主怀妊漏血不止。"

2. 化学成分　主要含广寄生苷、槲皮素、槲皮苷、金丝桃苷等黄酮类成分，以及挥发油等成分。

3. 药理作用　有抗炎、镇痛、降血脂、抗肿瘤作用，以及降血压、利尿、镇静、扩张冠脉动脉、抗心律失常、抗氧化、抗过敏、抗血栓、抗菌作用等。

附药

槲寄生

为桑寄生科植物槲寄生 *Viscum coloratum*（Komar.）Nakai 的干燥带叶茎枝。主产于河北、辽宁、吉林等地。冬季至次春采割。生用。味苦平，归肝、肾经，其功效、临床应用，与用法用量均与桑寄生相似，原属于桑寄生来源之一，现《中国药典》已将其单独收载。

wǔjiāpí
五加皮《神农本草经》

为五加科植物细柱五加 *Acanthopanax gracilistylus* W. W. Smith 的干燥根皮。主产于湖北、河南、四川等地。夏、秋二季采收。生用。

【性味归经】辛、苦，温。归肝、肾经。

【功效】祛风除湿，补益肝肾，强筋壮骨，利水消肿。

【应用】

1. 风湿痹证　本品辛能散风，苦以燥湿，温能祛寒，兼有补益之功，宜于老年痹证及久痹体虚者。治风湿痹证，腰膝疼痛，筋脉拘挛，可单用浸酒服，或与独活、牛膝、当归等同用。

2. 筋骨痿软、小儿行迟 本品归肝肾经，能温补肝肾、强筋壮骨。治肝肾不足，筋骨痿软，腰膝冷痛，常与牛膝、杜仲、淫羊藿等配伍；治小儿发育不良，骨软行迟，多与龟甲、牛膝、木瓜等同用。

3. 水肿、脚气肿痛 本品能温肾利水以消肿。治水肿、小便不利，多与茯苓皮、大腹皮、生姜皮等配伍；治寒湿脚气肿痛，可与木瓜、蚕沙、吴茱萸等同用。

· 【用法用量】内服：5~10g，煎汤，或浸酒，或入丸散。

【参考资料】

1. 本草精选 《神农本草经》："主心腹疝气，腹痛，益气，疗痹，小儿不能行，疽疮阴蚀。"《名医别录》："疗男子阴痿，囊下湿，小便余沥，女人阴痒及腰脊痛，两脚疼痹风弱，五缓虚羸，补中益精，坚筋骨，强志意，久服轻身耐老。"《医林纂要》："坚肾补肝，燥湿行水，活骨疏筋，为治风痹湿痹良药。"

2. 化学成分 主要含紫丁香苷、刺五加苷 B_1 等苯丙醇苷类成分，16 – 羟基 –（–）– 贝壳松 – 19 – 酸、左旋对映贝壳松烯酸等萜类成分，以及多糖、脂肪酸及挥发油等。

3. 药理作用 有抗炎、镇痛、抗菌、镇静、调节免疫、抗排异、抗应激、抗溃疡、抗疲劳、保肝、降血脂、降血糖及抗肿瘤等作用。

gǒují

狗脊 《神农本草经》

为蚌壳蕨科植物金毛狗脊 *Cibotium barometz*（L.）J. Sm. 的干燥根茎。主产于四川、浙江、福建等地。秋、冬二季采收。生用或砂烫用。

【性味归经】苦、甘，温。归肝、肾经。

【功效】祛风湿，补肝肾，强腰膝。

【应用】

1. 风湿痹证 本品苦温以祛风散寒除湿，甘温以补肝肾、强筋骨，尤善祛脊背风寒湿邪而强腰膝。治肝肾不足兼有风寒湿邪，腰痛脊强，不能俯仰者，常与杜仲、续断、牛膝等配伍。

2. 腰膝酸软、下肢无力 本品有补肝肾，强腰膝之功。治肝肾亏虚，腰膝酸软，下肢无力，可与杜仲、牛膝、续断等同用。

3. 遗尿、尿频，带下量多 本品能温补固摄。治肾虚不固之尿频、遗尿，可配伍补骨脂、益智仁等；治肝肾不足、冲任虚寒不固之白带清稀量多，可与鹿茸、艾叶等同用。

【用法用量】内服：6~12g，煎汤，或入丸散。

【参考资料】

1. 本草精选 《神农本草经》："主腰背强，关机缓急，周痹，寒湿膝痛。颇利老人。"《本草正义》："能温养肝肾，通调百脉，强腰膝，坚脊骨，利关节，而驱痹着，起痿废；又能固摄冲带，坚强督任，疗治女子经带淋露，功效甚宏，诚虚弱衰老恒用之品；且温中而不燥，走而不泄，尤为有利无弊，颇有温和中正气象。"

2. 化学成分 主要含十六酸、十八碳二烯酸等挥发油成分，金粉蕨素、金粉蕨素 – 2′ – O – 葡萄糖苷、金粉蕨素 – 2′ – O – 阿洛糖苷、欧蕨伊鲁苷等蕨素类成分，还含有机酸类成分等。

3. 药理作用 有抗炎、镇痛、止血、降血脂、改善心肌供血、抗病原微生物、抗肿瘤、抗骨质疏松等作用。

qiānniánjiàn

千年健 《本草纲目拾遗》

为天南星科植物千年健 *Homalomena occulta*（Lour.）Schott 的干燥根茎。主产于广西、云南。春、秋二季采收。生用。

【性味归经】苦、辛，温。归肝、肾经。

【功效】祛风湿，壮筋骨。

【应用】

风寒湿痹，腰膝冷痛，拘挛麻木，筋骨痿软　本品苦燥辛散温通，主归肝肾经，既能祛风通络，又能强壮筋骨，宜于老年人痹痛。治风寒湿痹日久，肝肾亏虚，腰膝冷痛，拘挛麻木，筋骨痿软，常与独活、桑寄生、五加皮等配伍。

【用法用量】内服：5～10g，煎汤，或浸酒用，或入丸散。

【使用注意】阴虚内热者慎服。

【参考资料】

1. 本草精选　《本草纲目拾遗》："壮筋骨，止胃痛，酒磨服。"《本草求原》："祛风，壮筋骨，已劳倦。"

2. 化学成分　主要含 α-蒎烯，β-蒎烯，柠檬烯，芳樟醇，α-松香醇，橙花醇，香叶醇，丁香油酚，香叶醛，异龙脑，广藿香醇等挥发油类成分等。

3. 药理作用　有抗炎、镇痛、抗凝血、抗骨质疏松等作用。

lùxiáncǎo
鹿衔草　《滇南本草》

为鹿蹄草科植物鹿蹄草 Pyrola calliantha H. Andres 或普通鹿蹄草 Pyrola decorate H. Andres 的干燥全草。主产于浙江。全年均可采收。生用。

【性味归经】甘、苦，温。归肝、肾经。

【功效】祛风湿，强筋骨，止血，止咳。

【应用】

1. 风湿痹痛，肾虚腰痛，腰膝无力　本品味苦能燥，味甘能补，既能祛风湿，又能强筋骨。治风湿痹痛，日久不愈以及肾虚腰痛，腰膝无力，可与桑寄生、独活、牛膝等配伍。

2. 出血　本品有止血之功，可用于多种出血。治月经过多、崩漏，可与血余炭、棕榈炭等同用；治肺痨咯血，可与白及、阿胶等同用；治外伤出血，可配伍三七等研末调敷。

3. 久咳劳嗽　本品可补益肺肾而定喘嗽。治肺虚久咳或肾不纳气之虚喘，可与五味子、百部、款冬花等同用。

【用法用量】内服：9～15g，煎汤。或入丸散。外用：适量。

【使用注意】阴虚火旺者慎用。

【参考资料】

1. 本草精选　《滇南本草》："添精补髓，延年益寿。治筋骨疼痛，痰火之症。"《四川中药志》："强筋壮骨，祛风除湿，补虚劳，止惊悸、盗汗。治筋骨酸软，各种出血，风湿关节痛，惊痫吐舌及鼠瘘、痈肿等。"

2. 化学成分　主要含水晶兰苷等环烯醚萜类成分，金丝桃苷，肾叶鹿蹄草苷等黄酮类成分，熊果苷，高熊果苷等苷类成分，还含有机酸及挥发油类成分等。

3. 药理作用　有抗炎、抗菌、抗迟发型超敏反应，抗心率失常，以及抑制血小板聚积等作用。

xuěliánhuā
雪莲花　《本草纲目拾遗》

为菊科植物棉头雪莲花 Saussurea laniceps Hand. – Mazz.、鼠曲雪莲花 Saussurea gnaphaloides（Royle）

Sch. – Bip.、水母雪莲花 *Saussurea medusa* Maxim.、三指雪莲花 *Saussurea tridactyla* Sch. – Bip. ex Hook. f.、斜叶雪莲花 *Saussurea quercifolia* W. W. Smith 的干燥带花全株。主产于四川、西藏、云南等地。6～7 月间开花时采收。生用。

【性味归经】甘、微苦，温。归肝、肾经。

【功效】祛风湿，强筋骨，温肾壮阳，调经止血。

【应用】

1. 风湿痹证　本品味甘能补，苦燥温通，主归肝肾经，既能祛风湿，又能补肝肾，强筋骨。治风湿痹证而寒湿偏盛，以及风湿日久，肝肾亏虚，腰膝酸软者，可单用浸酒服，或与五加皮、桑寄生、狗脊等配伍。

2. 肾虚阳痿　本品能温肾壮阳。治肾虚阳痿，腰膝酸软，筋骨无力者，可单用或与淫羊藿、杜仲等同用。

3. 月经不调，闭经痛经，崩漏带下，出血　本品能补肾阳，调冲任，止血。治肾阳不足，寒凝血滞之月经不调，闭经痛经，崩漏带下，可单用或与鹿角胶、桂枝、当归等同用；治外伤出血，可单用外敷。

【用法用量】内服：6～12g，煎汤，或浸酒用。外用：适量，捣敷。

【使用注意】孕妇禁服。

【参考资料】

1. 本草精选　《本草纲目拾遗》："能补阴益阳，治一切寒症。"《修订增补天宝本草》："治虚劳吐血，腰膝软，红崩白带。"

2. 化学成分　主要含东莨菪素、伞形花内酯等香豆素类成分，还含黄酮类、雪莲多糖类成分等。

3. 药理作用　有抗炎、镇痛、终止实验动物妊娠、兴奋实验动物子宫、抑制心肌收缩力、减慢心率、抑制肠肌强制性痉挛、抑制中枢、抗氧化等作用。

附药

天山雪莲

为菊科植物天山雪莲 *Saussurea involucrata*（Kar. et Kir.）Sch. – Bip. 的干燥地上部分。主产于新疆。夏、秋二季花开时采收。生用。味微苦，性温；归肝、肾经。功效与雪莲花相似，但温肾助阳之力大于雪莲花。煎服或浸酒服 3～6g，孕妇忌用。

（王加锋　王　雨）

思考题

1. 何谓祛风湿药？简述祛风湿药的分类、功效、主治。如何正确使用祛风湿药？
2. 如何正确使用独活、威灵仙、木瓜、蕲蛇、秦艽、防己、桑寄生？
3. 简述独活与羌活、五加皮与桑寄生在功效、应用方面的异同点。

书网融合……

 思政导航　　 本章小结　　 微课　　 题库

第五章　化湿药

图库　　PPT

 学习目标

知识目标

1. **掌握**　化湿药的含义、性能主治、合理用药；广藿香、苍术、厚朴的药性、功效、应用、用法用量、使用注意；相似药物功效、应用的异同。

2. **熟悉**　砂仁、豆蔻的功效、主治、特殊用法及使用注意。

3. **了解**　其余化湿药的功效、特殊用法及使用注意。

能力目标　通过本章学习，建立合理使用化湿药的思维，具备开展化湿药药学服务与合理用药的能力。

素质目标　通过佩戴香囊，使用香药的习惯，感悟中华民族的精神追求。

【含义】气味芳香，性偏温燥，以化湿运脾，治湿阻中焦证为主要作用的药物，称为化湿药。

【性能主治】本类药物辛香温燥，主归脾、胃经，脾喜燥而恶湿，"土爱暖而喜芳香"，芳香之气能醒脾化湿，温燥之性可使湿祛脾运复健；故治疗湿阻中焦诸症。主要适用于湿浊内阻，脾为湿困，运化失常所致的脘腹痞满、呕吐泛酸、大便溏薄、食少体倦、口甘多涎、舌苔白腻等症。此外，部分药物具有解暑、行气等功效，可用于治疗暑湿、湿温初起、气机阻滞等。

【合理用药】

1. **选药**　治疗湿阻中焦证应选用化湿药；根据兼有寒、热邪气的不同，选择不同药性的化湿药，寒湿病证多选芳香温燥之品，湿热则选芳香偏寒凉之品；并根据兼证，选择具有对应功用特点的药物；应根据治疗需要选择合适的炮制品。

2. **配伍**　为了增强疗效，化湿药常相须配伍。根据"治湿之病，不下小便，非其治也"的原则，化湿药常与利水渗湿药配伍。同时，应根据病机及兼证适当配伍：湿阻气滞，脘腹胀满痞闷者，常与行气药物配伍；脾虚湿阻，脘痞纳呆，神疲乏力者，常与补气健脾药同用；寒湿阻滞之脘腹冷痛者，可配伍温中祛寒药；湿温、湿热、暑湿，常与清热燥湿、解暑、利湿之品配伍。

3. **注意事项**　本类药物多属辛温香燥之品，易于耗气伤阴，故阴虚血燥及气虚者宜慎用。化湿药物气味芳香，多含挥发油，一般宜作为散剂服用，如入汤剂不宜久煎，或宜后下，以免其挥发性有效成分逸失而降低疗效。

guǎnghuòxiāng
广藿香　　《名医别录》

为唇形科植物广藿香 *Pogostemon cablin*（Blanco）Benth. 的干燥地上部分。主产于广东。枝叶茂盛时采收。生用。

【性味归经】辛，微温。归脾、胃、肺经。

【功效】芳香化浊，和中止呕，发表解暑。

【应用】

1. 湿浊中阻，脘腹痞闷 本品气味芳香，主归脾胃，为芳香化湿之要药。治湿阻中焦所致的脘腹痞满、呕吐泛酸、大便溏薄、食少体倦、口甘多涎、舌苔白腻者，常与苍术、厚朴、陈皮等配伍。

2. 呕吐 本品辛温运脾，芳化湿浊，和胃降逆，止呕。被《本草图经》称为"脾胃吐逆为最要之药"。治湿阻中焦所致呕吐，常与半夏、丁香等同用；治呕吐偏湿热者，可与黄连、竹茹等配伍；治妊娠呕吐，可与砂仁、苏梗等同用；治脾胃虚弱呕吐，可与党参、白术等配伍。

3. 暑湿表证，湿温初起 本品辛温芳香，归肺，外可散在表之暑湿；归脾胃，内可化脾胃之湿浊。治暑月外感风寒，内伤生冷而致恶寒发热，头痛脘闷，呕恶吐泻者，常与紫苏、厚朴、半夏等配伍；治湿温初起，发热倦怠，胸闷不舒，常与黄芩、滑石、茵陈等同用。

【用法用量】内服：3～10g，煎汤，或入丸散。鲜品加倍。

【使用注意】阴虚血燥者不宜用。

【参考资料】

1. 本草精选 《名医别录》："疗风水毒肿，去恶气，疗霍乱，心痛。"《本草图经》："治脾胃吐逆，为最要之药。"《本草正义》："藿香芳香而不嫌其猛烈，温煦而不偏于燥烈，能祛除阴霾湿邪，而助脾胃正气，为湿困脾阳，倦怠无力，饮食不甘，舌苔浊垢者最捷之药。"

2. 化学成分 主要含百秋李醇、广藿香醇、广藿香酮、广藿香二醇、藿香黄酮醇、商陆黄素、芹菜素、鼠李素等挥发油类成分等。

3. 药理作用 有促进胃液分泌、缓解胃肠道平滑肌痉挛、镇吐、抗炎、镇痛、解热、抗病原微生物、平喘、祛痰、抑制子宫收缩等作用。

pèilán
佩 兰《神农本草经》

为菊科植物佩兰 *Eupatorium fortunei* Turcz. 的干燥地上部分。主产于江苏、浙江、河北等地。夏、秋二季采收。生用。

【性味归经】辛，平。归脾、胃、肺经。

【功效】芳香化湿，醒脾开胃，发表解暑。

【应用】

1. 湿浊中阻，脘痞呕恶 本品气味芳香，能化湿和中，治湿阻中焦之证，每与广藿香相须为用。

2. 脾经湿热，口中甜腻，口臭，多涎 本品气味清香，性平不燥，善祛中焦秽浊陈腐之气。治脾经湿热，口中甜腻、多涎、口臭之脾瘅症，可单用煎汤服，或与黄芩、白芍、甘草等配伍。

3. 暑湿表证，湿温初起 本品辛平，质轻性散，外能解表，内化脾湿。治暑湿证常与广藿香、荷叶、青蒿等同用；治湿温初起，发热倦怠，胸闷不舒，可与滑石、薏苡仁、广藿香等同用。

【用法用量】内服：3～10g，煎汤，或入丸散。

【参考资料】

1. 本草精选 《神农本草经》："主利水道，杀蛊毒，辟不祥。久服益气，轻身不老，通神明。"《本草经疏》："开胃除恶，清肺消痰，散郁结之圣药也。"

2. 化学成分 主要含对聚伞花素，乙酸橙醇酯等挥发油类成分，宁德络菲碱、仰卧天芥菜碱等生物碱类成分，还含甾醇及其酯类成分、有机酸类成分等。

3. 药理作用 有抗病原微生物、抗炎、增强免疫功能、祛痰等作用。

sharén

砂　仁《药性论》

为姜科植物阳春砂 *Amomum villosum* Lour.、绿壳砂 *Amomum villosum* Lour. Var. *xanthioides* T. L. Wu et Senjen 或海南砂 *Amomum longiligulare* T. L. Wu 的干燥成熟果实。主产于广东、广西、云南等地。夏、秋果实成熟时采收。生用。

【性味归经】辛，温。归脾、胃、肾经。

【功效】化湿开胃，温脾止泻，理气安胎。

【应用】

1. 湿浊中阻，脘痞不饥　本品气香性温，化湿醒脾开胃，辛散温通，又行气温中，故为"为醒脾调胃要药。"治脾胃湿阻及气滞所致的脘腹胀痛、脾胃不和，常与厚朴、陈皮、枳实等配伍；治脾胃气滞腹胀，可与木香、枳实等同用；治脾胃气虚、痰阻气滞之食少腹胀，可与党参、白术、茯苓等同用。

2. 脾胃虚寒，呕吐泄泻　本品辛香性温，善于温中健脾暖胃，有止呕、止泻之功。治脾胃虚寒，呕吐泄泻，可单用研末吞服，或与干姜、附子等同用。

3. 妊娠恶阻，胎动不安　本品能行气和中、止呕安胎。治妊娠呕逆不能食，可单用，或与紫苏梗、白术等配伍；治气血不足，胎动不安者，常与人参、白术、熟地黄等配伍。

【用法用量】内服：3~6g，煎汤，后下；或入丸散。

【使用注意】阴虚血燥者慎用。

【参考资料】

1. 本草精选　《药性论》："主冷气腹痛，止休息气痢，劳损，消化水谷，温暖脾胃，治冷滑下痢不禁。"《开宝本草》："主虚劳冷痢，宿食不消，赤白泻痢，腹中虚痛，下气。"

2. 化学成分　主要含乙酸龙脑酯、右旋樟脑、龙脑、柠檬烯、樟烯，橙花叔醇等挥发油类成分，还含皂苷、黄酮类等。

3. 药理作用　有调节胃肠功能、抗炎、镇痛、抑制血小板聚集等作用。

附药

砂仁壳

为姜科植物阳春砂、绿壳砂或海南砂的果壳。性味功效与砂仁相似，而温性略减，药力薄弱，适用于脾胃气滞，脘腹胀痛，呕恶食少等症。煎服，3~6g。

dòukòu

豆　蔻《名医别录》

为姜科植物白豆蔻 *Amomum kravanh* Pierre ex Gagnep. 或爪哇白豆蔻 *Amomum compactum* Soland ex Maton. 的干燥成熟果实。按产地不同分为两种，原豆蔻主产于泰国、柬埔寨；印尼白蔻主产于印度尼西亚爪哇，我国云南、广东、广西等地亦有栽培。秋季采收。生用。

【性味归经】辛，温。归肺、脾、胃经。

【功效】化湿行气，温中止呕，开胃消食。

【应用】

1. 湿浊中阻，不思饮食，胸腹胀痛，食积不消　本品辛温芳香，化湿浊、健脾胃，而行气化湿、开胃消食。治湿阻中焦，脘腹痞满，不思饮食，常与藿香、佩兰、陈皮等同用；治脾胃气滞，食积不消，胸腹胀痛，可与陈皮、枳实、木香等配伍；治脾虚湿阻气滞之胸腹虚胀，食少无力者，可与黄芪、白术、人参等同用。

2. 湿温初起，胸闷不饥 本品辛散性温归肺脾经，可宣化上中焦湿浊之邪，故常用于湿温初起，胸闷不饥。治湿温湿邪偏重者，常与薏苡仁、杏仁等同用；治湿温热偏重者，常与黄芩、滑石、栀子等配伍。

3. 寒湿呕逆 本品芳香醒脾，行气宽中，温胃止呕。治寒湿阻滞中焦、气滞呕吐，可单用为末服，或与藿香、半夏等配伍；治小儿胃寒，吐乳不食者，可与砂仁、甘草等研细末服。

【用法用量】 内服：3~6g，煎汤，后下；或入丸散。

【使用注意】 阴虚血燥者慎用。

【参考资料】

1. 本草精选 《开宝本草》："主积冷气，止吐逆，反胃，消谷下气。"《珍珠囊补遗药性赋》："破肺中滞气，退口中臭气，散胸中冷气，补上焦元气。"《本草纲目》："治噎膈，除疟疾，寒热，解酒毒。"

2. 化学成分 主要含桉油精（1，8-桉叶素）、β-蒎烯、α-蒎烯、丁香烯、乙酸龙脑酯、α-樟脑等挥发油类成分等。

3. 药理作用 有促进胃肠蠕动、促消化液分泌、止呕、抗病原微生物、解热、镇痛、平喘等作用。

附药

豆蔻壳

为姜科植物白豆蔻或爪哇白豆蔻的果壳。性味功效与豆蔻相似，但温性不强，力亦较弱。适用于湿阻气滞所致的脘腹痞闷，食欲不振，呕吐等。煎服，3~6g。

hòupò
厚 朴《神农本草经》

为木兰科植物厚朴 *Magnolia officinalis* Rehd. et Wils. 或凹叶厚朴 *Magnolia officinalis* Rehd. et Wils. Var. *biloba* Rehd. et Wils. 的干燥干皮、根皮及枝皮。主产于四川、湖北、浙江。4~6月采收。生用或姜汁炙用。

【性味归经】 苦、辛，温。归脾、胃、肺、大肠经。

【功效】 燥湿消痰，下气除满。

【应用】

1. 脘腹胀满 本品苦温燥湿、辛行苦泄，又长于行气消胀，为消胀除满的要药。治湿阻气滞之脘腹胀满，不思饮食、呕吐泄泻等，常与苍术、陈皮等同用；治食积气滞、脘腹胀满者，常与山楂、神曲、麦芽等配伍；治积滞便秘、脘腹胀痛者，常与枳实、大黄配伍。

2. 痰饮喘咳 本品味苦，既能燥湿痰，又能降肺气，长于消痰平喘。治痰涎壅盛、胸闷喘咳者，常与紫苏子、肉桂、当归等配伍；治风寒表虚咳喘，常与桂枝、芍药、苦杏仁等配伍。

此外，本品燥湿消痰，可用于治疗梅核气，常与半夏、茯苓、苏叶等同用。

【用法用量】 内服：3~10g，煎汤，或入丸散。

【使用注意】 气虚津亏者及孕妇慎用。

【参考资料】

1. 本草精选 《神农本草经》："主中风伤寒，头痛，寒热，惊悸，气血痹，死肌，去三虫。"《名医别录》："主温中，益气，消痰下气，治霍乱及腹痛，胀满，胃中冷逆，胸中呕逆不止，泄痢，淋露，除惊，去留热，止烦满，厚肠胃。"《本草纲目》引王好古语："主肺气胀满，膨而喘咳。"

2. 化学成分 主要含厚朴酚、和厚朴酚等酚性类成分，木兰醇等木脂素类成分，还含挥发油及生物碱等。

3. 药理作用 有抗溃疡、抑制肠痉挛、抗炎、镇痛、保肝、降压、抗焦虑、保护心肌、抗病原微生物等作用。

附药

厚朴花

为厚朴或凹叶厚朴的干燥花蕾。味苦，微温，归脾、胃经。善于理气宽中，芳香化湿，其功似厚朴而力缓，主治脾胃湿阻气滞之胸腹痞闷胀满，纳少，苔腻等证。煎服，3~9g。

cāngzhú
苍 术 《神农本草经》 🅴 微课

为菊科植物茅苍术 *Atractylodes lancea* (Thunb.) DC. 或北苍术 *Atractylodes chinensis* (DC.) Koidz. 的干燥根茎。前者主产于江苏，后者主产于内蒙古、山西、辽宁等地。春、秋二季采收。生用、麸炒或米泔水炒用。

【性味归经】辛，苦，温。归脾、胃、肝经。

【功效】燥湿健脾，祛风散寒，明目。

【应用】

1. 湿阻中焦，脘腹胀满，泄泻，水肿 本品苦温燥湿以祛湿浊，辛香健脾以和脾胃。治寒湿阻滞中焦所致脘腹胀闷，呕恶食少，吐泻乏力，舌苔白腻等，常与厚朴、陈皮等配伍。治脾虚湿聚，水湿内停的痰饮、泄泻或水肿，常与茯苓、泽泻、猪苓等同用。

2. 风湿痹痛，脚气痿躄 本品气味雄烈，辛散苦燥，能祛三焦之湿，搜肌肤、关节之风湿。为治风湿痹症常用药。治痹证湿胜者，可与薏苡仁、独活等同用；治湿热痹痛，可与石膏、知母等配伍；治湿热下注，脚气肿痛，痿软无力，常与黄柏、薏苡仁、牛膝配伍；治湿热带下、湿疮、湿疹，可与龙胆、黄芩、栀子等同用。

3. 风寒感冒 本品辛香燥烈，能开肌腠而发汗，祛肌表之风寒湿邪。治风寒表证挟湿者，常与羌活、白芷、防风等同用。

4. 夜盲，眼目昏涩 本品苦燥祛湿而化浊，气香性温、健脾而升清阳，故能充养清窍与眼目而明目。治夜盲症，眼目昏涩，可单用，或与羊肝、猪肝蒸煮同食，或与车前子同用。

【用法用量】内服：3~9g，煎汤，或入丸散。

【使用注意】阴虚内热，气虚多汗者忌用。

【参考资料】

1. 本草精选 《神农本草经》："主风寒湿痹，死肌痉疸。作煎饵久服，轻身延年不饥。"《名医别录》："主头痛，消痰水，逐皮间风水结肿，除心下急满及霍乱吐下不止，暖胃消谷嗜食。"《本草纲目》："治湿痰留饮……及脾湿下流，浊沥带下，滑泄肠风。"

2. 化学成分 主要含β-橄榄烯、α及δ-愈创木烯、花柏烯、丁香烯、榄香烯、愈创醇、榄香醇、苍术酮、苍术素等挥发油，还含白术内酯、苍术烯内酯丙、维生素A样物质、维生素B及菊糖等。

3. 药理作用 有抗炎、镇痛、促进胃肠蠕动、抗溃疡、降血糖、利尿、保肝、抗缺氧、抗病原微生物、抗心律失常等作用。

cǎodòukòu
草豆蔻 《雷公炮炙论》

为姜科植物草豆蔻 *Alpinia katsumadai* Hayata 的干燥近成熟种子。主产于云南、广西。夏、秋二季采收。生用。

【性味归经】辛，温。归脾、胃经。

【功效】燥湿行气，温中止呕。

【应用】

1. **寒湿内阻，脘腹胀满冷痛，不思饮食**　本品辛香温燥，行滞气，燥湿浊，长于除寒燥湿，行气消胀。治脾胃寒湿内蕴，气机不畅者，常与干姜、厚朴、陈皮等同用。

2. **嗳气呕逆**　本品可散寒燥湿，温中降逆止呕。治寒湿内盛，胃气上逆之呕吐呃逆，常与肉桂、高良姜、陈皮等同用。

此外，本品温燥，能除中焦之寒湿而止泻痢。治寒湿内盛，清浊不分而腹痛泻痢者，可与苍术、厚朴、木香等同用。

【用法用量】内服：3~6g，煎汤，或入丸散。

【使用注意】阴虚血燥者慎用。

【参考资料】

1. **本草精选**　《名医别录》："主温中，心腹痛，呕吐，去口臭气。"《开宝本草》："下气，止霍乱。"《本草纲目》："治瘴疠寒疟，伤暑吐下泄痢，噎膈反胃，痞满吐酸，痰饮积聚，妇人恶阻带下，除寒燥湿，开郁破气，杀鱼肉毒"。

2. **化学成分**　主要含桉油精、蛇麻烯、反-麝子油醇、樟脑等挥发油类成分，山姜素、乔松素、小豆蔻明等黄酮类成分，还含二苯基庚烃类以及皂苷类成分等。

3. **药理作用**　有抗病原微生物、抑制肠管蠕动、抗溃疡、抗氧化、抗炎等作用。

căoguǒ

草　果《饮膳正要》

为姜科植物草果 *Amomum tsao-ko* Crevost et Lemaire 的干燥成熟果实。主产于云南、广西、贵州。秋季果实成熟时采收。生用。

【性味归经】辛，温。归脾、胃经。

【功效】燥湿温中，截疟除痰。

【应用】

1. **寒湿内阻，脘腹胀痛，痞满呕吐**　本品辛温燥烈，气浓味厚，燥湿健脾，温中和胃，善除中焦寒湿。治寒湿偏盛之脘腹痞满胀痛，呕吐泄泻，舌苔浊腻，常与吴茱萸、干姜、砂仁等同用。

2. **疟疾寒热，瘟疫发热**　本品性温燥，有温脾燥湿、芳香辟瘴解瘟之功。治疟疾寒热，可与常山、知母、槟榔等配伍；治瘟疫发热，可与青蒿、黄芩、贯众等配伍。

【用法用量】内服：3~6g，煎汤，或入丸散。

【使用注意】阴虚血燥者慎用。

【参考资料】

1. **本草精选**　《饮膳正要》："治心腹痛，止呕，补胃，下气。"《本草纲目》"除寒，燥湿，平郁，化食，利膈止痰，解面食、鱼、肉诸毒。"

2. **化学成分**　主要含桉油精，2-癸烯醛、香叶醇、2-异丙基苯甲醛、柠檬醛等挥发油类成分等。

3. **药理作用**　有调节肠道平滑肌、抗溃疡、抗氧化、抗炎、抗真菌、抗病毒、镇咳祛痰、镇痛、解热、平喘等作用。

（李卫真）

思考题

1. 何谓化湿药？简述化湿药的药性、功效、主治。如何正确使用化湿药？
2. 如何正确使用广藿香、苍术、厚朴、砂仁、豆蔻？
3. 简述广藿香与佩兰、苍术与厚朴、砂仁与豆蔻在功效、应用方面的异同点。

书网融合……

 思政导航

 本章小结

 微课

 题库

第六章　利水渗湿药

PPT

⊙ 学习目标

知识目标

1. 掌握　利水渗湿药的含义、性能主治、合理用药；茯苓、薏苡仁、车前子、茵陈、金钱草的药性、功效、主治、性能特点、经典配伍以及用法用量、使用注意；相似中药功效、应用的异同。

2. 熟悉　利水渗湿药的分类及每节药物的性能特点；猪苓、泽泻、滑石、木通、石韦、海金沙、萹蓄、瞿麦、萆薢、虎杖的功效、主治、特殊用法及使用注意。

3. 了解　其余利水渗湿药的功效、特殊用法及使用注意。

能力目标　通过本章学习，建立合理使用利水渗湿药的思维，具备开展利水渗湿药药学服务与合理用药的能力。

素质目标　通过学习薏苡仁的故事体味务实、开放、包容的民族品格及锐意进取的民族精神。

【含义】　以通利水道、渗泄水湿、治疗水湿内停病证为主要作用的药物，称为利水渗湿药。根据其药性和作用特点，利水渗湿药分为利水消肿药、利尿通淋药和利湿退黄药三类。

【性能主治】　本类药物多具甘淡或苦味，性寒凉或平，主归膀胱、小肠、肾经。能通畅小便、增加尿量，使体内蓄积的水湿从小便排泄，故治疗水湿停蓄所致诸病症。其中，性味多甘淡平或微寒，具有渗泄水湿、消水肿功效，主要用于水湿内停所致水肿、小便不利、痰饮、泄泻等病证者，称为利水消肿药。性味多苦寒，具有通淋功效，主要用于热淋、血淋、石淋、膏淋诸病证者，称为利尿通淋药。性味多苦寒，具有渗利水湿、退黄疸功效，主要用于黄疸者，称为利湿退黄药。此外，本类有些药物还兼健脾、宁心、除烦、化痰、通乳、活血、祛风湿、清热解毒等功效，可用于治疗脾虚、心神不宁、痰多咳嗽、乳汁不通、风湿痹病、热毒证等。

【合理用药】

1. 选药　治疗水湿内停诸病证，应选用利水渗湿药。针对水肿、小便不利、泄泻、痰饮等，应选用利水消肿药；针对热淋、血淋、石淋及膏淋诸证，宜选用利尿通淋药；针对黄疸，宜选用利湿退黄药。在此基础上，应注意各类水肿、诸淋、黄疸的个体表现与药物功用特点的对应。应根据治疗需要选择合适的炮制品。

2. 配伍　为了增强疗效，利水渗湿药常相须配伍使用。根据"气行则水行，气滞则水停"的病理特点，常与行气药配伍使用，以提高疗效。同时，还应依据病因、兼证进行配伍。水肿骤起兼有表证者，配宣肺解表药；水肿日久，脾肾阳虚者，配温补脾肾药；热伤血络而尿血者，配凉血止血药；湿热合邪者，配清热药；寒湿相并者，配温里祛寒药。另外，治疗泄泻、痰饮、湿温、黄疸等，常与健脾、芳香化湿或清热燥湿等药物配伍。

3. 注意事项　利水渗湿药多具滑泄之性，易耗伤津液，对阴亏津少、肾虚遗精遗尿者，宜慎用。对脾虚的水肿，应以健脾为主，不宜片面强调利水；有些药物有较强的通利作用，故孕妇应慎用。

第一节　利水消肿药

图库

本节药物味多为甘淡，性平或微寒，功效利水渗湿、消除水肿，主治水湿内停所致的水肿、小便不利，以及泄泻、痰饮等证。部分药物兼能健脾，尤宜于脾虚有湿之证，有标本兼顾之功。

fúlíng
茯　苓《神农本草经》

为多孔菌科真菌茯苓 *Poria cocos*（Schw.）Wolf 的干燥菌核。主产于安徽、云南、湖北等地。多于7~9月采收。生用。

【性味归经】甘、淡，平。归心、肺、脾、肾经。

【功效】利水渗湿，健脾，宁心安神。

【应用】

1. 水肿尿少　本品味甘淡，甘则能补，淡则能渗，药性平和，既可祛邪，又可扶正，利水而不伤正气，为利水消肿之要药，可用治寒热虚实各种水肿。治水湿内停所致水肿、小便不利，可与白术同用，或与泽泻、猪苓等同用；治脾肾阳虚水肿，常与附子、白术、生姜等同用；治水热互结，小便不利，常与滑石、阿胶、泽泻等同用。

2. 痰饮眩悸　本品善于渗泄水湿，使湿无所聚，痰无由生，从而治疗痰饮所致眩晕、心悸诸症。治痰饮凌心犯肺之胸胁支满、心悸、目眩、短气而咳，常与桂枝、白术、甘草同用；治饮停于胃之呕吐，常与半夏、生姜等同用。

3. 脾虚食少，便溏泄泻　本品味甘，归脾经，能健脾补中，渗湿止泻。治脾虚湿盛之泄泻，常与山药、白术、薏苡仁等同用；治脾胃虚弱，倦怠乏力，食少便溏，常与人参、白术、甘草配伍。

4. 心神不安，惊悸失眠　本品健脾宁心而安神。治心脾两虚，气血不足之心悸、失眠、健忘，常与黄芪、当归、远志等同用；治心气虚，不能藏神，惊恐而不能安卧者，常与人参、龙齿、远志等同用。

【用法用量】内服，10~15g，煎汤，或入丸散。

【使用注意】本品性泄利，故阴虚而无湿、虚寒滑精、气虚下陷者慎服。

【参考资料】

1. 本草摘要　《神农本草经》："味甘，平。主胸胁逆气，忧恚惊邪恐悸，心下结痛，寒热，烦满，咳逆，口焦舌干，利小便"。《本草衍义》："此物行水之功多，益心脾不可阙也"。《本草求真》："茯苓专入脾、胃，兼入肺、肝。色白入肺，味甘入脾，味淡渗湿"。

2. 化学成分　主要含 β-茯苓聚糖等多糖类成分，茯苓酸、块苓酸、齿孔酸等三萜类成分，麦角甾醇等甾醇类成分；还含蛋白质、脂肪、卵磷脂、腺嘌呤等。

3. 药理作用　有利尿、镇静、抗焦虑、调节免疫功能、抗移植排斥、抗肿瘤、抗胃溃疡、延缓衰老、降血脂、降血糖和保肝等作用。

附药

茯苓皮

为多孔菌科真菌茯苓菌核的干燥外皮。性味甘、淡，平。归肺、脾、肾经。功能利水消肿。适用于水肿，小便不利。煎服，15~30g。

茯神

多为多孔菌科真菌茯苓干燥菌核中间带有松根的部分。性味甘、淡，平。归心、脾、肾经。功能宁心安神。适用于心神不安、惊悸、健忘、失眠等。煎服，10~15g。

yìyǐrén
薏苡仁《神农本草经》

为禾本科植物薏苡 *Coix lacryma – jobi* L. var. *ma – yuen*（Roman.）Stapf 的干燥成熟种仁。主产于福建、河北、辽宁等地。秋季果实成熟时采收。生用或炒用。

【性味归经】甘、淡，凉。归脾、胃、肺经。

【功效】利水渗湿，健脾止泻，除痹，排脓，解毒散结。

【应用】

1. 水肿，脚气浮肿、湿温 本品淡渗甘补，既能利水消肿，又能健脾，善治湿盛诸病证，尤宜于脾虚湿盛者。治脾虚湿盛之水肿、小便不利，可与茯苓、白术、黄芪等同用；治水肿，可与郁李仁同用；治脚气浮肿，可与防己、木瓜、苍术同用。治湿温初起或暑湿邪在气分，头痛恶寒、胸闷身重，常与苦杏仁、豆蔻、滑石等配伍。

2. 脾虚泄泻 本品能渗利脾湿，健脾止泻。治脾虚湿盛之泄泻，常与人参、茯苓、白术等同用。

3. 湿痹拘挛 本品渗湿除痹，又能舒筋脉，缓和拘挛。治风湿久痹，筋脉挛急，可单用或与独活、防风、苍术等同用；治湿热痿证，两足麻木，痿软肿痛，常与黄柏、苍术、牛膝同用。

4. 肺痈，肠痈 本品清肺、肠之热，排脓消痈。治肺痈胸痛，咳吐脓痰，常与苇茎、冬瓜仁、桃仁等同用；治肠痈，常与附子、败酱草同用。

5. 赘疣，癌肿 薏苡仁能解毒散结。用于治疗赘疣、癌肿诸病，可与白花蛇舌草、半枝莲、山慈菇等配伍。

【用法用量】内服：9~30g，煎汤，或入丸散。清利湿热宜生用，健脾止泻宜炒用。

【使用注意】津液不足者慎用。孕妇慎用。

【参考资料】

1. 本草摘要 《神农本草经》："主筋急拘挛，不可屈伸，风湿痹，下气。久服轻身益气。"《名医别录》："主除筋骨中邪气不仁，利肠胃，消水肿，令人能食。"《药性论》："主肺痿肺气，吐脓血，咳嗽涕唾上气，破五溪毒肿。"

2. 化学成分 主要含甘油三油酸酯，α–单油酸甘油酯、α–单亚麻酯等脂类成分；顺、反阿魏酸酰豆甾醇，顺、反阿魏酰菜油甾醇等甾醇类成分；薏苡素等苯并唑酮类成分；还含薏苡仁多糖等。

3. 药理作用 有降血糖、解热、镇静、镇痛、抗溃疡、调节免疫功能、抗肿瘤等作用。

zhūlíng
猪 苓《神农本草经》

为多孔菌科真菌猪苓 *Polyporus umbellatus*（Pers.）Fries 的干燥菌核。主产于陕西、山西、河北等地。春、秋二季采收。生用。

【性味归经】甘、淡，平。归肾、膀胱经。

【功效】利水渗湿。

【应用】

水湿诸症 本品甘淡渗湿，利水渗湿作用较强，适用于水湿停滞的各种病症。治妊娠从脚至腹肿或通身肿满，小便不利，可单用；治水湿内停所致之水肿、小便不利，常与泽泻、茯苓、白术等同用；治水热互结、阴虚小便不利、水肿，常与茯苓、滑石、阿胶等配伍；治肠胃寒湿，濡泻无度，常与肉豆蔻、砂仁、荜茇等同用；治热淋，小便不通，淋漓涩痛，可与生地黄、滑石、木通等同用。治湿热下注，带下色黄，可与茯苓、车前子、黄柏等同用；治痰湿下注，小便白浊，可与半夏同用。

【用法用量】内服：6~12g，煎汤或入丸散。

【使用注意】无水湿者禁用。

【参考资料】

1. 本草摘要　《神农本草经》："主痎疟，解毒……利水道"。《本草衍义》："猪苓行水之功多，久服必损肾气，昏人目"。《本草纲目》："开腠理，治淋、肿、脚气，白浊，带下，妊娠子淋，胎肿，小便不利"。

2. 化学成分　主要含猪苓葡聚糖Ⅰ、猪苓多糖等多糖类成分，麦角甾醇等甾醇类成分；还含有机酸、蛋白质等。

3. 药理作用　有利尿、抗肾结石、抗肿瘤、调节免疫功能、抗诱变、保肝和抗病原微生物等作用。

zéxiè
泽 泻《神农本草经》

为泽泻科植物泽泻 *Alisma orientale*（Sam.）Juzep. 的干燥块茎。主产于福建、四川、江西等地。冬季茎叶开始枯萎时采收。生用，麸炒或盐水炒用。

【性味归经】甘、淡，寒。归肾、膀胱经。

【功效】利水渗湿，泄热，化浊降脂。

【应用】

1. 水湿诸症　本品性味甘淡，主归肾与膀胱经，利水作用较强。治水湿诸症，善治痰饮眩晕。治膀胱气化不利，水湿停蓄之水肿、小便不利，常与茯苓、猪苓、桂枝等配伍；治脾胃伤冷，水谷不分，泄泻不止，尿少，可与厚朴、苍术、陈皮配伍；治痰饮停聚，清阳不升之头目昏眩，常与白术同用。

2. 热淋涩痛，遗精　本品甘淡性寒，既能清膀胱之热，又能泄肾经之虚火，故下焦湿热者尤为适宜。治湿热蕴结之热淋涩痛，可与木通、车前子同用；治肾阴不足，相火偏亢之遗精、潮热，常与熟地黄、山茱萸、牡丹皮等同用。

3. 高脂血症　本品利水渗湿，化浊降脂。治高脂血症，常与决明子、荷叶、何首乌等配伍。

【用法用量】内服：6~10g，煎汤或入丸散。盐水制引药下行，增强泄热、利水作用。

【使用注意】肾虚精滑无湿热者禁用。

【参考资料】

1. 本草摘要　《神农本草经》："主风寒湿痹，乳难，消水，养五脏，益气力，肥健"。《名医别录》："补虚损，五劳，除五脏痞满，起阴气，止泄精、消渴、淋沥，逐膀胱三焦停水"。《药性论》："主肾虚精自出，治五淋，利膀胱热，宣通水道"。

2. 化学成分　主要含泽泻醇A、B、C，泽泻醇A乙酸脂，泽泻醇B乙酸脂，泽泻醇C乙酸脂，23-乙酰泽泻醇B，表泽泻醇A，泽泻薁醇等四环三萜酮醇类成分；还含少量挥发油、生物碱、黄酮、磷脂、蛋白质及淀粉等。

3. 药理作用　有抗肾结石、利尿、抗氧化、抗肾纤维化、抗肺纤维化、降血脂、降血糖、保肝等作用。

dōngguāpí
冬瓜皮　《开宝本草》

为葫芦科植物冬瓜 *Benincasa hispida*（Thunb.）Cogn. 的干燥外层果皮。全国大部分地区均产。夏末初秋果实成熟时采收。生用。

【性味归经】甘，凉。归脾、小肠经。

【功效】利水消肿。

【应用】

1. 水肿胀满，小便不利　本品味甘性凉，善于治水肿有热者。治水肿胀满，小便不利，常与五加皮、生姜皮配伍；治体虚浮肿，可与茯苓皮、赤小豆等同用。

2. 暑热口渴，小便短赤　本品性凉，有清热解暑之功。治夏日暑热口渴，小便短赤，可与芦根、西瓜皮，煎水代茶饮；治暑湿证，可与薏苡仁、滑石、扁豆花等同用。

【用法用量】内服：9～30g，煎汤或入丸散。

【参考资料】

1. 本草摘要　《开宝本草》：“味甘，微寒。主除小腹水胀，利小便，止渴”。《滇南本草》：“止渴，消痰，利小便。治中风”。《本草再新》：“走皮肤，祛湿追风，补脾泻火”。

2. 化学成分　主要含 E－2－己烯醛，正己烯醛，甲酸正己醇酯，2，5－二甲基吡嗪等挥发性成分，还含三萜类化合物、维生素、烟酸、胡萝卜素、葡萄糖、果糖、蔗糖、有机酸、淀粉等。

3. 药理作用　有利尿等作用。

附药

冬瓜子

为葫芦科植物冬瓜的干燥成熟种子。性味甘，微寒；归肺、脾、小肠经。功能清热化痰，消痈排脓，利湿。适用于肺热咳嗽、肺痈、肠痈等证。煎服，10～30g；或研末服。外用：适量，研膏涂敷。

yùmǐxū
玉米须《滇南本草》

为禾本科植物玉蜀黍 *Zea mays* L. 的干燥花柱及柱头。全国大部分地区均产。夏、秋二季果实成熟时采收。鲜用或生用。

【性味归经】甘，平。归肾、肝、胆经。

【功效】利水消肿，利湿退黄。

【应用】

1. 水肿　本品渗湿而消水肿。治水肿，小便不利，可单用本品大剂量煎服；或与泽泻、冬瓜皮、赤小豆等同用；治脾虚水肿，可与白术、茯苓等配伍；治膀胱湿热之小便短赤涩痛，可单味大量煎服，或与车前草、珍珠草等同用；治石淋，可以本品单味煎浓汤顿服，也可与海金沙、金钱草同用。

2. 黄疸　本品能利湿退黄，药性平和，故可治阳黄及阴黄。治湿热阳黄，可单味大剂量煎汤服，亦可与金钱草、郁金、茵陈等配伍；治寒湿阴黄，可与附子、干姜、茵陈蒿等同用。

【用法用量】内服，15～30g，煎汤或入丸散。鲜品加倍。

【参考资料】

1. 本草摘要　《滇南本草》：“宽肠下气，治妇人乳结红肿，乳汁不通，红肿疼痛，怕冷发热，头痛体困”。《岭南采药录》：“治小便淋沥砂石，苦痛不可忍，煎汤频服。”

2. 化学成分　主要含脂肪油、挥发油、树胶样物质、树脂、苦味糖苷、皂苷、生物碱及谷甾醇、苹果酸、柠檬酸等。

3. 药理作用 有利尿、降血糖、增强免疫功能、抗肿瘤、抗菌、抗氧化、解热、保肝、止血、降血脂等作用。

húlú
葫芦 《日华子本草》

为葫芦科植物瓢瓜 *Lagenaria siceraria*（Molina）Standl. var. *depressa*（Ser.）Hara 的干燥成熟果皮。全国大部分地区均产。秋季采收。生用。

【性味归经】甘，平。归肺、脾、肾经。

【功效】利水消肿，通淋，退黄。

【应用】

1. 水肿胀满 本品味淡气薄，功专利水消肿。治面目浮肿、大腹水肿、小便不利，可单用，亦可与猪苓、茯苓、泽泻等同用。

2. 淋证 本品利水通淋。治热淋，常与滑石、木通、车前子等配伍；治血淋，常与萹蓄、白茅根、小蓟等配伍。

此外，本品可利湿退黄，用治湿热黄疸，可与茵陈蒿、栀子、金钱草等同用。

【用法用量】内服，15～30g，煎汤。

【参考资料】

1. 本草摘要 《滇南本草》："利水道，通淋，除心肺烦热"。《本草再新》："利水，治腹胀，黄疸"。

2. 化学成分 主要含葡萄糖、戊聚糖、木质素等。

3. 药理作用 有抗肿瘤、抗肝损伤、抗病原微生物、利尿等作用。

xiāngjiāpí
香加皮 《中药志》

为萝藦科植物杠柳 *Periploca sepium* Bge. 的干燥根皮。主产于山西、河南、河北等地。春、秋二季采收。生用。

【性味归经】辛、苦，温；有毒。归肝、肾、心经。

【功效】利水消肿，祛风湿，强筋骨。

【应用】

1. 下肢浮肿，心悸气短 本品归心、肾二经，能利水消肿、温助心肾。治水肿，小便不利，可与茯苓皮、大腹皮、赤小豆等同用。治下肢浮肿，心悸气短，可与葶苈子、黄芪等同用。

2. 风湿痹证，腰膝酸软 本品辛散苦燥，具有祛风湿、强筋骨之功，适用于治疗风湿久痹。治风寒湿痹，腰膝酸软，可与当归、独活、淫羊藿等同用；治小儿筋骨痿软，行迟，可与怀牛膝、木瓜、巴戟天等同用。

【用法用量】内服：3～6g，煎汤、浸酒或入丸散。

【使用注意】本品有毒，不宜过量服用。

【参考资料】

1. 本草摘要 《四川中药志》："镇痛，除风湿，治风湿痹，脚膝拘挛，筋骨疼痛。"《陕甘宁青中草药选》："祛风湿，壮筋骨，强腰膝。"

2. 化学成分 主要含杠柳毒苷、杠柳毒皂苷等强心苷和香加皮苷 A、B、C、D、E、F、G、K 等苷类化合物。此外，还含 4 – 甲氧基水杨醛、β – 谷甾醇、葡萄糖苷等。

3. 药理作用　有抗炎、抗肿瘤、强心、升血压等作用。

【备注】五加科植物细柱五加的根皮，为五加皮，习称"南五加皮"。萝摩科植物杠柳的根皮，为香加皮，习称"北五加皮"。两者均能祛风湿，强筋骨。南五加皮无毒，祛风湿、补肝肾，强筋骨作用较好；北五加皮有强心利尿作用，有毒。故两药临床不可混用。

zhǐjǔzǐ
枳椇子《新修本草》

为鼠李科植物枳椇 *Hovenia dulcis* Thunnb. 的干燥成熟种子。主产于陕西、广东、湖北等地。秋季果实成熟时采收。生用。

【性味归经】甘，平。归胃经。

【功效】利水消肿，解酒毒。

【应用】

1. 水肿　本品能通利水道而消除水肿。治水湿停蓄所致的水肿，小便不利，可与茯苓、猪苓、泽泻等同用。

2. 解酒　本品善解酒毒。治醉酒，烦热口渴，可单用或与麝香为末，面糊为丸，盐汤送服；或配葛花、绿豆煎汤服。治饮酒过度，成癖吐血，可与白茅根、白及、甘蔗等配伍。

【用法用量】内服：10~15g；煎汤，或入丸散。

【参考资料】

1. 本草摘要　《本草拾遗》："止渴除烦，去膈上热，润五脏，利大小便，功用如蜜"。《滇南本草》："治一切左瘫右痪，风湿麻木，能解酒毒；或泡酒服之，亦能舒筋络。小儿服之，化虫，养脾"。

2. 化学成分　主要含异欧鼠李碱，枳椇碱 A、B，黑麦草碱等生物碱类成分；北枳椇苷 A_1、A_2，北枳椇皂苷元 A、B，北拐枣皂苷 I~V 等皂苷类成分；双氢山奈酚，槲皮素，落叶黄素，杨梅黄素等黄酮类成分等。

3. 药理作用　有利尿、降血压、抗脂质过氧化、抗应激等作用。

zéqī
泽漆《神农本草经》

为大戟科植物泽漆 *Euphorbia helioscopia* L. 的干燥全草。主产于江苏、浙江。4~5月开花时采收。生用。

【性味归经】苦，微寒；有小毒。归大肠、小肠、脾经。

【功效】利水消肿，化痰散结，杀虫疗癣。

【应用】

1. 水气胀满　本品苦寒降泄，具有逐水消肿之效。治水肿，可单用，或与枣肉为丸服，或与茯苓、泽泻、大腹皮等同用；治通身浮肿、气喘、腹水胀满，可与赤小豆、茯苓、鲤鱼等同用。

2. 痰多咳喘　本品味苦降逆，功能降气化痰。治痰饮咳逆上气，可与半夏、生姜、桂枝等同用；治肺热咳喘，可与桑白皮、地骨皮等同用。

3. 瘰疬，癣疮　本品既能化痰散结，又能杀虫。治瘰疬，可单味外用，亦可与浙贝母、夏枯草、牡蛎等同用；治癣疮，可单用研末，香油调搽。

【用法用量】内服：5~10g，煎汤或入丸散。外用：适量，捣烂敷患处。

【使用注意】体质虚弱者慎用，孕妇禁用。

【参考资料】

1. **本草摘要** 《神农本草经》："主皮肤热，大腹水气，四肢面目浮肿。"《医林纂要》："泻肺降气，行水去热。"《植物名实图考》："煎熬为膏，敷无名肿毒。"

2. **化学成分** 主要含棕榈酸蜂花醇酯、棕榈酸十六醇酯、棕榈酸羽扇醇酯等二萜酯类成分，槲皮素、异槲皮素、新异芸香苷、金丝桃苷、芸香苷等黄酮类成分，还含三萜、甾醇、多酚类、氨基酸等。

3. **药理作用** 有抗病原微生物、杀虫、抗肿瘤等作用。

lóugū
蝼 蛄 《神农本草经》

为蝼蛄科昆虫蝼蛄 *Gryllotalpa africana* Palisot et Beauvois 或华北蝼蛄 *Gryllotalpa unispina* Saussure 的干燥体。主产于江苏、浙江、山东等地。夏、秋二季捕捉。生用。

【性味归经】咸，寒。归胃、膀胱经。

【功效】利水消肿，通淋。

【应用】

1. **水肿、淋证** 本品性善通利，有较强的利水消肿作用，并能通利大便。治头面浮肿、大腹水肿、小便不利之实证，可单用，或与大戟、芫花、甘遂等同用；治石淋作痛，可单用研末服，或与海金沙、金钱草、琥珀等配伍。

此外，本品能解疮毒。治痈肿、瘰疬、恶疮，可单用研末调敷或鲜品捣汁外敷。

【用法用量】内服：3~4.5g，煎汤；或入丸散。外用：适量，研末敷。

【使用注意】体虚者慎用。

【参考资料】

1. **本草摘要** 《神农本草经》："主产难，出肉中刺，溃痈肿，下哽噎，解毒。除恶疮。"《日华子本草》："治恶疮，水肿，头面肿。"《本草纲目》："利大小便，通石淋，治瘰疬，鲠骨。"

2. **化学成分** 主要含蛋白质和多种氨基酸等。

图库

第二节 利尿通淋药

本节药物性味多苦寒，或甘淡而寒。苦能降泄，寒能清热，善走下焦，尤能清利下焦湿热，具有利尿通淋作用，主要用于热淋、血淋、石淋及膏淋等。

chēqiánzǐ
车前子 《神农本草经》

为车前科植物车前 *Plantago asiatica* L. 或平车前 *Plantago depressa* Willd. 的干燥成熟种子。全国大部分地区均产。夏、秋二季种子成熟时采收。生用或盐水炙用。

【性味归经】甘，寒。归肝、肾、肺、小肠经。

【功效】利尿通淋，渗湿止泻，明目，祛痰。

【应用】

1. **热淋涩痛，水肿胀满** 本品甘寒滑利，既能通利水道以利尿，又能清膀胱之热以通淋。治湿热下注膀胱而致小便淋漓涩痛者，常与木通、滑石、瞿麦等同用；治水湿停滞之水肿、小便不利，可与猪苓、茯苓、泽泻同用；治久病肾虚、腰重脚肿，常与牛膝、熟地黄、山茱萸等同用。

2. **暑湿泄泻** 本品能利水湿，分清浊而止泻，即利小便以实大便，为治暑湿水泻之要药。治小便不利之水泻，可单用本品研末，米汤送服；治脾虚湿盛泄泻，可与白术、薏苡仁同用；治暑湿泄泻，可与香薷、茯苓、猪苓等同用。

3. 目赤肿痛，目暗昏花 本品善于明目。治肝经风热目赤涩痛，多与菊花、决明子等同用；治肝肾阴亏，两目昏花，常与熟地黄、菟丝子等同用。

4. 痰热咳嗽 本品归肺经，清肺化痰止咳。治肺热咳嗽痰多，多与瓜蒌、浙贝母、枇杷叶等同用。

【用法用量】内服，9~15g，煎汤，包煎。或入丸散。盐制偏于补肝肾、明目。

【使用注意】孕妇及肾虚遗滑者慎用。

【参考资料】

1. 本草摘要 《神农本草经》："主气癃，止痛，利水道小便，除湿痹"。《名医别录》："主男子伤中，女子淋沥，不欲食。养肺强阴益精，令人有子，明目疗赤痛"。《药性论》："能去风毒，肝中风热，毒风冲眼，目赤痛障翳，脑痛泪出，压丹石毒，去心胸烦热"。

2. 化学成分 主要含桃叶珊瑚苷、京尼平苷酸、都桷子苷酸等环烯醚萜类成分，还含毛蕊花糖苷、消旋-车前子苷、车前子酸、琥珀酸、车前子黏多糖A及甾醇等。

3. 药理作用 有利尿、降尿酸、祛痰、镇咳、平喘、抗病原微生物、预防肾结石形成等作用。

附药

车前草

为车前科植物车前或平车前的干燥全草。性味甘，寒；归肾、肝、肺、小肠经。功能清热利尿通淋，祛痰，凉血，解毒。适用于热淋涩痛，水肿尿少，暑湿泄泻，痰热咳嗽，吐血衄血，痈肿疮毒。煎服，9~30g。

huáshí
滑 石《神农本草经》

为硅酸盐类矿物滑石族滑石，主含含水硅酸镁$[Mg_3·(Si_4O_{10})·(OH)_2]$。主产于山东、辽宁、广西等地。全年可采收。打碎，或研粉用。

【性味归经】甘、淡，寒。归膀胱、肺、胃经。

【功效】利尿通淋，清热解暑；外用祛湿敛疮。

【应用】

1. 热淋，石淋，尿热涩痛 本品性滑利窍，性寒清热，善清膀胱湿热而有利尿通淋之功。治湿热下注之小便不利，热淋及尿闭等，可与木通、车前子、瞿麦等同用；治石淋，可与海金沙、金钱草、木通等配用。

2. 暑湿烦渴，湿温初起 本品甘淡而寒，既能利水湿，又能解暑热，为治暑湿、湿温之佳品。治暑邪挟湿之身热烦渴，小便不利，或泄泻，常与甘草同用；治湿温初起及暑温夹湿，头痛恶寒，身重胸闷，脉弦细而濡，常与薏苡仁、豆蔻、苦杏仁等配伍。

3. 湿疮，湿疹，痱子 本品外用有清热、祛湿、敛疮作用。治湿疮、湿疹，可单用或与枯矾、黄柏等共为末，撒布患处；治痱子，可与薄荷、甘草等配制成痱子粉外用。

【用法用量】内服：10~20g。煎汤滑石应先煎、滑石粉应包煎。或入丸散。外用：适量。

【使用注意】脾虚、热病伤津及孕妇慎用。

【参考资料】

1. 本草摘要 《神农本草经》："主身热泄澼，女子乳难，癃闭，利小便，荡胃中积聚寒热"。《名医别录》："男子伤中，女子淋沥，不欲食。养肺强阴益精，令人有子，明目疗赤痛。"《本草衍义补遗》："燥湿，分水道，实大肠，化食毒，行积滞，逐瘀血，解燥渴，补脾胃，降心火之要药"。

2. 化学成分 主要含含水硅酸镁，还含氧化铝、氧化镍等。

3. 药理作用 有利尿、保护胃肠道黏膜和收敛作用。

mùtōng
木 通《神农本草经》

为木通科植物木通 *Akebia quinata*（Thunb.）Decne.、三叶木通 *Akebia trifoliata*（Thunb.）Koidz. 或白木通 *Akebia trifoliata*（Thunb.）Koidz. var. *australis*（Diels）Rehd. 的干燥藤茎。主产于江苏、湖南、湖北。秋季采收。生用。

【性味归经】苦，寒。归心、小肠、膀胱经。

【功效】利尿通淋，清心除烦，通经下乳。

【应用】

1. 淋证，水肿 本品能利尿通淋，使湿热之邪从小便排出。治膀胱湿热，小便短赤，淋漓涩痛，常与车前子、滑石、栀子等配用；治水肿，多与猪苓、桑白皮等同用。

2. 口舌生疮，心烦尿赤 本品味苦气寒，性通利而清降，能上清心经之火，下泄小肠之热。治心火上炎，口舌生疮，或心火下移小肠而致的心烦尿赤，常与生地黄、甘草、竹叶同用。

3. 经闭乳少，湿热痹痛 本品入血分，能通经下乳。治血瘀经闭，多与红花、桃仁、丹参等配伍；治乳汁短少或不通，可与王不留行、穿山甲同用；治湿热痹痛，多与桑枝、薏苡仁等同用。

【用法用量】内服：3~6g，煎汤，或入丸散。

【使用注意】内无湿热者慎用，孕妇禁服。不宜长期或大量服用。

【参考资料】

1. 本草摘要 《神农本草经》："主去恶虫，除脾胃寒热，通利九窍血脉关节，令人不忘"。《名医别录》："疗脾疸常欲眠，心烦哕，出音声，疗耳聋，散痈肿诸结不消，及金疮恶疮，鼠瘘，踒折，齆鼻，息肉，堕胎，去三虫"。

2. 化学成分 主要含常春藤皂苷元、齐墩果酸、木通皂苷、白桦脂醇等三萜及其苷类成分，木通苯乙醇苷 B 等苯乙醇苷类成分，还含豆甾醇、β-谷甾醇、胡萝卜苷、肌醇、蔗糖及钾盐成分等。

3. 药理作用 有利尿、抗炎、抗病原微生物、抗血栓的作用。

附药

川木通

为毛茛科植物小木通 *Clematis armandii* Franch. 或绣球藤 *Clematis montana* Buch. – Ham. 的干燥藤茎。性味苦，寒；归心、小肠、膀胱经。功能利尿通淋，清心除烦，通经下乳。适用于淋证，水肿，心烦尿赤，口舌生疮，经闭乳少，湿热痹痛。煎服，3~6g。孕妇慎用；不宜长期或大量服用。

tōngcǎo
通 草《本草拾遗》

为五加科植物通脱木 *Tetrapanax papyrifer*（Hook.）K. Koch 的干燥茎髓。主产于广西、四川。秋季采收。生用。

【性味归经】甘、淡，微寒。归肺、胃经。

【功效】清热利尿，通气下乳。

【应用】

1. 湿热淋证，水肿尿少 本品味甘淡性寒而体轻，归肺经，引热下行而利小便，既能通淋，又可消肿。治热淋小便不利，淋沥涩痛，可与冬葵子、滑石、石韦等同用；治石淋，可与金钱草、海金沙、石韦等同用；治血淋，可与石韦、白茅根、蒲黄等同用；治水湿停蓄之水肿尿少，可与猪苓、地龙共研为末，米汤送服。

2. 产后乳汁不下　本品归胃经，通胃气上达而下乳汁。治产后乳汁不畅或不下，常与穿山甲、王不留行、木通等同用。

【用法用量】内服：3～5g，煎汤，或入丸散。

【使用注意】孕妇慎用。

【参考资料】

1. 本草摘要　《日华子本草》："明目，退热，催生，下胞，下乳。"《医学启源》："通阴窍涩不利，利小便，除水肿，癃闭，五淋。"《长沙药解》："通经闭，疗黄疸，消痈疽，除心烦。"

2. 化学成分　主要含竹节参皂苷Ⅴ、通脱木皂苷等皂苷类成分，还含多糖、氨基酸及铁、钠、锌、钙等。

3. 药理作用　有利尿、增加尿钾排出量、促进乳汁分泌、调节免疫功能和抗氧化等作用。

dēngxīncǎo
灯心草　《开宝本草》

为灯心草科植物灯心草 *Juncus effusus* L. 的干燥茎髓。主产于江苏、福建、四川等地。夏末至秋季采收。生用或制炭用。

【性味归经】甘、淡，微寒。归心、肺、小肠经。

【功效】利小便，清心火。

【应用】

1. 热淋，尿少涩痛　本品甘淡渗湿，性寒清热，能清热利尿。治热淋，小便不利，尿少涩痛，可与木通、瞿麦、车前子等同用。

2. 心烦失眠，口舌生疮　本品性寒，既能归心以清心火，又可利尿泄热以引导心火下降。治心烦失眠，尿少涩痛，可单味煎服，也可与木通、竹叶、栀子等同用；治小儿心热夜啼，可配淡竹叶，开水泡服，也可配车前草，煎汤服；治口舌生疮，咽喉肿痛，将灯心炭研为末，涂抹患处或蘸盐吹喉。

【用法用量】内服：1～3g，煎汤，或入丸散。

【参考资料】

1. 本草摘要　《开宝本草》："五淋，生煮服用"。《医学启源》："通阴窍涩不利，利小水，除水肿、癃闭"。《本草纲目》："降心火，止血通气，散肿止渴"。

2. 化学成分　主要含灯心草二酚、去氢灯心草二酚、去氢灯心草醛、去氢-6-甲基灯心草二酚等菲类成分，还含木犀草素、酚类及有机酸等。

3. 药理作用　有镇静、催眠、抗病原微生物、抗氧化等作用。

qúmài
瞿　麦《神农本草经》

为石竹科植物瞿麦 *Dianthus superbus* L. 或石竹 *Dianthus chinensis* L. 的干燥地上部分。主产于河北、辽宁。夏、秋二季花果期采收。生用。

【性味归经】苦，寒。归心、小肠经。

【功效】利尿通淋，活血通经。

【应用】

1. 热淋，血淋，石淋，小便不通，淋沥涩痛 本品苦寒泄降，能清心与小肠之火，导热下行，有利尿通淋之功，为治淋证之常用药。治热淋涩痛，常与萹蓄、木通、车前子等同用；治血淋涩痛，则与栀子、蒲黄等同用；治石淋，小便不通，可与石韦、滑石、冬葵子等配伍。

2. 瘀阻闭经，月经不调 本品能活血通经，治血热瘀阻之经闭或月经不调尤为适宜，常与桃仁、红花、丹参等同用。

【用法用量】内服：9~15g，煎汤，或入丸散。

【使用注意】孕妇慎用。

【参考资料】

1. 本草摘要 《神农本草经》："主关格诸癃结，小便不通，出刺，决痈肿，明目去翳，破胎堕子，下闭血"。《日华子本草》："催生，治月经不通，破血块，排脓"。《本草备要》："降心火，利小肠，逐膀胱邪热，为治淋要药"。

2. 化学成分 主要含丁香酚、苯乙醇、苯甲酸苄酯、水杨酸苄酯等挥发油类成分，石竹皂苷 A、B 等三萜皂苷类成分等。

3. 药理作用 有利尿、兴奋肠道平滑肌、抗病原微生物、降压等作用。

biānxù
萹 蓄 《神农本草经》

为蓼科植物萹蓄 *Polygonum aviculare* L. 的干燥地上部分。全国大部分地区均产。夏季叶茂盛时采收。生用。

【性味归经】苦，微寒。归膀胱经。

【功效】利尿通淋，杀虫，止痒。

【应用】

1. 热淋涩痛，小便短赤 本品性微寒，主归膀胱经，能清利下焦湿热。治热淋涩痛、小便短赤，可与木通、瞿麦、车前子等同用；治血淋，可与大蓟、小蓟、白茅根等同用。

2. 虫积腹痛，皮肤湿疹，阴痒带下 本品苦能燥湿，微寒清热，又善"杀三虫"，故治蛔虫、蛲虫、钩虫病诸虫病。治蛔虫腹痛、面青，可单味浓煎服用；治小儿蛲虫，下部痒，可单味水煎，空腹饮之；治皮肤湿疹、湿疮、阴痒带下，可单味煎水外洗，或与地肤子、蛇床子、荆芥等配伍，煎水外洗。

【用法用量】内服：9~15g，煎汤，或入丸散。外用：适量，煎洗患处。

【使用注意】脾虚者慎用。

【参考资料】

1. 本草摘要 《神农本草经》："主浸淫疥疮，疽痔，杀三虫"。《滇南本草》："利小便，治五淋白浊，热淋，瘀精涩闭关窍，并治妇人气郁，胃中湿热，或白带之症"。《本草纲目》："治霍乱，黄疸，利小便"。

2. 化学成分 主要含萹蓄苷、槲皮苷、槲皮素、杨梅苷、木犀草素、金丝桃苷等黄酮类成分，伞形花内酯、东莨菪素等香豆素类成分，还含多糖及酸性成分等。

3. 药理作用 有利尿、降压、抗病原微生物、驱蛔虫、蛲虫及缓下作用。另外，还有促进血液凝固、增加子宫平滑肌张力等作用。

dìfūzǐ
地肤子《神农本草经》

为藜科植物地肤 *Kochia scoparia*（L.）Schrad. 的干燥成熟果实。主产于河北、山西、山东等地。秋季果实成熟时采收。生用。

【性味归经】辛、苦，寒。归肾、膀胱经。

【功效】清热利湿，祛风止痒。

【应用】

1. 小便不利，淋沥涩痛 本品苦寒降泄，能清利湿热而通淋。治膀胱湿热，小便不利，淋沥涩痛，可与木通、瞿麦、冬葵子等同用。

2. 阴痒带下，风疹，湿疹，皮肤瘙痒 本品能清湿热、祛风而止痒。治风疹，湿疹，皮肤瘙痒，可与白鲜皮、蝉蜕、黄柏等同用；治下焦湿热，外阴湿痒者，可与苦参、龙胆草、白矾等煎汤外洗患处；治湿热带下，可与黄柏、苍术等同用。

【用法用量】内服：9～15g，煎汤，或入丸散。外用：适量，煎汤熏洗。

【参考资料】

1. 本草摘要 《神农本草经》："主膀胱热，利小便，补中，益精气。"《名医别录》："去皮肤中热气，散恶疮，疝瘕，强阴，使人润泽。"《滇南本草》："利膀胱小便积热，洗皮肤之风，疗妇人诸经客热，清利胎热，妇人湿热带下用之良。"

2. 化学成分 主要含地肤子皂苷 Ic、地肤子皂苷 B_2，$3-O-[\beta-D-$吡喃木糖基$(1\rightarrow3)\beta-D-$吡喃葡萄糖醛酸基] 齐墩果酸等皂苷类成分，20-羟基蜕皮素等三萜类成分，齐墩果酸等甾类成分等。

3. 药理作用 有抗皮肤真菌、利尿、抗过敏、抗菌、降血糖、调节胃肠运动等作用。

hǎijīnshā
海金沙 《嘉祐本草》

为海金沙科植物海金沙 *Lygodium japonicum*（Thunb.）Sw. 的干燥成熟孢子。主产于浙江、江苏、湖南。秋季孢子未脱落时采收。生用。

【性味归经】甘、咸，寒。归膀胱、小肠经。

【功效】清利湿热，通淋止痛。

【应用】

诸淋，尿道涩痛 本品性下行，善清小肠、膀胱湿热，止尿道疼痛，为治诸淋涩痛之要药。治热淋，尿道疼痛，单用为末，甘草汤送服；治血淋，单用为末，新汲水或砂糖水送服；治石淋，可与鸡内金、金钱草等配伍；治膏淋，可与萆薢、滑石、石菖蒲等同用。

此外，本品又能利水消肿。治水肿，可与泽泻、猪苓、防己等配伍。

【用法用量】内服：6～15g，煎汤，包煎；或入丸散。

【使用注意】肾阴亏虚者慎服。

【参考资料】

1. 本草摘要 《嘉祐本草》："主通利小肠，得马牙硝、蓬砂共疗伤寒热狂，或丸或散。"《本草纲目》："治湿热肿满，小便热淋，膏淋、血淋、石淋、茎痛，解热毒气。"《本草正义》："利水通淋，治男子淫浊，女子带下。"

2. 化学成分 主要含棕榈酸、油酸、亚油酸等脂肪油类成分，还含金沙素等。

3. 药理作用 有抗病原微生物、利胆、降血糖等作用。

附药

海金沙藤

为海金沙科植物海金沙的干燥地上部分。性能功效与海金沙相似，更长于清热解毒。除用于淋证涩痛，亦可用于黄疸、痈肿疮毒、痄腮。煎服，15～30g。外用适量，煎汤外洗或捣敷。

shíwéi

石 韦 《神农本草经》

为水龙骨科植物庐山石韦 *Pyrrosia sheareri*（Bak.）Ching、石韦 *Pyrrosia lingua*（Thunb.）Farwell 或有柄石韦 *Pyrrosia petiolosa*（Christ）Ching 的干燥叶。全国大部分地区均产。全年均可采收。生用。

【性味归经】甘、苦，微寒。归肺、膀胱经。

【功效】利尿通淋，清肺止咳，凉血止血。

【应用】

1. 热淋，血淋，石淋 本品药性寒凉，清利膀胱而通淋，兼可止血，适宜于多种淋证，尤宜于血淋。治热淋，可与滑石同用；治血淋，可与当归、蒲黄、白茅根同用；治石淋，可与滑石配伍，用米饮或蜜冲服。

2. 肺热咳喘 本品性微寒，归肺经，清肺热，止咳喘。治肺热咳喘气急，可与鱼腥草、黄芩、芦根等同用。

3. 血热出血 本品性微寒，凉血止血。治血热妄行之吐血、衄血、尿血、崩漏，可单用或与侧柏叶、栀子、白茅根等配伍。

【用法用量】内服：6～12g，煎汤，或入丸散。

【使用注意】脾胃虚寒者慎用。

【参考资料】

1. 本草摘要 《神农本草经》："主劳热邪气，五癃闭不通，利小便水道"。《名医别录》："止烦下气，通膀胱满，补五劳，安五脏，去恶风，益精气"。

2. 化学成分 主要含绿原酸等有机酸类成分，山奈酚、槲皮素、异槲皮素、三叶豆苷、紫云英苷、甘草苷、芒果苷、异芒果苷等黄酮及其苷类成分。

3. 药理作用 有抗病原微生物、抗炎、利尿、镇咳、祛痰和肾脏保护等作用。

dōngkuízǐ

冬葵子 《神农本草经》

为锦葵科植物冬葵 *Malva verticillata* L. 的干燥成熟果实。全国大部分地区均产。夏、秋二季种子成熟时采收。生用。

【性味归经】甘，凉。归大肠、小肠、膀胱经。

【功效】利尿通淋，润肠通便，下乳。

【应用】

1. 淋证，水肿，尿闭 本品甘寒滑利，有利尿通淋之功。治热淋，可与石韦、瞿麦、滑石等同用；治血淋及妊娠子淋，可单用；治石淋，可与海金沙、金钱草、鸡内金等同用。治水肿胀满，小便不利，配猪苓、泽泻、茯苓等同用；治关格胀满，大小便不通，可单用为末服。

2. 肠燥便秘 本品质润滑利，润肠而通便。治肠燥便秘，可与郁李仁、苦杏仁、桃仁等同用。

3. 乳汁不通，乳房胀痛 本品滑润利窍，有通乳汁之功。治产后乳汁不通，乳房胀痛，可与穿山甲、王不留行等同用。

【用法用量】内服：3～9g。煎汤，或入丸散。

【使用注意】本品寒润滑利，脾虚便溏者及孕妇慎用

【参考资料】

1. 本草摘要　《神农本草经》："主五脏六腑寒热，羸瘦，五癃，利小便"。《药性论》："治五淋，主奶肿，能下乳汁"。《本草纲目》："通大便，消水气，滑胎，治痢"。

2. 化学成分　主要含脂肪油，蛋白质，多糖以及锌、铁、锰、磷等多种微量元素。

3. 药理作用　有增强非特异性免疫功能等作用。

bìxiè

萆　薢《神农本草经》

为薯蓣科植物绵萆薢 *Dioscorea spongiosa* J. Q. Xi、M. Mizuno et W. L. Zhao、福州薯蓣 *Dioscorea fut-schauensis* Uline ex R. kunth、粉背薯蓣 *Dioscorea hypoglauca* Palibin 的干燥根茎。前两种称"绵萆薢"，主产于浙江、福建；后一种称"粉萆薢"，主产于安徽、浙江、江西等地。秋、冬二季采收。生用。

【性味归经】苦，平。归肾、胃经。

【功效】利湿去浊，祛风除痹。

【应用】

1. 膏淋，白浊，白带过多　本品善于利湿而分清去浊，为治膏淋要药。治膏淋、小便混浊、白如米泔，可与乌药、益智仁、石菖蒲等同用；治妇女白带过多属湿盛者，可与猪苓、白术、泽泻等同用。

2. 风湿痹痛，关节不利，腰膝酸软　本品能祛风除湿、通络止痛，善治腰膝痹痛，筋脉关节屈伸不利。治风湿偏于寒湿者，可与附子、威灵仙、独活等同用；治风湿偏于湿热者，可与黄柏、忍冬藤、防己等同用。

【用法用量】内服：9～15g，煎汤，或入丸散。

【使用注意】肾阴亏虚、遗精滑泄者慎用。

【参考资料】

1. 本草摘要　《神农本草经》："主腰背痛强，骨节风寒湿，周痹，恶疮不瘳，热气"。《本草经疏》："此药祛阳明之湿热以固下焦，故能去浊分清，而疗下元虚冷，湿邪为病也。"《本草备要》："治风寒湿痹，腰痛久冷，关节老血，膀胱宿水，阴痿失溺，茎痛遗浊，痔瘘恶疮。诸病皆阳明湿热流入下焦，萆薢能除浊分清，古方有萆薢分清饮。"

2. 化学成分　主要含薯蓣皂苷、粉背皂苷 A、原粉背皂苷 A、纤细薯蓣皂苷、原纤细薯蓣皂苷、雅姆皂苷元等甾体皂苷类成分，还含鞣质、淀粉、蛋白质等。

3. 药理作用　有抗痛风、抗病原微生物、抗骨质疏松、抗心肌缺血和抗肿瘤作用。

图库

◈ 第三节　利湿退黄药

本节药物性味多苦寒，主归脾、胃、肝、胆经。功效清利湿热、利胆退黄，主治湿热黄疸，症见目黄、身黄、小便黄等。有些药物也用于寒湿阴黄，临证可根据黄疸之寒、热偏重，进行相应的配伍。

yīnchén

茵　陈《神农本草经》　微课

为菊科植物滨蒿 *Artemisia scoparia* Waldst. et Kit. 或茵陈蒿 *Artemisia capillaris* Thunb. 的干燥地上部分。主产于陕西、山西、河北等地。春季幼苗高6～10cm 时或秋季花蕾长成至花初开时采收。生用。

【性味归经】苦、辛，微寒。归脾、胃、肝、胆经。

【功效】清利湿热，利胆退黄。

【应用】

1. 黄疸　本品苦泄下降，微寒清热，善于清利脾胃肝胆湿热，使之从小便而出，为治黄疸之要药。治身目发黄，小便短赤之阳黄证，常与栀子、大黄同用；治黄疸湿重于热者，可与茯苓、猪苓同用；治寒湿郁滞之阴黄，常与附子、干姜、白术等配伍。

2. 湿温暑湿　本品能清利湿热而治外感温热病。治外感湿温或暑湿，身热倦怠，胸闷腹胀，小便不利，可与滑石、黄芩、木通等同用。

3. 湿疮瘙痒　本品清利湿热而治湿疮。治湿热内蕴之湿疮瘙痒、风痒瘾疹，可单味煎汤外洗，也可与黄柏、苦参、地肤子等同用。

【用法用量】内服：6~15g，煎汤，或入丸散。外用：适量，煎汤熏洗。

【使用注意】蓄血发黄者及血虚萎黄者慎用。

【参考资料】

1. 本草摘要　《神农本草经》："主风湿寒热邪气，热结黄疸。"《名医别录》："通身发黄，小便不利，除头热，去伏瘕。"《医学入门》："消遍身疮疥。"

2. 化学成分　主要含滨蒿内酯，东莨菪素等香豆素类成分，茵陈黄酮、异茵陈黄酮、蓟黄素等黄酮类成分，绿原酸、水杨酸、香豆酸等有机酸类成分，还含挥发油、烯炔、三萜、甾体类成分等。

3. 药理作用　有利胆、解热、保肝、抗肿瘤、降血压、抗病原微生物等作用。

jīnqiáncǎo
金钱草　《本草纲目拾遗》

为报春花科植物过路黄 *Lysimachia christinae* Hance 的干燥全草。习称大金钱草。主产于四川。夏、秋二季采收。生用。

【性味归经】甘、咸，微寒。归肝、胆、肾、膀胱经。

【功效】利湿退黄，利尿通淋，解毒消肿。

【应用】

1. 湿热黄疸，胆胀胁痛　本品既能清肝胆及下焦湿热而退黄，又善排石。治湿热黄疸，常与茵陈、栀子、虎杖等同用；治肝胆湿热、结石、胆胀胁痛，可与茵陈、大黄、郁金等同用。

2. 石淋，热淋，小便涩痛　本品利尿通淋，善排结石。治石淋，可单用大剂量煎汤代茶饮，或与海金沙、鸡内金、滑石等同用；治热淋，常与车前子、萹蓄等同用。

3. 痈肿疔疮，蛇虫咬伤　本品有解毒消肿之功。治恶疮肿毒，蛇虫咬伤，可单用鲜品捣汁内服或捣烂外敷，或与蒲公英、野菊花等同用。

【用法用量】内服：15~60g，煎汤，或入丸散。外用：适量。

【参考资料】

1. 本草摘要　《采药志》："反胃噎膈，水肿鼓胀，黄白火丹。"《草木便方》："除风毒"。

2. 化学成分　主要含槲皮素、山柰素等黄酮类成分，还含苷类、鞣质、挥发油、氨基酸、胆碱、甾醇等。

3. 药理作用　有促进胆汁分泌、抗泌尿系结石、抗病原微生物、抗炎、抗氧化等作用。

附药

连钱草

为唇形科植物活血丹 *Glechoma longituba*（Nakai）Kupr. 的干燥地上部分，也称江苏金钱草，为江苏、浙江所习用。性味辛、微苦，微寒；归肝、肾、膀胱经。功能利湿通淋，清热解毒，散瘀消肿。适用于热淋，石淋，湿热黄疸，疮痈肿痛，跌打损伤。煎服 15～30g。外用适量，煎汤洗。

广金钱草

为豆科植物广金钱草 *Desmodium styracifolium*（Osb.）Merr. 的干燥地上部分，为广东、广西所习用。性味甘、淡，凉；归肝、肾、膀胱经。功能利湿退黄，利尿通淋。适用于黄疸尿赤，热淋，石淋，小便涩痛，水肿尿少。煎服，15～30g。

hǔzhàng
虎　杖　《名医别录》

为蓼科植物虎杖 *Polygonum cuspidatum* Sieb. et Zucc. 的干燥根茎和根。主产于华东、西南。春、秋二季采挖。生用。

【性味归经】苦，微寒。归肝、胆、肺经。

【功效】利湿退黄，清热解毒，散瘀止痛，化痰止咳。

【应用】

1. **湿热黄疸，淋浊，带下**　本品苦微寒，有清热利湿之功。治湿热黄疸，可单用煎服，或与茵陈、黄柏、栀子等配伍；治湿热蕴结下焦之小便涩痛，淋浊带下等，单用为末，米饮送下；或与车前子、泽泻、猪苓等同用。

2. **痈肿疮毒，水火烫伤，毒蛇咬伤**　本品有凉血清热解毒作用。治热毒蕴结肌肤所致痈肿疮毒，可单用烧灰贴，或煎汤洗患处；治烧烫伤而致肤腠灼痛或溃后流黄水者，单用研末，香油调敷，或与地榆、冰片共研末，调油敷患处；治毒蛇咬伤，可取鲜品捣烂敷患处，亦可煎浓汤内服。

3. **经闭，癥瘕，风湿痹痛，跌打损伤**　本品有活血散瘀止痛之功。治瘀阻经闭、痛经，可与桃仁、延胡索、红花等配伍；治癥瘕，可与三棱、莪术、牛膝等同用；治风湿痹痛，可与威灵仙、徐长卿、络石藤等同用；治跌打损伤疼痛，可与当归、乳香、没药等配伍。

4. **肺热咳嗽**　本品既能清热，又能化痰止咳。治肺热咳嗽，可单用煎服，或与浙贝母、枇杷叶、苦杏仁等配伍。

此外，本品还有泻热通便作用，可用于热结便秘。

【用法用量】内服：9～15g，煎汤，或入丸散。外用：适量，制成煎液或油膏涂敷，或鲜品捣烂外敷。

【使用注意】孕妇慎用。

【参考资料】

1. **本草精选**　《名医别录》："主通利月水，破流血癥结。"《日华子本草》："治产后恶血不下，心腹胀满，排脓，主疮疖痈毒者，妇人血晕，扑伤瘀血，破风毒结气。"《本草纲目》："治男妇诸般淋疾。"

2. **化学成分**　主要含大黄素、大黄素甲醚、大黄酚、大黄素甲醚 $-8-O-\beta-D-$ 葡萄糖苷、大黄素 $-8-O-\beta-D-$ 葡萄糖苷、6－羟基芦荟大黄素等游离蒽醌及蒽醌苷类成分，虎杖苷等二苯乙烯苷类成分，还含多糖及氨基酸等。

3. **药理作用**　有泻下、祛痰止咳、降血压、止血、镇痛、抗病原微生物等作用。

chuípéncǎo
垂盆草　《本草纲目拾遗》

为景天科植物垂盆草 *Sedum sarmentosum* Bunge 的干燥全草。主产于浙江、江苏。夏、秋二季采收。生用。

【性味归经】甘、淡，凉。归肝、胆、小肠经。

【功效】利湿退黄，清热解毒。

【应用】

1. 湿热黄疸　本品甘淡性凉，能利湿退黄。治湿热黄疸，小便不利，常与虎杖、茵陈等同用。

2. 痈肿疮疡　本品有清热解毒及消散痈肿之功。治疮肿，可单用内服或外敷，或与野菊花、紫花地丁、半边莲等配伍；治咽喉肿痛，可与山豆根、板蓝根、牛蒡子等同用；治疗毒蛇咬伤，常与白花蛇舌草、鱼腥草配伍。治疗烧烫伤，可鲜品捣汁外涂。

【用法用量】内服：15～30g，煎汤，或入丸散。外用：适量，鲜品捣汁外敷。

【参考资料】

1. 本草摘要　《本草纲目拾遗》："性寒，消痈肿，治湿郁水肿。"。"治诸毒及汤烙伤，疗痈，虫蛇螫咬。"《天宝本草》："利小便，敷火疮肿痛；汤火症，退湿热，兼治淋症。"

2. 化学成分　主要含槲皮素、山奈素、异鼠李素、苜蓿素、苜蓿苷、木犀草素、木犀草素－7－葡萄糖苷、甘草素、甘草苷、异甘草素、异甘草苷等黄酮类成分，还含三萜、甾醇、生物碱、氰苷、多糖等。

3. 药理作用　有保肝、抗病原微生物等作用。

jīgǔcǎo
鸡骨草《岭南采药录》

为豆科植物广州相思子 *Abrus cantoniensis* Hance 的干燥全株。主产于广东、广西。全年均可采收。生用。

【性味归经】甘、微苦，凉。归肝、胃经。

【功效】利湿退黄，清热解毒，疏肝止痛。

【应用】

1. 湿热黄疸　本品甘微苦凉，具有清热利湿而退黄之功。治肝胆湿热郁蒸之黄疸，可单用，或与茵陈、地耳草等配伍。

2. 乳痈肿痛　本品有清热解毒之功。治乳痈，常用本品鲜叶捣烂外敷。

3. 胁肋不舒，胃脘胀痛　本品归肝胃二经，具疏肝止痛之功。治肝气郁结之胁肋不舒，胃脘疼痛，可与佛手、延胡索等同用。

【用法用量】内服：15～30g，煎汤，或入丸散。外用：适量，鲜品捣烂外敷。

【参考资料】

1. 本草摘要　《中国药植图鉴》："治风湿骨痛，跌打瘀血内伤；并作清凉解热药。"《岭南草药志》："清郁热，舒肝，和脾，续折伤。"

2. 化学成分　主要含相思子皂醇 A、B、C、D、E、F、G、L、大豆皂醇，葛根皂醇、相思子皂苷等三萜及其苷类成分，大黄酚、大黄素甲醚等蒽醌类成分，还含胆碱、相思子碱等。

3. 药理作用　有抗肝损伤、抗炎、抗病原微生物、增强免疫功能、抗氧化等作用。

（于栋华）

思考题

1. 何谓利水渗湿药？简述利水渗湿药的分类、功效、主治。如何正确使用利水渗湿药？

2. 如何正确使用茯苓、薏苡仁、车前子、茵陈、金钱草？

3. 简述茯苓与薏苡仁、茯苓与猪苓、通草与木通、茵陈与金钱草在功效、应用方面的异同点。

书网融合……

思政导航

本章小结

微课

题库

第七章　温里药

图库

PPT

 学习目标

知识目标

1. 掌握　温里药的含义、性能主治、合理用药；附子、干姜、肉桂、吴茱萸的药性、功效、应用、特殊用法用量、使用注意；相似中药功效、应用的异同。

2. 熟悉　小茴香、丁香、高良姜、花椒的功效、主治、特殊用法及使用注意。

3. 了解　其余温里药的功效、特殊用法及使用注意。

能力目标　通过本章学习，建立合理使用温里药的思维，具备开展温里药药学服务与合理用药的能力。

素质目标　通过重阳节"插茱萸"习俗，养成尊老敬老的传统美德。

【含义】以温里祛寒、治疗里寒证为主要作用的药物，称温里药，又称祛寒药。

【性能主治】本类药物性温热，多具辛味，主归脾、胃、心、肾经而走脏腑，能温煦脏腑、祛散寒邪，具有温里祛寒之功，主治里寒证。即《神农本草经》所谓"疗寒以热药"之意，属于中医的温法。由于作用部位和作用特点的不同，温里药治疗的里寒证也有多不同：主归脾胃经者，具有温中散寒功效，主要用于治疗寒邪直中脾胃或脾胃虚寒证，症见脘腹冷痛、呕吐泄泻、食欲不振等；主归肺经者，具有温肺散寒功效，主要用于治疗肺寒痰饮证，症见痰鸣咳喘、痰白清稀等；主归肝经者，具有暖肝散寒功效，主要用于治疗寒凝肝脉证，症见少腹冷痛、或寒疝腹痛、或厥阴头痛等；主归肾经者，具有补火助阳功效，主要用于治疗肾阳虚证，症见腰膝冷痛、阳痿遗精、宫寒不孕、夜尿频多等；主归心、肾经，能骤补元阳、驱逐寒邪，具有回阳救逆功效，主要用于治疗亡阳证，症见畏寒蜷卧、汗出神疲、四肢厥冷等。此外，有些温里药兼有降逆止呕、理气和胃、杀虫止痒等功效，可用于治疗呃逆呕吐、脘腹胀痛、虫积腹痛、湿疹瘙痒等。

【合理用药】

1. 选药　治疗里寒证应选用温里药；针对里寒证的脏腑部位和性质，分别选用温中、温肺、暖肝、温肾、回阳救逆等不同作用的温里药。在此基础上，应注意各类药物性能特点与里寒证个体表现的针对性。应根据治疗需要选择合适的炮制品。

2. 配伍　为了增强疗效，温里药常相须配伍使用。同时应根据兼证，选择适当的配伍。如肺寒痰饮证，常配伍温肺化痰、止咳平喘药；寒凝经脉、气滞血瘀证，宜与行气活血药配伍；脾肾阳虚证，宜与温补脾肾药配伍；若亡阳气脱者，宜配伍大补元气药；若外寒内侵、表邪未解，可配伍辛温解表药以表里双解；阳虚而水湿内停，宜配伍利水渗湿药。

3. 注意事项　本类药物多辛热燥烈，易助火伤阴，实热证、阴虚内热、津血亏虚以及真热假寒证均忌用，孕妇慎用。夏季气候炎热之时应适当减少药物用量。部分药物有毒，应注意炮制、用法用量，以保证用药安全。

fùzǐ
附子《神农本草经》 微课

为毛茛科植物乌头 *Aconitum carmichaelii* Debx. 的子根的加工品。主产于四川。6 月下旬至 8 月上旬采收。一般制过用，分别炮制为黑顺片、白附片、淡附片等。

【性味归经】辛、甘，大热。归心、肾、脾经。

【功效】回阳救逆，补火助阳，散寒止痛。

【应用】

1. 亡阳证 本品辛热祛寒，甘热补火，益阳消阴，骤回散失之阳气，有"回阳救逆第一品药"之称。治亡阳证，症见冷汗自出、四肢厥逆、脉微欲绝，常与干姜、甘草配伍；治亡阳兼气虚欲脱者，常与人参配伍。

2. 阳虚证 本品辛热善走，通行十二经，温一身之阳气，可上助心阳、中温脾阳、下补肾阳，益火消阴，治阳虚诸证。治肾阳不足，命门火衰所致腰膝冷痛、阳痿宫冷等症，常与肉桂、杜仲、鹿角胶等配伍；治心阳亏虚，心悸气短、胸痹心痛者，可与人参、桂枝等配伍；治脾阳虚之脘腹冷痛、久泻久痢，常与党参、干姜、白术等配伍；治阳虚兼外感风寒者，常与麻黄、细辛同用。

3. 风寒湿痹 本品辛散温通，能温经散寒，并有较强的止痛作用。治风寒湿痹，疼痛剧烈者，可与甘草、白术、桂枝等同用。

【用法用量】内服：3～15g，煎汤，或入丸散。宜先煎、久煎，至口尝无麻辣感为度。

【使用注意】热证、阴虚阳亢及孕妇慎用。不宜与半夏、瓜蒌、瓜蒌皮、天花粉、川贝母、浙贝母、平贝母、伊贝母、湖北贝母、白蔹、白及同用。

【参考资料】

1. 本草精选 《神农本草经》："主风寒咳逆邪气，温中，金疮，破癥坚积聚，血瘕，寒湿痿躄，拘挛膝痛，不能行步"。《医学衷中参西录》："附子，味辛，性大热，为补助元阳之主药，其力能升能降，能内达能外散，凡凝寒痼冷之结于脏腑、着于筋骨、痹于经络血脉者，皆能开之通之。"

2. 化学成分 主要含新乌头碱、次乌头碱、乌头碱、去甲乌头碱等双酯型生物碱；还含苯甲酰新乌头原碱、苯甲酰乌头原碱、苯甲酰次乌头原碱等单酯型生物碱。

3. 药理作用 有强心、抗休克、抗心律失常、镇痛、保护心肌、抗血栓、改善血液循环、抗炎、抗肿瘤、增强免疫功能、延缓衰老等作用。

gānjiāng
干 姜《神农本草经》

为姜科植物姜 *Zingiber officinale* Rosc. 的干燥根茎。主产于四川、湖北、贵州等地。冬季采收。生用。

【性味归经】辛，热。归脾、胃、肾、心、肺经。

【功效】温中散寒，回阳通脉，温肺化饮。

【应用】

1. 脾胃寒证 本品辛热燥烈，主归脾、胃经，为温中散寒之要药。凡脾胃寒证，无论虚实均可使用。治脾胃实寒证，可单用，亦常与高良姜同用；治脾胃虚寒证，常与人参、白术、甘草配伍。

2. 亡阳证 本品辛热，归心、肾经，能温通心阳以复脉。治亡阳证，常与附子、甘草同用。

3. 寒饮咳喘 本品归肺经，能温肺散寒以化饮。治寒饮咳喘证，常与细辛、麻黄、五味子等同用。

【用法用量】内服：3～10g，煎汤，或入丸散。

【使用注意】阴虚内热、血热妄行者忌用。孕妇慎用。

【参考资料】

1. 本草精选 《神农本草经》："主胸满咳逆上气，温中，止血，出汗，逐风湿痹，肠澼下痢"。《珍珠囊》："干姜其用有四：通心助阳，一也；去脏腑沉寒痼冷，二也；发诸经之寒气，三也；治感寒腹痛，四也。"《本草求真》："干姜……大热无毒，守而不走，凡胃中虚冷，元阳欲绝，合以附子同投，则能回阳立效，故书有附子无姜不热之句，与仲景四逆、白通、姜附汤皆用之。"

2. 化学成分 主要含6-姜辣素、a-姜烯、牦牛儿醇 β-甜没药烯等挥发油类成分等。

3. 药理作用 有抗溃疡、调节胃肠功能、止吐、改善心脏功能、利胆、抗缺氧、抗炎、解热、抗肿瘤、抗应激等作用。

ròuguì

肉　桂 《神农本草经》

为樟科植物肉桂 *Cinnamomum cassia* Presl 的干燥树皮。主产于广东、广西、云南等地。秋季采收，生用。

【性味归经】辛、甘，大热。归肾、脾、心、肝经。

【功效】补火助阳，引火归元，散寒止痛，温通经脉。

【应用】

1. 肾阳虚证 本品辛甘大热，主归肾经，能温补命门之火，为治肾阳不足、命门火衰之要药。治肾阳虚之畏寒肢冷、阳痿、尿频等，常与附子、熟地黄、山茱萸等配伍。

2. 虚阳上浮 本品补火助阳，能回纳上浮之虚阳，以引火归元。治下元虚衰，虚阳上浮之眩晕、目赤、虚喘、脉微弱者，可与人参、山茱萸、五味子等配伍。

3. 寒凝诸痛 本品辛散温通，能散寒止痛、温通经脉，促进血行，为治寒凝血瘀诸痛之良药。治寒邪内侵或脾胃虚寒之脘腹冷痛，可与附子、干姜、高良姜等同用；治寒疝腹痛，可与吴茱萸、生姜等配伍；治胸阳不振，寒邪内侵之胸痹心痛，可与附子、干姜、花椒等同用；治阳虚寒凝、血滞痰阻之阴疽流注，常与熟地黄、鹿角胶、芥子等同用；治寒凝血瘀之痛经、闭经、产后瘀阻腹痛等，可与吴茱萸、当归、川芎等配伍。

此外，久病体虚气血不足者，常在补益气血方中加入少量肉桂，有鼓舞气血生长之效。

【用法用量】内服：1~5g，煎汤，后下；或入丸散。

【使用注意】阴虚火旺者忌用。有出血倾向者及孕妇慎用；不宜与赤石脂同用。

【参考资料】

1. 本草精选 《神农本草经》："主上气咳逆结气，喉痹吐吸，利关节，补中益气。"《本草求真》："大补命门相火，益阳治阴。凡沉寒痼冷、营卫风寒、阳虚自汗、腹中冷痛、咳逆结气、脾虚恶食、湿盛泄泻、血脉不通、胎衣不下、目赤肿痛，因寒因滞而得者，用此治无不效。"

2. 化学成分 主要含桂皮醛、乙酸桂皮酯、桂皮酸乙酯、肉桂酸等挥发油类成分；还含鞣质、甲基羟基查耳酮等。

3. 药理作用 有扩张血管、增加冠状动脉及脑血流量、抗血小板聚集、镇痛、解热、抗消化性溃疡、止泻、利胆、抗氧化、抗病原微生物等作用。

wúzhūyú

吴茱萸 《神农本草经》

为芸香科植物吴茱萸 *Euodia rutaecarpa*（Juss.）Benth.、石虎 *Euodia rutaecarpa*（Juss.）Benth. var. *officinalis*（Dode）Huang 或疏毛吴茱萸 *Euodia rutaecarpa*（Juss.）Benth. var. *bodinieri*（Dode）Huang 的

干燥近成熟果实。主产于贵州、湖南、四川等地。8~11月采收，甘草汤制过用。

【性味归经】辛、苦，热；有小毒。归肝、脾、胃、肾经。

【功效】散寒止痛，降逆止呕，助阳止泻。

【应用】

1. 寒凝疼痛 本品味辛能散，性热祛寒，主归肝经，既能散肝经之寒邪，又能疏肝行气，为治肝寒气滞诸痛之常用药。治厥阴头痛，干呕，吐涎沫，常与人参、生姜、大枣等同用；治寒疝腹痛，可与小茴香、木香、川楝子等配伍；治冲任虚寒、瘀血阻滞之痛经，常与当归、川芎、桂枝等同用；治寒湿脚气肿痛，常与槟榔、木瓜、苏叶等同用。

2. 呕吐泛酸 本品性热，辛散苦泄，归肝、脾、胃经，既能温中散寒，疏肝下气，又能制酸止痛，为治肝胃不和，呕吐吞酸之要药。治胃寒呕吐，可与生姜、半夏等配伍。治肝郁化火、肝胃不和之呕吐吞酸，常与黄连同用。

3. 虚寒泄泻 本品归脾、肾经，能温脾益肾、助阳燥湿而止泻。治脾肾阳虚，五更泄泻，常与补骨脂、肉豆蔻、五味子配伍。

此外，本品还能燥湿止痒，治湿疹、湿疮，可单用煎汤外洗，或与乌贼骨、硫黄等配伍外用。

【用法用量】内服：2~5g，煎汤，或入丸散。外用：适量，煎汤浴洗。甘草制可缓解毒性。

【使用注意】阴虚有热者忌用。孕妇慎用。

【参考资料】

1. 本草精选 《神农本草经》："主温中下气，止痛，咳逆寒热，除湿，血痹，逐风邪，开腠理。"《本草纲目》："茱萸辛热，能散能温；苦热，能燥能坚。故其所治之证，皆取其散寒温中、燥湿解郁之功而已。"

2. 化学成分 主要含吴茱萸碱、吴茱萸次碱、吴茱萸新碱、羟基吴茱萸碱、吴茱萸酰胺等生物碱类成分，吴茱萸烯、罗勒烯、柠檬苦素（吴茱萸内酯）、吴茱萸内酯醇等挥发油，还含吴茱萸酸、吴茱萸啶酮、吴茱萸苦素等。

3. 药理作用 有镇痛、止呕、抗溃疡、抑制胃肠运动、降血压、抗炎、镇痛、抗肿瘤等作用。

xiǎohuíxiāng
小茴香 《新修本草》

为伞形科植物茴香 *Foeniculum vulgare* Mill. 的干燥成熟果实。主产于内蒙古、山西等地。秋季采收。生用或盐水炙用。

【性味归经】辛，温。归肝、肾、脾、胃经。

【功效】散寒止痛，理气和胃。

【应用】

1. 寒凝诸痛 本品辛温，归肝、肾经，能温肾暖肝，散寒止痛，适用于下焦寒凝气滞诸证，为治寒疝之要药。治寒疝腹痛，睾丸偏坠痛，可与吴茱萸、乌药、荔枝核等配伍；治肝经受寒，少腹冷痛，或冲任虚寒、气滞血瘀之痛经，可与当归、川芎、肉桂等同用。

2. 脘腹胀痛，食少吐泻 本品归脾、胃经，能温中散寒止痛，理气和胃。治胃寒气滞所致之脘腹胀痛，可与高良姜、香附等配伍；治脾胃虚寒，呕吐食少，可与白术、陈皮、生姜等同用。

【用法用量】内服：3~6g，煎汤，或入丸散。盐制后辛散作用稍缓，专行下焦。

【使用注意】阴虚火旺者慎用。

【参考资料】

1. 本草精选 《日华子本草》："治干、湿脚气并肾劳癫疝气，开胃下食，治膀胱痛，阴疼。"《开宝本草》："亦主膀胱、肾间冷气，及盲肠气，调中止痛，呕吐。"《本草汇言》："其温中散寒，立行诸气，乃小腹少腹至阴之分之要品也。"

2. 化学成分 主要含反式茴香脑、茴香醛、柠檬烯、小茴香酮、爱草脑、γ-松油烯、α-蒎烯、月桂烯、β-蒎烯、樟脑、甲氧苯基丙酮等挥发油类成分。

3. 药理作用 有促进胃肠蠕动、利胆、抗菌、抗炎、镇痛、解痉、保肝、抗焦虑等作用。

附药

八角茴香

为木兰科植物八角茴香 *Illicium verum* Hook. f. 的干燥成熟果实。主产于广西、广东、云南等地。春秋二季采收。生用。性味辛，温；归肝、肾、脾、胃经。功能温阳散寒，理气止痛。适用于寒疝腹痛，肾虚腰痛，胃寒呕吐，脘腹冷痛。煎服，3~6g。

dīngxiāng

丁 香 《雷公炮炙论》

为桃金娘科植物丁香 *Eugenia caryophyllata* Thunb. 的干燥花蕾，习称公丁香。主产于坦桑尼亚、马来西亚、印度尼西亚；我国广东、海南、广西等地亦有栽培。9月至次年3月采收。生用。

【性味归经】辛，温。归脾、胃、肺、肾经。

【功效】温中降逆，补肾助阳。

【应用】

1. 胃寒呕吐、呃逆 本品辛温芳香，能温中散寒，尤善降逆止呕、止呃，为治胃寒呕吐、呃逆之要药。治胃寒呃逆、呕吐，可与柿蒂、生姜、半夏等配伍；治脾胃虚寒之食少吐泻，可与干姜、白术、人参等同用；治妊娠恶阻，可与广藿香、人参等同用。

2. 肾虚阳痿、宫冷不孕 本品辛温，归肾经，能温肾助阳。治肾虚阳痿，宫冷不孕，腰膝酸冷，可与附子、肉桂、巴戟天等同用。

【用法用量】内服：1~3g，煎汤，或入丸散。外用：适量，研末外敷。

【使用注意】热证及阴虚内热者慎用。不宜与郁金同用。

【参考资料】

1. 本草精选 《日华子本草》："治口气，反胃，疗肾气，奔豚气，阴痛，壮阳，暖腰膝。"《宝庆本草折衷》："惟胃脘寒积凝滞，食入即呕，服之无不的中。倘或热呕，此性既热，必致膈截上焦，反为僭燥，尤须审寒热之宜。"《本草正》："温中快气。治上焦呃逆，除胃寒泻痢、七情五郁。"

2. 化学成分 主要含丁香酚、β-丁香烯、乙酰丁香酚、甲基正戊基酮、水杨酸甲酯等挥发油类成分，还含鞣质、齐墩果酸等。

3. 药理作用 有促进胃液分泌、增强消化功能、调节胃肠功能、抗菌、抗炎、镇痛、抗溃疡、抗血栓、利胆等作用。

附药

母丁香

为桃金娘科植物丁香的干燥近成熟果实，又名鸡舌香。性味辛，温；归脾、胃、肺、肾经。功能、主治与丁香近似而力稍弱。具有温中降逆、补肾助阳的功效，适用于胃寒呕吐、呃逆，肾虚阳痿，宫冷不孕等证。煎服，1~3g，或研末外用。不宜与郁金同用。

gāoliángjiāng
高良姜　《名医别录》

为姜科植物高良姜 *Alpinia officinarum* Hance 的干燥根茎。主产于广东、海南、广西等地。夏末秋初采收。生用。

【性味归经】辛，热。归脾、胃经。

【功效】温胃止呕，散寒止痛。

【应用】

1. 脘腹冷痛　本品辛热，主归脾胃经，长于温散中焦寒邪，又能止痛。治胃寒脘腹冷痛，可单用，或与干姜、肉桂等同用。治肝胃寒凝气滞之脘腹胀痛，常与香附同用。

2. 胃寒呕吐　本品既能温中散寒，又能和胃止呕。治胃寒呕吐，可与半夏、生姜等配伍；治脾胃虚寒之呕吐，可与党参、白术、陈皮等同用。

【用法用量】内服：3~6g，煎汤，或入丸散。外用：适量。

【使用注意】热证及阴虚内热者慎用。孕妇慎用。

【参考资料】

1. 本草精选　《名医别录》："主暴冷，胃中冷逆，霍乱腹痛。"《药性论》："治腹内久冷，胃气逆，呕吐，治风，破气，腹冷气痛，去风冷痹弱，疗下气冷逆冲心。"《本草汇言》："高良姜，祛寒湿、温脾胃之药也。寒痰者，此药辛热纯阳，除一切沉寒痼冷，功与桂、附同。苟非客寒犯胃，胃冷呕逆，及伤生冷饮食，致成霍乱吐泻者，不可轻用。"

2. 化学成分　主要含桉油精、桂皮酸甲酯、丁香油酚、高良姜酚等挥发油类成分，还含高良姜素、槲皮素、山柰酚、异鼠李素等。

3. 药理作用　有调节胃肠功能、抗菌、抗炎、镇痛、抗胃溃疡、止泻、抗血栓、抗癌等作用。

附药

红豆蔻

为姜科植物大高良姜 *Alpinia galanga*（L.）Willd 的干燥成熟果实。主产于广东、海南、广西等地。11~12 月果实刚呈红色时采收。生用。性味辛温。归脾、肺经。功效散寒燥湿，醒脾消食。适用于脘腹冷痛，食积腹胀，呕吐泄泻，饮酒过多。煎服，3~6g。

húJiāo
胡　椒《新修本草》

为胡椒科植物胡椒 *Piper nigrum* L. 的干燥近成熟或成熟果实。主产于广东、广西、云南等地。秋末至次春采收。生用。

【性味归经】辛，热。归胃、大肠经。

【功效】温中散寒，下气，消痰。

【应用】

1. 胃寒呕吐，腹痛泄泻　本品味辛性热，归胃、大肠经，长于温中散寒止痛。治胃寒脘腹冷痛，呕吐泄泻，可单用研末服，或与生姜、高良姜等同用；治脾胃虚寒，食欲不振，腹痛泄泻，可与干姜、白术等同用。

2. 癫痫　本品辛散温通，能下气行滞，消痰宽胸。治痰气郁滞、蒙蔽清窍之癫痫痰多，常与荜茇同用。

此外，本品有调味开胃、增强食欲作用，可作调味品，或用治食欲不振。

【用法用量】内服：0.6~1.5g，研粉吞服。外用：适量。

【使用注意】阴虚内热者慎用。孕妇慎用。

【参考资料】

1. 本草精选　《新修本草》："主下气，温中，祛痰，除脏腑中风冷。"《本草衍义》："去胃中寒痰吐水，食已即吐，甚验。过剂则走气。"《本草便读》："能宣能散，开豁胸中寒冷痰气，虽辛热燥散之品，而又极能下气，故食之，即觉胸膈开爽。"

2. 化学成分　主要含胡椒碱、胡椒林碱、辣椒碱及胡椒油碱 A、B、C 等生物碱类成分，还含挥发油、有机酸及木脂素类成分等。

3. 药理作用　有镇静、抗惊厥、促进消化、抗氧化、抗炎、促进胆汁分泌、抗抑郁等作用。

huājiāo

花　椒《神农本草经》

为芸香科植物青椒 *Zanthorylum schinifolium* Sieb. et Zucc. 或花椒 *Zanthoxylum bungeanum* Maxim. 的干燥成熟果皮。主产于四川。秋季采收。生用或炒用。

【性味归经】辛，温。归脾、胃、肾经。

【功效】温中止痛，杀虫止痒。

【应用】

1. 脘腹冷痛，呕吐泄泻　本品辛散温通，归脾胃经，长于温中燥湿，散寒止痛。治胃寒脘腹冷痛，呕吐泄泻，可与生姜、豆蔻等同用；治脾胃阳虚之腹痛，呕不能食，常与干姜、人参、饴糖同用。

2. 虫积腹痛　本品味辛而麻，能驱杀肠道寄生虫。治蛔厥腹痛，手足厥逆，常与乌梅、黄连、干姜等配伍；治蛲虫病，可单用煎液保留灌肠，或与百部、苦参等同用。

3. 湿疹，阴痒　本品外用能燥湿杀虫止痒。治湿疹瘙痒，妇女阴痒，可与苦参、黄柏、地肤子等配伍，煎汤外洗。

【用法用量】内服：3~6g，煎汤或入丸散。外用：适量，煎汤熏洗。

【使用注意】阴虚内热者慎用。孕妇慎用。

【参考资料】

1. 本草精选　《神农本草经》："主邪气咳逆，温中，逐骨节皮肤死肌，寒湿痹痛，下气。"《本草纲目》："散寒除湿，解郁结，消宿食，通三焦，温脾胃，补右肾命门，杀蛔虫，止泄泻。"《本经逢原》："味辛气烈，其温中去痹，除风邪气，治吐逆疝瘕，下肿湿气，皆取辛烈以散邪，乃从治之法也。疮毒腹痛，冷水下一握效，其能通三焦，引正气，下恶气可知也。"

2. 化学成分　主要含柠檬烯、1,8-桉叶素、月桂烯、α-蒎烯、β-蒎烯、香桧萜、芳樟醇等挥发油类成分等。

3. 药理作用　有抗溃疡、镇痛、抗炎、保肝、止泻，调节胃肠运动，对多种细菌、皮肤癣菌有抑制作用，并能杀疥、螨等。

附药

椒目

为芸香科植物青椒或花椒的种子。性味苦，寒；归肺、肾、膀胱经。功能利水消肿，降气平喘。适用于水肿胀满，痰饮喘咳等。煎服，3~10g。

bìbá

荜茇《新修本草》

为胡椒科植物荜茇 *Piper longum* L. 的干燥近成熟或成熟果穗。国内主产于云南、广东、海南等地；

国外主产于印度尼西亚、菲律宾、越南。秋季采收。生用。

【性味归经】辛，热。归胃、大肠经。

【功效】温中散寒，下气止痛。

【应用】

1. 脘腹冷痛，呕吐泄泻 本品辛热，归胃、大肠经，能温散肠胃之寒，下气止呕止泻。治寒凝气滞之脘腹冷痛，呕吐泄泻，可单用为末，米饮送服，或与肉桂、炮姜、高良姜等同用；治脾胃虚寒之泄泻，可与党参、白术、肉豆蔻等同用。

2. 疼痛 本品辛香走窜，能散寒止痛。治头痛，可与川芎、藁本等配伍；治牙痛，可单用研末外用，或与细辛、冰片、丁香等同用；治寒凝气滞之胸痹心痛，可与苏合香、石菖蒲、冰片等同用。

【用法用量】内服：1～3g，煎汤或入丸散。外用：适量，研末塞龋齿孔中。

【使用注意】热病及阴虚内热者慎用。孕妇慎用。

【参考资料】

1. 本草精选 《本草纲目》："为头痛、鼻渊、牙痛要药，取其辛热能入阳明经散浮热也。"《本草便读》："大辛大热，味类胡椒，入胃与大肠，阳明药也。温中散寒，破滞气，开郁结，下气除痰，又能散上焦之浮热，凡一切牙痛、头风、吞酸等症，属于阳明湿火者，皆可用此以治之。"

2. 化学成分 主要含胡椒碱、四氢胡椒碱、几内亚胡椒碱、胡椒次碱、胡椒新碱、荜茇宁等生物碱类成分，β-金合欢烯、β-荜澄茄油烯、α-姜烯、十七烯等挥发油类成分等。

3. 药理作用 有调节胃肠运动、抗胃溃疡、镇静、镇痛、保肝、降血脂、降血糖等作用。

bìchéngqié
荜澄茄 《雷公炮炙论》

为樟科植物山鸡椒 *Litsea cubeba*（Lour.）Pers. 的干燥成熟果实。主产于广西、浙江、四川等地。秋季采收。生用。

【性味归经】辛，温。归脾、胃、肾、膀胱经。

【功效】温中散寒，行气止痛。

【应用】

1. 胃寒呕逆，脘腹冷痛 本品辛散温通，归脾胃经，能温中散寒，行气止痛。治胃寒之脘腹冷痛，呕吐呃逆，可单用，或与肉桂、丁香、高良姜等同用。治气滞血瘀之胃脘痛，可与川楝子、延胡索、香附等同用。

2. 寒疝腹痛，小便浑浊 本品性温，归肾、膀胱经，能暖肾散寒，行气止痛。治寒疝腹痛，可与小茴香、吴茱萸、香附等同用。治寒湿郁滞之小便浑浊，可与乌药、萆薢、桂枝等同用。

【用法用量】内服：1～3g，煎汤或入丸散。外用：适量。

【使用注意】热病及阴虚内热者慎用。孕妇慎用。

【参考资料】

1. 本草精选 《海药本草》："主心腹卒痛、霍乱吐泻、痰癖冷气。"《开宝本草》："主下气消食，皮肤风，心腹间气胀，令人能食。"

2. 化学成分 主要含α-蒎烯、β-蒎烯、莰烯、对伞花烃、甲基庚烯酮、丁香酚等挥发油类成分，月桂酸、癸酸、油酸、辛酸、十碳烯酸、棕榈酸等脂肪酸类成分等。

3. 药理作用 有抗胃溃疡、止泻、抗心律失常、抗菌、抗心肌缺血、镇咳、祛痰、抗过敏等作用。

（赵志英）

思考题

1. 何谓温里药？简述温里药的功效、主治。如何正确使用温里药？

2. 如何正确使用附子、干姜、肉桂、吴茱萸？

3. 简述附子与干姜、附子与肉桂、肉桂与桂枝、干姜与高良姜在功效、应用方面的异同点。

书网融合……

思政导航　　　　本章小结　　　　微课　　　　题库

第八章 理气药

图库

PPT

学习目标

知识目标

1. 掌握 理气药的含义、性能主治、合理用药；陈皮、枳实、木香、香附的药性、功效、应用、性能特点、经典配伍以及用法用量、使用注意；相似药物功效、应用的异同。

2. 熟悉 青皮、沉香、川楝子、乌药、薤白的功效、主治、某些特殊用法及使用注意。

3. 了解 其余理气药的功效、特殊用法及使用注意。

能力目标 通过本章学习，建立合理使用理气药的思维，具备开展理气药药学服务与合理用药的能力。

素质目标 通过学习陈皮古方炮制，领悟诚信立业，匠心独运的精神传承。

【含义】以疏理或调畅气机、治疗气滞或气逆证为主要作用的药物，称为理气药，又称行气药。其中理气作用较强者，称为破气药。 📱微课

【性能主治】本类药物多具辛味，其性多温，主归脾、胃、肝、肺经气分。能行气滞、降气逆，以调理或舒畅气机，主治气滞证、气逆证。由于作用部位和作用特点的不同，理气药治疗气机失调的病证有所不同：主归脾胃经者，具有理气调中功效，主要用于治疗脾胃气滞证；主归肝经者，具有疏肝理气功效，主要用于治疗肝气郁滞证；主归肺经者，具有行气宽胸功效，主要用于治疗肺气壅滞证；有些理气药以降气为主，具有止呕、止呃、止咳平喘作用，主要用于治疗胃气上逆恶心、呕吐、呃逆，肺气上逆咳嗽、气喘；有些理气药止痛作用强，具有行气止痛功效，主要用于治疗气机郁滞胀痛。有些理气药行气力强，具有破气散结功效，主要用于治疗癥瘕积聚。此外，有些药物还兼有燥湿化痰、消食化积、温肾纳气、杀虫、活血等功效，可用于治疗湿痰证、饮食积滞、肾阳不足、虚喘、虫症、血瘀证等。

【合理用药】

1. 选药 治疗气滞或气逆证应选用理气药；针对不同脏腑的气机不畅病证，应选用适宜的药物，如脾胃气滞证，应选用理气调中的药物；肝气郁滞证，应选用疏肝解郁的药物；肺气壅滞证，应选用理气宽胸的药物。针对气逆证，应选择降气的药物。在此基础上，应注意各类药物的性能特点与气机不畅病证个体表现的针对性。应根据治疗需要选择合适的炮制品。

2. 配伍 为了增强疗效，理气药常相须配伍使用。同时应针对病因及兼证，进行相应的配伍。治疗脾胃气滞证，若因饮食积滞所致者，宜配伍消食药；湿热阻滞所致者，可配伍清热燥湿药；寒湿困脾所致者，当与苦温燥湿药配伍；若兼脾气虚者，又须配伍补气健脾药。治疗肝气郁滞证，若肝血不足者，需配伍养血柔肝药；肝经受寒者，当配伍暖肝散寒药；兼有瘀血阻滞者，宜配伍活血祛瘀药。治疗肺气壅滞证，若因外邪客肺所致者，宜配伍宣肺解表药；痰饮阻肺所致者，需配伍温肺化饮药。

3. 注意事项 理气药多辛温香燥，易耗气伤阴，故气阴不足者慎用。有些药物气味芳香，含挥发性成分，入汤剂不宜久煎。破气药作用峻猛而更易耗气，故孕妇慎用。

chénpí
陈 皮《神农本草经》

为芸香科植物橘 *Citrus reticulata* Blanco 及其栽培变种的干燥成熟果皮。主产于广东。秋季采收。生用。

【性味归经】苦、辛，温。归脾、肺经。

【功效】理气健脾，燥湿化痰。

【应用】

1. **脾胃气滞证** 本品辛香归脾经，长于调畅脾胃之气机而健脾和中，适宜于多种原因所致脾胃气滞之证，尤宜于寒湿中阻之证。治中焦寒湿，脾胃气滞，脘腹胀满，嗳气、恶心呕吐者，常与苍术、厚朴等配伍；治脾虚气滞，脘腹胀满，腹痛喜按，饮食减少，或食后腹胀，大便溏泄，常与人参、白术、茯苓等同用；治食积气滞，脘腹胀痛，可与山楂、神曲等同用。

本品苦降，能降逆和胃止呕，亦为治呕吐、呃逆之佳品。治胃寒呕吐，常与生姜配伍；治胃热呕吐，可与黄连等同用；治外感风寒、内伤湿滞的呕吐，常与紫苏、广藿香等同用。

2. **湿痰、寒痰咳嗽** 本品苦温性燥，又善燥湿化痰，为治湿痰、寒痰之要药。治湿痰咳嗽，常与半夏、茯苓等同用；治寒痰咳嗽，多与干姜、细辛等同用；治痰阻胸中，胸闷气短之胸痹，可与枳实、生姜等配伍。

【用法用量】内服：3~10g，煎汤，或入丸散。

【使用注意】本品性偏温燥，故阴虚燥咳、吐血及舌红少津、内有实热者慎服。

【参考资料】

1. **本草精选** 《神农本草经》："主胸中瘕热，逆气，利水谷，久服去臭，下气。"《药性论》："能利胸膈间气，开胃，主气痢，消痰涎，治上气咳嗽。"《本草纲目》："橘皮，苦能泄能燥，辛能散，温能和，其治百病，总是取其理气燥湿之功。同补药则补，同泻药则泻，同升药则升，同降药则降。"

2. **化学成分** 主要含橙皮苷、新皮苷、川陈皮素、新橙皮苷、橙皮素等黄酮类成分，柠檬烯、β-月桂烯、γ-松油烯等挥发油类成分，还含生物碱、肌醇等。

3. **药理作用** 有促进胃液分泌、调节胃肠运动、抗胃溃疡、保肝、利胆、祛痰、平喘、镇咳、抗病原微生物、抗炎、抗过敏和降血脂等作用。

附药

橘叶 为芸香科植物橘及栽培变种的干燥叶。性味辛、苦，平；归肝经。功能疏肝行气，散结消肿。适用于胁肋作痛、乳痈、乳房结块、癥瘕等病症。煎服，6~10g。

橘核 为芸香科植物橘及栽培变种的干燥成熟种子。性味苦，平；归肝经。功能行气散结止痛。适用于乳房结块、睾丸肿痛及疝气腹痛等病症。煎服，3~9g。

橘络 为芸香科植物橘及栽培变种的中果皮与内果皮之间的干燥维管束群。性味甘、苦，平；归肝、肺经。功能行气通络，化痰止咳。适用于痰滞经络、胸胁作痛、咳嗽痰多等病症。煎服，3~5g。

橘红 芸香科植物橘及栽培变种的干燥外层果皮。性味辛、苦，温；归脾、肺经。功能理气宽中，燥湿化痰。适用于咳嗽痰多、食积伤酒、呕恶痞闷等病症。煎服，3~10g。

化橘红 为芸香科灌木或小乔木植物化州柚 Citrus grandis 'Tomentosa' 或柚 Citrus grandis（L.）Osbeck 的未成熟或近成熟的外层果皮。性味苦、辛，温；归脾、肺经。功能理气宽中，燥湿化痰。适用于寒痰或湿痰之咳嗽痰多、食积、胸闷等病症。煎服，3~6g。

qīngpí
青　皮《本草图经》

为芸香科植物橘 *Citrus reticulata* Blanco 及其栽培变种的幼果或未成熟果实的干燥果皮。主产于福建、浙江。5~6 月采集自动脱落的幼果，7~8 月采集未成熟的果实。生用或醋炙用。

【性味归经】苦、辛，温。归肝、胆、胃经。

【功效】疏肝破气，消积化滞。

【应用】

1. 肝郁气滞证　本品归肝、胆经，行气力强，长于疏肝破气散结。治肝郁气滞，胸胁胀痛，可与柴胡、香附等配伍；治乳房胀痛或结块，可与柴胡、橘叶同用；治乳痈肿痛，常与蒲公英、瓜蒌等配伍；治寒疝疼痛，可与乌药、小茴香、木香等同用。

2. 食积气滞腹痛　本品归胃经，既能消积化滞，又能行气止痛。治食积气滞，脘腹胀痛，可与山楂、神曲、麦芽配伍；治气滞脘腹疼痛，可与木香、枳壳、大腹皮等同用；治气滞较甚，便秘腹痛者，可与大黄、枳实等配伍。

此外，本品破气散结，还可用于气滞血瘀之癥瘕积聚、久疟痞块等，可与三棱、莪术、鳖甲同用。

【用法用量】内服：3~10g，煎汤，或入丸散。醋炙用增强疏肝止痛之力。

【使用注意】本品性烈耗气，气虚者慎用。

【参考资料】

1. 本草精选　《本草图经》："主气滞，下食，破积结及膈气。"《本草纲目》："治胸膈气逆，胁痛，小腹疝痛，消乳肿，舒肝胆，泻肺气。"

2. 化学成分　主要含右旋柠檬烯，芳樟醇、伞花烃等挥发油类成分，还含黄酮类成分、橙皮苷等。

3. 药理作用　有调节胃肠道平滑肌运动，促进消化液分泌、升高血压、加强心肌收缩力、祛痰、平喘等作用。

zhǐshí
枳　实《神农本草经》

为芸香科植物酸橙 *Citrus aurantium* L. 及其栽培变种或甜橙 *Citrus sinensis* Osbeck 的干燥幼果。主产于江西、四川、福建等地。5~6 月采收。生用或麸炒用。

【性味归经】苦、辛、酸，微寒。归脾、胃经。

【功效】破气消积，化痰散痞。

【应用】

1. 胃肠气滞证　本品辛散苦降，行气力强，善行中焦之气，为消痞之要药，用于多种原因所致的胃肠积滞，脘腹痞满。治食积气滞，脘腹痞满胀痛、嗳腐气臭，可与山楂、麦芽等配伍；治热结便秘，脘腹痞满胀痛，常与大黄、芒硝、厚朴等同用；治湿热泻痢，里急后重，可与黄连、黄芩等同用；治脾胃虚弱，运化无力，食后脘腹痞满作胀者，常与白术同用。

2. 胸痹、结胸　本品能化痰消痞，破气散结。治痰浊闭阻、胸阳不振之胸痹，胸中满闷、疼痛，常与薤白、桂枝等同用；治热痰结胸，可与黄连、瓜蒌、半夏等同用；治心下痞满，食欲不振，可与半夏曲、厚朴等同用。治气滞胸胁疼痛，可与川芎、延胡索等配伍。

此外，本品还可用于胃下垂、子宫脱垂、脱肛等脏器下垂者，常与黄芪、白术等配伍。

【用法用量】内服：3~10g，煎汤，或入丸散。炒用性较平和。

【使用注意】孕妇慎用。

【参考资料】

1. 本草精选　《名医别录》："除胸胁痰癖，逐停水，破结实，消胀满，心下急痞痛，逆气，胁风痛，安胃气，止溏泄，明目。"《本草纲目》："枳实、枳壳大抵其功皆能利气，气下则痰喘止，气行则痰满消，气通则痛利止，气利则后重除。"

2. 化学成分　主要含橙皮苷、新橙皮苷、柚皮苷等黄酮苷类成分；辛弗林、N－甲基酪胺、乙酰去甲辛弗林等生物碱类成分；α－水茴香萜、α－蒎烯、柠檬烯、芳樟醇等挥发油类成分。

3. 药理作用　有调节胃肠运动、抗胃溃疡、保肝、利胆、镇痛、抗血栓、升血压、强心、增加心脑肾血流量、降低血管阻力、利尿等作用。

附药

枳壳

为芸香科植物酸橙及栽培变种的干燥未成熟果实。性味归经与枳实相同，但作用较为缓和。功能理气宽中，行滞消胀。适用于胸胁气滞、胀满疼痛、食积不化、痰饮内停、脏器下垂等。煎服，3~10g。孕妇慎用。

mùxiāng
木　香《神农本草经》

为菊科植物木香 *Aucklandia lappa* Decne. 的干燥根。原产于印度、缅甸、巴基斯坦，从广州进口，称为广木香。国内云南引种者，名"云木香"。秋、冬二季采收。生用或煨用。

【性味归经】辛、苦，温。归脾、胃、大肠、胆、三焦经。

【功效】行气止痛，健脾消食。

【应用】

1. 脾胃气滞证　本品辛散苦降温通，芳香气烈，主归脾、胃经，善行脾胃气滞，并可止痛，故为行气调中止痛之佳品。治脾胃气滞，脘腹胀痛，可与砂仁、厚朴等配伍；治脾虚气滞，脘腹胀满，食少便溏，可与人参、白术等同用。

2. 胸胁腹痛，泻痢里急后重　本品还能疏利肝胆气机而止痛，治湿热郁蒸，肝失疏泄，气机阻滞之胸胁胀痛、黄疸，可与柴胡、茵陈、栀子等配伍；治寒凝气滞，胸痹心痛，可与干姜、小茴香、枳实等配伍。治湿热壅滞大肠，泻痢腹痛，里急后重，常与黄连配伍；治饮食积滞，脘腹胀满，大便秘结或泻而不爽，可与枳实、大黄等同用。

【用法用量】内服：3~6g。生用行气力强，煨用行气力缓而止泻。

【参考资料】

1. 本草精选　《神农本草经》："主邪气，辟毒疫温鬼，强志，主淋露。"《日华子本草》："治心腹一切气，止泻，霍乱，痢疾，安胎，健脾消食，疗羸劣，膀胱冷痛，呕逆反胃。"《本草正义》："以气用事，故专治气滞诸痛，于寒冷结痛尤其所宜。"

2. 化学成分　主要含紫杉烯、α－紫罗兰酮、木香烯内酯、木香酸、α－木香烃、β－木香烃、水芹烯等挥发油。还含有机酸，如棕榈酸等。

3. 药理作用　有抑制肠痉挛、止泻、降血压、抗菌、抗炎、镇痛、抗肿瘤等作用。

附药

川木香

为菊科植物川木香 *Vladimiria souliei*（Frannch.）Ling 或灰毛川木香 *Vladimiria souliei*（Frannch.）Ling var. *cinera* Ling 的干燥根。性味辛、苦，温；归脾、胃、胆、大肠经。功能行气止痛，适用于胸胁

及脘腹胀痛、肠鸣腹泻、里急后重等症。煎服，3~9g。

土木香

为菊科植物土木香 *Inula helenium* L. 的干燥根。性味辛、苦，温；归肝、脾经。功能健脾和胃，行气止痛，安胎。适用于胸胁及脘腹胀痛、呕吐泻痢、胸胁挫伤、岔气作痛等症。3~9g，多入丸散剂。

chénxiāng
沉 香 《名医别录》

为瑞香科植物白木香 *Aquilaria sinensis*（Lour.）Gilg 含有树脂的干燥木材。主产于广东、广西。全年均可采收。生用。

【性味归经】辛、苦，微温。归脾、胃、肾经。

【功效】行气止痛，温中止呕，纳气平喘。

【应用】

1. 胸腹胀痛 本品辛香行散，有行气、散寒、止痛之功。治寒凝气滞之胸腹胀痛，常与乌药、木香等配伍；治脾胃虚寒之脘腹冷痛，可与肉桂、附子、干姜等同用。

2. 胃寒呕吐 本品能温中降逆以止呕。治寒邪犯胃，呕吐清水，可与陈皮、生姜等配伍；治脾胃虚寒，呕吐呃逆，经久不愈者，可与丁香、柿蒂、豆蔻等同用。

3. 虚喘 本品又能温肾纳气以平喘。治下元虚冷、肾不纳气之虚喘，常与肉桂、附子、补骨脂等同用；治上盛下虚之痰饮喘咳，可与紫苏子、半夏、厚朴等配伍。

【用法用量】内服，1~5g，煎汤，后下。研末服，每次0.5~1g。

【参考资料】

1. 本草精选 《名医别录》："治风水毒肿，去恶气。"《本草通玄》："沉香温而不燥，行而不滞，扶脾而运行不倦，达肾而导火归元，有降气之功，无破气之害，洵为良品。"

2. 化学成分 主要含白木香酸、白木香醛、沉香螺旋醇、白木香醇、苄基丙酮、呋喃白木香醛、呋喃白木香醇、去氢白木香醇等挥发油类成分等。

3. 药理作用 有抑制胃肠道平滑肌运动、促进消化液与胆汁分泌、镇静、麻醉、镇痛、平喘、抗病原微生物等作用。

tánxiāng
檀 香 《名医别录》

为檀香科植物檀香 *Santalum album* L. 树干的干燥心材。主产于印度、澳大利亚、印度尼西亚，我国海南、广东、云南等地亦产。以夏季采收为佳。生用。

【性味归经】辛，温。归脾、胃、心、肺经。

【功效】行气温中，开胃止痛。

【应用】

寒凝气滞，胸腹疼痛 本品芳香辛散温通，有行气止痛、利膈宽胸、散寒调中之功。治寒凝气滞，胸膈不舒，可与丁香、豆蔻、砂仁等配伍；治寒凝气滞之胸痹胸痛，可与延胡索、高良姜等同用；治胃脘寒痛，呕吐食少，可以本品研末，干姜汤泡服，或与沉香、豆蔻、砂仁等同用。

【用法用量】内服：2~5g，煎汤，后下。或入丸散。外用：适量。

【参考资料】

1. 本草精选 《日华子本草》："治痛，霍乱，肾气腹痛。"《本草纲目》："治噎膈吐食。"《本草备要》："调脾肺，利胸膈，去邪恶，能引胃气上升，进饮食，为理气要药。"

2. 化学成分 主要含 α-檀香醇、β-檀香醇、β-檀香萜烯、檀香二环酮、檀香酸、檀香二环醇、檀香酮、檀油醇、檀烯酮醇、檀香醛、α-姜黄烯、松柏醛、阿魏醛、丁香醛等挥发油类成分，其中 α-檀香醇、β-檀香醇占90%以上。

3. 药理作用 有抑制肠蠕动、镇静、利尿、抗病原微生物等作用。

chuānliànzǐ
川楝子 《神农本草经》

为楝科植物川楝 *Melia toosendan* Sieb. et Zucc. 的干燥成熟果实。主产于四川。冬季果实成熟时采收。生用或炒用。

【性味归经】苦，寒。有小毒。归肝、小肠、膀胱经。

【功效】疏肝泄热，行气止痛，杀虫。

【应用】

1. 肝郁化火诸痛 本品苦寒清泄，归肝经，既能清泄肝火，又有疏肝行气止痛之功，为治肝郁气滞疼痛之佳品。治肝郁化火之胸腹诸痛证，常与延胡索同用；治肝胃不和之胸胁脘腹作痛，常与柴胡、枳壳等同用；治寒疝腹痛，常与小茴香、木香、吴茱萸等配伍。

2. 虫积腹痛 本品既能杀虫，又能止痛。治蛔虫等肠道寄生虫引起的虫积腹痛，可与使君子、槟榔等同用。

此外，本品外用尚有疗癣止痒之功，治头癣，可单用本品焙黄研末，油调外涂。

【用法用量】内服：5~10g，煎汤，或入丸散。外用：适量，研末调涂。炒用寒性减弱。

【使用注意】本品有毒，不宜过量或持续服用，以免中毒。脾胃虚寒者慎用。

【参考资料】

1. 本草精选 《神农本草经》："主温疾伤寒，大热烦狂，杀三虫，疥疡，利小便水道。"《本草纲目》："楝实，导小肠膀胱之热，因引心包相火下行，故心腹痛及疝气为要药。"

2. 化学成分 主要含川楝素、苦楝子酮、脂苦楝子醇、川楝醛、甘楝毒素 B_1 等三萜类成分，川楝苷 A、川楝苷 B 等苯丙三醇苷类成分等。

3. 药理作用 有利胆、兴奋肠道平滑肌、镇痛、抗病原微生物、抗炎、抗肿瘤和杀虫等作用。

wūyào
乌药《本草拾遗》

为樟科植物乌药 *Lindera aggregate*（Sims）Kosterm. 的干燥块根。主产于浙江、安徽、湖南等地。全年均可采收。生用或麸炒用。

【性味归经】辛，温。归肺、脾、肾、膀胱经。

【功效】行气止痛，温肾散寒。

【应用】

1. 寒凝气滞之胸腹诸痛 本品辛散温通，归肺、脾经，能行气散寒止痛，适宜于寒凝气滞诸痛证。治胸胁闷痛，可与香附、木香、川楝子等同用；治脘腹胀痛，可与木香、青皮、莪术等配伍；治寒疝腹痛，可与小茴香、高良姜、青皮等配伍；治寒凝气滞的痛经，可与当归、吴茱萸、香附等同用。

2. 尿频、遗尿 本品归肾和膀胱，能温肾散寒、缩尿止遗。治肾阳不足，膀胱虚冷之小便频数、遗尿，常与山药、益智仁配伍。

【用法用量】内服：6~10g，煎汤，或入丸散。

【参考资料】

1. 本草精选 《日华子本草》："治一切气，除一切冷，治霍乱及反胃吐食泻痢、痈疖疥癞，并解冷热，其功不可悉载。"《本草纲目》："中气，脚气，疝气，气厥头痛，肿胀喘急，止小便频数及白浊。"

2. 化学成分 主要含乌药醚内酯、伪新乌药醚内酯、乌药醇、乌药根烯等倍半萜及其内酯类成分，木姜子碱、波尔定碱、去甲异波尔定碱等生物碱类成分，癸酸、十二烷酸等脂肪酸类成分，龙脑、乙酸龙脑酯等挥发油类成分等。

3. 药理作用 对胃肠道平滑肌有兴奋和抑制的双向调节作用，能促进消化液的分泌等。

lìzhīhé
荔枝核《本草衍义》

为无患子科植物荔枝 *Litchi chinensis* Sonn. 的干燥成熟种子。主产于福建、广东、广西等地。夏季果实成熟时采收。生用或盐水炙用。

【性味归经】辛、微苦，温。归肝、肾经。

【功效】行气散结，散寒止痛。

【应用】

1. 寒疝腹痛、睾丸肿痛 本品辛散苦泄，性温祛寒，有疏肝理气、散结消肿、散寒止痛之功。治寒凝气滞之疝痛、睾丸肿痛，可与小茴香、青皮、乌药等同用；治肝胆湿热之睾丸肿痛，可与龙胆、黄柏、川楝子等配伍。

2. 胃痛、痛经、产后腹痛 本品有疏肝和胃、祛寒止痛功效。治肝气郁结、肝胃不和之胃脘久痛，可与木香、佛手等配伍；治肝郁气滞血瘀之痛经、产后腹痛，可与香附、当归等同用。

【用法用量】内服：5~10g，煎汤，或入丸散。盐水炒增强下行趋势。

【参考资料】

1. 本草精选 《本草衍义》："治心痛及小肠气。"《本草纲目》："行散滞气，治㿗疝气痛，妇人血气痛。"《本草备要》："入肝肾，散滞气，辟寒邪，治胃脘痛，妇人血气痛。"

2. 化学成分 主要含棕榈酸、油酸、亚油酸等脂肪酸类成分，3-羟基丁酮、丁二醇、顺式-丁香烯、别香橙烯、葎草烯等挥发油，还含黄酮、皂苷、有机酸及多糖等。

3. 药理作用 有降血糖、降血脂、抗氧化、抗肿瘤、保肝、提高免疫功能等作用，对乙型肝炎病毒表面抗原有抑制作用。

xiāngfù
香 附《名医别录》

为莎草科植物莎草 *Cyperus rotundus* L. 的干燥根茎。主产于山东、浙江、福建等地。秋季采收。生用，或醋炙用。

【性味归经】辛，微苦、微甘，平。归肝、脾、三焦经。

【功效】疏肝解郁、理气宽中，调经止痛。

【应用】

1. 肝郁气滞证 本品辛香行散，味苦疏泄，主归肝经，善理肝气之郁结并止痛，为疏肝解郁之要药。治肝郁气滞之胁肋胀痛，可与柴胡、川芎、枳壳等同用；治寒凝气滞，肝气犯胃之胃脘疼痛，常与高良姜同用；治寒疝腹痛，可与小茴香、乌药、吴茱萸等配伍。

2. 月经不调，经闭痛经，乳房胀痛 本品疏肝理气，善调经止痛，故为妇科调经之要药。治肝郁气滞，月经不调、经闭痛经，可单用，或与柴胡、川芎、当归等配伍；治乳房胀痛，可与柴胡、青皮、瓜蒌皮等同用。

3. 脾胃气滞证　本品味辛能行，归脾经，有行气宽中之功。治气滞脘腹胀痛、胸膈噎塞、嗳气吞酸、纳呆，可与砂仁、乌药、苏梗等配伍；治外感风寒兼脾胃气滞者，常与紫苏叶、陈皮、甘草同用；治气、血、痰、火、湿、食六郁所致胸膈痞满、脘腹胀痛、呕吐吞酸、饮食不化，常与川芎、苍术、栀子等同用。

【用法用量】　内服：6~10g，煎汤，或入丸散。醋炙增强疏肝止痛作用。

【参考资料】

1. 本草精选　《本草纲目》："利三焦，解六郁，消饮食积聚，痰饮痞满，跗肿腹胀，脚气，止心腹、肢体、头目、齿耳诸痛……妇人崩漏带下，月候不调，胎前产后百病。"《本草正义》："香附，味辛甚烈，香气颇浓，甚以气用事，故专治气结为病。"

2. 化学成分　主要含香附烯、α-香附酮、β-香附酮、β-芹子烯、广藿香酮等挥发油。还含黄酮类、三萜类、酚类、生物碱类成分等。

3. 药理作用　有抑制离体子宫平滑肌、肠平滑肌收缩作用，有保肝、利胆、解热、抗炎、镇痛及镇静等作用。

佛　手《滇南本草》

为芸香科植物佛手 *Citrus medica* L. var. *sarcodactylis* Swingle 的干燥果实。主产于四川、广东、浙江等地。秋季果实尚未变黄或刚变黄时采收，生用。

【性味归经】　辛、苦、酸，温。归肝、脾、胃、肺经。

【功效】　疏肝理气，行气和胃，燥湿化痰。

【应用】

1. 肝郁气滞证　本品辛香行散，主归肝经，具有疏肝行气解郁之功。治肝郁气滞，胸胁胀痛，可与柴胡、香附等配伍。

2. 脾胃气滞证　本品归脾、胃经，又可理气和中。治脾胃气滞，脘腹胀痛，呕恶食少，可与木香、香附、砂仁等同用。

3. 湿痰咳嗽　本品辛散苦燥，既燥湿化痰，又行气宽胸。治湿痰咳嗽，痰多胸闷，可与瓜蒌皮、陈皮、丝瓜络等同用。

【用法用量】　内服：3~10g，煎汤，或入丸散。

【参考资料】

1. 本草精选　《本草纲目》："煮酒饮，治痰气咳嗽。煎汤，治心下气痛。"《本草便读》："佛手，理气快膈，惟肝脾气滞者宜之，阴血不足者，亦嫌其燥耳。"

2. 化学成分　主要含柠檬烯、γ-松油烯等挥发油类成分，橙皮苷、香叶木苷等黄酮类成分，佛手内酯、柠檬内酯等香豆素类成分，柠檬苦素等萜类成分，还含多糖、有机酸等。

3. 药理作用　有抑制肠道平滑肌收缩、扩张冠状动脉、增加冠状动脉血流量、抑制心肌收缩力、减缓心率、降血压、抗心肌缺血、平喘、祛痰、调节免疫功能、抗肿瘤等作用。

香　橼　《本草拾遗》

为芸香科植物枸橼 *Citrus medica* L. 或香圆 *Citrus wilsonii* Tanaka 的干燥成熟果实。主产于四川、云南、福建等地。秋季果实成熟时采收。生用。

【性味归经】辛、苦、酸，温。归肝、脾、肺经。

【功效】疏肝理气，宽中，化痰。

【应用】

1. **肝胃气滞，胸胁胀痛** 本品辛能行散，苦能疏泄，归肝经，能疏肝理气而止痛。治肝郁胸胁胀痛，可与柴胡、郁金、白芍等同用。

2. **脾胃气滞，脘腹痞满，呕吐噫气** 本品气香醒脾，辛行苦泄，归脾胃以行气宽中。治脾胃气滞之脘腹胀痛、嗳气吞酸、呕恶食少，可与木香、砂仁、佛手等同用。

3. **痰多咳嗽** 本品苦燥降泄以化痰止咳，辛行归肺而理气宽胸。治湿痰咳嗽、痰多胸闷等，可与伍半夏、茯苓、陈皮等配伍。

【用法用量】内服：3～10g，煎汤，或入丸散。

【参考资料】

1. **本草精选** 《本经逢原》："治咳嗽气壅。"《医林纂要》："治胃脘痛，宽中顺气，开郁。"《本草便读》："下气消痰，宽中快膈。"

2. **化学成分** 主要含右旋柠檬烯、水芹烯、枸橼醛、乙酸香叶酯等挥发油类成分，黄柚皮苷、橙皮苷等酮类成分，还含二萜内酯类及鞣质等。

3. **药理作用** 有促进胃肠蠕动、健胃、祛痰、抗炎、抗病毒作用。

méiguihuā
玫瑰花 《食物本草》

为蔷薇科植物玫瑰 *Rosa rugosa* Thunb. 的干燥花蕾。主产于新疆、甘肃、山东等地。春末夏初花将开放时分批采收。生用。

【药性归经】甘、微苦，温。归肝、脾经。

【功效】行气解郁，和血，止痛。

【应用】

1. **肝胃气痛，食少呕恶** 本品芳香行气，味苦疏泄，归肝、胃经，既能疏肝，又能宽中和胃。治肝胃不和之胸胁脘腹胀痛，呕恶食少，可与香附、佛手、木香等配伍。

2. **月经不调，乳房胀痛** 本品善于疏肝行气止痛。治肝郁气滞之月经不调，经前乳房胀痛，可与白芍、当归、川芎等配伍。

3. **跌扑伤痛** 本品味苦疏泄，性温通行，有活血止痛之功。治疗跌打损伤，瘀肿疼痛，可与当归、川芎、苏木等配伍。

【用法用量】内服：3～6g，煎汤，或入丸散。

【参考资料】

1. **本草精选** 《药性考》："行血破积，损伤瘀痛。"《纲目拾遗》："和血，行血，理气，治风痹。"《随息居饮食谱》："调中，活血，舒郁结，辟秽，和肝。酿酒可消乳癖。"

2. **化学成分** 主要含玫瑰油、香茅醇、橙花醇、丁香油酚等挥发油，还含槲皮苷、鞣质、脂肪油、有机酸等。

3. **药理作用** 有抗心肌缺血、改善微循环、抗氧化、降血糖、调节神经系统功能等作用。

méihuā
梅 花 《本草纲目》

为蔷薇科植物梅 *Prunus mume*（Sieb.）Sieb. et Zucc. 的干燥花蕾。入药以白梅花为主，主产于江苏、浙江等地。初春花未开放时采收。生用。

【性味归经】微酸，平。归肝、胃、肺经。

【功效】疏肝和中，化痰散结。

【应用】

1. 肝胃气痛，心烦郁闷　本品芳香行气，归肝胃经，可疏肝解郁，理气和中。治肝胃气滞，胁肋胀痛，郁闷心烦，脘腹痞满，嗳气纳呆等症，可与柴胡、香附、陈皮等配伍。

2. 梅核气　本品芳香行气，化痰散结。治痰气郁结之梅核气，可与半夏、厚朴、紫苏叶等同用。

3. 瘰疬疮毒　本品能化痰散结。治瘰疬痰核，疮疡肿毒，可与连翘、夏枯草、山慈菇等配伍。

【用法用量】内服：3~5g，煎汤，或入丸散。

【参考资料】

1. 本草精选　《药性纂要》："助胃中生发之气，清肝经郁结之热。"《本草纲目拾遗》："安神定魂，解先天痘毒、凡中一切毒。"《饮片新参》："红梅花清肝解郁，治头目痛；绿萼梅平肝和胃，止脘痛、头晕，进饮食。"

2. 化学成分　主要含4-松油烯醇、异丁香油酚等挥发油，还含绿原酸，金丝桃苷等。

3. 药理作用　有抗氧化、抗炎、抗血小板凝集，抗抑郁及防止黑色素沉积作用。

suōluózǐ
娑罗子《本草纲目》

为七叶树科植物七叶树 *Aesculus chinensis* Bge. 、浙江七叶树 *Aesculus chinensis* Bge. var. *chekiangensis* (*Hu et Fang*) *Fang* 或天师栗 *Aesculus Wilsonii* Rehd. 的干燥成熟种子。主产于江苏、浙江、河南等地。秋季果实成熟时采收。生用。

【性味归经】甘、温。归肝、胃经。

【功效】疏肝理气，和胃止痛。

【应用】

肝胃气滞，胸腹胀闷，胃脘疼痛　本品既可疏肝行气解郁，又可理气宽中和胃。治肝郁气滞之胁肋胀痛或肝胃气滞之胸胁、脘腹胀痛，可与青皮、佛手、陈皮等配伍；治肝郁气滞、经前乳房胀痛，可与香附、郁金、荔枝核等同用。

【用法用量】内服：3~9g，煎汤，或入丸散。

【参考资料】

1. 本草精选　《药性考》："宽中下气，（治）脘痛肝膨，疳积疟痢，吐血劳伤，平胃通络，酒服称良。"《本草纲目拾遗》："葛祖遗方：治心胃寒痛，虫痛。杀虫。"

2. 化学成分　主要含七叶皂苷 A、B、C、D 及异七叶皂苷、隐七叶皂苷、七叶苷等三萜皂苷类成分，还含黄酮类、香豆素类、有机酸类成分等。

3. 药理作用　有抑制胃酸分泌作用、抗胃溃疡、抗炎、抗缺血损伤、降血脂和抗肿瘤等作用。

xièbái
薤　白《神农本草经》

为百合科植物小根蒜 *Allium macrostemon* Bge. 或薤 *Allium chinense* G. Don 的干燥鳞茎。主产于东北、河北、江苏等地。夏、秋二季采收。生用。

【性味归经】辛、苦，温。归心、肺、胃、大肠经。

【功效】通阳散结，行气导滞。

【应用】

1. 胸痹 本品辛散温通，归心、肺经。既能温通胸中阳气、散阴寒之凝结，又能行气宽胸，为治胸痹之要药。治寒痰闭阻，胸阳不振之胸痹心痛，常与瓜蒌、半夏、枳实等配伍；治痰浊、瘀血互结之胸闷刺痛，可与瓜蒌、丹参、川芎等同用。

2. 胃肠气滞证 本品归胃、大肠经，能行胃肠气机、消胀止痛。治湿热积滞胃肠，泻痢后重，常与木香、枳实等配伍；治胃寒气滞，脘腹痞满胀痛，可与高良姜、木香、砂仁等同用。

【用法用量】内服：5～10g，煎汤，或入丸散。

【参考资料】

1. 本草精选 《名医别录》："除寒热，去水气，温中，散结，利病人。"《本草纲目》："治少阴病厥逆泄痢，及胸痹刺痛，下气散血，安胎。温补助阳道。"

2. 化学成分 主要含甲基烯丙基三硫、二甲基三硫等挥发油类成分，还含皂苷、含氮化合物、前列腺素 PGA_1 和 PGB_1 等。

3. 药理作用 有抗心肌缺血缺氧、抗血小板聚集、抗动脉粥样硬化、抗氧化、抗病原微生物、抗炎和镇痛等作用。

dàfùpí
大腹皮《开宝本草》

为棕榈科植物槟榔 *Areca catechu* L. 的干燥果皮。主产于印度尼西亚、印度、菲律宾；国内海南、广东、云南等地亦产。冬季至次春采收未成熟的果实，生用。

【性味归经】辛，微温。归脾、胃、大肠、小肠经。

【功效】行气宽中，利水消肿。

【应用】

1. 胃肠气滞证 本品主归脾、胃、大肠经，善于调畅中焦气机，有行气宽中、消除胀满之功。治湿阻气滞，脘腹胀满，可与广藿香、陈皮、厚朴等配伍；治食积气滞，脘腹痞胀，大便秘结或泻而不爽，可与山楂、麦芽、枳实等同用。

2. 水肿、脚气 本品能行气利水消肿。治水肿、小便不利，可与茯苓皮、五加皮等同用；治脚气肿满、小便不利者，可与木瓜、桑白皮、槟榔等同用。

【用法用量】内服：5～10g，煎汤，或入丸散。

【参考资料】

1. 本草精选 《开宝本草》："主冷热气攻心腹，大肠壅毒，痰膈，醋心，并以姜、盐同煎。入疏气药良。"《本草纲目》："降逆气，消肌肤中水气浮肿，脚气壅逆，瘴气痞满。"

2. 化学成分 主要含槟榔碱、槟榔次碱、去甲基槟榔碱等生物碱类成分，还含鞣质等。

3. 药理作用 有兴奋胃肠道平滑肌、促胃肠动力的作用。还能促进纤维蛋白溶解、杀绦虫等。

gānsōng
甘 松《本草拾遗》

为败酱科植物甘松 *Nardostachys jatamansi* DC. 的干燥根及根茎。主产于四川。春、秋二季采收。生用。

【药性归经】辛、甘，温。归脾、胃经。

【功效】理气止痛，开郁醒脾；外用祛湿消肿。

【应用】

1. 湿阻气滞，脘腹胀满 本品辛温芳香，专归脾胃经，能行气消胀，醒脾开胃，散寒止痛。治寒湿阻滞、气机不畅之脘腹胀痛，食欲不振、恶心呕吐等，可与木香、砂仁、厚朴等同用；治思虑伤脾，胸闷腹胀，不思饮食，可与柴胡、郁金、佛手等同用。

2. 脚气肿痛，牙痛　本品外用有祛湿消肿之功。治湿脚气，可与荷叶等煎汤外洗。治牙痛，可单用泡汤漱口。

【用法用量】内服：3~6g，煎汤，或入丸散。外用：适量，泡汤漱口或浴洗或研末敷患处。

【参考资料】

1. 本草精选　《日华子本草》："治心腹胀，下气。"《开宝本草》："主恶气，卒心腹痛满。"《本草纲目》："治脚气膝浮。"

2. 化学成分　主要含缬草萜酮（宽叶甘松酮）、甘松新酮等倍半萜类成分，还含愈创木烷类、三萜类、挥发油等。

3. 药理作用　有调节胃肠运动、抗溃疡、镇静、抗抑郁、抗脑缺血和提高学习记忆能力、抗心律失常、抗菌等作用。

jiǔxiāngchóng
九香虫　《本草纲目》

为蝽科昆虫九香虫 *Aspongopus chinensis* Dallas 的干燥体。主产于云南、四川、贵州等地。冬季捕捉。生用或炒用。

【性味归经】咸、温。归肝、脾、肾经。

【功效】理气止痛，温肾助阳。

【应用】

1. 胃寒胀痛，肝胃气痛　本品辛香走窜，温通利膈而有行气止痛之功。治寒郁中焦，气机不畅，脘腹胀痛或冷痛，可与高良姜、木香、干姜等同用；治肝郁气滞之胸胁胀痛，或肝胃不和之胃脘疼痛，可与香附、延胡索、白芍等同用。

2. 肾虚阳痿，腰膝酸痛　本品有温肾助阳起痿之功。治肾阳不足，命门火衰，阳痿宫冷，腰膝冷痛，可单用炙热研末服，或与淫羊藿、杜仲、巴戟天等配伍。

【用法用量】内服：3~9g，煎汤，或入丸散。

【使用注意】阴虚内热者慎用。

【参考资料】

1. 本草精选　《本草纲目》："主治膈脘滞气，脾肾亏损。壮元阳。"《本草新编》："专兴阳益精，且能安神魂。"

2. 化学成分　主要含油酸、棕榈酸等脂肪酸类成分，还含蛋白质、维生素、黄嘌呤以及 Fe、Cu、Zn 等。

3. 药理作用　有抗菌、抗胃溃疡、抗肿瘤、抗凝血等作用。

dāodòu
刀　豆《救荒本草》

为豆科植物刀豆 *Canavalia gladiata*（Jacq.）DC. 的干燥成熟种子。主产于江苏、湖北、安徽等地。秋季种子成熟时采收。生用。

【性味归经】甘，温。归胃、肾经。

【功效】温中，下气止呃，温肾助阳。

【应用】

1. 虚寒呃逆，呕吐　本品性温沉降，归胃经而能温中、降气、止呃。治中焦虚寒之呕吐、呃逆，可与丁香、柿蒂、沉香等同用。

2. 肾虚阳痿，腰痛 本品甘温，归肾经而能温肾助阳。治肾阳虚腰痛，可与杜仲、桑寄生、补骨脂等同用。

【用法用量】内服：6～9g，煎汤，或入丸散。

【使用注意】胃热炽盛者禁服.

【参考资料】

1. 本草精选 《滇南本草》："治风寒湿气，利肠胃，烧灰，酒送下。子，能健脾。"《本草纲目》："温中下气，利肠胃，止呃逆，益肾补元。"

2. 化学成分 主要含刀豆四胺、γ-胍氧基丙胺等胺类成分，还含赤霉素 A_{21}、赤霉素 A_{22} 及蛋白质等。

3. 药理作用 有增强免疫功能和抗肿瘤作用。

shìdì

柿 蒂《本草拾遗》

为柿树科植物柿 *Diospyros kaki* Thunb. 的干燥宿萼。主产于河北、河南、山东等地。冬季果实成熟时采收。生用。

【性味归经】苦，平。归胃经。

【功效】降气止呃。

【应用】

呃逆 本品味苦降泄，专归胃经，善降胃气，为止呃逆之要药。治胃寒呃逆，可与丁香、生姜、高良姜等同用；治虚寒呃逆，可与人参、丁香、干姜同用；治胃热呃逆，可与黄连、竹茹、白茅根等同用；治痰浊内阻之呃逆，可与半夏、陈皮、旋覆花等同用；治命门火衰，元气暴脱，上逆作呃，可与附子、人参等配伍。

【用法用量】内服：5～10g，煎汤，或入丸散。

【使用注意】气虚下陷者忌用。

【参考资料】

1. 本草精选 《本草拾遗》："煮服之，止哕气。"《滇南本草》："治气隔反胃。"

2. 化学成分 主要含三叶豆苷、金丝桃苷、山奈素等黄酮类成分，齐墩果酸、熊果酸等三萜类成分，还含酚酸类、鞣质等。

3. 药理作用 有镇静、抗惊厥、抗心律失常作用。

（刘玉璇）

思考题

1. 何谓理气药？简述理气药的功效、主治。如何正确使用理气药？

2. 如何正确使用陈皮、枳实、木香、香附？

3. 简述陈皮与青皮、木香与香附、佛手与香橼在功效、应用方面的异同点。

书网融合……

思政导航　　本章小结　　微课　　题库

第九章　消食药

图库　　PPT

 学习目标

知识目标

1. 掌握　消食药的含义、性能主治、合理用药；山楂、六神曲、麦芽的药性、功效、应用、用法用量、使用注意；相似药物功效、应用的异同。

2. 熟悉　莱菔子、鸡内金的功效、主治、特殊用法及使用注意。

3. 了解　其他消食药的功效、特殊用法及使用注意。

能力目标　通过本章学习，建立合理使用消食药的思维，具备开展消食药药学服务与合理用药的能力。

素质目标　通过神曲发酵技术，领略古代劳动人民的智慧。

【含义】以消食化积为主要功效，常用于治疗饮食积滞证的药物，称为消食药。

【性能主治】本类药物多具甘味，性平或微温，主归脾、胃经。均具有消食化积之功。主治饮食不消、宿食停留所致的脘腹胀闷、不思饮食、嗳腐吞酸、恶心呕吐、大便失常等，以及脾胃虚弱、纳谷不佳、消化不良等症。此外，有些消食药兼有活血化瘀、降气化痰、回乳、通淋化石等功效，可用于治疗血瘀、痰多咳喘、乳汁郁积、结石等。

【合理用药】

1. 选药　治疗饮食积滞证应选用消食药；注意食积证个体表现与药物功用特点的对应。应根据治疗需要选择合适的炮制品。

2. 配伍　为了增强疗效，消食药常相须配伍使用。同时，根据饮食积滞兼证进行配伍。饮食积滞，阻碍气机，引起气滞腹胀者，常与行气药配伍；脾虚食积者，当与益气健脾之品配伍；若食积化热，当配苦寒清热或轻泻之品；兼寒湿困脾或胃有湿浊，宜与温燥化湿药配伍；若中焦虚寒者，宜配温中健脾之品。

3. 注意事项　消食药为消导祛邪之品，虽多数药性较为缓和，但仍不免有耗气之弊，故虚而无积滞者慎用。

shānzhā
山　楂　《本草经集注》 🅴 微课

为蔷薇科植物山里红 *Crataegus pinnatifida* Bge. var. major N. E. Br. 或山楂 *Crataegus pinnatifida* Bge. 的干燥成熟果实。主产于河南、河北、山东等地。秋季采收。生用或炒黄、炒焦、炒炭用。

【性味归经】酸、甘，微温。归脾、胃、肝经。

【功效】消食健胃，行气散瘀，化浊降脂。

【应用】

1. 饮食积滞证　本品味酸甘，微温不燥，主归脾、胃经，功能健脾开胃、消食化积。能消一切饮食积滞，尤善消油腻食积滞，为消化油腻肉食积滞之要药。治油腻肉食积滞，可单用煎服；治饮食积滞之脘腹胀满、嗳气吞酸、腹痛便溏者，常与六神曲、麦芽等同用。治脾胃虚弱，饮食内停，可与人参、白术、茯苓等同用。

2. 泻痢腹痛 本品消食开胃兼能止泻止痢。治伤食泄泻，可单用研粉，红糖水冲服；治痢疾初起、身热腹痛、里急后重，可与黄连、黄芩、白芍等同用；治噤口痢疾、不思饮食，可与神曲、乌梅等同用。

3. 气滞血瘀证 本品性温归肝经血分，有良好的行气活血、散瘀止痛之功，且具化瘀血而不伤新血，开郁气而不伤正气的特点。治瘀血阻滞所导致的经闭、产后瘀阻腹痛，常与当归、香附、红花等配伍；治气滞血瘀所致的胸痹心痛，常与丹参、葛根、三七等同用。

此外，本品有化浊降脂之功，可用于治疗高脂血症，可单用，或与制何首乌、决明子、葛根等同用。

【用法用量】内服：9～12g，煎汤，或入丸散。外用：适量。生山楂长于消食散瘀；炒山楂对胃的刺激性较小，长于消食健胃；焦山楂长于消食止泻；山楂炭功偏止泻、止血。

【使用注意】脾胃虚弱而无积滞者慎用。

【参考资料】

1. 本草精选 《新修本草》："汁服主水痢，沐头及洗身上疮痒。"《本草纲目》："化饮食，消肉积，癥瘕，痰饮痞满吞酸，滞血痛胀。"《本草求真》："山楂所谓健脾者，因其脾有食积，用此酸咸之味，以为消磨，俾食行而痰消，气破而泄化，谓之为健，止属消导之健矣。"

2. 化学成分 主要含枸橼酸（柠檬酸）、绿原酸、枸橼酸单甲酯、枸橼酸二甲酯、枸橼酸三甲酯等有机酸类成分；槲皮素、金丝桃苷、牡荆素等黄酮类成分；熊果酸、白桦脂醇等三萜类成分，还含胡萝卜素、维生素等。

3. 药理作用 有促进消化酶分泌、扩张冠状动脉、增加冠脉血流量、强心、降血压、抗心律失常、降血脂、抗动脉粥样硬化、抗血小板聚集、抗氧化、增强免疫功能、收缩子宫、抗病原微生物等作用。

liùshénqǔ
六神曲 《药性论》

为面粉或麸皮与杏仁泥、赤小豆粉，以及鲜青蒿、鲜苍耳、鲜辣蓼自然汁混合后经发酵而成的加工品。全国各地均有生产。生用或炒黄、炒焦用。

【性味归经】甘、辛，温。归脾、胃经。

【功效】消食化积，健脾和胃。

【应用】

饮食积滞证 本品味辛以行散消食，甘能健胃和中。治饮食积滞、脘腹胀满、食少纳呆、肠鸣腹泻者，常与山楂、麦芽、木香等同用。因兼能发散风寒，故尤宜风寒表证兼有食滞者。

此外，丸剂中含有金石、贝壳类药物难以消化者，常用本品赋形糊丸以助消化。

【用法用量】内服：5～12g，煎汤，或入丸散。生六神曲长于健脾开胃，并有发散作用；炒六神曲长于醒脾和胃；焦六神曲长于消食止泻。

【参考资料】

1. 本草精选 《药性论》："化水谷宿食，癥结积滞，健脾暖胃。"《本草纲目》："消食下气，除痰逆霍乱，泄痢胀满。"《本经逢原》："其功专于消化谷麦酒积，陈久者良。"

2. 化学成分 主要含酵母菌、淀粉酶、挥发油、苷类、脂肪油及维生素B等。

3. 药理作用 有增进食欲、改善肠道菌群失调、抗肠易激综合征、保护肝脏和肾脏等作用。

附药

·建神曲

为麦粉、麸皮和紫苏、荆芥、防风、厚朴等四十多种中药经混合后发酵而成的加工品。主产于福建泉州。性味苦，温；归脾、胃经。功能消食化积，发散风寒，理气化湿，适用于食积不化，或兼风寒表证者。煎服，5~12g。

mài yá
麦 芽《药性论》

为禾本科植物大麦 *Hordeum vulgare* L. 的成熟果实经发芽干燥的炮制加工品。全国各地均产。生用或炒黄、炒焦用。

【性味归经】甘，平。归脾、胃经。

【功效】行气消食，健脾开胃，回乳消胀。

【应用】

1. 饮食积滞证　本品甘平，能消食健脾开胃，尤善于促进淀粉类食物的消化。治米面薯芋类饮食积滞，常与山楂、神曲、鸡内金等同用；治小儿乳食停滞，单用煎服或研末服均有效；治脾虚食少，常与白术、陈皮等同用。

2. 乳汁郁积，乳房胀痛　本品有回乳消胀之功，可减少乳汁分泌。用于妇女断乳或乳汁郁积所致乳房胀痛，可单味煎服。

此外，本品疏肝气，可用于肝气郁滞或肝胃不和之胁痛、脘腹胀痛，常与柴胡、香附等药配伍。

【用法用量】内服：10~15g，煎汤，或入丸散。回乳炒用60g。生麦芽长于消食和胃，兼能疏肝通乳；炒麦芽长于行气消食、回乳消胀；焦麦芽长于消食化滞，兼能止泻。

【使用注意】妇女授乳期忌用。

【参考资料】

1. 本草精选　《名医别录》："消食和中。"《本草纲目》："消化一切米面诸果食积。"《滇南本草》："宽中，下气，止呕吐，消宿食，止吞酸吐酸，止泻，消胃宽膈，并治妇人奶乳不收，乳汁不止。"

2. 化学成分　主要含大麦芽碱，大麦芽新碱A、B等生物碱类成分，还含腺嘌呤、胆碱、蛋白质、蛋白水解酶、淀粉水解酶、氨基酸、维生素等。

3. 药理作用　有促进胃酸、胃蛋白酶分泌、调节肠道菌群、小剂量催乳、大剂量回乳、降血糖、抗真菌等作用。

dào yá
稻 芽《名医别录》

为禾本科植物稻 *Oryza sativa* L. 的成熟果实经发芽干燥的炮制加工品。全国大部分地区均产。生用或炒黄、炒焦用。

【性味归经】甘，温。归脾、胃经。

【功效】消食和中，健脾开胃。

【应用】

饮食积滞证　本品消食和中，健脾开胃，作用和缓，助消化而不伤胃气。治米面薯芋类食积不化，常与麦芽相须为用。治脾胃虚弱，食少不饥，常与白术、砂仁等同用。

【用法用量】内服：9~15g，煎汤，或入丸散。生稻芽偏养胃消食，炒稻芽偏于健脾消食，焦稻芽善消食止泻。

【参考资料】

1. 本草精选　《名医别录》："主寒中，下气，除热。"《日华子本草》："除烦，消宿食，开胃。"《本草纲目》："快脾开胃，下气和中，消化食积。"

2. 化学成分　主要含淀粉、淀粉酶、蛋白质、脂肪、麦芽糖、腺嘌呤、胆碱等。

3. 药理作用　所含淀粉酶能帮助消化，并有抗过敏作用。

附药

谷芽

为禾本科植物粟 *Setaria italica*（L.）Beauv. 的成熟果实经发芽干燥的炮制加工品。性味甘，温；归脾、胃经。功能消食和中，健脾开胃。适用于食积不消，腹胀口臭，脾胃虚弱，不饥食少。炒谷芽偏于消食，焦谷芽善化积滞。煎服，9～15g。

láifúzǐ

莱菔子《日华子本草》

为十字花科植物萝卜 *Raphanus sativus* L. 的干燥成熟种子。全国各地均产。夏季采收。生用或炒用。

【性味归经】辛、甘，平。归脾、胃、肺经。

【功效】消食除胀，降气化痰。

【应用】

1. 食积气滞证　本品味辛行散，善行气消胀。治食积气滞所致的脘腹胀满或疼痛、嗳气吞酸，常与山楂、神曲、陈皮等配伍。治食积气滞兼脾虚者，常与白术同用。

2. 痰壅喘咳　本品既能消食化积，又能降气消痰。治咳喘痰壅，胸闷兼食积者，常与芥子、苏子配伍。

【用法用量】内服：5～12g，煎汤，或入丸散。炒后性缓，有香气，可避免生品服后恶心的副作用。

【使用注意】本品辛散耗气，气虚及无食积、痰滞者慎用。不宜与人参同用。

【参考资料】

1. 本草精选　《本草纲目》："下气定喘，治痰，消食，除胀，利大小便，止气痛，下痢后重，发疮疹。"《医林纂要》："生用，吐风痰，宽胸膈，托疮疹；熟用，下气消痰，攻坚积，疗后重。"《医学衷中参西录》："无论或生或炒，皆能顺气开部（郁），消胀除满。"

2. 化学成分　主要含芥酸、亚油酸、亚麻酸、菜籽甾醇、22-去氢菜油甾醇等脂肪酸类成分，α、β-己烯醛、β-γ-乙烯醇等挥发油类成分，还含莱菔素及芥子碱等。

3. 药理作用　有促进消化、祛痰、镇咳、平喘、降血压、降低胆固醇、防止动脉硬化、抗病原微生物等作用。

jīnèijīn

鸡内金《神农本草经》

为雉科动物家鸡 *Gallus gallus domesticus* Brisson 的干燥沙囊内壁。全国各地均产。生用、炒用或醋炙用。

【性味归经】甘，平。归脾、胃、小肠、膀胱经。

【功效】健胃消食，涩精止遗，通淋化石。

【应用】

1. 饮食积滞证　本品消食化积作用较强，既直接促进食积消化，又健运脾胃以防食积，广泛用于多种食积之证。治食积较轻者，可单品研末冲服；治食积较重者，常与山楂、麦芽等同用；治小儿脾虚疳积、形瘦腹大者，常与茯苓、白术、山药等同用。

2. 遗精，遗尿 本品有涩精止遗之功。治遗精，可单用炒焦研末，温酒送服；治遗尿，常与菟丝子、桑螵蛸等配伍。

3. 石淋涩痛，胆胀胁痛 本品有通淋化石之功。治石淋涩痛，常与金钱草、海金沙等同用；治胆胀胁痛，常与郁金、金钱草等配伍。

【用法用量】内服：3~10g，煎汤；研末服，每次1.5~3g。研末服效果优于煎剂。

【使用注意】脾虚无积滞者慎用。

【参考资料】

1. 本草精选 《神农本草经》："主泄利。"《日华子本草》："止泄精，并尿血、崩中、带下、肠风泻痢。"《滇南本草》："宽中健脾，消食磨胃。治小儿乳食结滞，肚大筋青，痞积疳积。"

2. 化学成分 主要含胃激素、角蛋白、微量胃蛋白酶、淀粉酶、多种维生素与微量元素，以及多种氨基酸等。

3. 药理作用 有促进胃液分泌、胃肠动力，加强膀胱括约肌收缩、减少尿量、抗凝血、降血脂、降血糖、抑制乳腺增生等作用。

（张　芯）

思考题

1. 何谓消食药？简述消食药的功效、主治。如何正确使用消食药？

2. 如何正确使用山楂、六神曲、麦芽、莱菔子、鸡内金、稻芽？

书网融合……

思政导航　　　　本章小结　　　　微课1　　　　微课2　　　　题库

第十章 驱虫药

图库　　　　PPT

【含义】以驱除或杀灭人体肠道寄生虫、治疗肠道寄生虫病为主要作用的药物，称为驱虫药。

【性能主治】本类药物多归脾、胃、大肠经，部分药物具有一定的毒性，对人体肠道各种寄生虫虫体有杀灭或麻痹作用，使其排出体外，而起到驱虫作用。用于治疗蛔虫病、绦虫病、蛲虫病、钩虫病及姜片虫病等多种寄生虫病。部分药物对机体其他部位的寄生虫，如血吸虫、阴道滴虫等，亦有杀虫作用。此外，某些驱虫药物兼有行气、消积、润肠等作用，适用于食积气滞、小儿疳积、便秘等。

【合理用药】

1. 选药　治疗寄生虫应选择驱虫药，同时根据寄生虫的种类及病人的体质强弱，选用适宜的驱虫药物。应根据治疗需要选择合适的炮制品。

2. 配伍　为了增强疗效，驱虫药常相须配伍。驱虫药常与泻下药配伍，以促进毒杀或麻痹后的虫体排出。在此基础上，还应根据兼证配伍。虫病兼有积滞者，可与消积导滞药物同用；兼见脾胃虚弱者，可配伍健脾和胃之品，以攻补兼施；兼热者，配伍清热药；兼寒者，配伍温里药等。

3. 注意事项　驱虫药物多具毒性，故要控制剂量，防止用量过大中毒或损伤正气。素体虚弱、年老体衰及孕妇宜慎用。此外，驱虫药一般应在空腹时服用，使药物充分作用于虫体而保证疗效。对发热或腹痛剧烈者，不宜急于驱虫，待症状缓解后，再行施用驱虫药物。

shǐjūnzǐ
使君子《开宝本草》

为使君子科植物使君子 *Quisqualis indica* L. 的干燥成熟果实。主产于四川、广东、广西等地。9~10月果皮变紫黑时采收。生用或炒用。

【性味归经】甘，温。归脾、胃经。

【功效】杀虫消积。

【应用】

1. 蛔虫病　本品味甘气香，性温归脾胃经，有良好的驱蛔虫作用，为驱蛔要药，尤宜于小儿蛔虫病。治小儿蛔虫病，轻证者单用本品炒香嚼服；重证者可与苦楝皮、槟榔等同用。治蛲虫病，可与百部、槟榔等同用。

2. 小儿疳积 本品既能驱虫，又能健脾消积。治小儿疳积，症见面色萎黄、形瘦腹大、绕脐腹痛者，常与槟榔、神曲、麦芽等配伍；治小儿五疳，腹大青筋，不进饮食，可与厚朴、陈皮、川芎等同用。

【用法用量】 内服：9~12g，煎汤，捣碎；使君子仁，6~9g，多入丸散或单用，作1~2次分服。小儿每岁1~1.5粒，炒香嚼服，1日总量不超过20粒。炒使君子仁健脾消积疗疳之力强。

【使用注意】 大量服用可致呃逆、眩晕、呕吐、腹泻等反应。服药时忌饮浓茶。

【参考资料】

1. 本草精选 《开宝本草》："主小儿五疳，小便白浊，杀虫，疗泻痢。"《本草纲目》："健脾胃，除虚热，治小儿百病疮癣……此物味甘气温，既能杀虫，又益脾胃，所以能敛虚热而止泻痢，为小儿诸病要药……忌饮热茶，犯之即泻。"《本草正》："使君子专杀蛔虫。"

2. 化学成分 主要含使君子酸、苹果酸、柠檬酸等有机酸类成分；棕榈酸、油酸、亚油酸、硬脂酸等脂肪酸类成分，葫芦巴碱等生物碱类成分，还含氨基酸等。使君子酸是使君子的有毒成分。

3. 药理作用 有麻痹虫体、驱蛔、驱蛲虫、抑制皮肤真菌、抗滴虫和改善学习记忆等作用。

kǔliànpí
苦楝皮《名医别录》

为楝科植物川楝 *Melia toosendan* Sieb. et Zucc. 或楝 *Melia azedarach* L. 的干燥树皮和根皮。主产于四川、湖北、安徽等地。四时可采收，但以春、秋两季为宜。生用或鲜用。

【性味归经】 苦，寒。有毒。归肝、脾、胃经。

【功效】 杀虫，疗癣。

【应用】

1. 蛔虫病，蛲虫病，钩虫病 本品苦寒有毒，驱虫力强，尤善驱蛔虫。治蛔虫证，可单用水煎、煎膏或制成片剂、糖浆服用；亦可与使君子、槟榔、大黄配伍。治蛲虫病，可与百部、乌梅同煎保留灌肠；治钩虫病，可与石榴皮同煎内服。

2. 疥癣，湿疮 本品外用能清热燥湿，杀虫止痒。治疥疮、头癣、湿疮、湿疹瘙痒等，可单用本品为末，用醋或猪脂调涂患处。

【用法用量】 内服：3~6g。外用：适量，研末用猪脂调敷患处。

【使用注意】 本品有毒，不宜过量或持续久服。有效成分难溶于水，需文火久煎。脾胃虚寒者慎用；肝肾功能不全患者及孕妇慎用。

【参考资料】

1. 本草精选 《名医别录》："疗蛔虫，利大肠。"《日华子本草》："治游风热毒，风疹恶疮疥癞，小儿壮热，并煎汤浸洗。"《滇南本草》："根皮杀小儿寸白虫。"

2. 化学成分 主要含川楝素、苦楝酮、苦楝萜酮内酯、苦楝萜酸甲酯、苦楝皮萜酮等三萜类成分，还含儿茶素等。

3. 药理作用 有麻痹蛔虫、蛲虫及钩虫虫体、杀螨虫、抗血吸虫、镇痛、抗炎、抗真菌、抗血栓和抗肿瘤等作用。

bīngláng
槟 榔《名医别录》 微课

为棕榈科植物槟榔 *Areca catechu* L. 的干燥成熟种子。主产于海南、广东、云南等地。国外以菲律宾、印度及印度尼西亚产量为多。春末至秋初采收。生用或炒用。

【性味归经】苦、辛、温。归胃、大肠经。

【功效】杀虫，消积，行气，利水，截疟。

【应用】

1. 多种肠道寄生虫病　本品辛开苦降，其性下行，对绦虫、蛔虫、蛲虫、姜片虫、钩虫等肠道寄生虫都有驱杀作用，并借其缓泻作用而有助于驱除虫体，尤其对绦虫病疗效最佳。治绦虫病，可单用，或与南瓜子同用；治蛔虫病、蛲虫病，可与使君子、苦楝皮同用；治钩虫病，可与贯众、榧子同用；治姜片虫病，可与乌梅、甘草同用。

2. 食积气滞，泻痢后重　本品辛散苦泄，归胃肠经，善行胃肠之气，兼能缓泻通便而消积导滞。治食积气滞、泻痢不爽，可与木香、青皮、大黄等同用；治湿热泻痢、里急后重，可与木香、黄连、白芍等同用。

3. 水肿，脚气肿痛　本品有下气行水之功。治水肿实证，二便不利，可与商陆、泽泻、木通等同用；治寒湿脚气肿痛，可与吴茱萸、木瓜、陈皮等同用。

此外，本品能治疗疟疾，与截疟的常山同用，能减轻常山催吐的副作用。

【用法用量】内服：3～10g。煎汤，或入丸散。驱绦虫、姜片虫30～60g。生用力佳，炒用力缓；焦槟榔用于食积不消，泻痢后重。

【使用注意】脾虚便溏或气虚下陷者忌用；孕妇慎用。

【参考资料】

1. 本草精选　《名医别录》："主消谷，逐水，除痰癖，杀三虫伏尸，疗寸白。"《药性论》："宣利五脏六腑壅滞，破坚满气，下水肿，治心痛，风血积聚。"《本草纲目》："治泻痢后重，心腹诸痛，大小便气秘，痰气喘息。疗诸疟，御瘴疠。"

2. 化学成分　主要含槟榔碱、槟榔次碱、去甲基槟榔碱、去甲基槟榔次碱、槟榔副碱、高槟榔碱等生物碱类成分，月桂酸、肉豆蔻酸、棕榈酸、硬脂酸脂肪酸类成分，还含缩合鞣质及氨基酸等。

3. 药理作用　有麻痹和驱杀绦虫、蛲虫、蛔虫、钩虫、血吸虫等寄生虫作用。有杀灭钉螺、抑制皮肤真菌、抑制流感病毒、抗炎、减慢心率、促进腺体分泌、增强肠蠕动和抗肿瘤等作用。

nánguāzǐ
南瓜子　《现代实用中药学》

为葫芦科植物南瓜 *Cucurbita moschata* Duch. 的干燥成熟种子。主产于浙江、江西、河北等地。夏、秋果实成熟时采收。生用。

【性味归经】甘，平。归胃、小肠经。

【功效】杀虫。

【应用】

绦虫病　本品驱虫而不伤正气，尤善驱绦虫。治绦虫病，虽可单用，但对虫体头部作用较弱，常与槟榔相须为用。可先用本品研粉，冷开水调服60～120g，两小时后服槟榔60～120g的水煎剂，再过半小时，服玄明粉15g，促使泻下，以利虫体排出。

此外，南瓜子还可配伍用于蛔虫病、蛲虫病以及血吸虫病的治疗。治疗血吸虫病，须较大剂量（120～200g），长期服用。

【用法用量】内服：研粉，60～120g。冷开水调服。

【参考资料】

1. 本草精选　《现代实用中药学》："为绦虫驱除药。"《广西中药志》："治晚期血吸虫病"。

2. 化学成分　主要含南瓜子氨酸、亚油酸、油酸、棕榈酸、硬脂酸等脂肪酸类成分，还含蛋白质、类脂、维生素等。

3. 药理作用　有麻痹绦虫、血吸虫幼虫及降血压、抗氧化、降血糖、抗炎、改善前列腺功能等作用。

hècǎoyá
鹤草芽 《中华医学杂志》

为蔷薇科植物龙芽草 *Agrimonia pilosa* Ledeb. 的干燥冬芽。全国各地均产。冬、春季采收。研粉生用。

【性味归经】苦，涩，凉。归胃、大肠经。

【功效】杀虫。

【应用】

绦虫病　本品善驱绦虫，并有泻下作用，有利于虫体排出，为治绦虫病之专药。单用研粉，晨起空腹顿服，一般在服药后5~6小时可排出虫体。

此外，本品制成栓剂，治疗滴虫性阴道炎。

【用法用量】内服：研末吞服，成人30~45g，小儿0.7~0.8g/kg。每日1次，早晨空腹服。

【参考资料】

1. 本草精选　《神农本草经》："主邪气热气，疥瘙恶疮，疮痔，去白虫。"《日华子本草》："杀腹脏一切虫，止赤白痢。"《全国中草药汇编》："祛虫，主治绦虫病。"

2. 化学成分　主要含鹤草酚等间苯三酚类成分，槲皮素等黄酮类成分，没食子酸、咖啡酸及仙鹤草酸A、B等有机酸类成分；还含内酯、三萜类成分等。

3. 药理作用　有抑制绦虫，抑杀阴道滴虫、血吸虫、疟原虫、囊虫等作用。

léiwán
雷　丸《神农本草经》

为白蘑科真菌雷丸 *Omphalia lapidescens* Schroet. 的干燥菌核。主产于四川、贵州、云南等地。秋季采收。生用。

【性味归经】微苦，寒。归胃、大肠经。

【功效】杀虫消积。

【应用】

多种肠道寄生虫病　本品对多种肠道寄生虫均有驱杀作用，尤以驱杀绦虫为佳。治绦虫证，可单用研末吞服，虫体一般可在第2~3日全部或分段排出。治蛔虫病、钩虫病，可与槟榔、牵牛子、苦楝皮等同用；治蛲虫病，可与大黄、牵牛子同用。

【用法用量】内服：15~21g，不宜入煎剂，一般研粉吞服，一次5~7g，饭后用温开水调服，一日3次，连服3天。

【使用注意】脾胃虚寒者慎用。

【参考资料】

1. 本草精选　《神农本草经》："主杀三虫，逐毒气，胃中热。"《名医别录》："逐邪气，恶风汗出，除皮中热、结积、蛊毒，白虫、寸白自出不止。"《本草求真》："雷丸味苦而咸，性寒小毒，本竹余气所结，得霹雳而生，故有雷丸之号。功专入胃除热，消积化蛊。"

2. 化学成分　主要含雷丸素、雷丸蛋白酶等蛋白酶类成分，还含麦角甾醇、多糖等。

3. 药理作用　有驱杀蛔虫、钩虫、抗炎、增强免疫功能和抗肿瘤等作用。

hèshī
鹤 虱《新修本草》

为菊科植物天名精 *Carpesium abrotanoides* L. 的干燥成熟果实。主产于河南、山西、陕西等地。秋季采收。生用或制用

【性味归经】苦、辛，平；有小毒。归脾、胃经。

【功效】杀虫消积。

【应用】

多种肠道寄生虫病　本品苦降有毒，有杀虫消积之功，对蛔虫、蛲虫、钩虫及绦虫等引发的虫积腹痛均有效，可用于多种寄生虫病。治蛔虫、蛲虫，单用为散剂服；治蛔虫腹痛，单用捣筛为蜜丸；治虫痛发作有时，口吐清水等，可与白矾、槟榔等同用；治肠胃诸虫，可与槟榔、苦楝皮、使君子同用；治蛲虫病，可与百部、苦楝皮等研末装胶囊，纳入肛门。

【用法用量】内服：3～9g，煎汤，或入丸散。外用：适量。

【使用注意】孕妇慎用。

【参考资料】

1. 本草精选　《新修本草》："主蛔、蛲虫，用之为散，以肥肉臛汁，服方寸匕；亦丸、散中用。"《现代实用中药学》："治腹痛，为绦虫、蛲虫、蛔虫之驱除剂。"

2. 化学成分　主要含δ-杜松烯、菖蒲烯等挥发油类成分，棕榈酸、油酸、亚油酸、β-芹子、十四烷酸等脂肪酸类成分等。

3. 药理作用　有驱蛔虫、抗病原微生物、抗炎、镇痛和调节胃肠运动作用。

fěizi
榧 子《名医别录》

为红豆杉科植物榧 *Torreya grandis* Fort. 的干燥成熟种子。主产于安徽、福建、江苏等地。秋季采收。生用或炒用。

【性味归经】甘，平。归肺、胃、大肠经。

【功效】杀虫消积，润肺止咳，润燥通便。

【应用】

1. 多种肠道寄生虫病　本品既能杀虫消积，又能润肠通便以促进虫体排出，且甘平而不易伤胃。治蛔虫病，常与使君子、苦楝皮等同用；治绦虫病，多与槟榔、南瓜子等同用；治钩虫病，单用或与槟榔、贯众同用。

2. 肠燥便秘　本品甘润平和，归大肠经，有润肠通便之效。治痔疮便秘，单用炒熟嚼服；治肠燥便秘，可与火麻仁、郁李仁、瓜蒌仁等同用。

此外，本品甘润入肺，能润肺燥、止咳嗽。治肺燥咳嗽，可与川贝母、瓜蒌仁、炙桑叶等同用。

【用法用量】内服：9～15g，煎汤，或入丸散。

【使用注意】大便溏薄、肺热咳嗽者不宜用。孕妇慎用。

【参考资料】

1. 本草精选　《名医别录》："主五痔，去三虫。"《日用本草》："杀腹间大小虫，小儿黄瘦，腹中有虫积者食之即愈。又带壳细嚼食下，消痰。"《本草备要》："润肺，杀虫。"

2. 化学成分　主要含亚油酸、硬脂酸、油酸等脂肪酸类成分，还含甾醇、葡萄糖、多糖、挥发油

及鞣质等。

3. 药理作用 有驱钩虫、驱绦虫、降血脂、抗肿瘤和收缩子宫等作用。

wúyí
芜荑《神农本草经》

为榆科植物大果榆 *Ulmus macrocarpa* Hance 果实的加工品。主产于河北、山西、黑龙江等地。夏季采收。生用。

【性味归经】辛、苦、温。归脾、胃经。

【功效】杀虫消积。

【应用】

1. 虫积腹痛 本品辛行苦降，具有杀虫消积之功。治蛔虫、蛲虫、绦虫之面黄、腹痛，可单用，或与槟榔、木香等同用。

2. 小儿疳积 本品既杀虫，又消积疗疳。治小儿疳积、腹痛有虫、消瘦泄泻者，可与使君子、白术、人参等同用。

此外，本品研末，用醋或蜜调涂患处，用治疥癣瘙痒、皮肤恶疮。

【用法用量】内服：3～10g，煎汤；入丸散，每次2～3g。外用：适量，研末调敷。

【参考资料】

1. 本草精选 《神农本草经》："主五内邪气，散皮肤骨节中淫淫温行毒，去三虫，化食。"《本草经集注》："杀虫"。

2. 化学成分 主要含鞣质、糖类、挥发油等成分。

3. 药理作用 有杀灭蛔虫、抗真菌和抗疟等作用。

（李会芳）

思考题

1. 何谓驱虫药？如何正确使用驱虫药？
2. 如何正确使用使君子、苦楝皮？
3. 简述槟榔、南瓜子、雷丸、鹤草芽在功效、应用方面的异同点。

书网融合……

思政导航　　　　本章小结　　　　微课　　　　题库

第十一章　止血药

PPT

学习目标

知识目标

1. **掌握**　止血药的含义、功能主治、合理用药；小蓟、地榆、三七、茜草、白及、艾叶的药性、功效、应用、用法用量、使用注意；相似药物的功效、应用异同。

2. **熟悉**　止血药的分类及各节药物的性能特点；大蓟、槐花、侧柏叶、白茅根、蒲黄、仙鹤草、炮姜的功效、主治、特殊用法及使用注意。

3. **了解**　其余止血药的功效、特殊用法及使用注意。

能力目标　通过本章学习，建立合理使用止血药的思维，具备开展止血药药学服务与合理用药的能力。

素质目标　通过三七、艾叶的故事，提升职业素养，增强中医药文化自信，强化家国情怀。

【含义】以制止体内外出血、治疗各种出血病证为主要作用的药物，称为止血药。根据止血药的药性和主治病证不同，分为凉血止血药、化瘀止血药、收敛止血药与温经止血药四类。

【性能主治】止血药主归心、肝经走血分；有沉降内收趋向，均能制止出血，主治体内外各种出血，如咳血、衄血、吐血、便血、尿血、崩漏及外伤出血等。其中，药性寒凉、既能清热凉血、又能止血，主要用于治疗血热出血证者，称为凉血止血药；药味多苦或辛，既能活血，又能止血，主要用于治疗出血兼有瘀血者，称为化瘀止血药；味涩或炒炭用，能收敛止血，用于治疗各种类型出血者，称为收敛止血药；药性温热，既能温里祛寒，又能止血，主要用于治疗虚寒出血者，称为温经止血药。此外，有些止血药兼有清热解毒、消痈敛疮、止呕、利尿、化痰、乌发、泻下、杀虫等功效，分别适用于热毒疮痈、脏腑实热、湿疹湿疮、恶心呕吐、小便不利、咳嗽痰多、发白脱发、便秘、虫病等。

【合理用药】

1. **选药**　治疗出血应选用止血药。针对出血的证候类型，分别选用不同类型的止血药。如血热出血，应选用凉血止血药；瘀血出血，应选用化瘀止血药；虚寒出血，应选用温经止血药。出血属于正气不足者，宜选用收敛止血药；同时，根据出血部位选择针对性的止血药。应根据治疗需要选择合适的炮制品。

2. **配伍**　为了增强疗效，止血药常相须配伍。同时，需要根据出血的病因、病情以及证候不同，进行配伍。如血热妄行之出血，应配伍清热泻火、清热凉血药；阴虚火旺所致出血，应配伍滋阴降火药；瘀血所致出血，应配伍行气药及活血祛瘀药；虚寒性出血，应配伍益气健脾、温阳药；气虚不摄的出血，应配伍补气药。前贤有"下血必升举，吐衄必降气"的用药经验，故对于便血、崩漏等下部出血病证，应适当配伍升举之品；而对于衄血、吐血等上部出血病证，可适当配伍降气之品。

3. **注意事项**　对出血兼有瘀滞者，不宜单用凉血止血药和收敛止血药，以防凉遏恋邪，止血而留瘀。若出血过多，气随血脱者，当急投大补元气之品以益气固脱。多数药物炒炭后其性变涩，可产生或增强止血之效，故止血药多炒炭用。

第一节　凉血止血药

本节药物多味苦、性寒凉，入血分，既能止血，又能清血分之热邪。主治血热妄行所致多部位出血病证，症见血色鲜红、黏稠、口干、脉数等。部分药物有清热解毒之功，还可治疗热毒疮肿、水火烫伤等。因其性寒凝滞，易凉遏留瘀，故不宜过量久服。虚寒性出血，不宜使用本节药物。

xiǎojì
小　蓟《名医别录》

为菊科植物刺儿菜 *Cirsium setosum*（Willd.）MB. 的干燥地上部分。全国大部分地区均产。夏秋两季花开时采收。生用或炒炭用。

【性味归经】甘，苦，凉。归心、肝经。

【功效】凉血止血，散瘀解毒消痈。

【应用】

1. 血热出血　本品苦泄凉清，归心、肝经走血分，长于清血分热邪而凉血止血，适宜于血热所致的吐血、咯血、衄血、尿血、血淋等多种出血；兼能利尿，善治血淋、尿血。治尿血、血淋，常与生地黄、栀子、木通等同用。治咯血、吐血、衄血等多种出血，可单用捣汁服，或与大蓟、侧柏叶、白茅根等配伍。

2. 痈肿疮毒　本品性凉，能清热解毒、散瘀消痈。治热毒疮疡初起，红肿热痛者，可单用鲜品捣烂敷患处，或与乳香、没药同用。

【用法用量】内服：5~12g，煎汤，鲜品加倍，或入丸散。外用：鲜品适量，捣敷患处。

【使用注意】脾胃虚寒者慎用。

【参考资料】

1. 本草精选　《本草拾遗》："破宿血，止新血、暴下血、血痢、金疮出血、呕血等"。《医学衷中参西录》："鲜小蓟根……性凉濡润，故善入血分，最清血分之热，凡咳血、吐血、衄血、二便下血之因热者，服者莫不立愈……并治一切疮疡肿痛、花柳毒淋、下血涩疼，盖其性不但能凉血止血，兼能活血解毒，是以有以上种种诸效也。"

2. 化学成分　主要含蒙花苷、芸香苷等黄酮类成分，原儿茶酸、绿原酸、咖啡酸等酚酸类成分，蒲公英甾醇、蒲公英甾醇乙酸酯、β-谷甾醇、豆甾醇等甾醇类成分等。

3. 药理作用　有止血、抗病原微生物、降血脂、利胆、利尿、强心、镇静、升血压等作用。

dàjì
大　蓟《名医别录》

为菊科植物大蓟 *Cirsium japonicum* Fisch. ex DC. 的干燥地上部分。全国大部分地区均产。夏秋两季花开时采收。生用或炒炭用。

【性味归经】甘，苦，凉。归心、肝经。

【功效】凉血止血，散瘀解毒消痈。

【应用】

1. 血热出血　本品苦凉，归心肝走血分，既能止血，又能清热凉血，故治血热出血诸症。善治吐血、咯血。治吐血、咯血、衄血、便血、崩漏下血，可用鲜品捣汁服，或与小蓟、栀子、侧柏叶等同用。治外伤出血，可用本品研末外敷。

2. 痈肿疮毒 本品清热解毒，又能散瘀消肿。治疮痈肿毒，红肿热痛，可单用鲜品捣烂外敷；治肠痈腹痛，常与地榆、牛膝、金银花等药同用；治肺痈，可用鲜大蓟煎汤内服。

【用法用量】内服：9~15g，煎汤，鲜品加倍；或入丸散；外用：鲜品适量，捣敷患处。

【使用注意】脾胃虚寒者慎用。

【参考资料】

1. 本草精选 《本草图经》："大蓟根……破血之外，亦疗痈肿。"《本草经疏》："大蓟根最能凉血，血热解则诸证自愈矣。"《本草汇言》："血热妄行，溢于上窍，用此立止"。

2. 化学成分 主要含柳穿鱼叶苷、芦丁等黄酮类成分，蒲公英甾醇乙酸酯、豆甾醇等甾醇类成分，单紫杉烯、丁香烯等挥发油类成分等。

3. 药理作用 有止血、降血压、抑制人型结核杆菌、抑制单纯疱疹病毒等作用。

dìyú
地 榆《神农本草经》

为蔷薇科植物地榆 *Sanguisorba offcinalis* L. 或长叶地榆 *Sanguisorba offcinalis* L. var. longifolia（Bert.）Yü et Li 的干燥根。前者产于南北各地，后者主产于安徽、江苏、浙江等地。春初或秋末采收。生用或炒炭用。

【性味归经】苦、酸、涩，微寒。归肝、大肠经。

【功效】凉血止血，解毒敛疮。

【应用】

1. 血热出血 本品苦寒降泄，味酸涩收敛，长于凉血收敛止血，适宜于多种血热出血证。因其性沉降，作用偏于下焦，为治下焦出血的要药。治便血、痔血，常与槐花配用；治血痢，可与黄连、木香等配伍；治崩漏，常与地黄、黄芩等同用。

2. 水火烫伤、湿疹、疮疡痈肿 本品既能泻火解毒，又可敛疮，为治水火烫伤之要药。治水火烫伤，可单味研末或与大黄研末，麻油调敷；治湿疹及皮肤溃烂，可单用浓煎，或与苦参、大黄同煎，用纱布浸药汁湿敷，亦可配煅石膏、枯矾研末外掺患处。治疮疡痈肿，可单用捣敷，或与鱼腥草、蒲公英、败酱草等同用。

【用法用量】内服：9~15g，煎汤，或入丸、散。外用：适量，研末涂敷患处。止血多炒炭用，解毒敛疮多生用。

【使用注意】虚寒性出血或有瘀者慎用。大面积烧烫伤患者，不宜使用地榆制剂外涂。

【参考资料】

1. 本草精选 《本草纲目》："地榆，除下焦热，治大小便血证。"《本草求真》："其性主收敛，既能清降，又能收涩，则清不虑其过泄，涩亦不虑其或滞，实为解热止血药也。但血热者当用，虚寒者不宜用。久病者宜用，初起者不宜用。"

2. 化学成分 主要含三萜皂苷，黄酮类，地榆素 H-1~H-11，2,6-三没食子酰-β-D葡萄糖等鞣质类成分，地榆糖苷，地榆皂苷 A、B、C、D、E 等三萜皂苷类成分等。

3. 药理作用 有止血、抗炎、抗菌、促进烧烫伤伤口愈合、增强免疫功能等作用。

huáihuā
槐 花《日华子本草》 微课1

为豆科植物槐 *Sophora japonica* L. 的干燥花及花蕾。全国大部分地区均产。夏季花开放或花蕾形成时采收，前者习称"槐花"；后者习称"槐米"。生用或炒炭用。

【性味归经】苦，微寒。归肝、大肠经。

【功效】凉血止血，清肝泻火。

【应用】

1. 血热出血　本品苦微寒，能清热凉血止血，适用于血热妄行所致各种出血。主归大肠经，善清大肠之火热而止血，故尤宜于痔血、便血。治便血、痔血，常与地榆配伍，或与侧柏叶、荆芥、枳壳等同用。治咯血、衄血，常与侧柏叶、白茅根等同用。

2. 肝热目赤，头痛眩晕　本品归肝经而又长于清泻肝火，适宜于肝火上炎所致病证。治肝火上炎之目赤肿痛、头痛眩晕等，可单用本品煎汤代茶饮，或与夏枯草、菊花等配伍。

【用法用量】内服：5～10g，煎汤，或入丸散，外用：适量。止血多炒炭用，清热泻火宜生用。

【使用注意】脾胃虚寒及无实火者慎用。

【参考资料】

1. 本草精选　《日华子本草》："治五痔，心痛，眼赤，杀腹脏虫及热，治皮肤风，并肠风泻血，赤白痢。"《本草备要》："入肝、大肠血分而凉血，治风热目赤、赤白泻痢、五痔肠风、吐崩诸血。"

2. 化学成分　主要含芦丁、槲皮素等黄酮类成分，槐花皂苷Ⅰ等皂苷类成分，还含白桦脂醇、植物凝集素等。

3. 药理作用　有止血、抗炎、降血压、降血脂、抗动脉粥样硬化、扩张冠状血管、改善心肌血液循环、抗病原微生物等作用。

附药

槐角

为豆科植物槐的干燥成熟果实。性味苦，寒。归肝、大肠经。性能功效与槐花相似，但止血之力较槐花弱，而清热泻火之力强于槐花，功能清热泻火、凉血止血。适用于肠热便血、痔肿出血、肝热头痛、眩晕目赤等证。煎服，6～9g。孕妇慎用。

cèbǎiyè
侧柏叶《名医别录》

为柏科植物侧柏 Platycladus orientalis (L.) Franco 的干燥枝梢及叶。全国各地均有产。多在夏秋季节采收。生用或炒炭用。

【性味归经】苦、涩，寒。归肺、肝、脾经。

【功效】凉血止血，化痰止咳，生发乌发。

【应用】

1. 血热出血　本品味苦、涩，性寒，有凉血止血、收敛止血之功，善治血热妄行所致出血。治吐血、衄血，常与地黄、鲜荷叶等同用；治肠风下血、痔血或血痢，可与槐花、地榆等配伍；治虚寒性出血，可与艾叶、炮姜等同用。

2. 肺热咳嗽痰多　本品苦寒归肺经，又能清肺化痰止咳。治肺热咳嗽痰多，可单用，或与黄芩、浙贝母、瓜蒌等同用。

3. 血热脱发、须发早白　本品有生发、乌发功效。治血热脱发，单用阴干研末，和麻油涂搽或制成酊剂外搽；治肝肾不足，精血亏虚之脱发、须发早白，常与制何首乌、女贞子、墨旱莲等同用。

【用法用量】内服：6～12g。外用：适量。止血多炒炭用，化痰止咳生用。

【参考资料】

1. 本草精选　《名医别录》："主吐血，衄血，痢血，崩中赤白。轻身益气，令人耐寒暑，去湿痹，生肌。"《本草正》："善清血凉血，止吐血衄血，痢血尿血，崩中赤白，去湿热湿痹，骨节疼痛。捣烂可敷火丹，散疔腮肿痛热毒及烫火伤，止痛灭瘢。炙捣可罨冻疮。烧汁涂发，可润而使黑。"

2. 化学成分 主要含α-侧柏酮、侧柏烯、小茴香酮等挥发油类成分。还含侧柏双黄酮类、鞣质、脂肪类成分以及及钾、钠、氮、磷、钙、镁、锰和锌等微量元素等。

3. 药理作用 有止血、镇咳、祛痰、平喘、抗病原微生物、镇静等作用。

báimáogēn
白茅根 《神农本草经》

为禾本科植物白茅 *Imperata cylindrica* Beauv. var. *major*（Nees）C. E. Hubb. 的干燥根茎。春秋两季采收。生用。

【性味归经】甘，寒。归肺、胃、膀胱经。

【功效】凉血止血，清热利尿。

【应用】

1. 血热出血 本品甘寒，具有凉血止血之功，适用于血热妄行所致的多种出血。主归肺、胃经，善清肺胃热且能利尿，故尤宜于肺、胃出血及尿血。治吐血、咯血、衄血、尿血及崩漏，可单用大剂量煎服，或与大蓟、小蓟、茜草等同用。

2. 热淋、水肿，湿热黄疸 本品能清热利尿通淋，为治疗湿热淋证、水肿之常用药。治热淋、血淋，常与小蓟、瞿麦、蒲黄等配伍；治水肿、小便不利，可与车前子、赤小豆等同用；治湿热黄疸，可与茵陈、栀子等同用。

3. 肺热咳嗽，胃热呕吐 本品既能清肺热而止咳，又能清胃热而止呕。治肺热咳喘，可与桑白皮、黄芩等配伍；治胃热呕吐，可与芦根、竹茹等同用。

【用法用量】内服：9～30g，煎汤，鲜品加倍。或入丸散。凉血止血，清热生津利尿多生用，炒炭用收敛止血。

【参考资料】

1. 本草精选 《本草纲目》："白茅根甘，能除伏热，利小便，故能止诸血、哕逆、喘急、消渴，治黄疸水肿，乃良物也。"《本草正义》："白茅根，寒凉而味甚甘，能清血分之热而不伤于燥，又不黏腻，故凉血而不虑其积瘀，以主吐衄呕血。泄降火逆，其效甚捷，故又主胃火哕逆呕吐，肺热气逆喘满。"

2. 化学成分 主要含芦竹素、白茅素、印白茅素、薏苡素、羊齿烯醇、西米杜鹃素、异山柑子萜醇等三萜类成分，白头翁素等内酯类成分，还含有机酸、甾醇及糖类等。

3. 药理作用 有止血、利尿、镇痛、抗炎、抗病原微生物等作用。

zhùmágēn
苎麻根 《名医别录》

为荨麻科植物苎麻 *Boehmeria nivea*（L.）Gaud. 的干燥根和根茎。主产于浙江、江苏、安徽等地。冬季至次春采收。生用。

【性味归经】甘，寒。归心、肝经。

【功效】凉血止血，清热安胎，利尿，解毒。

【应用】

1. 血热出血 本品甘寒，归心肝经走血分，能清血分之热以凉血止血。治血热妄行所致咯血、咳血、衄血、吐血、尿血、崩漏，可单用煎服或与黄芩、小蓟、地榆等配伍；治出血不止，有气随血脱之象者，常与人参同用。

2. 胎热不安，胎漏下血 本品性寒，有清热止血安胎之效。治胎热之胎漏下血、胎动不安，可单用，或与当归、阿胶、白术等同用。

3. 痈肿疮毒 本品有清热解毒之功。治热毒疮疡，可以鲜品捣敷患处或煮浓汁外洗患处，或与蒲公英、金银花、漏芦等配伍。

4. 湿热淋证 本品甘寒通利，能清热利尿。治湿热淋证、血淋等，可与车前子、滑石、小蓟等同用。

【用法用量】内服：10～15g；煎汤，或入丸散。外用：适量，煎汤外洗，或鲜品捣敷。

【参考资料】

1. 本草精选 《名医别录》："主小儿赤丹，其渍苎汁治渴。安胎，贴热丹毒肿有效。"《本草纲目拾遗》："治诸毒，活血，止血。功能发散，止渴，安胎，涂小儿丹毒，通蛊胀，崩漏，白浊，滑精，牙痛，喉闭、骨鲠，疝气……跌扑损伤。"

2. 化学成分 主要含酚类、三萜（或甾醇）、绿原酸、咖啡酸等。

3. 药理作用 有明显止血作用；对金黄色葡萄球菌有抑制作用；尚有安胎、抗辐射作用等。

yángtí
羊 蹄《神农本草经》

为蓼科植物羊蹄 *Rumex japonicus* Houtt. 或尼泊尔羊蹄 *Rumex nepalensis* Spreng. 的干燥根。全国大部分地区均产。春秋季采收。生用。

【性味归经】苦，涩，寒。归心、肝、大肠经。

【功效】凉血止血，泻下通便，解毒杀虫。

【应用】

1. 血热出血 本品苦涩性寒，归心、肝血分，既能凉血止血，又能收敛止血。治血热所致的咳血、吐血、衄血等出血证，可单味内服，或与地榆、白及、黄芩等配伍。

2. 热结便秘 本品苦寒通泄，具有较为缓和的泻热通便之功。治热结便秘，可单味煎服，也可与芒硝同用。

3. 疥癣、疮疡、烧烫伤 本品苦寒清泄，能解毒疗疮，杀虫止痒。治疥疮，多以鲜品捣敷患处，或与枯矾共研末，醋调敷；治烧烫伤，可用鲜品捣敷，或研末油调外涂。

【用法用量】内服：9～15g，煎汤，或入丸散。外用：适量。

【使用注意】脾胃虚寒，食欲减退，腹泻者慎用。

【参考资料】

1. 本草精选 《神农本草经》："主头秃疥瘙，除热，女子阴蚀。"《名医别录》："浸淫疽痔，杀虫。"《滇南本草》："治诸热毒，泻六腑实火，泻六经客热，退虚热发热，利小便，治热淋。杀虫，搽癣疮、臁疮。"

2. 化学成分 主要含大黄素、大黄素甲醚、大黄酚，还含酸模素和鞣质等。

3. 药理作用 有止血、抗病原微生物、抗氧化等作用。

附药

土大黄

为蓼科植物巴天酸模 *Rumex patientia* L. 或皱叶酸模 *Rumex crispus* L. 的干燥根。苦、辛，凉，归肺、心经。功能凉血止血，通便，杀虫。适用于咳血，衄血，吐血，便血，崩漏，疥癣瘙痒，大便秘结。煎服，9~15g。

图库

第二节 化瘀止血药

本节药物多归肝经，功效化瘀止血，具有止血而不留瘀的特点，主治出血兼有瘀血内阻之证，症见出血色暗、或夹血块、伴见刺痛、舌紫暗或有瘀斑等。其活血之功，又可治疗跌打损伤、瘀滞心腹疼痛、经闭、痛经等。

sānqī
三七《本草纲目》 🅴微课 2

为五加科植物三七 *Panax notoginseng*（Burk.）F. H. Chen 的干燥根和根茎。主产于云南、广西。夏末初秋开花前后采收。生用。

【性味归经】甘、微苦，温。归肝、胃经。

【功效】散瘀止血，消肿定痛。

【应用】

1. 出血　本品味苦而泄，归肝经走血分，长于止血，又善化瘀，有止血不留瘀、化瘀不伤正之特点，为治出血证的良药，广泛用于体内外各种出血，不论有无瘀滞均可应用，尤宜于出血兼有瘀滞者。治内外诸出血，单用内服，或外敷，或与血余炭、花蕊石、蒲黄等同用。

2. 瘀血证　本品活血消肿，止痛力强，治各种瘀血证，尤为伤科要药。治跌打损伤、瘀血肿痛或筋骨折伤等，可单味内服或外敷；或与当归、红花、土鳖虫等配伍。治胸痹心痛，常与丹参、川芎等配伍；治血瘀经闭、痛经及产后瘀阻腹痛，可与桃仁、红花、川芎等配伍；治癥瘕积聚，可与三棱、莪术等同用；治痈疽溃烂，可与乳香、没药、儿茶等同用。

此外，本品味甘，尚有补虚强壮作用，民间用治虚损劳伤，常与母鸡或猪肉炖服。

【用法用量】内服：3~9g，煎汤，或入丸散。研末吞服，一次 1~3g。外用：适量，研末外掺或调敷。

【使用注意】孕妇慎用。

【参考资料】

1. 本草精选　《本草纲目》："止血，散血，定痛。金刃箭伤，跌扑杖疮，血出不止者，嚼烂涂，或为末掺之，其血即止。亦主吐血、衄血、下血、血痢、崩中、经水不止、产后恶血不下、血运血痛、赤目痈肿、虎咬、蛇伤诸病。"《本草新编》："三七根，止血之神药也，无论上中下之血，凡有外越者，一味独用亦效，加入于补血补气药之中则更神。

2. 化学成分　主要含人参皂苷 Rb_1、Rd、Re、Rg_1、Rg_2、Rh_1，三七皂苷 R_1、R_2、R_3、R_4、R_6、R_7，七叶胆苷，三七皂苷 A、B、C、D、E、G、H、I、J 等四环三萜类成分，还含三七素、槲皮素、多糖等。

3. 药理作用　有止血、抗凝、增加冠状动脉血流量与心输出量、降低心肌耗氧量、抗心律失常、抗动脉粥样硬化、促进冠状动脉梗死区侧支循环的形成、扩张脑血管、增加脑血管流量、促进肾上腺皮质功能、镇静、镇痛、抗炎、调节糖代谢、保肝、抗衰老、抗肿瘤、耐缺氧、抗休克等作用。

附药

景天三七

为景天科植物费菜 *Sedum aizoon* L. 或横根费菜 *Sedum kamtschaticum* Fisch. 的根或全草。主产于四

川、湖北、江西等地。春、秋二季采收。生用。性味甘、微酸，平。归心、肝、脾经。功能散瘀止血，宁心安神，解毒。用于吐血，衄血，便血，尿血，崩漏，发斑，外伤出血，跌打损伤，心悸，失眠，疮疖痈肿，烫火伤，毒虫蜇伤。煎服，15~30g。或鲜品绞汁服，30~60g。

qiàncǎo
茜 草 《神农本草经》

为茜草科植物茜草 *Rubia cordifolia* L. 的干燥根及根茎。主产于安徽、江苏、山东等地。春、秋两季采收。生用或炒炭用。

【性味归经】 苦，寒。归肝经。

【功效】 凉血，祛瘀，止血，通经。

【应用】

1. 出血 本品苦寒归肝经血分，既能凉血止血，又能活血化瘀，适宜于血热或血瘀所致出血证，尤宜于血热夹瘀的各种出血。治咳血、吐血、衄血、尿血等，可单用煎服，或与小蓟、白茅根、侧柏叶等配伍；治大肠蕴热之肠风便血，多与黄芩、槐角、防风等同用；治血热崩漏，可与生地黄、生蒲黄、黄芩等同用。

2. 瘀血证 本品有活血通经作用，可用于血瘀所致的经闭、跌打损伤、风湿痹痛等，尤宜于妇科血瘀证。治血瘀经闭，可单用本品酒煎服，或与桃仁、红花、当归等配伍；治跌打损伤，瘀肿疼痛，可单用浸泡酒服，或与三七、乳香、没药等同用；治痹证，可单用浸酒服，或与独活、海风藤、秦艽等配伍。

【用法用量】 内服：6~10g；煎服，或入丸散。止血炒炭用，活血通经生用。

【参考资料】

1. 本草精选 《神农本草经》："主寒湿风痹，黄疸，补中。"《本草纲目》："通经脉，治骨节风痛，活血行血。"

2. 化学成分 主要含大叶茜草素、茜草萘酸等萘醌类成分，羟基茜草素、异羟基茜草素、伪羟基茜草素、茜草素、茜黄素等蒽醌类成分，还含萜类、多糖及环肽化合物等。

3. 药理作用 有促凝血、升高白细胞、镇咳和祛痰等作用。

púhuáng
蒲 黄 《神农本草经》

为香蒲科植物水烛香蒲 *Typha angustifolia* L.、东方香蒲 *Typha orientalis* Presl 或同属植物的干燥花粉。主产于浙江、江苏、安徽等地。夏季采收。生用或炒炭用。

【性味归经】 甘，平。归肝、心包经。

【功效】 止血，化瘀，通淋。

【应用】

1. 出血 本品甘缓不峻，性平无寒热之偏，长于止血，兼有活血行瘀之功。出血证不论寒热及有无瘀滞，均可选用。治血热出血，可单味冲服，或与白茅根、大蓟、小蓟等配伍；治虚寒性出血，可与炮姜、艾叶等同用。治创伤出血，可以本品外敷。

2. 瘀滞疼痛 本品活血通经，祛瘀止痛。对痛经、产后瘀痛、跌打伤痛、心腹疼痛等多种瘀血作痛者均可应用，尤宜于妇科瘀阻疼痛。治心腹刺痛、痛经、产后瘀阻等，常与五灵脂同用；治跌打损伤肿痛，可单用为末，温酒服。

3. 血淋尿血 本品既能化瘀止血，又能利尿通淋。治血淋涩痛，可与生地黄、冬葵子、石韦等同用。

【用法用量】内服：5～10g，煎汤，包煎；或入丸散。外用：适量，敷患处。止血多炒用，化瘀、利尿多生用。

【使用注意】孕妇慎用。

【参考资料】

1. 本草精选　《神农本草经》："主心腹膀胱寒热，利小便，止血，消瘀血。"《本草汇言》："至于治血之方，血之上者可清，血之下者可利，血之滞者可行，血之行者可止。凡生用则性凉，行血而兼消；炒用则味涩，调血而兼止也。"

2. 化学成分　主要含柚皮素、异鼠李素－3－O－新橙皮苷、香蒲新苷、槲皮素等黄酮类成分，还含甾类，脂肪油、生物碱及氨基酸类成分等。

3. 药理作用　有显著而持久的促凝血作用；能降血压、降血脂，减轻心脏负荷，增加冠状动脉血流量，改善微循环，提高机体耐缺氧能力，减轻心肌缺血性病变，抗动脉粥样硬化；还有兴奋子宫、抗炎、利胆、利尿、镇痛及抗缺血再灌注损伤等作用。

jiàngxiāng
降　香　《海药本草》

为豆科植物降香檀 *Dalbergia odorifera* T. Chen 树干和根的干燥心材。主产于海南岛。全年可采收。生用。

【性味归经】辛，温。归肝、脾经。

【功效】化瘀止血，理气止痛。

【应用】

1. 出血　本品归肝经走血分，能化瘀止血，适用于瘀滞出血证，尤宜于跌打损伤所致内外伤出血，为伤科常用之品。治外伤出血，可单味研末外敷，或与三七、蒲黄、茜草等同用；治内伤吐血，咯血属血瘀或气火上逆所致者，常与牡丹皮、郁金等同用。

2. 瘀滞疼痛　本品既能活血化瘀，又能行气止痛，适用于血瘀气滞之胸胁心腹诸痛。治胸胁疼痛，常与郁金、姜黄等配伍；治胸痹卒痛，可与丹参、川芎、赤芍等同用；治瘀滞之胃脘痛，可与蒲黄、五灵脂等同用；治跌打损伤肿痛，可与乳香、没药等配伍。

此外，本品芳香降气辟秽，可用治夏季秽浊之气内阻脾胃，吐泻腹痛，常与广藿香、木香等同用。

【用法用量】内服：9～15g，煎汤，宜后下；或入丸散。研末吞服，每次1～2g。外用：适量，研细末敷患处。

【使用注意】孕妇慎用。

【参考资料】

1. 本草精选　《本草纲目》："疗折伤金疮，止血定痛，消肿生肌。"《本经逢原》："降真香色赤，入血分而下降，故内服能停血破滞，外涂可止血定痛。"

2. 化学成分　主要含苦橙油醇等挥发油类成分，刺芝柄花素、降香黄酮等异黄酮类成分，还含黄酮、异黄酮双聚体衍生物、苯并呋喃衍生物等。

3. 药理作用　有降低全血黏度与血浆黏度、抑制血小板聚集、改善微循环、镇静、抗惊厥、镇痛及抑制胆囊收缩作用等。

huāruǐshí
花蕊石 《嘉祐本草》

为变质岩类岩石蛇纹大理岩。主产于河南、山西、江苏等地。全年可采收。生用或煅用。

【性味归经】酸、涩，平。归肝经。

【功效】化瘀止血。

【应用】

出血　本品味酸涩性平，既能收敛止血，又能化瘀行血，适用于出血兼有瘀滞者。治吐血，单用本品煅成细末，用酒或醋和服；或与白及、紫珠、小蓟等同用；治咳血，可与白及、血余炭、侧柏叶等同用；治外伤出血，单味研末外敷伤口。

【用法用量】内服：4.5～9g，煎汤，或入丸散；研末服，每次1～1.5g。外用：适量。煅花蕊石偏于止血。

【使用注意】孕妇慎用。

【参考资料】

1. 本草精选　《本草纲目》："其功专于止血，能使血化为水，酸以收之也。而又能下死胎，落胞衣，去恶血。"《本草求真》："花蕊石原属劫药，下血止后，须以独参汤救补，则得之矣。若使过服，则于肌血有损，不可不谨。"《玉楸药解》："功专止血，治吐衄，崩漏，胎产，刀杖一切诸血。"

2. 化学成分　主要含钙、镁的碳酸盐，并有少量铁盐、铅盐及锌、铜、钴、镉、镍等元素。

3. 药理作用　有促凝血、抗惊厥等作用。

图库

◎ 第三节　收敛止血药

本节药物性味多为涩平，或为炭类，或质黏，功效收敛出血。主治多种出血证。有些药物兼有消肿生肌、止痢、杀虫、利尿等功效，又可治疗疮疡肿痛、水火烫伤、泻痢、疟疾、小便不利等病症。因有留瘀恋邪之弊，故出血有瘀或出血初期邪实者，不宜单纯使用。

báijí
白及《神农本草经》

为兰科植物白及 *Bletilla striata*（Thunb.）Reichb. f. 的干燥块茎。主产于贵州、四川、湖南等地。夏、秋两季采收。生用。

【性味归经】苦、甘、涩，寒。归肺、胃、肝经。

【功效】收敛止血，消肿生肌。

【应用】

1. 出血　本品味涩质黏，为收敛止血要药，适用于体内外各种出血病证。其主归肺、胃经，故尤善治肺、胃出血。治疗诸内出血，可单味研末，糯米汤调服；治咳血，可与三七、侧柏叶、黄芩等同用；治肺阴虚咯血，可与藕节、枇杷叶、阿胶等同用；治吐血、便血，常与海螵蛸同用；治外伤出血，可单味研末外掺或水调外敷。

2. 痈肿疮疡、水火烫伤、手足皲裂、肛裂　本品既能消散痈肿，又能敛疮生肌，故为消肿生肌常用药，内服与外用皆宜。治痈肿疮疡初起，可与金银花、连翘、蒲公英等配伍；治疮痈已溃，久不收口者，可单用研末外撒，或与血竭、白蔹、牡蛎等配伍外用。治水火烫伤、手足皲裂、肛裂，可单用研末，麻油调涂；或以之研末配伍煅石膏粉，凡士林调膏外用。

现代用于消化性溃疡所致胃出血及肺结核空洞出血，有止血作用，且能促进病灶的愈合。

【用法用量】内服：6~15g，煎汤，或入丸散；研末吞服，3~6g。外用：适量。

【使用注意】不宜与川乌、草乌、附子同用。

【参考资料】

1. 本草精选 《神农本草经》："主痈肿恶疮败疽，伤阴死肌，胃中邪气，贼风鬼击，痱缓不收。"《本草汇言》："白及，敛气、渗痰、止血、消痈之药也。此药质极黏腻，性极收涩，味苦气寒，善入肺经。凡肺叶破损，因热壅血瘀而成疾者，以此研末日服，能坚敛肺藏，封填破损，痈肿可消，溃破可托，死肌可去，脓血可洁，有托旧生新之妙用也。"

2. 化学成分 主要含白及甘露聚糖，联苄类，二氢类，联菲类，二氢菲并吡喃类化合物，苄类化合物及蒽醌类成分等。

3. 药理作用 有止血、抗溃疡、预防肠黏连、抗结核杆菌、抗肿瘤、抗失血性休克及血管栓塞等作用。

xiānhècǎo
仙鹤草 《本草图经》 微课3

为蔷薇科植物龙牙草 *Agrimonia pilosa* Ledeb. 的干燥地上部分。主产于浙江、江苏、湖南等地。夏、秋两季茎叶茂盛时采收。生用或炒炭用。

【性味归经】苦、涩、平。归心、肝经。

【功效】收敛止血，截疟，止痢，解毒，补虚。

【功效应用】

1. 出血 本品味涩收敛，功善收敛止血，可广泛用于各种出血病证。其性平，故出血不论寒热虚实，皆可应用。治血热出血，可与生地黄、牡丹皮、小蓟等同用；治虚寒出血，可与党参、炮姜、艾叶等同用。

2. 久泻久痢 本品具涩敛之性，能涩肠止泻止痢，又能止血，故尤适宜于血痢及久病泻痢。治血痢，可与地榆、马齿苋等配伍；治久痢不止，可与椿皮、赤石脂、禹余粮等同用。

3. 疟疾寒热 本品有截疟之功。治疟疾寒热，可单用研末，于疟发前以白酒送服。

4. 疮痈肿毒、阴痒带下 本品能解毒消肿，杀虫止痒。治痈肿疮毒，可单用或与金银花、连翘、紫花地丁等同用；治阴痒带下，可与苦参、黄柏、白鲜皮等同用。

5. 脱力劳伤 本品有补虚强壮作用。治劳力过度所致脱力劳伤，症见神疲乏力，面色萎黄而纳食正常者，可与大枣同煮，食枣饮汁。

【用法用量】内服：6~12g，煎汤，或入丸散。外用：适量。

【参考资料】

1. 本草精选 《滇南本草》："治妇人月经或前或后，红崩白带，面寒背寒，腹痛，腰痛，发热气胀，赤白痢疾。"《本草纲目拾遗》："葛祖方：消宿食，散中满，下气，疗吐血各病，翻胃噎膈，疟疾，喉痹，闪挫，肠风下血，崩痢，食积，黄白疸，疔肿痈疽，肺痈，乳痈，痔肿。"

2. 化学成分 主含黄酮类，间苯三酚，仙鹤草内酯以及鞣质类成分等。

3. 药理作用 有止血、抑制胃肠运动、加强心肌收缩、减慢心率、降血压、降血糖、抗肿瘤、抗病原微生物、抗炎、镇痛等作用；并能抑制和杀灭绦虫、疟原虫和阴道滴虫。

zǐzhūyè
紫珠叶 《本草拾遗》

为马鞭草科植物杜虹花 *Callicarpa fprmosana* Rolfe 的干燥叶。主产于广东、广西。夏、秋二季枝叶茂盛时采收。生用。

【性味归经】 苦、涩，凉。归肝、肺、胃经。

【功效】 凉血收敛止血，散瘀解毒消肿。

【应用】

1. 出血　本品味苦涩而性凉，既能收敛止血，又能凉血止血，适用于各种内外出血，尤多用于肺胃出血之证。治咯血、吐血，可单用，也可与大蓟、白及、藕节等同用；治尿血、血淋，可与小蓟、白茅根等同用；治便血、痔血，可与地榆、槐花等同用；治崩漏下血，可与茜草、墨旱莲、黄芩等配伍；治外伤出血，可单用捣敷或研末敷，或以纱布浸紫珠液覆盖压迫局部。

2. 热毒疮疡，水火烧烫　本品苦涩性凉，有清热解毒敛疮之功。治热毒疮疡，可单用鲜品捣敷，并煮汁内服，也可与连翘、蒲公英、漏芦等同用；治烧烫伤，可单用研末撒布患处，或煎煮滤取药液，浸湿纱布外敷。

【用法用量】 内服：3～15g，煎汤；研末吞服1.5～3g。外用：适量，敷于患处。

【参考资料】

1. 本草精选　《本草拾遗》："解诸毒物，痈疽，喉痹，飞尸蛊毒，毒肿，下痿，蛇虺虫螫，狂犬毒，并煮汁服；亦煮汁洗疮肿，除血长肤。"《福建民间草药》："活瘀，止血，消炎，解郁。"《广西本草选编》："收敛止血。"

2. 化学成分　主要含紫珠萜酮、木犀草素、芹菜素等黄酮类成分，毛蕊花糖苷等苯乙醇苷类成分，熊果酸等三萜类成分，还含甾醇等。

3. 药理作用　有止血、促进组织愈合、抗病原微生物、抗炎、抗氧化等作用。

附药

大叶紫珠

为马鞭草植物大叶紫珠 *Callicarpa macrophylla* Vahl 的干燥叶或带叶嫩枝。性味辛、苦，平；归肝、肺、胃经。功能散瘀止血，消肿止痛。适用于衄血，咯血，吐血，便血，外伤出血，跌打肿痛。煎服：15～30g；外用适量，研末敷于患处。

zōnglǘtàn
棕榈炭 《本草拾遗》

为棕榈科植物棕榈 *Trachycarpus fortunei*（HooK. f.）H. Wendl. 的干燥叶柄制成的炭化物。主产于广东、福建等地。全年可采制。

【性味归经】 苦、涩，平。归肝、肺、大肠经。

【功效】 收敛止血。

【应用】

出血　本品药性平和，味苦而涩，能收敛止血，可用于多种出血病症。尤多用于崩漏下血。其收敛之性较强，以无瘀滞者为宜。治吐血、衄血、崩漏、便血、尿血等，可单用或与血余炭、侧柏叶、地榆等同用；治血热出血，可与小蓟、白茅根、栀子等同用；治脾不统血、冲任不固之崩漏，可与黄芪、党参、白术等同用。

此外，本品苦涩收敛，尚能止泻、止带，亦用于久泻久痢、妇女带下等。

【用法用量】 内服：3～9g，煎汤，或入丸散。

【使用注意】 出血兼有瘀滞、湿热下痢初起及带下有邪热者慎用。

【参考资料】

1. 本草精选 《日华子本草》："止鼻洪、吐血，破癥，治崩中带下，肠风，赤白痢。入药烧灰用，不可绝过。"《本草纲目》："棕灰性涩，若失血去多，瘀滞已尽者，用之切当，所谓涩可去脱也。与乱发同用更良，年久败棕入药尤妙。"

2. 化学成分 主要含大量纤维素，鞣质以及较丰富的金属元素锌、铁、铜、锰等。

3. 药理作用 有缩短出、凝血时间，收缩小鼠子宫等作用。

xuèyútàn
血余炭 《神农本草经》

为人头发闷煅而制成的炭化物。

【性味归经】 苦、涩，平。归肝、胃经。

【功效】 收敛止血，化瘀，利尿。

【应用】

1. 出血 本品味涩收敛、味苦通泄，既能收敛止血，兼能化瘀，有止血不留瘀的特点，适宜于各种出血证。治吐血、衄血，可与花蕊石、三七、小蓟等同用；治崩漏，常与棕榈炭相须为用；治便血、血痢及痔疮出血，可与槐花、侧柏叶、地榆等同用；治鼻衄、外伤出血，可单用外敷。

2. 小便不利 本品利尿通淋之功，又能化瘀、止血，故小便不利兼瘀阻出血者尤宜。治血淋、尿血，可与白茅根、石韦、蒲黄等同用；治小便不利或点滴不通，可与滑石、冬葵子、车前子等同用。

【用法用量】 内服：5～10g；煎汤，或入丸散；研末服1.5～3g；外用：适量。

【使用注意】 胃弱者慎用。

【参考资料】

1. 本草精选 《神农本草经》："主五癃，关格不通，利小便水道，疗小儿痫，大人痓。"《日华子本草》："止血闷血运，金疮伤风，血痢。入药烧灰，勿令绝过。煎膏长肉，消瘀血也。"

2. 化学成分 主要含优角蛋白，炭素，胱氨酸及脂类成分等。

3. 药理作用 有缩短出、凝血时间及血浆复钙时间作用；尚有抗病原微生物等作用。

ǒujié
藕节《药性论》

为睡莲科植物莲 *Nelumbo nucifera* Gaertn. 的根茎节部。主产于湖南、湖北、浙江等地。秋、冬二季采挖。生用或炒炭用。

【性味归经】 甘、涩，平。归肝、肺、胃经。

【功效】 收敛止血，化瘀。

【应用】

出血 本品味涩收敛，止血兼能散瘀，适用于多种出血病证。善治吐血、咯血、衄血等上部出血。治血热出血，可与生地黄、大蓟、郁金等同用；治虚寒性崩漏，宜炒炭用，可与艾叶、炮姜等配伍。治血淋、尿血，常与小蓟、通草、滑石等同用。

【用法用量】 内服：10～15g，煎汤，或入丸散。

【参考资料】

1. 本草精选 《药性本草》："捣汁饮，主吐血不止，及口鼻并皆治之。"《日华子本草》："解热毒，消瘀血、产后血闷。合地黄生研汁，入热酒并小便服。"

2. 化学成分　主含淀粉、鞣质、维生素、氨基酸和蛋白质类成分等。

3. 药理作用　有止血、抗氧化、延缓衰老、抗疲劳、增强免疫功能、抗肿瘤等作用。

第四节　温经止血药

图库

本节药物药性温热，功效温内脏、益脾阳、固冲脉而止血，主治脾不统血、冲脉失固之虚寒性出血病证，如便血、崩漏、衄血、紫癜等，出血日久，血色暗淡者。有些药物尚有温经散寒之功，又可治疗下焦虚寒的腹痛、呕吐、泄泻、痛经、月经不调等。因其性温热，血热妄行之出血证不宜使用。

àiyè
艾叶《名医别录》 e 微课 4

为菊科植物艾 *Artemisia argyi Lévl. et Vant.* 的干燥叶。主产于湖北蕲春。夏季花未开时采收。生用、捣绒或制炭用。

【性味归经】辛、苦，温；有小毒。归肝、脾、肾经。

【功效】温经止血，散寒止痛；外用祛湿止痒。

【应用】

1. 出血　本品辛香性温，为温经止血之要药，适宜于虚寒性出血证。尤宜于崩漏。治下焦虚寒、冲任不固的崩漏下血，可单用水煎服，或与阿胶、白芍、桑寄生等同用；治中阳亏虚，失于统摄所致的吐血、便血，可单用艾叶煎服，或与干姜、侧柏叶等同用；治血热妄行的出血证，常用鲜艾叶与鲜生地黄、鲜荷叶、鲜侧柏叶配伍。

2. 虚寒性腹痛　本品有温经散寒止痛之功。治脾胃虚寒之脘腹冷痛，可单味艾叶煎服，或以之炒热熨敷肚脐，或与干姜、陈皮、高良姜等同用。

3. 月经不调、胎动不安　本品既能温经散寒，又可调经止痛，止血安胎，为治妇科下焦虚寒或寒客胞宫之要药。治下焦虚寒月经不调、经行腹痛，可与吴茱萸、肉桂、香附等配伍；治下焦虚寒之胎漏下血、胎动不安，多与阿胶、桑寄生等同用。

4. 湿疹、疥癣　本品苦温燥湿，能祛湿止痒。治皮肤湿疹、疥癣，可单用，或与黄柏、花椒、防风等煎水外洗，或配枯矾研末外敷。

另外，将本品捣绒制成艾条、艾炷，用以熏灸体表穴位，能温煦气血、透达经络、散寒止痛，为温灸的主要原料。

【用法用量】内服：3～9g，煎汤，或入丸散；外用：适量。供灸治或熏洗用。醋艾炭温经止血，用于虚寒性出血。

【使用注意】阴虚血热者慎用。

【参考资料】

1. 本草精选　《名医别录》："主灸百病，可作煎，止下痢，吐血，下部䘌疮，妇人漏血，利阴气，生肌肉，辟风寒，使人有子。"《药性本草》："止崩血，安胎，止腹痛。"

2. 化学成分　主要含桉叶精、柠檬烯、香叶烯、α－及β－蒎烯、樟脑、异龙脑等挥发油类成分，还含三萜、倍半萜、黄酮、甾醇类成分等。

3. 药理作用　有止血、抗炎、利胆、提高免疫功能、保护胃黏膜等作用。

pāojiāng
炮 姜 《珍珠囊》

为姜科植物姜 *Zingiber officinale* Rosc. 干燥根茎的炮制加工品。主产于四川、贵州等地。

【性味归经】辛，热。归脾、胃、肾经。

【功效】温经止血，温中止痛。

【应用】

1. 虚寒出血　本品性温，主归脾经，能温经止血，为治脾阳亏虚、脾不统血所致出血证的要药。治虚寒性吐血、便血，可以本品为末，米饮下，或与附子、人参、黄芪等配伍；治冲任虚寒，崩漏下血，可与艾叶、乌梅、棕榈炭等同用。

2. 虚寒腹痛、腹泻　本品辛热，善温暖脾胃，有温中止痛、止呕、止泻之功。治中焦虚寒，腹痛吐泻，可单用，或与人参、白术等配伍；治寒凝腹痛，可与高良姜同用；治脾肾阳虚，腹泻不止，可与炮附子、肉豆蔻等同用；治产后血虚寒凝、小腹疼痛，多与当归、川芎等配伍。

【用法用量】内服：3~9g，煎汤，或入丸散。外用：适量。

【参考资料】

1. 本草精选　《医学入门》："温脾胃，治里寒水泄，下痢肠澼汁，久疟，霍乱，心腹冷痛胀满，止鼻衄，唾血，血痢，崩漏。"《得配本草》："炮姜守而不走，燥脾胃之寒湿，除脐腹之寒痞，暖心气，温肝经，能去恶生新，使阳生阴长，故吐衄下血有阴无阳者宜之。"

2. 化学成分　主要含姜烯、姜烯酮、姜辣素、姜酮、龙脑、姜醇等挥发油类成分，还含树脂、淀粉类成分等。

3. 药理作用　有显著缩短出血、凝血时间，抑制胃溃疡模型等作用。

zàoxīntǔ
灶心土 《名医别录》

土灶内底部经多年柴草熏烧而结成的焦黄土块。全国各地均产，随时采收。又名伏龙肝。打碎用。

【性味归经】辛、温。归脾、胃经。

【功效】温中止血，止呕，止泻。

【应用】

1. 虚寒出血　本品性温，能温暖中焦而收摄止血，为温经止血之要药。对虚寒出血病证，皆可应用。善治吐血、便血。治吐血、衄血，单用水淘汁，和蜜服；治便血属下焦虚寒者，可与干姜、阿胶、黄芩等同用；治脾气虚寒之大便下血、吐血、衄血、崩漏等，常与附子、白术、熟地黄等同用。

2. 胃寒呕吐　本品性温质重，长于温中而降逆止呕。治脾胃虚寒、胃气不降所致的呕吐，可与干姜、半夏、白术等同用；治反胃呕吐，用本品研细，米饮送服；治妊娠呕吐，以本品捣细，调水服。

3. 脾虚久泻　本品既能温脾暖胃，又能实肠止泻。治脾虚久泻，常与附子、干姜、白术等配伍；治胎前下痢、产后不止者，可以山楂、黑糖为丸，用本品煎汤代水送服。

【用法用量】内服，15~30g，煎汤，布包先煎；或60~120g，煎汤代水；或入丸、散剂。外用：适量。

【参考资料】

1. 本草精选　《名医别录》："主治妇人崩中，吐下血，止咳逆，止血，消痈肿毒气。"《本草汇言》："温脾渗湿，止大便秽血之药也。"《本草备要》："调中止血，去湿消肿。治咳逆，反胃。"

2. 化学成分　主含硅酸、氧化铅、氧化铁，以及氯化钠、氯化钾、氯化镁等。

3. 药理作用　有止呕作用。

（覃丽兰）

思考题

1. 何谓止血药？简述止血药的分类、功效、主治。如何正确使用止血药？
2. 如何正确使用小蓟、地榆、三七、茜草、白及、艾叶。
3. 简述小蓟与大蓟、地榆和槐花、血余炭与棕榈炭、艾叶与炮姜的功效、应用的异同点。

书网融合……

思政导航　　本章小结　　微课1　　微课2　　微课3　　微课4　　题库

第十二章　活血化瘀药

PPT

【含义】以通利血脉、促进血行、消散瘀血，治疗瘀血证为主要作用的药物，称活血化瘀药，又称活血祛瘀药或活血逐瘀药。根据其药性和作用特点，活血化瘀药分为活血止痛药、活血调经药、活血疗伤药和破血消癥药四类。

【性能主治】本类药物多味辛，性温，主归心、肝经而走血分，味辛则能散、能行，味苦则通泄，故具有活血化瘀功效，有些药物活血峻猛，具有破血功效。主治瘀血证，常见疼痛、肿块、出血等临床表现，涉及内、妇、儿、外伤各科，如胸、腹、头痛，癥瘕积聚，中风不遂，肢体麻木及关节痹痛日久不愈，以及妇科的月经不调、经闭、痛经、产后腹痛，伤科的跌仆损伤、瘀肿疼痛，外科的疮疡肿痛等等。其中，止痛力强，以治疗瘀血疼痛为主的药物，称为活血止痛药；善调经，以治疗妇科瘀血证为主的药物，称为活血调经药；善疗外伤，以治疗跌打伤痛瘀血证为主的药物，称为活血疗伤药；活血力强，以治疗瘀血重症为主的药物，称为破血消癥药。此外，有些活血化瘀药兼有凉血、止血、行气、清热解毒消痈、利水、润肠通便、止咳平喘等功效，还可以用于治疗血热证、出血、气滞证、热毒疮痈肿痛、水肿、便秘、咳喘等。

【合理用药】

1. 选药　治疗瘀血证应选用活血化瘀药。同时，应根据瘀血证的症状特点、病因、病情轻重等选择活血止痛、活血调经、活血疗伤或破血消癥等不同药物。应注意药物性能特点与瘀血证个体表现的对应性。应根据治疗需要选择合适的炮制品。

2. 配伍　为增强疗效，活血化瘀药常相须配伍。根据"气行则血行""气滞则血瘀"的病机，治疗瘀血证常配伍行气药，以增强活血祛瘀之效。同时，根据瘀血证之病因进行配伍：如因寒、热、痰湿、体虚致瘀者，或久瘀致虚者，当分别配伍散寒、凉血、化痰、补虚等药。还可依据某些突出病证进行配伍，如风湿痹阻，络脉不通或癥瘕积聚者，当分别配伍祛风湿药，或软坚散结药。

3. 注意事项　活血化瘀药行散走窜，活血动血，有出血倾向，月经过多及孕妇均当慎用或禁用；不宜多用久用。破血逐瘀之品，易耗血动血，应中病即止，不可过服，以防其破泄太过，应做到化瘀而不伤正。

⊙ 第一节　活血止痛药

本节药物味辛善行，既入血分，又走气分，活血兼行气，有良好的止痛作用，主治瘀血阻滞所致之头痛、胸胁痛、心腹痛、痛经、产后腹痛、痹痛及跌打损伤瘀肿疼痛等；亦可配伍用治其他瘀血证。因多兼行气，故以血瘀气滞所致诸痛为宜。

chuānxiōng
川　芎　《神农本草经》　e 微课

为伞形科植物川芎 Ligusticum chuanxiong Hort. 的干燥根茎。主产于四川。夏季采收。生用或酒炙用。

【性味归经】辛，温。归肝、胆、心包经。

【功效】活血行气，祛风止痛。

【应用】

1. 血瘀气滞诸痛　本品辛香行散，温通血脉，既能活血，又能行气，为"血中气药"，凡血瘀气滞所致胸胁、心腹诸痛证皆宜。治心脉瘀阻，胸痹心痛，常与丹参、桂枝、檀香等配伍；治肝郁胁痛，常与柴胡、白芍、香附等配伍；治癥瘕积聚、胸胁刺痛，常与桃仁、红花等配伍；治跌打损伤、瘀肿疼痛，常与三七、乳香、没药等同用。因其擅下行血海，调理经水，也是妇科活血调经之要药。治血瘀经闭、痛经、产后恶露不尽、瘀阻腹痛等多种妇科病证，常与当归、白芍、熟地等配伍。

2. 头痛　本品味辛升散，能上行头目，活血行气，祛风止痛，为治头痛要药，无论风、寒、湿、热、瘀、虚所致之头痛皆宜，故有"头痛必用川芎"之说。治风寒头痛，常与羌活、白芷、细辛等配伍；治风热头痛，可与菊花、石膏、僵蚕等配伍；治风湿头痛，可与羌活、独活、防风等同用；治瘀血头痛，常与桃仁、红花、麝香等同用；治血虚头痛，常与当归、白芍等配伍。

3. 风湿痹痛　本品能祛风散寒、活血止痛。治风寒湿痹，肢体麻木疼痛等，常与羌活、细辛、苍术等同用。

【用法用量】内服：3～10g，煎汤，或入丸散。外用：适量。

【使用注意】阴虚火旺，肝阳上亢，月经过多及出血性疾病忌用。孕妇慎用。

【参考资料】

1. 本草精选　《神农本草经》："主中风入脑，头痛，寒痹，筋挛缓急，金疮，妇人血闭无子。"《本草汇言》："芎䓖，上行头目，下调经水，中开郁结，血中气药。尝为当归所使，非第治血有功，而治气亦神验也……味辛性阳，气善走窜而无阴凝粘滞之态，虽入血分，又能去一切风，调一切气。"

2. 化学成分　主要含欧当归内酯A、藁本内酯、3-丁酰内酯、丁烯酞内酯、川芎内酯等内酯类成分，蛇床内酯、洋川芎内酯等挥发油类成分，川芎嗪等含氮类成分，阿魏酸、咖啡酸，川芎酚等酚酸类成分等。

3. 药理作用　有镇痛、抗炎、抗氧化、抗肿瘤、抗凝血、抗抑郁、抗衰老、抗动脉粥样硬化、改善心功能、调节免疫、利胆等作用。

yánhúsuǒ
延胡索　《雷公炮炙论》

为罂粟科植物延胡索 Corydalis yanhusuo W. T. Wang 的干燥块茎。主产于浙江、江苏、湖北等地。夏初采收。生用或醋炙用。

【性味归经】辛、苦，温。归肝、脾经。

【功效】活血，行气，止痛。

【应用】

血瘀气滞诸痛 本品辛散温通，既能活血，又能行气，长于止痛，"专治一身上下诸痛"，广泛用于血瘀气滞所致各部位疼痛，尤宜于胃脘痛、痛经。治心脉瘀阻之胸痹心痛，常与丹参、桂枝、薤白等同用；治胃脘疼痛，可单用；属肝胃郁热者，常与川楝子配伍；属寒者，与高良姜、干姜等同用；属中虚胃痛者，可与桂枝、白芍同用；治肝郁气滞，胁肋胀痛，可与柴胡、郁金等同用；治寒疝腹痛，可与小茴香、吴茱萸等同用；治妇科瘀血气滞之经闭痛经、产后瘀阻腹痛等，可与当归、红花、香附等同用；治风湿痹痛，常与独活、川芎等配伍；治跌扑肿痛，则可与红花、苏木等同用。

【用法用量】内服：3~10g，煎汤，或入丸散；研末吞服，1.5~3g。醋炙可增强止痛之功。

【参考资料】

1. 本草精选 《雷公炮炙论》："心痛欲死，速觅延胡。"《本草纲目》："延胡索，能行血中气滞，气中血滞，故专治一身上下诸痛，用之中的，妙不可言。"

2. 化学成分 主含延胡索甲素、延胡索乙素、延胡索丁素、原阿片碱、黄连碱等生物碱类成分等。

3. 药理作用 有镇痛、抗血小板聚集、抗心肌缺血、抗脑缺血、抗胃溃疡、抗焦虑、抗肿瘤、抗氧化、抗肝损伤、镇静催眠、增强内分泌系统功能等作用。

yùjīn
郁金《药性论》

为姜科植物温郁金 *Curcuma wenyujin* Y. H. Chen et C. Ling、姜黄 *Curcuma longa* L.、广西莪术 *Curcuma. kwangsiensis* S. G. Lee et C. F. Liang 或蓬莪术 *Curcuma phaeocaulis* Val. 的干燥块根。主产于浙江、四川、广西等地。冬季采收。生用或醋炙用。

【性味归经】辛、苦，寒。归肝、心、肺经。

【功效】活血止痛，行气解郁，清心凉血，利胆退黄。

【应用】

1. 血瘀气滞诸痛 本品味辛能行能散，既能活血祛瘀止痛，又能行气解郁，适宜于血瘀气滞诸痛，尤善治肝郁血瘀者。治胸腹胁肋胀痛、刺痛，常与柴胡、香附、白芍等同用；治心脉瘀阻之胸痹心痛，可与瓜蒌、薤白、丹参等配伍；治妇女痛经、乳房胀痛，常与柴胡、香附、当归等配伍；治癥瘕痞块，可与三棱、鳖甲、牡蛎等同用。

2. 热病神昏、癫痫病 本品辛散苦泄，性寒而主归心、肝二经，能清心热、解郁以开窍。治痰浊蒙蔽心窍，热陷心包之神志昏迷，常与石菖蒲、竹沥、栀子等配伍；治痰阻气滞、闭塞心窍之癫痫，常与明矾配伍。

3. 血热出血 本品既能清血分之热而凉血，又能顺气降火而达止血之效，适宜于肝郁化火、气火上逆之多部位出血。治肝郁化火，迫血妄行之吐血、衄血、妇女倒经等上部出血，常与生地黄、牛膝、栀子等同用；治热伤血络之尿血、血淋等下焦出血，常与小蓟、白茅根等配伍。

4. 湿热黄疸、胆石症 本品性寒，主归肝胆经，能清利肝胆湿热而退黄排石。治湿热黄疸，常与茵陈、栀子、大黄配伍；治胆道结石，多与金钱草、大黄、鸡内金等配伍。

【用法用量】内服：3~10g，煎汤，或入丸散。

【使用注意】不宜与丁香、母丁香同用。

【参考资料】

1. 本草精选 《药性论》："治女人宿血气心痛，冷气结聚。"《本草纲目》："治血气心腹痛，产后败血冲心欲死，失心癫狂蛊毒。"《本草备要》："行气，解郁；泄血，破瘀。凉心热，散肝郁，治妇人经脉逆行。"

2. **化学成分** 主含姜黄素、脱甲氧基姜黄素等酚性成分，姜黄酮、莪术醇等挥发油，生物碱、多糖、木脂素、脂肪酸等。

3. **药理作用** 有抗凝血、抗肿瘤、保肝、调节胃肠动力、调降血脂、抗抑郁、抗病原微生物、抗炎、镇痛以及抗氧化应激等作用。

jiānghuáng
姜 黄 《新修本草》

为姜科植物姜黄 *Curcuma longa.* L. 的干燥根茎。主产于四川、福建、广东等地。冬季采收。生用。

【性味归经】辛、苦，温。归脾、肝经。

【功效】破血行气，通经止痛。

【应用】

1. **血瘀气滞诸痛** 本品辛散温通，既入血分以破血逐瘀，又入气分以行气，可广泛用于血瘀气滞诸痛证。治寒凝血瘀气滞之心腹疼痛难忍，常与当归、木香、乌药等配伍；治肝胃气滞、寒凝之胸胁痛，常与枳壳、肉桂、炙甘草等配伍；治气滞血瘀之痛经、经闭、产后腹痛，常与当归、川芎、红花等配伍；治跌打损伤，瘀肿疼痛，常与苏木、乳香、没药等配伍。

2. **风湿痹证** 本品能温通经脉，可外散风寒，内行气血，长于通经止痛，尤善行肩臂而除痹痛，为治风湿肩臂疼痛之良药。治风寒湿痹，肩臂疼痛，常与羌活、防风、桂枝等同用。

本品止痛，亦可配伍用治牙痛、疮痈肿痛、皮癣痛痒等。

【用法用量】内服：3～10g，煎汤，或入丸散。外用：适量。

【使用注意】血虚无气滞血瘀者慎用；孕妇忌用。

【参考资料】

1. **本草精选** 《新修本草》："主心腹结积，疰忤，下气，破血，除风热，消痈肿，功力烈于郁金。"《本草图经》："治气胀及产后败血攻心，祛邪辟恶。"《本草纲目》："治风痹臂痛。"

2. **化学成分** 主要含姜黄素、脱甲氧基等酚性成分；桉叶素、芳樟醇、姜黄烯、龙脑、异龙脑等挥发油类成分等。

3. **药理作用** 有抗心肌缺血、降血脂、抗肿瘤、抗脑缺血、改善学习能力记忆、抗肺纤维化、抗肝肾组织损伤、调节免疫功能等作用。

附药

片姜黄

为姜科植物温郁金的干燥根茎。性味辛、苦，温。归脾、肝经。功能破血行气，通经止痛。适用于胸胁刺痛，胸痹心痛，痛经经闭，癥瘕，风湿肩臂疼痛，跌扑肿痛。煎服，3～9g。孕妇慎用。

rǔxiāng
乳 香 《名医别录》

为橄榄科植物乳香树 *Boswellia carterii* Birdw. 及其同属植物 *Boswellia bhaw – dajiana* Birdw. 树皮渗出的干燥树脂。主产于非洲索马里、埃塞俄比亚等地。春、夏季采收。生用或制用。

【性味归经】辛、苦，温。归心、肝、脾经。

【功效】活血定痛，消肿生肌。

【应用】

1. 血瘀气滞诸痛 本品既能活血，又能行气，擅于止痛，能"定诸经之痛"，适宜于血瘀气滞诸痛证，常与没药相须为用。治瘀阻心脉之胸痹心痛，多与丹参、三七等同用；治血瘀气滞之胃脘疼痛，可与延胡索、木香等同用；治痛经、经闭、产后瘀阻腹痛，常与当归、川芎、丹参等同用；治风湿痹痛，常与川芎、独活、羌活等同用。

2. 跌打损伤、疮疡痈肿 本品既能散瘀止痛，又能活血消痈，祛腐生肌，为外伤科要药。治跌打损伤、瘀血肿痛，常与没药、血竭、苏木等配伍；治疮疡初起之红肿热痛，以及疮疡溃久不敛，常与没药同用。

【用法用量】内服：3～5g，煎汤，多炮制去油；或入丸散；外用：适量，研末用。

【使用注意】孕妇及胃弱者慎用。

【参考资料】

1. 本草精选 《名医别录》："疗风水毒肿，去恶气。疗风瘾疹痒毒。"《珍珠囊》："定诸经之痛。"《本草纲目》："消痈疽诸毒，托里护心，活血定痛，伸筋，治妇人难产，折伤。"

2. 化学成分 主要含乙酸辛脂、α–蒎烯、榄香烯、1–辛醇、桉树脑等挥发油类成分，游离α，β–乳香脂酸等树脂类成分等。

3. 药理作用 有抗凝血、抗炎、促进伤口愈合、抗胃溃疡、镇痛等作用。

mòyào
没 药 《药性论》

为橄榄科植物地丁树 *Commiphora myrrha* Engl. 或哈地丁树 *Commiphora molmol* Engl. 的干燥树脂。主产于索马里、埃塞俄比亚、印度等地。11月至次年2月采收。生用或制用。

【性味归经】辛、苦，平。归心、肝、脾经。

【功效】散瘀定痛，消肿生肌。

【应用】

1. 血瘀气滞诸痛 本品味辛行散，活血行气止痛，治血瘀气滞诸痛功似乳香而善活血，善治血瘀气滞较重之胃痛。治胸痹心痛，胃脘疼痛，痛经经闭，产后瘀阻，癥瘕腹痛，风湿痹痛，常与乳香相须配伍。

2. 跌打损伤，痈肿疮疡 本品与乳香同为治伤科、外科要药。治跌打损伤、痈疽肿痛、疮疡溃后难敛等，二者常相须配伍。

【用法用量】内服：3～5g，煎汤，多炮制去油；入丸散。外用：适量，研末用。

【使用注意】孕妇及胃弱者慎用。

【参考资料】

1. 本草精选 《药性论》："主打磕损，心腹血瘀，伤折蹉跌，筋骨瘀痛，金刃所损，痛不可忍，皆以酒投饮之。"《本草纲目》："散血消肿，定痛生肌。"

2. 化学成分 主要含丁香油酚、间甲苯酚、蒎烯等挥发油类成分，树脂类、呋喃倍半萜类化合物等。

3. 药理作用 有抗血栓生成、抗炎、镇痛、抗肿瘤、降血脂、抗病原微生物、保肝、促进肠蠕动等作用。

wǔlíngzhǐ
五灵脂 《开宝本草》

为鼯鼠科动物复齿鼯鼠 *Trogopterus xanthipes* Milne–Edwards 的粪便。主产于河北、山西、甘肃等地。

全年均可采收。醋炙用。

【性味归经】苦、甘，温。归肝、脾经。

【功效】化瘀止血，活血止痛。

【应用】

1. 瘀滞诸痛 本品归肝经血分，性温而善温通活血止痛，为治瘀滞疼痛之常用药。治瘀血阻滞之心腹刺痛，少腹急痛，常与蒲黄相须为用；治胸痹心痛，常与川芎、丹参、乳香等同用；治脘腹胁痛，常与延胡索、香附、没药等同用；治痛经、经闭、产后瘀滞腹痛，多与当归、益母草等同用；治骨折肿痛，可配白及、乳香、没药等，研末外敷。

2. 瘀滞出血 本品炒用，既能止血，又能活血散瘀，止血而不留瘀，适宜于瘀血内阻、血不归经之出血证。治血瘀崩漏，月经过多，色紫多块，少腹刺痛，既可单味炒研末，温酒送服，也常与蒲黄、三七等同用。

此外，本品能解毒消肿止痛，善解蛇毒。治蛇、蝎、蜈蚣咬伤，可内服，也可配雄黄外敷。

【用法用量】内服：5～10g，煎汤，包煎。或入丸散。外用：适量。

【使用注意】血虚无瘀及孕妇慎用。不宜与人参同用。

【参考资料】

1. 本草精选 《开宝本草》："主疗心腹冷气，小儿五疳，辟疫，治肠风，通利气脉，女子月闭。"《本草衍义补遗》："能行气止血，治心腹冷气，妇人心痛，血气刺痛。"

2. 化学成分 主要含尿嘧啶、尿素、尿酸等含氮类物质；多量树脂以及醇类、酮类、醛类、酚类等挥发性成分等。

3. 药理作用 有抗凝血、改善血液流变性、解痉、调节免疫功能、抗炎、抗病原微生物等作用。

▶ 第二节 活血调经药

图库

本节药物活血祛瘀，尤善通畅血脉而调经水，主治瘀血所致之月经不调、痛经、经闭及产后瘀滞腹痛等经产病证；也常用治瘀滞疼痛、癥瘕积聚、跌打损伤、疮痈肿毒等其他瘀血证。

dānshēn
丹 参 《神农本草经》

为唇形科植物丹参 *Salvia miltiorrhiza* Bge. 的干燥根及根茎。主产于江苏、安徽、四川等地。春、秋二季采收。生用或酒炙用。

【性味归经】苦，微寒。归心、肝经。

【功效】活血祛瘀，通经止痛，清心除烦，凉血消痈。

【应用】

1. 妇科血瘀诸证 本品归肝经血分，善活血化瘀，调经止痛，且祛瘀生新而不伤正，故为妇科调经要药。其性偏寒凉，尤以血热瘀滞者为宜。治瘀血阻滞之月经不调，经闭痛经及产后瘀滞腹痛，可单用，或与川芎、当归、益母草等配伍；治寒凝血滞者，可与吴茱萸、肉桂等同用。

2. 瘀滞心痛、脘腹疼痛、癥瘕积聚、跌打损伤、风湿痹痛 本品善通行血脉，祛瘀止痛，为治瘀血病证之要药。治血瘀气滞所致心腹、胃脘疼痛，常与檀香、砂仁等配伍；治癥瘕积聚，常与三棱、莪术等同用；治跌打损伤，常与乳香、没药等配伍；治风湿痹痛，可与牛膝、杜仲、续断等同用。

3. 热病烦躁神昏、心悸失眠 本品性寒归心经，能清心凉血、除烦安神。治热入营血，高热神昏，烦躁不寐，常与生地黄、玄参等同用；治心血不足，虚热内扰之心悸失眠，常与酸枣仁、柏子仁、五味子等同用。

4. 热毒疮痈 本品能清热凉血，散瘀消痈。治疮痈肿毒、红肿热痛及乳痈，常与金银花、连翘等同用。

【用法用量】内服：10～15g，煎汤，或入丸散。活血化瘀宜酒炙用。

【使用注意】不宜与藜芦同用。

【参考资料】

1. 本草精选 《神农本草经》："主心腹邪气……寒热积聚，破癥除瘕，止烦满，益气。"《滇南本草》："补心定志，安神宁心，治健忘怔忡，惊悸不寐。"《得配本草》："养血活血，生新血，去宿血。"

2. 化学成分 主要含丹参酮、异丹参酮、隐丹参酮等醌类成分；丹酚酸、丹参素、琥珀酸等有机酸类成分；亚油酸、亚麻酸等脂肪酸类成分等。

3. 药理作用 有改善血液流变性、改善微循环、抗凝血、抗心肌缺血、抗脑缺血、抗焦虑、抗肝纤维化、抗肿瘤等作用。

hónghuā

红 花 《新修本草》

为菊科植物红花 Carthamus tinctorius L. 的干燥花。主产于河南、浙江、四川等地。夏季花色由黄变红时采收。生用。

【性味归经】辛，温。归心、肝经。

【功效】活血通经，散瘀止痛。

【应用】

1. 妇科血瘀诸证 本品归心、肝走血分，辛散温通之力较强，为活血祛瘀、通经止痛之要药。治痛经、经闭、产后瘀滞腹痛，单用有效，或与桃仁相须为用，亦可与川芎、当归、白芍等配伍。

2. 癥瘕积聚 本品能活血通经、祛瘀消癥。治癥瘕积聚，常与三棱、莪术、香附等同用。

3. 心腹瘀阻疼痛、胁痛 本品能活血祛瘀止痛，善治瘀阻心腹胁痛。治胸痹心痛，常与桂枝、瓜蒌、丹参等同用；治胁肋刺痛，可与桃仁、柴胡、大黄等配伍。

4. 跌打损伤，瘀滞肿痛 本品能通利血脉、消肿止痛。治跌打损伤，瘀滞肿痛，常与苏木、乳香、没药等同用；或制为红花油、红花酊涂擦。

5. 斑疹色暗 本品有活血化斑之功。治血热瘀滞之斑疹色暗，常与紫草、大青叶等配伍。

【用法用量】内服：3～10g，煎汤，或入丸散。外用：适量。

【使用注意】孕妇慎用。

【参考资料】

1. 本草精选 《开宝本草》："主产后血运，口噤，腹内恶血不尽，绞痛，胎死腹中，并酒煮服；亦主蛊毒下血。"《本草纲目》："活血润燥，止痛散肿，通经。"

2. 化学成分 主要含羟基红花黄色素 A、山奈素、红花苷、前红花苷、红花明苷、红花黄色素等黄酮类成分，绿原酸、咖啡酸、儿茶酚等酚类成分，还含脂肪酸成分、挥发性成分等。

3. 药理作用 有改善微循环、改善血液流变性、抗血栓形成、抗凝血、抗心肌缺血、抗脑缺血、降血压、抗肝纤维化、镇痛、镇静、抗炎、抗惊厥等作用。

附药

西红花

为鸢尾科植物番红花 Crocus sativus L. 的干燥柱头。又名"藏红花""番红花"。原产于欧洲及中亚地区，现我国已有栽培。9~10月采收。生用。性味甘，平。归心、肝经。功能活血化瘀，凉血解毒，解郁安神。适用于经闭癥瘕，产后瘀阻，温毒发斑，忧郁痞闷，惊悸发狂。煎服或沸水泡服，1~3g。孕妇慎用。

táorén
桃 仁《神农本草经》

为蔷薇科植物桃 *Prunus persica*（L.）Batsch. 或山桃 *Prunus davidiana*（Carr.）Franch. 的干燥成熟种子。果实成熟后采收。生用或炒用。

【性味归经】苦、甘，平。归心、肝、大肠经。

【功效】活血祛瘀，润肠通便，止咳平喘。

【应用】

1. 血瘀证 本品苦泄性平，归心肝血分，活血祛瘀之力强，适宜于多种血瘀病证。治瘀血所致经闭、痛经、产后瘀滞腹痛，常与红花相须为用，或与当归、川芎、白芍等同用；治产后恶露不尽，小腹冷痛，常与当归、川芎、炮姜等同用；治癥瘕积聚，常与桂枝、茯苓、牡丹皮等配伍；治肺痈肠痈，可与鱼腥草、败酱草、牡丹皮等配伍。

2. 肠燥便秘 本品富含油脂，能润燥滑肠。治肠燥便秘，常与当归、火麻仁等配伍。

3. 咳嗽气喘 本品味苦降泄，能降泄肺气，以止咳平喘。治咳嗽气喘，单用煮粥食用，或与杏仁配伍。

【用法用量】内服：5~10g，煎汤，或入丸散。

【使用注意】孕妇慎用。

【参考资料】

1. 本草精选 《名医别录》："止咳逆上气，消心下坚，除卒暴击血，破癥瘕，通月水，止痛。"《珍珠囊》："治血结血秘血燥，通润大便，破蓄血。"

2. 化学成分 主要含甘油三酯等脂类成分；苦杏仁苷、野樱苷等苷类成分；还含糖类、蛋白质、氨基酸、苦杏仁酶等。

3. 药理作用 有抗血栓形成、抗凝血、抗心肌缺血、抗炎、抗病原微生物、抗过敏、镇咳平喘、抗肺纤维化等作用。

yìmǔcǎo
益母草 《神农本草经》

为唇形科植物益母草 *Leonurus japonicus* Houtt. 的干燥地上部分。中国大部分地区均产。夏季花期采收。生用或熬膏用。

【性味归经】苦、辛，微寒。归肝、心包、膀胱经。

【功效】活血调经，利尿消肿，清热解毒。

【应用】

1. 血瘀证 本品苦泄辛散，走血分，善活血调经，祛瘀通经，为妇科经产要药。治瘀阻经闭、痛经、月经不调、产后腹痛、恶露不尽等，可单用煎汤或熬膏服用，或与当归、川芎、乳香等配伍。治跌打损伤，瘀肿疼痛，可与川芎、延胡索、苏木等配伍。

2. 水肿、小便不利 本品既能利水消肿，又能活血化瘀，尤宜于水瘀互结之水肿。治水肿、小便不利，可单用或与白茅根、车前子等配伍。

3. 疮痈肿毒、皮肤痒疹 本品性寒清热，能清热解毒以消痈肿。治疮痈肿毒、皮肤痒疹，可单用外洗或外敷，亦可与黄柏、蒲公英、苦参等同用。

【用法用量】 内服：9～30g，鲜品 12～40g；煎汤，熬膏，或入丸散。外用：适量。

【使用注意】 孕妇慎用。

【参考资料】

1. 本草精选 《神农本草》："茎主瘾疹痒，可作浴汤。"《本草正下》："性滑而利，善调女人胎产诸证，故有益母之号。"《本草求真》："益母草，消水行血，去瘀生新，调经解毒，为胎前胎后要剂。"

2. 化学成分 主要含益母草碱、水苏碱、益母草啶等生物碱类成分，还含脂肪酸及二萜类成分等。

3. 药理作用 有改善血液流变性、改善微循环、抗心肌缺血、抗脑缺血、调节子宫、利尿、改善肾功能、抑制皮肤真菌等作用。

附药

茺蔚子

为唇形科植物益母草的干燥成熟果实。性味辛、苦，微寒。归心包、肝经。功能活血调经，清肝明目。适用于月经不调，经闭痛经，目赤翳障，头晕胀痛。煎服，5～10g。瞳孔散大者慎用。

zélán
泽兰《神农本草经》

为唇形科植物毛叶地瓜儿苗 *Lycopus lucidus* Turcz. var. *hirtus* Regel 的干燥地上部分。中国大部分地区均产。夏、秋两季采收。生用。

【性味归经】 辛、苦，微温。归肝、脾经。

【功效】 活血调经，祛瘀消痈，利水消肿。

【应用】

1. 血瘀证 本品辛散苦泄温通，功善活血调经，尤宜于妇科经产瘀血病证。治血瘀经闭、痛经、产后瘀滞腹痛，常与当归、川芎、香附等配伍；治跌打损伤、瘀肿疼痛，可单用，亦可与当归、红花、桃仁等配伍；治胸胁损伤疼痛，常与丹参、郁金、延胡索等同用。

2. 疮痈肿毒 本品能祛瘀消痈。治疮痈肿毒，可与金银花、黄连、赤芍等配伍。

3. 水肿、小便不利 本品利水消肿而又活血。治瘀血阻滞、水瘀互结之水肿、小便不利，常与益母草、防己、茯苓等配伍。

【用法用量】 内服：6～12g，煎汤，或入丸散。

【使用注意】 血虚及无瘀滞者慎用。

【参考资料】

1. 本草精选 《神农本草经》："主乳妇内衄，中风余疾，大腹水肿，身面四肢浮肿，骨节中水，金疮，痈肿疮脓。"《医林纂要》："主治妇人血分，调经去瘀。"

2. 化学成分 主要含桦木酸、熊果酸、齐墩果酸等三萜类成分，原儿茶酸、咖啡酸、迷迭香酸等有机酸类成分，还含挥发油、黄酮、鞣质、皂苷等。

3. 药理作用 有改善血液流变性、抗凝血、改善微循环、调节脂代谢、强心、利胆、保肝、镇痛等作用。

niúxī
牛 膝《神农本草经》

为苋科植物牛膝 *Achyranthes bidentata* Bl. 的干燥根。又称"怀牛膝"，主产于河南。冬季茎叶枯萎后采收。生用或酒炙用。

【性味归经】苦、甘、酸,平。归肝、肾经。

【功效】逐瘀通经,补肝肾,强筋骨,利尿通淋,引血下行。

【应用】

1. 血瘀证　本品苦泄,性善下行,长于活血通经,适宜多种瘀血病证。治瘀血经闭、痛经、经行腹痛,常与当归、桃仁、红花等配伍;治胞衣不下,可与当归、瞿麦、冬葵子等配伍;治跌打损伤、腰膝肿痛,常与续断、乳香、没药等配伍。

2. 腰膝酸痛、筋骨无力　本品既能活血祛瘀,又能补肝肾,强筋骨,为治肝肾不足、腰膝酸软之常用药。治肝肾不足,腰膝酸软无力者,可与杜仲、续断等配伍;治痹痛日久,损及肝肾,腰膝酸痛,筋骨无力,常与五加皮、桑寄生、独活等同用;治湿热成痿,足膝痿软者,常与黄柏、苍术、薏苡仁等配伍。

3. 淋证、水肿　本品性善下行,既能利水通淋,又能活血祛瘀,为治下焦水湿病证之常用药。治热淋、血淋、砂淋,常与车前子、冬葵子、瞿麦等配伍;治水肿、小便不利,常与车前子、茯苓、熟地黄等同用。

4. 头痛眩晕、吐衄出血、齿痛口疮　本品味苦泄降,能引血下行,以降上炎之火,适宜于肝阳上亢及火热上冲诸证。治阴虚肝阳亢,头痛眩晕,与石决明、赭石、牡蛎等配伍;治火热上逆,吐血、衄血,可与白茅根、小蓟、槐花同用;治胃火上炎,齿痛口疮,常与石膏、知母、麦冬等同用。

【用法用量】内服:5~12g,煎汤,或入丸散。活血祛瘀、利尿通淋、引血(火)下行宜生用;补肝肾、强筋骨宜酒炙用。

【使用注意】孕妇慎用。

【参考资料】

1. 本草精选　《神农本草经》:"主寒湿痿痹,四肢拘挛,膝痛不可屈伸,逐血气,伤热火烂,堕胎。久服轻身耐老。"《本草纲目》:"治久疟寒热,五淋尿血,茎中痛,下痢,喉痹,口疮,齿痛,痈肿恶疮,伤折。"

2. 化学成分　主要含β-蜕皮甾酮等甾酮类成分,人参皂苷R、牛膝皂苷等三萜类成分;还含黄酮类成分、多糖类和氨基酸等。

3. 药理作用　有抗凝血、抗心肌缺血、抗动脉粥样硬化、抗衰老、降血脂、降血糖、抗炎、镇痛、兴奋子宫平滑肌、抗生育、抗着床、抗早孕、增强免疫功能、抗肿瘤等作用。

附药

川牛膝

为苋科植物川牛膝 *Cyathula officinalis* Kuan 的干燥根。主产于四川、云南、贵州等地。冬季苗枯时采收。生用或酒炙用。性味甘、微苦,平。归肝、肾经。功能逐瘀通经,通利关节,利尿通淋。适用于经闭癥瘕,胞衣不下,跌扑损伤,风湿痹痛,足痿筋挛,尿血血淋。煎服,5~10g。孕妇慎用。

jīxuěténg
鸡血藤 《本草纲目拾遗》

为豆科植物密花豆 *Spatholobus suberectus* Dunn 的干燥藤茎。主产于广西、云南等地。秋、冬两季采收。生用或熬膏用。

【性味归经】苦、甘,温。归肝、肾经。

【功效】活血补血,调经止痛,舒筋活络。

【应用】

1. **妇科血瘀诸证**　本品活血散瘀，调经止痛，又兼补血，适宜于妇科血虚血瘀诸证。治月经不调、痛经、经闭等，常与当归、白芍、川芎等同用；治血虚月经不调、痛经、闭经，则常与当归、熟地黄、白芍等同用。

2. **风湿痹痛，麻木瘫痪，血虚萎黄**　本品活血养血，又能舒筋活络。治血虚身痛，可与首乌藤、当归等同用；治风湿痹痛，肢体麻木，可与威灵仙、木瓜、独活等同用；治中风手足麻木，肢体瘫痪，常与黄芪、当归、桃仁等同用。

【用法用量】内服：9～15g，煎汤，熬膏，或入丸散。

【参考资料】

1. **本草精选**　《本草纲目拾遗》："大补气血，与老人妇女更为得益……统治百病，能生血、和血、补血、破血；又能通七窍，走五脏，宣筋络。"《饮片新参》："去瘀血，生新血，流利经脉。治暑痧，风血痹证。"

2. **化学成分**　主要含芒柄花素、芒柄花苷等黄酮类成分，还含甾醇及挥发油等。

3. **药理作用**　有抗血栓形成、兴奋子宫平滑肌、抗炎、镇痛、抗病毒、镇静、抗肿瘤、调节免疫功能及促进造血等作用。

wángbùliúxíng

王不留行　《神农本草经》

为石竹科植物麦蓝菜 *Vaccaria segetalis*（Neck.）Garcke 的干燥成熟种子。主产于江苏、河北、山东等地。夏季果实成熟，果皮尚未开裂时采收。生用或炒用。

【性味归经】苦，平。归肝、胃经。

【功效】活血通经，下乳消痈，利尿通淋。

【应用】

1. **妇科血瘀诸证**　本品归肝经走血分，长于通利血脉，活血通经。治瘀血阻滞之经行不畅、痛经及经闭等，常与当归、川芎、香附等同用。

2. **乳汁不下，乳痈肿痛**　本品善行血脉，通乳汁，消痈肿，为治疗产后乳汁不下的常用之品。治产后乳汁不通，常与穿山甲、木通等配伍；治气血不足，乳汁稀少者，常与黄芪、当归、白芍等配伍；治乳痈肿痛，可与蒲公英、漏芦、路路通等配伍。

3. **淋证涩痛**　本品性善下行，能活血利尿通淋。治淋证，常与石韦、瞿麦、冬葵子等同用。

【用法用量】内服：5～10g，煎汤，或入丸散。

【使用注意】孕妇慎用。

【参考资料】

1. **本草精选**　《神农本草经》："主金疮，止血逐痛，出刺，除风痹内寒。"《本草纲目》："王不留行能走血分，乃阳明冲任之药，俗有'穿山甲、王不留，妇人服了乳长流'之语，可见其性行而不住也。""利小便。"

2. **化学成分**　主要含王不留行皂苷 A～D 等三皂苷类成分，异肥皂草苷等黄酮类成分，还含甾醇、有机酸等。

3. **药理作用**　有抗着床、抗早孕、兴奋子宫平滑肌、促进乳汁分泌、抗炎、镇痛、抗肿瘤等作用。

yuèjìhuā

月季花　《本草纲目》

为蔷薇科植物月季 *Rosa chinensis* Jacq. 的干燥花。主产于江苏。花微开时采收。生用。

【性味归经】甘，温。归肝经。

【功效】活血调经，疏肝解郁。

【应用】

1. 肝郁血瘀之月经不调、痛经、闭经，胸胁胀痛　本品甘温通利，善疏肝解郁，调畅气血而活血调经。治肝气郁结，气滞血瘀之月经不调、痛经、闭经、胸胁胀痛，可单用，或与玫瑰花、当归、香附等同用。

2. 跌打损伤，瘀肿疼痛，痈疽肿毒，瘰疬　本品有活血消肿之功。治跌打损伤，瘀肿疼痛，痈疽肿毒，可单用捣碎外敷或研末冲服；治瘰疬肿痛未溃，常与夏枯草、浙贝母、牡蛎等同用。

【用法与用量】内服：3～6g，煎汤，或入丸散；或开水泡服。外用：适量。

【参考资料】

1. 本草精选　《本草纲目》："活血，消肿，敷毒。"《泉州本草》："通经活血化瘀，清肠胃湿热，泻肺火，止咳，止血，止痛，消痈毒。治肺虚咳嗽咯血，痢疾，瘰疬溃烂，痈疽肿毒，妇女月经不调。"

2. 化学成分　主要含牻牛儿醇、橙花醇、香茅醇等挥发油；槲皮苷、异槲皮苷等黄酮类成分等。

3. 药理作用　有抗凝血、镇痛、抗氧化、抗病原微生物、抗肿瘤、调节免疫功能等作用。

língxiāohuā
凌霄花　《神农本草经》

为紫葳科植物凌霄 Campsis grandiflora（Thunb.）K. Schum. 或美洲凌霄 Campsis radicans（L.）Seem. 的干燥花。夏、秋二季花盛开时采收。生用。

【性味归经】甘、酸，寒。归肝、心包经。

【功效】活血通经，凉血祛风。

【应用】

1. 月经不调，经闭，癥瘕　本品归肝经，能破瘀血、通经脉、散癥瘕、消肿痛。治瘀血停滞所致月经不调、痛经、经闭，常与当归、红花、赤芍等配伍；治癥瘕积聚，可与鳖甲、土鳖虫等同用；治跌打损伤，可单用捣敷，或与乳香、没药等配伍。

2. 风疹、皮肤瘙痒、痤疮　本品性寒泄热，凉血祛风止痒。治周身瘙痒，可单用，亦可与生地黄、牡丹皮、蒺藜等同用；治风疹、皮癣，常与雄黄、黄连、天南星等为末外搽。

【用法用量】内服：5～9g，煎汤，或入丸散。外用：适量。

【使用注意】孕妇慎用。

【参考资料】

1. 本草精选　《神农本草经》："主妇人产乳余疾，崩中，癥瘕，血闭，寒热羸瘦。"《医林纂要》："缓肝风，泻肝热，去血中伏火，治诸血热生风之证。"

2. 化学成分　主要含芹菜素等黄酮类成分，紫葳苷、凌霄苷等环烯醚萜苷类成分，还含苯丙醇苷、生物碱、有机酸及挥发油等。

3. 药理作用　有改善微循环、抗炎、镇痛、抗溃疡、降胆固醇、抗肿瘤等作用。

第三节　活血疗伤药

本节药物既能活血化瘀，又可消肿止痛、续筋接骨，常用以治疗跌打损伤、瘀肿疼痛，骨折筋损，金疮出血等骨伤科疾患，也可用于其他血瘀病证。有些药物兼有生肌敛疮功效，可用于治疗疮疡不敛等。

图库

tǔbiēchóng
土鳖虫　《神农本草经》

为鳖蠊科昆虫地鳖 *Eupolyphaga sinensis* Walker. 或冀地鳖 *Steleophaga plancyi*（Boleny）的雌虫干燥体。主产于河南、陕西、甘肃等地。野生者，夏、秋季捕捉；饲养者全年捕捉。生用、炒用、或酒炙用。

【性味归经】咸，寒；有小毒。归肝经。

【功效】破血逐瘀，续筋接骨。

【应用】

1. 跌打损伤、筋伤骨折　本品咸寒入血，性善走窜，能破血消肿止痛、续筋接骨疗伤，为骨伤科要药。治骨折初期，可单用活虫浸酒饮，以渣敷患处；亦可配红花研末，黄酒送服；治折骨筋伤后期，筋骨软弱无力，可与五加皮、续断、骨碎补等配伍。

2. 血瘀经闭、产后腹痛、癥积痞块　本品味咸入血，功擅逐瘀通经，软坚消癥。治血瘀经闭、产后瘀阻腹痛，常与大黄、桃仁等配伍。治干血成劳、经闭腹满、肌肤甲错者，与大黄、水蛭、虻虫等同用；治癥瘕积聚，可与鳖甲、桃仁、牡丹皮等同用。

【用法用量】内服：3～10g，煎汤；或浸酒饮；研末，1～1.5g。外用：适量，煎汤含漱、研末撒或鲜品捣敷。

【使用注意】年老体弱及月经期者慎用，孕妇禁服。

【参考资料】

1. 本草精选　《神农本草经》："主心腹寒热洗洗，血积癥瘕，破坚，下血闭。"《本草纲目》："行产后血积，折伤瘀血，重舌，木舌，口疮，小儿腹痛夜啼。"《本草求真》："凉血破积，软坚接骨。"

2. 化学成分　主要含棕榈油酸、油酸、软脂酸、豆蔻酸等脂肪酸类成分，还含尿嘧啶、尿囊素、生物碱、氨基酸等。

3. 药理作用　有抗凝血、改善血液流变性、促进骨折愈合、降血脂、抗肿瘤等作用。

mǎqiánzǐ
马钱子　《本草纲目》

为马钱科植物马钱 *Strychnos nux-vomica* L. 的干燥成熟种子。主产于福建、台湾、广东等地。秋、冬季果实成熟时采收。砂炒或油炸用。

【性味归经】苦，温；有大毒。归肝、脾经。

【功效】通络止痛，散结消肿。

【应用】

1. 跌打损伤，骨折肿痛　本品通络消肿止痛，为接骨良药。治跌打损伤，骨折肿痛，可与乳香、没药等内服、外敷。

2. 风湿痹痛，肢体瘫痪　本品通络，透达关节。治风湿顽痹、拘挛疼痛、麻木瘫痪，可与麻黄、乳香、全蝎等份为丸服；治手足麻木、半身不遂，可与甘草等份为末，炼蜜为丸服，亦可与人参、当归、穿山甲等同用。

3. 痈疽肿毒，喉痹　本品能解毒，散结，消肿。治痈疽肿毒，瘰疬痰核等，可单用内服、外用，或与穿山甲、白僵蚕或蓖麻仁等同用；治咽喉肿痛，可用本品浸水滴喉。

【用法用量】内服：炮制后入丸、散，每次 0.3～0.6g。外用：适量，研末撒，浸水、醋磨、煎油涂敷。

【使用注意】不可多服久服及生用。运动员慎用;有毒成分能经皮肤吸收,外用不宜大面积涂敷。

【参考资料】

1. 本草精选 《本草纲目》:"治伤寒热病,咽喉痹痛,消痞块,并含之咽汁,或磨汁噙咽。"《万病回春》:"治癫狗咬伤。"《外科全生集》:"能搜筋骨入骱之风湿,祛皮里膜外凝结之痰毒。"

2. 化学成分 主要含士的宁、马钱子碱、异士的宁、异马钱子碱、伪士的宁、伪马钱子碱等生物碱类成分等。

3. 药理作用 有兴奋中枢、镇痛、镇咳、祛痰、抗肿瘤等作用。

zìrántóng
自然铜 《雷公炮炙论》

为硫化物类矿物黄铁矿族黄铁矿,主含二硫化铁(FeS_2)。主产于河北、辽宁、江苏等地。全年可采收。醋淬用。

【性味归经】辛,平。归肝经。

【功效】散瘀止痛,续筋接骨。

【应用】

跌打损伤,骨折筋伤,瘀肿疼痛 本品主归肝经血分,功能活血散瘀,续筋接骨,通经止痛,长于促进骨折愈合,为伤科要药。治跌打损伤,可与没药、当归共为细末,酒调服;治闪腰岔气腰痛,可与土鳖虫等份为末,开水送服;治骨折瘀滞肿痛,可与当归、羌活、骨碎补等同用。

【用法用量】内服:3~9g,煎汤,先煎;入散剂,每次0.3g。外用:适量,研末调敷。

【使用注意】阴虚火旺,血虚无瘀者禁服。

【参考资料】

1. 本草精选 《日华子本草》:"排脓,消瘀血,续筋骨,治产后血邪,安心,止惊悸。"《开宝本草》:"疗折伤,散血止痛,破积聚。"《本草新编》:"治跌损,接骨续筋,疗折伤,散血止痛,热酒调服,立建奇功。"

2. 化学成分 主要含二硫化铁,并混有铜、砷、锑等20余种元素。

3. 药理作用 促进骨折愈合、抗肿瘤等作用。

sūmù
苏木《新修本草》

为豆科植物苏木 *Caesalpinia sappan* L. 的干燥心材。主产于福建、台湾、广东等地。生长8年后植株,全年可采收。生用。

【性味归经】甘、咸,平。归心、肝、脾经。

【功效】活血祛瘀,消肿止痛。

【应用】

1. 跌打损伤、骨折筋伤、瘀滞肿痛 本品有活血散瘀、消肿止痛功效,是伤科常用药。治跌打损伤,骨折筋伤,可单用酒煎服,或与乳香、没药、自然铜等同用。

2. 经闭痛经、产后瘀阻、胸腹刺痛,痈肿疮毒 本品有活血祛瘀、通经止痛功效,适宜于多种瘀血病证,为妇科血瘀经产诸证的常用药。治血瘀经闭、痛经、产后瘀滞腹痛,常与川芎、当归、红花等配伍;治产后瘀阻恶露不下,单味锉碎水煎服,或与白芍、鳖甲、荷叶等同用;治心腹瘀痛,常与丹参、川芎、延胡索等配伍;治痈肿疮毒,可与丹参、连翘、蒲公英等配伍。

【用法用量】内服：3~9g，煎汤，或入丸散。外用：适量，研末用。

【使用注意】月经过多者及孕妇慎用。

【参考资料】

1. 本草精选 《新修本草》："主破血，产后血胀闷欲死者。"《本草蒙筌》："入药惟取中心，煎酒专行积血。女科资通月水，产后败血立除。外科仗散肿痛，跌扑死血即逐。"

2. 化学成分 主要含 3-(3′,4′-二羟基苄基)-7-羟基-4-色原烷酮等色原烷类化合物，商陆黄素、鼠李素、槲皮素等黄酮类成分，还含二苯并环氧庚烷类成分等。

3. 药理作用 有增强心肌收缩力、增加冠状动脉流量、改善微循环、抑制血小板聚集、镇静、催眠、抗病原微生物、抗炎、抑制免疫功能、抗肿瘤等作用。

gǔsuìbǔ

骨碎补 《药性论》

为水龙骨科植物槲蕨 *Drynaria fortunei*（Kunze）J. Sm. 的干燥根茎。主产于湖南、浙江、广西等地。全年均可采挖。生用、砂炒用。

【性味归经】苦，温。归肝、肾经。

【功效】疗伤止痛，补肾强骨；外用消风祛斑。

【应用】

1. 跌打损伤、筋骨损伤 本品归肾，既能补肾强骨，又可散瘀消肿，续筋接骨，为伤科要药。治跌打损伤、筋骨折伤所致瘀肿疼痛，可单用浸酒服，亦可水煎服，并外敷；或与没药、自然铜等药同用。治金创、伤筋断骨、痛不可忍，可与自然铜、龟甲、没药等为末，温酒调服。

2. 肾虚诸证 本品性温归肾，又能补肾阳，强筋骨。治肾虚腰痛、筋骨痿软，常与补骨脂、牛膝、桂心等配伍；治肾虚耳鸣、耳聋、牙痛，可与熟地黄、山茱萸、泽泻等同用；治肾虚久泻，既可单用研末，入猪肾中煨熟食之，亦可与补骨脂、益智仁、吴茱萸等同用。

此外，本品外用可治疗斑秃、白癜风等病证。

【用法用量】内服：3~9g，煎汤，或入丸散。外用：适量，捣烂敷或晒干研末敷；也可浸酒搽。

【使用注意】阴虚内热者慎服。

【参考资料】

1. 本草精选 《药性论》："主骨中毒气，风血疼痛。五劳六极，口手不收，上热下冷，悉能主之。"《本经逢原》："骨伤碎者能疗之，故名。主骨中毒气，风气，耳鸣，牙疼骨痛，破血止血，折伤接骨。又治肾虚久泻，以之为末，入猪肾中煨熟、食之。"

2. 化学成分 主要含黄酮类成分，柚皮苷等，还含三萜及酚酸等。

3. 药理作用 有促进骨钙吸收、提高血钙水平、改善软骨细胞、推迟骨细胞的退行性病变、降血脂、抗动脉硬化、镇静、镇痛等作用。

xuèjié

血竭 《雷公炮炙论》

为棕榈科植物麒麟竭 *Daemonorops draco* Bl. 的果实渗出的树脂经加工制成。主产于印尼、马来西亚、伊朗等地。秋季采收。研末用。

【性味归经】甘、咸，平。归心、肝经。

【功效】活血定痛，化瘀止血，生肌敛疮。

【应用】

1. 跌打损伤、瘀滞心腹疼痛 本品能活血散瘀，疗伤止痛，为伤科常用药。治跌打损伤、瘀血肿痛，常与乳香、没药、儿茶等配伍；治产后瘀滞腹痛、痛经、经闭，常与当归、莪术、三棱等配伍。治腹中血块，可与没药、滑石、牡丹皮同煮后为末，醋糊丸服。

2. 外伤出血 本品既能化瘀，又能止血，有止血不留瘀的特点，适用于瘀血阻滞、血不循经的出血病证。治外伤出血，可单用研末外敷患处，或与儿茶、乳香、没药等同用。

3. 疮疡久溃不敛 本品外用能活血祛瘀消肿、敛疮生肌。治疮疡溃久不敛，可单用研末外敷，或与乳香、没药等配伍。

【用法用量】内服：1～2g，研末，或入丸剂。外用：适量，研末调敷或入膏药内敷贴。

【参考资料】

1. 本草精选 《新修本草》："主五脏邪气，带下，心痛，破积血，金疮生肉。"《本草备要》："补心包肝血不足，专除血痛，散瘀生新，为和血之圣药。治内伤血聚，金疮折跌，疮口不合，止痛生肌。"

2. 化学成分 主要含血竭素、血竭红素、去甲基血竭素、去甲基血竭红素及黄烷醇、查耳酮、树脂酸等成分。

3. 药理作用 有抗血栓形成、改善血流变、抗炎、镇痛、抗病原微生物、止血、降血糖等作用。

ércha
儿茶 《饮膳正要》

为豆科植物儿茶 *Acacia catechu* (L. f.) Willd. 的去皮的枝、干的干燥煎膏。主产于云南。选择栽培10年以上植株，在冬季落叶后春季萌芽抽枝前采收、煎制。打碎或研末用。

【性味归经】苦，涩，微寒。归肺、心经。

【功效】活血止痛，止血生肌，收湿敛疮，清肺化痰。

【应用】

1. 跌扑伤痛 本品苦泄，能活血止痛。治跌打损伤，瘀滞肿痛，可与苏木、自然铜、没药等同用。

2. 出血证 本品味涩，有收敛止血之功，治内外伤多种出血病证。其性微寒，内伤出血兼热者尤宜。治外伤出血，可与龙骨、血竭、白及等研末外敷；治血热吐血、衄血、咯血等，可单用内服，或与明矾、三七、大黄等同用。

3. 疮疡久溃不敛，湿疮流水，牙疳，口疮 本品味涩，能收湿敛疮，生肌长肉。治痈疽溃久不敛，可与乳香、血竭、三七等药为末掺，或与猪油、黄蜡调膏贴；治牙疳、口疮，可与硼砂研末掺。

3. 痰热咳嗽 本品味苦性凉，有清化痰热之功。治肺热喘咳，可与细辛、猪胆汁为丸服；或与黄芩、桑白皮、瓜蒌等同用。

【用法用量】内服：1～3g；煎汤，或入丸散。外用：适量，研末撒或调敷。

【参考资料】

1. 本草精选 《饮膳正要》："去痰热，止渴，利小便，消食下气，清神少睡。"《医学入门》："消血，治一切疮毒。"《本草纲目》："清上膈热，化痰生津，涂金疮，一切诸疮，生肌定痛，止血，收湿。"

2. 化学成分 主要含儿茶鞣酸、儿茶精、表儿茶精等。

3. 药理作用 有保肝、利胆、抗病原微生物等作用。

běiliújìnú
北刘寄奴 《滇南本草》

为玄参科植物阴行草 *Siphonostegia chinensis* Benth. 的干燥全草。主产于黑龙江、吉林、辽宁等地。

秋季可采收。生用。

【性味归经】苦，寒。归脾、胃、肝、胆经。

【功效】活血祛瘀，通经止痛，凉血，止血，清热利湿。

【应用】

1. 跌打损伤，外伤出血　本品苦泄寒清，既能活血，又能凉血止血。治疗跌打损伤、瘀滞肿痛，可单用研末以酒调服，或与骨碎补、苏木、延胡索同用；治折伤出血肿痛，可单用鲜品捣烂外敷，或与茜草、五倍子配伍。

2. 瘀血经闭，产后瘀痛，癥瘕积聚　本品苦泄，活血祛瘀、通经止痛。治血瘀经闭，常与桃仁、当归、川芎等配伍，亦可与凌霄花、当归尾、红花等同用；治产后瘀滞腹痛，可与当归、甘草等份为末，入姜片水煎服用；治血气相搏日久、坚结不移而成癥结者，单用本品为末，用酒调服。

3. 外伤出血，血痢，血淋　本品凉血止血，既治外伤出血，亦治内伤血热出血。治外伤出血，可单用研末外敷，或与棕榈炭、地榆炭、小蓟炭等同用；治血痢、血淋，可与地榆、小蓟、石韦等同用。

4. 湿热黄疸，水肿腹胀，带下量多　本品苦寒，能清热利湿。治湿热黄疸、水肿腹胀、带下量多，可单用，或与茵陈、金钱草、黄柏等同用。

【用法用量】内服：6~9g，煎汤，或入丸散。外用：适量。

【参考资料】

1. 本草精选　《本经逢原》："刘寄奴破血下胀，又能止血，故产后余疾皮金疮血、大小便血皆用之。"《本草求真》："寄奴总内不皮细之品，故能使滞者破而即通，而通者破而即收也。"

2. 化学成分　主要含挥发油、黄酮、奎尼酸酯、生物碱类、木脂素类等。

3. 药理作用　有保肝、抗血小板聚集、降低血清胆固醇、利胆等作用。

附药

刘寄奴

为菊科植物奇蒿 *Artemisia anomala* S. Moore 的干燥全草。主产于江苏、浙江、江西等地。夏、秋季采收。生用。性味辛、苦，微寒；归心、肝、脾经。功能破血通经，散瘀止痛，止血疗伤，消食化积。适用于血瘀经闭，产后瘀痛，跌打损伤，肿痛出血，食积不化，脘腹胀痛。煎服，3~10g。

图库

⨳ 第四节　破血消癥药

本节药物以破血逐瘀、消癥散积为主要作用，常用以治癥瘕积聚等血瘀重症。亦可用于经闭、瘀肿疼痛、偏瘫等血瘀病证。本类药物作用峻猛，大多有毒，易耗血、动血、耗气、伤阴，故凡出血病证、阴血亏虚、气虚体弱者及孕妇当禁用或慎用。

ézhú
莪术《药性论》

为姜科植物蓬莪术 *Curcuma phaeocaulis* Val.、广西莪术 *Curcuma kwangsiensis* S. G. Lee et C. F. Liang 或温郁金 *Curcuma wenyujin* Y. H. Chen et C. Ling 的干燥根茎。蓬莪术主产于四川、福建、广东等地；广西莪术主产于广西、广东等地；温郁金主产于浙江。冬季采收。生用，或醋炙用。

【性味归经】辛、苦，温。归肝、脾经。

【功效】行气破血，消积止痛。

【应用】

1. 癥瘕积聚、经闭，胸痹心痛 本品辛散苦泄，既入血分，又入气分，有破血行气、止痛之功，适用于血瘀气滞重症。治癥瘕痞块、经闭腹痛，可与三棱、当归、香附等同用；治胸痹心痛，可与丹参、川芎同用；治体虚而瘀血久留不去，常与黄芪、党参等配伍。

2. 食积气滞、脘腹胀痛 本品有消食化积、行气止痛之功，适宜于食积重症。治食积日久，脘腹胀痛甚者，常与青皮、槟榔、木香等配伍。

此外，本品既破血祛瘀，又消肿止痛，还可用于跌打损伤，瘀肿疼痛，常与活血疗伤药同用。

【用法用量】内服：6~9g，煎汤，或入丸散。外用：适量。醋炙后可加强祛瘀止痛作用。

【使用注意】孕妇禁用。

【参考资料】

1. 本草精选 《药性论》："治女子血气心痛，破痃癖冷气，以酒醋摩服。"《日华子本草》："治一切气，开胃消食，通月经，消瘀血，止扑损痛，下血及内损恶血等。"《本草图经》："治积聚诸气，为最要之药。"

2. 化学成分 主要含吉马酮、莪术二酮、莪术醇、莪术螺内酯、温郁金醇，姜烯，龙脑等挥发油类成分，姜黄素等酚性成分等。

3. 药理作用 有抗血小板聚集、抗凝血、改善血液流变性、抗肿瘤、保护白细胞、抗组织纤维化、抗病原微生物、抗炎、镇痛、保肝和抗早孕等作用。

sānléng
三 棱 《本草拾遗》

为黑三棱科植物黑三棱 *Sparganium stoloniferum* Buch. – Ham. 的干燥块茎。主产于江苏、河南、山东等地。冬季至次年春采收。生用、醋炙用。

【性味归经】辛、苦，平。归肝、脾经。

【功效】破血行气，消积止痛。

【应用】

1. 癥瘕痞块，痛经，经闭，胸痹心痛 本品辛散苦泄，归肝，既可走血分，以破血中之结；又走气分，以行气止痛。治癥瘕痞块，可与莪术、青皮、鳖甲等配伍；治经闭痛经、产后瘀阻、扑损瘀血作痛，常与莪术、牛膝、延胡索等配伍；治胸痹心痛，可与丹参、川芎、红花等配伍。

2. 食积胀痛 本品味辛归脾，能行气消积止痛。治食积气滞、胀痛，可与青皮、麦芽、莪术等同用。

【用法用量】内服：5~10g，煎汤，或入丸散。醋炙后可加强祛瘀止痛作用。

【使用注意】孕妇禁服。不宜与芒硝、玄明粉同用。

【参考资料】

1. 本草精选 《日华子本草》："治妇人血脉不调，心腹痛，落胎，消恶血，补劳，通月经，治气胀，消扑损瘀血，产后腹痛，血运并宿血不下。"《得配本草》："破血中之气。散一切血积气结，癥坚硬作痛，消肿，通乳堕胎。"

2. 化学成分 主要含苯乙醇等挥发油类成分，山柰酚等黄酮类成分，还尚含脂肪酸、甾醇类等。

3. 药理作用 有抑制血小板聚集、降低全血黏度、抗血栓形成、增加心肌耗氧量、抗肿瘤、镇痛、抗纤维化、抗动脉粥样硬化等作用。

shuǐzhì
水　蛭《神农本草经》

为水蛭科动物蚂蟥 *Whitmania pigra* Whitman、水蛭 *Hirudo nipponica* Whitman 及柳叶蚂蟥 *Whitmania acranulata* Whitman 的干燥全体。全国大部分地区均产。夏、秋二季捕捉。生用、滑石粉烫用。

【性味归经】咸、苦，平；有小毒。归肝经。

【功效】破血通经，逐瘀消癥。

【应用】

1. 血瘀经闭，癥瘕痞块，中风偏瘫　本品苦泄，归肝经血分，为破血逐瘀消癥的良药。治血瘀经闭、癥瘕痞块，常与虻虫配伍，或与桃仁、大黄、三棱等同用；治中风偏瘫体虚者，常与人参、当归等配伍。

2. 跌扑损伤，心腹疼痛　本品活血化瘀，通经止痛。治跌扑损伤，骨折疼痛，常与乳香、没药配伍为散，以酒送服；治瘀血心腹疼痛，可与牵牛子、大黄等同用。

【用法用量】内服：1～3g，煎汤；或入散剂，每次0.3～0.5g。

【使用注意】孕妇、妇女月经期禁用。

【参考资料】

1. 本草精选　《神农本草经》："主逐恶血，瘀血，月闭，破血瘕、积聚，无子，利水道。"《神农本草经百种录》："主逐恶血，瘀血月闭，破血瘕积聚，诸败血结滞之疾皆能除之。"

2. 化学成分　主要含水蛭素、蛋白质、肝素、抗血栓素及组胺样物质等。

3. 药理作用　有抗凝血、抑制血小板聚集、抑制血栓形成、降血脂、抗动脉粥样硬化、增加心肌血流量、保护脑组织、抗肾缺血、降低血清尿素氮及肌酐水平等作用。

méngchóng
虻　虫　《神农本草经》

为虻科昆虫复带虻 *Tabanus bivittatus* Mats. 或其他同属昆虫的雌性干燥全虫。主产于广西、四川、浙江等地。夏、秋季捕捉。生用或炒用。

【性味归经】苦，凉；有毒。归肝经。

【功效】破血散瘀，消肿止痛。

【应用】

1. 血瘀经闭、癥瘕积块　本品苦泄归肝经血分，性急力猛，为破血逐瘀通经之品。治蓄血发狂、少腹硬满，常与水蛭、桃仁、大黄等同用。治血滞经闭或产后腹痛，可与水蛭、桃仁、熟地黄等通用。

2. 跌打瘀肿　本品破血消肿止痛肿痛。治跌打损伤，可与牡丹皮研末酒服，或与乳香、没药、土鳖虫等同用。

【用法用量】内服：煎汤服，1～1.5g；研末服，每次0.3g；或入丸剂。外用：适量，研末敷或调搽。

【使用注意】孕妇，妇女月经期均禁用。

【参考资料】

1. 本草精选　《神农本草经》："主逐瘀血，破下血积、坚痞、癥瘕，寒热，通利血脉及九窍。"《名医别录》："主女子月水不通，积聚，除贼血在胸腹五脏者，及喉痹结塞。"《日华子本草》："破癥结，消积脓，堕胎。"

2. 化学成分　本品主要含蛋白质、氨基酸及胆固醇等。

3. 药理作用　有抗凝、抗炎、镇痛等作用。

bānmáo
斑　蝥　《神经本草经》

为芫青科昆虫南方大斑蝥 *Mylabris phalerata* Pallas 或黄黑小斑蝥 *Mylabris cichorii* Linnaeus 的干燥体。主产于河南、安徽、江苏等地。夏、秋二季捕捉。米炒用。

【性味归经】辛，热；有大毒。归肝、胃、肾经。

【功效】破血逐瘀，散结消癥，攻毒蚀疮。

【应用】

1. 痈疽、瘰疬、顽癣　本品大毒，以毒攻毒，并可蚀疮去腐。治痈疽脓成未溃，或虽溃而仍肿结无脓，常用本品为末，以蒜膏调和如豆大，置膏药中，贴敷疮口，以蚀疮排脓；治瘰疬，累累如珠，可用本品麸炒，与炒荆芥穗、炒黑丑、炒僵蚕同研末服，热酒调下；治顽癣久治不愈，常与木槿皮、海桐皮、雄黄等共研末，水调敷。

2. 经闭、癥瘕　本品逐瘀通经，消癥散结。治经闭、癥瘕积聚，常与元明粉配伍，或与桃仁、大黄、三棱等同用。

此外，斑蝥能发泡冷灸，常循经取穴，用之贴敷，可治面瘫、风湿痹痛；酒浸外擦，治斑秃，能促进毛发生长；直接外敷患处，可治赘疣。

【用法用量】内服：0.03～0.06g；糯米炒后研末，或入丸剂。外用：适量，研末敷贴发泡，酒、醋浸或制成膏涂。

【使用注意】内服宜慎。孕妇禁用。内服应由小剂量逐步增加；外敷不可过久，涂布面积亦不宜过大，以防皮肤吸收中毒。

【参考资料】

1. 本草精选　《神农本草经》："主寒热，鬼疰，蛊毒，鼠瘘，恶疮疽。蚀死肌，破石癃。"《名医别录》："主疥癣，血积，堕胎。"《药性论》："治瘰疬，通利水道。"

2. 化学成分　主要含斑蝥素、羟基斑蝥素及蚁酸等。

3. 药理作用　有抗肿瘤、升高白细胞、增强免疫功能等作用。

chuānshānjiǎ
穿山甲　《名医别录》

为鲮鲤科动物穿山甲 *Manis pentadactyla* Linnaeus 的鳞甲。主产于广西、云南、贵州等地。全年可捕捉。生用或醋淬用。

【性味归经】咸，微寒。归肝、胃经。

【功效】活血消癥，通经下乳，消肿排脓，搜风通络。

【应用】

1. 经闭，癥瘕　本品归肝经走血分，性善走窜，能活血通经、散结消癥。治经闭，常与当归、红花、桃仁等配伍；治癥瘕，可与鳖甲、大黄、赤芍等同用。

2. 乳汁不通　本品走窜活血，通经下乳，为通乳要药。治气血壅滞、乳汁不下，可以单用为末，温酒送服；治肝气郁滞而致乳汁不下、乳房胀痛，常与通草、柴胡、王不留行等配伍；治气血虚、乳汁稀少者，常与黄芪、党参、当归等配伍。

3. 痈肿疮毒　本品善活血消肿排脓。疮疡初起能消，疮疡脓成未溃能促溃排脓，故为疡科要药。治痈疽初起，常与金银花、天花粉、乳香等同用；治瘰疬、痰核肿痛，常与夏枯草、浙贝母、牡蛎等配伍；治痈疽脓成未溃，可与黄芪、当归、皂角刺等同用。

4. 风湿痹痛，中风瘫痪　本品既活血祛瘀，又搜风通络。治风湿痹痛、肢体拘挛或强直疼痛、不得伸屈，常与羌活、防风、苏木等同用；治风湿顽痹、关节变形，常与地龙、蜈蚣、白花蛇等配伍；治中风瘫痪，手足不举，可配川乌等研末调敷。

【用法用量】内服：5～10g，煎汤，或入丸散。一般炮制后用。

【使用注意】孕妇慎用。

【参考资料】

1. 本草精选　《名医别录》："主五邪惊啼，悲伤，烧之作灰，以酒或水和方寸匕，疗蚁瘘。"《本草分经》："功专行散，能出入阴阳，贯穿经络。入营分以破结邪，直达病所。通经下乳，消肿溃痈，止痛排脓，和伤发痘，为风疟疮科要药。"

2. 化学成分　主要含氨基酸、角蛋白、挥发油、水溶性生物碱、硬脂酸、胆固醇及微量元素等。

3. 药理作用　有延长凝血时间、降低血黏度、扩张血管、促进乳汁分泌、抗炎、抗病原微生物、抗心肌缺氧、升高白细胞等作用。

【备注】2020 年版《中国药典》不再收载穿山甲饮片。国家林业和草原局发布关于穿山甲调整保护级别的公告（2020 年第 12 号）：将穿山甲属所有种由国家二级保护野生动物调整为国家一级保护野生动物。

gànqī
干 漆《神农本草经》

为漆树科植物漆树 *Toxicodendron vernicifluum*（Stokes）F. A. Barkl. 的树脂经加工后的干燥品。主产于福建、江西、安徽等地。全年可采收。生用。

【性味归经】辛，温；有毒。归肝、脾经。

【功效】破瘀通经，消积杀虫。

【应用】

1. 经闭、癥瘕　本品辛散有毒，归肝经，破血逐瘀力强，故治血瘀阻滞诸症。治虚劳羸瘦，干血内结，肌肤甲错者，可与大黄、土鳖虫、生地黄等同用；治妇女月水不通，小腹坚痛，常与当归、白芍药问用；治经闭、癥瘕，与牛膝为末，生地黄汁为丸服。

2. 虫积、疳积　本品有毒能杀虫消积。治肠道寄生虫病，可与苦楝皮、鹤虱、槟榔等同用；治小儿疳积，可与使君子、陈皮等配伍。

【用法用量】内服：2～5g，入丸散。

【使用注意】孕妇、对漆过敏者禁用。

【参考资料】

1. 本草精选　《神农本草经》："主绝伤，补中，续筋骨，填髓脑，安五脏，五缓六急，风寒湿痹。"《名医别录》："疗咳嗽，消瘀血痞结腰痛，女子疝瘕，利小肠，去蛔虫。"《药性论》："能杀三虫，主女人经脉不通。"

2. 化学成分　主要含树脂类成分等。

3. 药理作用　有促凝血、解痉、抗心肌缺血等作用。

（赵海平　李煦照）

思考题

1. 何谓活血化瘀药？简述活血化瘀药的分类、功效、主治。如何正确使用活血化瘀药？

2. 如何正确使用川芎、延胡索、郁金、丹参、红花、桃仁、益母草、牛膝、土鳖虫、马钱子、莪术、水蛭？

3. 简述桃仁与红花、牛膝与川牛膝、益母草与泽兰、乳香与没药、郁金与姜黄、莪术与三棱在功效、应用方面的异同点。

书网融合……

思政导航

本章小结

微课

题库

第十三章 化痰药

PPT

○ 学习目标

知识目标

1. 掌握 化痰药的含义、性能主治、合理用药；半夏、川贝母、浙贝母、瓜蒌、桔梗的药性、功效、应用、用法用量、使用注意；相似药物功效、应用的异同。

2. 熟悉 化痰药的分类及各节药物的性能特点；天南星、芥子、旋覆花、竹茹、竹沥、前胡的功效、主治、特殊用法及使用注意。

3. 了解 其余化痰药的功效、特殊用法及使用注意。

能力目标 通过本章学习，建立合理使用化痰药的思维，具备开展化痰药药学服务与合理用药的能力。

素质目标 通过学习竹的故事，品味中华民族的精神追求和品德修养。

【含义】以祛痰或消痰、治疗痰证为主要作用的药物，称化痰药。根据其药性和作用特点，化痰药分为温化寒痰药和清化热痰药两类。

【性能主治】本类药物多具辛、苦味，归肺、脾经；苦能燥湿化痰，辛能散结，多具有祛痰或消痰之功，主治各种痰证。包括痰阻于肺的咳喘痰多；痰蒙心窍的神昏、癫狂惊痫；痰蒙清窍的眩晕；肝风夹痰的中风、惊厥；痰阻经络的肢体麻木、半身不遂、口眼㖞斜；痰火互结的瘰疬、瘿瘤；痰凝肌肉、骨节的阴疽、流注等。其中，药性偏温者，功能温肺祛寒，燥湿化痰，主治寒痰、湿痰证者，称为温化寒痰药；药性寒凉者，功能清化热痰，润燥化痰，主治热痰证、燥痰证者，称为清化热痰药。此外，有些化痰药兼有止咳平喘、散结消肿等功效，又可用于治疗咳嗽喘息、痈疽肿毒等。

【合理用药】

1. 选药 治疗痰证应选用化痰药。针对痰证的寒热不同，应分别选择温化寒痰药或清化热痰药；在此基础上，应注意药物性能特点与痰证个体表现的针对性。应根据治疗需要选择合适的炮制品。

2. 配伍 为了增强疗效，化痰药常相须配伍使用。由于"气滞则痰凝，气顺则痰消"，故常与理气药同用，以顺气消痰；"脾为生痰之源"，脾失健运，易聚湿成痰，故常配伍健脾燥湿药；又因痰与咳喘互为因果，故常与止咳平喘药配伍。此外，还要根据痰证的不同证候、疾病表现和兼证进行配伍，如针对寒痰、热痰、湿痰、燥痰的不同，可分别配伍温里、清热、燥湿、润燥药；针对癫痫、神昏、惊厥、眩晕、失眠多梦等，分别配伍平肝息风、开窍、安神药；瘿瘤、瘰疬者配伍软坚散结药；阴疽、流注者可与温阳通络药配伍。

3. 使用注意 寒痰、湿痰证应慎用清化热痰药，热痰、燥痰者应慎用温化寒痰药。另外温燥性大、刺激性较强的化痰药，对痰中带血等有出血倾向者以及孕妇，应慎用或忌用。此外，部分药物有毒，内服宜注意炮制、剂量、配伍和疗程。

图库

第一节　温化寒痰药

本节药物味多辛苦，性偏温燥，功效温肺祛寒、燥湿化痰，主治寒痰、湿痰所致的咳嗽气喘、痰多色白、苔腻以及眩晕、肢体麻木、阴疽流注等。有些药物兼有祛风止痉、解毒散结、消肿止痛等功效，又可治疗破伤风、疮痈肿毒、毒蛇咬伤等。

bànxià
半　夏《神农本草经》　微课

为天南星科植物半夏 *Pinellia ternata*（Thunb）Breit. 的干燥块茎。主产于四川、湖北、江苏等地。夏、秋二季采收。生用或制用。

【性味归经】辛，温；有毒。归脾、胃、肺经。

【功效】燥湿化痰，降逆止呕，消痞散结。

【应用】

1. 湿痰、寒痰证　本品辛温而燥，归肺、脾经，为燥湿化痰，温化寒痰之要药，尤善治脏腑湿痰证。治湿痰阻肺，肺气壅滞，咳嗽气逆，痰多色白，常与陈皮、茯苓等配伍；治寒痰咳喘，痰多清稀，形寒背冷，多与干姜、细辛等同用；治湿痰上扰清窍之眩晕、头痛，常与天麻、白术等同用；治湿痰内盛，胃气失和之夜寐不安，常与秫米同用；治热痰壅肺，咳嗽痰黄者，需与瓜蒌、黄芩等配伍。

2. 呕吐　本品药性温燥，归脾胃经，能够温中焦、祛痰饮、降逆和胃，又为止呕要药，随证配伍，可用于多种呕吐。尤宜于痰饮或胃寒呕吐。治痰饮或胃寒呕吐，常与生姜同用；治胃热呕吐，常与黄连、竹茹等配伍；治胃气虚呕吐，可与人参、白蜜配伍；治胃阴虚呕吐，当与麦冬、石斛等同用。

3. 胸脘痞闷，梅核气　本品辛散消痞、化痰散结。治寒热互结，心下痞满，常与干姜、黄连、黄芩等配伍；治热痰结胸，则与瓜蒌、黄连同用；治气郁痰凝的梅核气，常与紫苏、厚朴等配伍；治痰浊阻滞，胸阳不振，心痛彻背之胸痹心痛，常与瓜蒌、薤白等同用。

4. 瘿瘤、痰核、痈疽、毒蛇咬伤　本品内服能消痰散结，外用能消肿散结止痛。治痰湿凝结之瘿瘤、痰核，常与海藻、浙贝母等配伍；治痈疽发背，无名肿毒，毒蛇咬伤，可用生品研末调敷或鲜品捣敷。

【用法用量】内服：3～9g，煎汤，或入丸、散。内服一般用炮制品。外用：适量。生品多外用，磨汁涂或研末调敷患处。清半夏、法半夏长于燥湿化痰；姜半夏偏于化痰止呕；生半夏多外用消肿止痛。

【使用注意】阴虚燥咳、血证、热痰、燥痰应慎用，孕妇慎用。不宜与川乌、制川乌、草乌、制草乌、附子同用。

【参考资料】

1. 本草精选　《名医别录》："消心腹胸膈痰热满结，咳逆上气，心下急痛坚痞，时气呕逆，消痈肿，堕胎。"《药性论》："能消痰涎，开胃健脾，止呕吐，去胸中痰满，下肺气，主咳结。新生者，摩涂痈肿不消，能除瘤瘿气。"

2. 化学成分　主要含茴香脑、柠檬醛、1－辛烯、β－榄香烯等挥发油类成分，还含有机酸等。

3. 药理作用　有镇咳、祛痰、镇吐、催吐、抑制唾液腺分泌、抑制胃腺分泌、抗胃溃疡、抗心律失常、镇静、催眠、抗惊厥、抗肿瘤等作用。半夏蛋白有抗早孕与致畸作用。

tiānnánxīng
天南星 《神农本草经》

为天南星科植物天南星 *Arisaema erubcscens*（Wall.）Schott、异叶天南星 *Arisaema heterophyllum* Bl. 或东北天南星 *Arisaema amurense* Maxim. 的干燥块茎。天南星主产于河南、河北、四川等地；异叶天南星主产于江苏、浙江等地；东北天南星主产于辽宁、吉林等地。秋、冬二季收，生用或制用。

【性味归经】苦、辛，温；有小毒。归肺、肝、脾经。

【功效】燥湿化痰，祛风止痉，散结消肿。

【应用】

1. 湿痰、寒痰证　本品燥湿化痰功似半夏，但温燥毒烈之性更甚，一般湿痰、寒痰证临床应用较少。适宜于顽痰阻肺，咳喘痰多者。治湿痰、寒痰咳嗽痰多，色白清稀，常与半夏相须为用，并配陈皮、枳实等；治热痰咳嗽，咯痰黄稠，宜与黄芩、瓜蒌、浙贝母等同用。

2. 风痰诸证　本品苦温燥湿化痰，味辛祛风，归肝经，走经络，能祛经络中风痰而止痉搐，善治风痰诸证。治风痰眩晕，可与半夏、天麻等同用。治风痰留滞经络，半身不遂，手足顽麻，口眼㖞斜，常与半夏、白附子等配伍；治破伤风角弓反张，牙关紧闭，痰涎壅盛，常与白附子、天麻、防风等同用；治癫痫，可与全蝎、僵蚕、麝香等配伍。

3. 痈疽肿痛、蛇虫咬伤　本品生品外用有消肿散结止痛之功。治痈疽肿痛、瘰疬痰核，可研末以醋调敷；治毒蛇咬伤，可鲜品捣烂外敷，或配雄黄为末外敷。

【用法用量】内服：3～9g，煎汤，或入丸散。内服宜用炮制品。外用：适量。用生品研末调敷或鲜品捣敷患处。制天南星偏于燥湿化痰、祛风止痉；生天南星多外用，偏于散结消肿。

【使用注意】孕妇慎用。

【参考资料】

1. 本草精选　《本草纲目》："治惊痫，口眼㖞斜，喉痹，口舌疮糜，结核，解颅。"《本经逢原》："南星、半夏皆治痰药也。然南星专走经络，故中风麻痹以之为向导；半夏专走肠胃，故呕逆、泄泻以之为向导。"

2. 化学成分　主要含三萜皂苷、安息香酸、氨基酸、D-甘露醇、二酮哌嗪类生物碱等。尚含有机酸、糖类、植物凝集素、微量元素等。其毒性成分为苛辣性毒素。

3. 药理作用　有祛痰、镇静、镇痛、抗惊厥、抗肿瘤、抗心律失常、抗炎、解蛇毒等作用。

附药

胆南星

为制天南星的细粉与牛、羊或猪的胆汁经加工而成；或用生天南星细粉与上述胆汁经发酵而成。性味苦、微辛，凉。归肺、肝、脾经。功能清热化痰，息风定惊。适用于热痰咳嗽、咯痰黄稠、中风痰迷、癫狂惊痫。煎服，3～6g。

báifùzǐ
白附子《中药志》

为天南星科植物独角莲 *Typhonium giganteum* Engl. 的干燥块茎。主产于河南、甘肃、湖北等地。秋季采收。生用或制用。

【性味归经】辛，温。有毒。归胃、肝经。

【功效】祛风痰，定惊搐，解毒散结，止痛。

【应用】

1. 风痰证 本品辛温燥烈，善祛风痰而解痉止搐，为治疗风痰常用之品。治中风痰壅，口眼㖞斜，常与全蝎、僵蚕等同用；治风痰壅盛之惊风、癫痫，常与半夏、天南星、天麻等配伍；治破伤风，可与防风、天麻、天南星等同用。

2. 痰厥头痛、眩晕 本品辛散温通，性善上行，善逐头面风痰，并有较好的止痛作用。治痰厥头痛、眩晕，常与半夏、天南星等同用；治偏正头痛，可与川芎、白芷等配伍。

3. 瘰疬痰核，毒蛇咬伤 本品外用能解毒散结。治瘰疬痰核，可用鲜品捣烂外敷；治毒蛇咬伤，可单用磨汁内服并外敷，或配雄黄共研细末，用水或白酒调涂患处。

【用法用量】 内服：3～6克，煎汤，或入丸散；内服宜用炮制品。外用：适量。生品捣烂，熬膏或研末以酒调敷患处。制白附子偏于燥湿化痰、祛风止痉；生附子偏于解毒散结。

【使用注意】 孕妇慎用。

【参考资料】

1. 本草精选 《四川中药志》："镇痉止痛，祛风痰。治面部病，中风失音，心痛血痹，偏正头疼，喉痹肿痛，破伤风。"《江西民间中草药》："治毒蛇咬伤。"

2. 化学成分 主要含油酸、油酸甲酯等脂肪酸及酯类成分，还含 β－谷甾醇、氨基酸等。

3. 药理作用 有祛痰、镇咳、镇静、抗惊厥、抗破伤风、抑制结核杆菌、抗炎等作用。

附药

关白附

为毛茛科植物黄花乌头 *Aconitum coreanum*（*Levl*）*Raip* 的干燥块根。主产于辽宁、吉林、黑龙江等地。8～9 月采收。生用或制用。性味辛、热；有毒。归胃、肝经。功能燥湿化痰，祛风止痉，散寒止痛。适用于中风痰壅，口眼㖞斜，惊风癫痫，破伤风，痰厥头痛，风寒湿痹，湿疹瘙痒。煎服，1.5～4.5g。内服应制用。外用适量，捣烂外敷，或研末调敷。

jièzǐ

芥子《名医别录》

为十字花植物白芥 *Sinapis alba* L. 或芥 *Brassica juncea*（L.）Czern. et Coss. 的干燥成熟种子。前者习称"白芥子"，后者习称"黄芥子"。主产于安徽、河南、四川等地。夏末秋初采收。生用或炒用。

【性味归经】 辛，温。归肺经。

【功效】 温肺豁痰利气，散结通络止痛。

【应用】

1. 寒痰咳喘、胸胁胀痛 本品辛温气锐，性善走散，专归肺经，能温肺豁痰，利气宽胸。治寒痰壅肺，咳喘胸闷，痰多清稀，常与紫苏子、莱菔子等配伍；治悬饮咳喘、胸胁胀痛，多与甘遂、大戟等同用。治冷哮日久，可与细辛、甘遂、麝香等为末，于夏季外敷穴位。

2. 痰滞经络，肢体麻木，关节肿痛，阴疽流注 本品辛散温通力强，能温通经络，祛散皮里膜外之痰，以利气散结，通络止痛。治痰滞经络，肢体关节麻木或肿痛，可单用研末，以醋调敷，或与马钱子、没药、肉桂等配伍；治阴疽流注，可与鹿角胶、肉桂、麻黄等同用。

【用法用量】 内服：3～9g，煎汤，或入丸散。外用：适量。研末调敷。

【使用注意】 消化道溃疡、出血者、皮肤过敏者忌用；久咳肺虚、阴虚火旺者忌用。

【参考资料】

1. 本草精选 《本草纲目》："利气豁痰，除寒暖中，散肿止痛。治咳嗽反胃，痹木脚气，筋骨腰节诸痛。"《本草经疏》："白芥子味极辛，气温。能搜剔内外痰结，及胸膈寒痰，冷涎壅塞者殊效。"

2. 化学成分 主要含白芥子苷、芥子碱等含氮类成分，还含脂肪油等。

3. 药理作用 有祛痰、抗炎、镇痛、催吐、抗皮肤真菌、抗辐射、抗衰老、抗前列腺增生等作用。

zàojiá

皂 荚 《神农本草经》

为豆科植物皂荚 *Gleditsia sinensis* Lam. 的干燥果实或不育果实，前者称大皂角，后者称猪牙皂。主产于四川、河北、陕西等地。秋季采收。生用。

【性味归经】辛、咸，温。有小毒。归肺、大肠经。

【功效】祛痰开窍，散结消肿。

【应用】

1. 顽痰阻肺，咳喘痰多 本品辛能散结，咸能软化胶结之痰。治顽痰咳喘，咳痰稠黏，难以平卧者，可单味研末，以蜜为丸，枣汤送服。治咳喘痰多，可与麻黄、猪胆汁制成片剂服用。

2. 痰阻窍闭证 本品辛散走力窜，入鼻则嚏，入喉则吐，善能开噤通窍。治中风、痰厥、癫痫、喉痹等不省人事，口噤不开者，可与细辛共研为散，吹鼻取嚏；或与明矾研末，温水调服，涌吐痰涎，以豁痰开窍醒神。

3. 痈肿 本品外用能散结消肿排脓。治疮肿未溃，研末调敷或熬膏涂敷；治疥疮，可与苦楝皮研细末，脂膏调涂。

此外，本品味辛入肺，能通利大肠而有通便之功。治便秘，可单用，或配细辛研末，加蜂蜜调匀，制成栓剂，纳入肛门使用。

【用法用量】内服：1～1.5g，多入丸散。外用：适量，研末吹鼻取嚏或研末调敷患处。

【使用注意】孕妇、气虚阴亏及有咯血、吐血倾向者忌用。

【现代研究】

1. 本草精选 《本经逢原》："按大小二皂，所治稍有不同，用治风痰，牙皂最胜，若治湿痰，大皂力优。"《本草图经》："疏风气。"

2. 化学成分 主要含三萜皂苷类成分，还含鞣质、蜡酸、甾醇等。

3. 药理作用 有祛痰、抗菌、抗皮肤真菌、抗阴道滴虫、抗过敏、增加冠状动脉血流量，减轻心肌缺血、兴奋子宫平滑肌、抗肿瘤等作用。

附药

皂角刺

为豆科皂荚的干燥棘刺，性味辛，温；归肝、胃经。功能消肿，托毒排脓，杀虫。适用于痈疽初起或脓成不溃，外用可治疥癣、麻风等。煎服，3～10g。外用适量，醋煎涂患处。痈疽已溃者忌用。

xuánfùhuā

旋覆花 《神农本草经》

为菊科植物旋覆花 *Inula japonica* Thunb. 或欧亚旋覆花 *Inula britannica* L. 的干燥头状花序。主产于河南、河北、江苏等地。夏、秋二季采收。生用或制用。

【性味归经】苦、辛、咸，微温。归肺、脾、胃、大肠经。

【功效】降气、消痰、行水、止呕。

【应用】

1. 咳喘痰多，胸膈痞闷 本品苦降辛开，味咸软坚，归肺经，功擅下气行水消痰，降肺气以平喘咳。治寒痰壅肺，咳喘痰清色白者，常与紫苏子、半夏、桑白皮等配伍；治外感风寒，咳嗽痰多，可与麻黄、生姜、半夏等同用；治热痰咳喘，痰黄黏稠，多与瓜蒌、黄芩、桑白皮等同用；治痰饮蓄结，胶结难咯，胸膈痞闷，可与海浮石、海蛤壳、皂荚等同用。

2. 呕吐、噫气、心下痞硬　本品苦降，归胃经，善降胃气而止呕噫。治痰浊阻中，胃气上逆之呕吐、嗳气、心下痞硬，常与赭石、半夏、生姜等配伍。治胃热呕逆，可与黄连、竹茹、枇杷叶等同用。

【用法用量】内服：3~9g，煎汤，包煎；或入丸散。生用偏于降气化痰、止呕，蜜炙用偏于润肺化痰止咳。

【使用注意】阴虚劳嗽，津伤燥咳者忌用。

【参考资料】

1. 本草精选　《汤液本草》："发汗吐下后，心下痞，噫气不除者宜此。"《本草汇言》："旋覆花，消痰逐水，利气下行之药也。主心肺结气，胁下虚满，胸中结痰，痞坚噫气，或心脾伏饮，膀胱留饮，宿水等证。"

2. 化学成分　主要含旋覆花素、大花旋覆花素、旋覆花内酯等倍半萜内酯类成分，槲皮素、异槲皮素、木犀草素等黄酮类成分，还含有机酸类成分等。

3. 药理作用　有镇咳、平喘、增加胃中盐酸的分泌量，促进胆汁分泌、抗病原微生物、杀虫、保肝、调节胃肠运动、调节免疫功能等作用。

附药

金沸草

为菊科植物旋覆花的干燥地上部分。性味苦、辛、咸，温；归肺、大肠经。适用于外感风寒，痰饮蓄结，咳嗽痰多，胸膈痞满。煎服，5~10g。

bái qián
白　前　《名医别录》

为萝藦科植物柳叶白前 *Cynanchum stauntonii*（Decne.）Schltr. ex Lévl. 或芫花叶白前 *Cynanchum glaucescens*（Decne.）Hand. – Mazz. 的干燥根茎和根。主产于浙江、安徽、江苏等地。秋季采挖。生用或蜜制用。

【性味归经】辛、苦，微温。归肺经。

【功效】降气、消痰、止咳。

【应用】

咳嗽痰多，胸满喘急　本品辛开苦降，微温而不燥，专归肺经，长于降气祛痰，止咳平喘，不论外感内伤、属寒属热、病程新久均可配伍使用，尤宜于痰湿或寒痰阻肺，肺气失降者。治寒痰咳喘，常与紫苏子、半夏等配伍；治风寒咳嗽，咯痰不爽，多与荆芥、桔梗、陈皮等同用；治热痰咳喘，可与桑白皮、葶苈子等同用；治久咳痰喘，气阴两虚者，可与黄芪、北沙参等配伍。

【用法用量】内服：3~10g，煎汤，或入丸散。生用偏于解表理肺、降气化痰；蜜制用偏于润肺降气止咳。

【参考资料】

1. 本草精选　《名医别录》："主胸胁逆气，咳嗽上气。"《本草纲目》："手太阴药也，长于降气，肺气壅实而有痰者宜之。"《本草汇言》："白前泄肺气，定喘嗽之药也，疗喉间喘呼，为治咳之首剂；宽胸膈之满闷，为降气之上品。"

2. 化学成分　主要含白前皂苷 A~K 及白前新皂苷 A、B 等皂苷类成分等。

3. 药理作用 有镇咳、祛痰、平喘、抗炎等作用。

māozhǎocǎo
猫爪草 《中药材手册》

为毛茛科植物小毛茛 *Rununculus ternatus* Thunb. 的块根。主产于长江中下游各地。早春或秋末采收。生用。

【性味归经】甘、辛，温。归肝、肺经

【功效】化痰散结，解毒消肿。

【应用】

1. 瘰疬痰核 本品味辛行散，能化痰散结消肿。治痰火郁结之瘰疬痰核，常与夏枯草、玄参、僵蚕等同用。

2. 疗疮肿毒，蛇虫咬伤 本品有解毒散结消肿之功。治疮肿、毒蛇咬伤，多用鲜品捣敷患处，或研末调敷。

【用法用量】内服：15～30g，单味药可用至120g，煎汤，或入丸散。外用：适量，捣敷或研末调敷。

【参考资料】

1. 本草精选 《中药材手册》："治颈上瘰疬结核。"《河南中草药手册》："消肿，截疟。治瘰疬。"

2. 化学成分 主要含肉豆蔻酸十八烷基酯、二十烷酸、软脂酸等脂肪酸类成分，毛茛内酯、白头翁素、原白头翁素等内脂类成分，还含甾醇类、皂苷、多糖、和生物碱等。

3. 药理作用 有抗病原微生物、消炎、镇咳、祛痰、抗肿瘤、增强免疫功能等作用。

图库

◇ 第二节 清化热痰药

本节药物性味多为苦寒，功效清化热痰，主治热痰壅肺所致的咳嗽气喘、痰黄质稠。部分药物甘寒质润，能润燥化痰，适用于燥痰所致的咳嗽气喘，痰少质黏，咯痰不爽等。有些药物味咸，兼能软坚散结，又可治疗痰火郁滞的瘿瘤、瘰疬等。

chuānbèimǔ
川贝母 《神农本草经》

为百合科植物川贝母 *Fritillaria cirrhosa* D. Don、暗紫贝母 *Fritillaria unibracteata* Hsiao et K. C. Hsia，甘肃贝母 *Fritillaria przewalskii* Maxim. 或梭砂贝母 *Fritillaria delavayi* Franch.、太白贝母 *Fritillaria taipaiensis* P. Y. Li 或瓦布贝母 *Fritillaria unibracteata* Hsiao et K. C. Hsia var. *wabuensis*（S. Y. Tang et S. C. Yue）Z. D. Liu，S. Wang et S. C. Chen 的干燥鳞茎。按性状不同分别习称"松贝""青贝""炉贝"和"栽培品"。主产于四川、云南、甘肃等地。夏、秋二季采收，生用。

【性味归经】苦、甘，微寒。归肺、心经。

【功效】清热化痰，润肺止咳，散结消痈。

【应用】

1. 肺热燥咳，阴虚劳嗽 本品甘寒质润，为清润之品，归肺经，既能清肺化痰，又能润肺止咳，尤宜于阴虚劳嗽和肺热燥咳。治肺热燥咳，咳嗽痰少，咯痰不爽，可单味研末服，或与梨蒸服，也可与知母相须为用；治肺肾阴虚，久咳、干咳少痰或痰中带血，可与百合、麦冬、阿胶等配伍。

2. 瘰疬，乳痈，肺痈，疮痈肿毒 本品苦寒清泄，能清热化痰，开郁散结而消肿。治痰火郁结之瘰疬痰核，常与玄参、牡蛎、夏枯草等配伍；治热毒壅结之乳痈、肺痈，疮痈肿毒，常与蒲公英、鱼腥草、连翘等同用。

【用法用量】内服：3~10g，煎汤，或入丸散；研末冲服，每次1~2g。

【使用注意】不宜与川乌、制川乌、草乌、制草乌、附子同用。

【参考资料】

1. 本草精选 《神农本草经》："主伤寒烦热，淋沥邪气，疝瘕，喉痹，乳难，金疮，风痉。"《本草汇言》："贝母，开郁，下气，化痰之药也，润肺消痰，止咳定喘，则虚劳火结之证，贝母专司首剂。"《本草纲拾贵》："解毒利疾，开空肺气，凡肺家类风火有痰者宜此。"

2. 化学成分 主要含川贝碱、西贝素、青贝碱、松贝碱甲及松贝碱乙等生物碱类成分，还含锌、锰、钾、钠、镁等金属元素等。

3. 药理作用 有镇咳、祛痰、降血压、解痉、止泻、抗病原微生物、镇痛、催眠等作用。

附药

1. 平贝母

为百合科植物平贝母 *Fritillaria ussuriensis* Maxim. 干燥鳞茎。主产于黑龙江、辽宁、吉林等地。春秋采收。生用。性味苦、甘、微寒，归肺、心经。功能清热润肺，化痰止咳。适用于肺热燥咳，干咳少痰，阴虚劳嗽，咯痰带血。煎服，3~9g，研粉冲服，每次1~2g。不宜与川乌、制川乌、草乌、制草乌、附子同用。

2. 伊贝母

为百合科植物新疆贝母 *Fritillaria walujewii* Regel 或伊犁贝母 *Fritillaria pallidiflora* Schrenk 的干燥鳞茎。主产于新疆。5~7月间采收。生用。性味苦、甘、微寒，归肺、心经。功能清热润肺，化痰止咳。适用于肺热燥咳，干咳少痰，阴虚劳嗽，咯痰带血。煎服，3~9g。不宜与川乌、制川乌、草乌、制草乌、附子同用。

zhèbèimǔ

浙贝母 《本草正》

为百合科植物浙贝母 *Fritillaria thunbergii* Miq. 的干燥鳞茎。主产于浙江、江苏、安徽等地。初夏采收。生用。

【性味归经】苦，寒。归肺、心经。

【功效】清热化痰止咳，解毒散结消痈。

【应用】

1. 风热、痰火咳嗽 本品苦寒，清泄力强，长于清化热痰，降泄肺气。适宜于风热咳嗽及热痰郁肺之咳嗽。治外感风热咳嗽，多与桑叶、苦杏仁、前胡等同用；治痰热郁肺，咳痰黄稠，常与瓜蒌、知母、桑白皮等配伍。

2. 瘰疬，瘿瘤，肺痈，乳痈，疮痈肿毒 本品既能清化热痰，又能清热解毒，散结消痈。治痰火郁结的瘰疬结核，多与玄参、牡蛎、夏枯草等同用；治瘿瘤，常与海藻、昆布等同用；治热毒壅结之乳痈、疮痈肿毒，多与连翘、蒲公英等配伍；治肺痈，多与鱼腥草、芦根、桃仁等同用。

【用法用量】内服：5~10g，煎汤，或入丸散。

【使用注意】不宜与川乌、制川乌、草乌、制草乌、附子同用。

【参考资料】

1. 本草精选　《本草正》："大治肺痈、肺痿、咳喘、吐血、衄血，最降痰气，善开郁结，……解热毒，杀诸虫及疗喉痹，瘰疬，乳痈发背，一切痈疡肿毒……较之川贝母，清降之功，不啻数倍。"《本草纲目拾遗》："解毒利痰，开宣肺气，凡肺家夹风火有痰者宜此。"

2. 化学成分　主要含浙贝碱、去氢浙贝母碱等生物碱类成分，贝母醇等甾类化合物等。

3. 药理作用　有镇咳、扩张支气管平滑肌、镇静、镇痛、抗炎、抗腹泻、抗肿瘤、抗溃疡、抗甲亢等作用。

附药

1. 湖北贝母

为百合科植物湖北贝母 *Fritillaria hupehensis* Hsiao et K. C. Hsia 的干燥鳞茎。主产于湖北、四川、湖南等地。夏初采收。生用。性味微苦，凉；归肺、心经。功能清热化痰，止咳，散结。适用于热痰咳嗽，痰核瘰疬，痈肿疮毒。煎服，3～9g，或研粉冲服。不宜与川乌、制川乌、草乌、制草乌、附子同用。

2. 土贝母

为葫芦科植物土贝母 *Bolbostemma paniculatum*（Maxim.）Franquet 的干燥块茎。主产于河南、山东、河北等地。秋季采收。生用。性味苦，微寒，归肺、脾经。功能解毒散结消肿。适用于乳痈、瘰疬、痰核。煎服，5～10g。

guālóu
瓜　蒌《神农本草经》

为葫芦科本植物栝楼 *Trichosanthes kirilowii* Maxim. 或双边栝楼 *Trichosanthes rosthornii* Harms 的干燥成熟果实。主产于河北、河南、安徽等地。秋季采收。生用。

【性味归经】甘、微苦，寒。归肺、胃、大肠经。

【功效】清热涤痰，宽胸散结，润燥滑肠。

【应用】

1. 热痰、燥痰咳嗽　本品甘寒清润，微苦降泄，归肺经，能清肺热、润肺燥而化痰止咳。为治疗热痰、燥痰证常用药。治痰热咳嗽，痰稠难咯，胸闷不舒，常与黄芩、胆南星、枳实等配伍；治燥热伤肺，干咳无痰或咯痰不爽，多与川贝母、天花粉、桔梗等同用。

2. 胸痹，结胸　本品既能清肺化痰，又能利气开郁以宽胸散结。治痰气互结，胸阳不通之胸痹心痛，常与薤白、半夏等配伍；治痰热互结之结胸，多与黄连、半夏同用。

3. 肺痈，肠痈，乳痈　本品苦泄，有清热散结消痈之功。治肺痈咳吐脓血，常与鱼腥草、芦根、桔梗等配伍；治肠痈，多与败酱草、薏苡仁、大血藤等同用；治乳痈红肿热痛，可与蒲公英、金银花、牛蒡子等配伍。

4. 肠燥便秘　本品味甘质润，能润燥滑肠而通便。治津液不足，肠燥便秘，常与火麻仁、郁李仁等同用。

【用法用量】内服：9～15g，煎汤，或入丸散。

【使用注意】脾虚便溏者忌用。不宜与川乌、制川乌、草乌、制草乌、附子同用。

【参考资料】

1. 本草精选　《名医别录》："主胸痹，悦泽人面。"《本草纲目》："润肺燥，降火，治咳嗽，涤痰结，利咽喉，止消渴，利大肠，消痈肿疮毒。"《本草述》："栝楼实，阴厚而脂润，故于热燥之痰为对待的剂。若用之于寒痰、湿痰、气虚所结之痰，饮食积聚之痰，皆无益而有害者也。"

2. 化学成分 主要含正三十四烷酸、富马酸、琥珀酸等有机酸类成分，栝楼萜二醇等萜类成分，还含丝氨酸、蛋白酶 A 和 B 及甾醇成分等。

3. 药理作用 有祛痰、扩张冠状动脉、对急性心肌缺血有明显保护作用；降血脂、抑制血小板聚集、抑制胃溃疡形成、抗癌、抑菌、泻下等作用。

附药

瓜蒌皮

为葫芦科本植物栝楼或双边栝楼的干燥成熟果皮。性味甘、寒，归肺、胃经。功能清化热痰，利气宽胸。适用于痰热咳嗽，胸闷胁痛等。煎服 6 ~ 10g。不宜与川乌、制川乌、草乌、制草乌、附子同用。

瓜蒌子

为葫芦科本植物栝楼或双边栝楼的干燥成熟果实。性味甘、寒，归肺、胃、大肠经。功能润肺化痰，润肠通便。适用于燥咳痰黏，肠燥便秘等。煎服，9 ~ 15g。不宜与川乌、制川乌、草乌、制草乌、附子同用。

zhúrú
竹 茹 《名医别录》

为禾本科植物青杆竹 *Bamusa tuldoides* Munro、大头典竹 *Rinocalamus beecheyanus*（Munro）Mc Clure var. pubescens P. F. Li 或淡竹 *Phyllostachys nigra*（Lodd.）Munro var. *henonis*（Mitf.）Stapf ex Rendle 的茎秆的中间层。主产于江西、浙江、江苏等地。全年均可采收。生用或制用。

【性味归经】甘，微寒。归肺、胃、心、胆经。

【功效】清热化痰，除烦，止呕。

【应用】

1. 痰热咳嗽 本品性微寒，归肺经，能清化热痰。治肺热咳嗽，咯痰黄稠，常与瓜蒌、桑白皮、黄芩等同用。

2. 惊悸不宁，心烦失眠 本品归心、胆经，能清痰火而除烦。治胆火夹痰，痰火内扰，胸闷痰多，惊悸不宁或心烦失眠，可与半夏、枳实、茯苓等同用。

3. 中风痰迷，舌强不语 本品能清化心经热痰。治中风痰迷，舌强不语，可与胆南星、牛黄、地龙等同用。

4. 胃热呕吐 本品归胃经，能清胃热而止呕，为治胃热呕逆之要药。治胃热呕吐，常与黄连、半夏、陈皮等配伍；治胃虚有热之呕吐，可与陈皮、生姜、人参等同用；治妊娠恶阻，呕逆不食，胎动不安，可与紫苏梗、砂仁、白术等同用。

【用法用量】内服：5 ~ 10g，煎汤，或入丸、散。生用偏于清化热痰，除烦，姜汁炙用偏于止呕。

【参考资料】

1. 本草精选 《医学入门》："治虚烦不眠，伤寒劳复，阴筋肿缩腹痛，妊娠因惊心痛，小儿痫口噤，体热。"《本草汇言》："竹茹，清热化痰，下气止呕之药也。如前古治肺热热甚，咳逆上气，呕哕寒热及血溢崩中诸证。此药甘寒而降，善除阳明一切火热痰气为疾，用之立安，如诸病非因胃热者勿用。"

2. 化学成分 主要含酚性成分、氨基酸、有机酸、糖类等。

3. 药理作用 有止咳、祛痰、止吐、抗菌、延缓衰老等作用。

zhúlì
竹沥《名医别录》

为禾本科植物青杆竹 *Bamusa tuldoides* Munro、大头典竹 *Rinocalamus beecheyanus*（Munro）Mc Clure var. pubescens P. F. Li 或淡竹 *Phyllostachys nigra*（Lodd.）Munro var. *henonis*（Mitf.）Stapf ex Rendle 的新鲜的竹杆经火烤而流出的淡黄色澄清液体。生用。

【性味归经】甘，寒。归心、肺、肝经。

【功效】清热豁痰，定惊利窍。

【应用】

1. 痰热咳喘　本品性寒滑利，清热化痰力强。治痰热咳喘、痰稠难咯、顽痰胶结者，可单用鲜竹沥口服，或与黄芩、半夏、瓜蒌等配伍。

2. 中风痰迷、惊痫癫狂　本品归心、肝经，能清热滑痰、定惊利窍。治痰热蒙蔽清窍，中风口噤，可用生姜汁灌服，治癫痫抽搐，可与胆南星、黄连、地龙等配伍；治小儿惊风抽搐，可与胆南星、牛黄等同用。

【用法用量】内服：30～50ml，冲服。

【使用注意】脾虚便溏及寒痰者忌用。

【参考资料】

1. 本草精选　《名医别录》："疗暴中风，风痹，胸中大热，止烦闷。"《本草述》："疗胸膈痰热，止烦闷消渴，小儿天吊惊痫，妇人胎产闷晕。"《本草纲目》："竹沥性寒而滑，大抵因风火燥热而有痰者宜之；若寒湿胃虚肠滑之人服之，则反伤肠胃。"

2. 化学成分　主要含愈创木酚等酚性成分、甲酸等酸性成分、谷氨酸等多种氨基酸及葡萄糖、果糖、蔗糖等糖类成分等。

3. 药理作用　有镇咳、祛痰、抗菌、抗炎等作用。

tiānzhúhuáng
天竺黄　《蜀本草》

为禾本科植物青皮竹 *Bambusa textilis* McClure 或华思劳竹 *Schizostachyum chinense* Rendle 等杆内分泌液干燥后的块状物。主产于云南、广东、广西等地。秋冬二季采收。生用。

【性味归经】甘，寒。归心、肝经。

【功效】清热豁痰，清心定惊。

【应用】

1. 热病神昏，中风痰壅　本品甘寒，归心、肝经，善于清化热痰，并有清心定惊之功，且无竹沥寒滑之弊，为清心定惊之良药。治热病神昏，多与牛黄、连翘、竹叶心等同用；治中风痰壅，癫痫抽搐，可与石菖蒲、郁金、胆南星等同用。

2. 小儿痰热惊痫，抽搐　本品能化痰定惊止痉。治小儿痰热惊痫，抽搐，夜啼，可与麝香、胆南星等配伍。

【用法用量】内服：3～9g，煎汤，或入丸散。

【参考资料】

1. 本草精选　《本草汇言》："竹黄性缓，清空解热，而更有定惊安神之妙，故前古治小儿惊风天吊，夜啼不眠，客忤痫疟及伤风痰闭，发热气促，入抱龙丸，治婴科惊痰要剂。如大人中风，失音不语，入风痰药中，亦屡奏效。"《本草正》："善开风痰，降热痰。治中风失音，痰滞胸膈，烦闷，癫痫。清心火，镇心气，醒脾疏肝，明眼目，安惊悸，疗小儿风痰急惊客忤……亦治金疮，并内热药毒。"

2. 化学成分　主要含甘露醇、硬脂酸、竹红菌甲素、竹红菌乙素及氧化钾，硅质等。

3. 药理作用　有抗炎、镇痛、减慢心率、扩张微血管、抗凝血等作用。

qiánhú
前　胡《名医别录》

为伞形科植物白花前胡 *Peucedanum praeruptorum* Dunn 或紫花前胡 *Peucedanum decursivum* Maxim. 的干燥根。前者主产于浙江、河南、湖南等地；后者主产于江西、安徽、湖南等地。冬季至次春采收。生用或制用。

【性味归经】苦、辛，微寒。归肺经。

【功效】降气化痰，疏散风热。

【应用】

1. 痰热喘咳，咯痰黄稠　本品苦降辛散，微寒清热，归肺经，具有清肺降气祛痰之功。治痰热壅肺、肺失宣降，咳喘胸闷，咯痰黄稠，常与桑白皮、浙贝母等同用；治湿痰、寒痰证，宜与白前、半夏、天南星等同用。

2. 风热咳嗽痰多　本品辛散性寒，既能降气化痰，又能疏散风热。治外感风热，咳嗽痰黄者，常与薄荷、牛蒡子、桔梗等配伍；治风寒咳嗽，痰白清稀，则须与紫苏叶、苦杏仁等同用。

【用法用量】内服：3~10g，煎汤，或入丸散。

【参考资料】

1. 本草精选　《滇南本草》："解散伤风伤寒，发汗要药，止咳嗽，升降肝气，明目退翳，出内外之痰。"《本草纲目》："清肺热，化痰热，散风邪。"

2. 化学成分　主要含白花前胡甲素、乙素、丙素、丁素等香豆素类成分，还含皂苷类、挥发油等。

3. 药理作用　有祛痰、抗炎、抗溃疡、抗过敏、抗血小板聚集、抗癌、解痉、扩张血管、增加冠状动脉血流量、抗流感病毒、抑制黑色素生成等作用。

jiégěng
桔　梗《神农本草经》

为桔梗科植物桔梗 *Platycodon grandiflorum*（Jacq.）A. DC. 的干燥根。全国大部分地区均产。以东北、华北地区产量较大，华东地区质量较优。春、秋二季采收。生用。

【性味归经】苦、辛，平。归肺经。

【功效】宣肺，祛痰，利咽，排脓。

【应用】

1. 咳嗽痰多、胸闷不畅　本品苦泄辛散，专归肺经，善于开宣肺气而利胸膈咽喉，并能祛痰，为肺经要药。治风寒咳嗽，痰白清稀，常与紫苏叶、杏仁、荆芥等同用；治风热咳嗽，咳痰黄稠，多与桑叶、菊花、杏仁等配伍；治寒痰咳嗽，痰多清稀，可与半夏、干姜、细辛等同用；治热痰咳嗽，痰黄黏稠，可与浙贝母、瓜蒌、海蛤壳等同用。

2. 咽喉肿痛、音哑　本品能宣肺以利咽开音。治风热犯肺，咽痛失音，多与薄荷、牛蒡子等配伍；治热毒壅盛，咽喉肿痛，可与射干、马勃、板蓝根等同用；治阴虚咽痛，可与麦冬、玄参等配伍。

3. 肺痈吐脓　本品能宣肺利气、祛痰排脓。治肺痈，咳吐脓血、痰黄腥臭、胸痛，常与甘草同用，或与鱼腥草、薏苡仁、芦根等同用。

此外，本品又可开宣肺气而通二便，可用治癃闭、便秘。另外，本品为"舟楫之剂"能载药上行，在治疗上焦疾患的方药中，加入桔梗，以引药上行。

【用法用量】内服：3～10g，煎汤，或入丸散。

【使用注意】凡气机上逆之呕吐、呛咳、眩晕及阴虚火旺咳血等，不宜用。用量过大易致恶心呕吐。

【参考资料】

1. 本草精选　《神农本草经》："主胸胁痛如刀刺，腹满肠鸣幽幽，惊恐悸气。"《珍珠囊》："其用有四：止咽痛，兼除鼻塞；利膈气，仍治肺痈；一为诸药之舟楫；一为肺部之引经。"《本草蒙筌》："开胸膈除上气壅，清头目散表寒邪，驱胁下刺痛，通鼻中窒塞，咽喉肿痛急觅……逐肺热住咳下痰，治肺痈排脓养血，能消恚怒，尤却怔忡。"

2. 化学成分　主要含桔梗皂苷等多种皂苷类成分，还含葡萄糖、甾醇、菊糖、桔梗聚糖及桔梗酸A、B、C等。

3. 药理作用　有祛痰、镇咳、抗炎、增强免疫功能、降血压、减慢心率、镇静、镇痛和解热、降低胆固醇、抑制肠管收缩、利尿消肿、抗过敏、抗肿瘤等作用。

pàngdàhǎi
胖大海　《本草纲目拾遗》

为梧桐科植物胖大海 *Sterculia lychnophora* Hance 的成熟种子。主产于泰国、柬埔寨、马来西亚等国。4～6月采收。生用。

【性味归经】甘，寒。归肺、大肠经。

【功效】清热润肺，利咽开音，润肠通便。

【应用】

1. 肺热声哑，干咳无痰，咽喉肿痛　本品甘寒质轻，能清宣肺气，润肺化痰，利咽开音。治肺热咽痛声哑，失音，可单用泡服，也常与甘草同用，或与牛蒡子、桔梗、射干等同用；治肺热津伤，咳嗽痰黏，咯痰不爽，咽干少痰，常与桑白皮、北沙参、地骨皮等同用；治外感风热，咳嗽音哑，常与蝉蜕、桔梗等同用。

2. 热结便秘，头痛目赤　本品甘寒清润，有清热润肠通便之功。治肠燥便秘兼头痛、目赤等上部火热证，单味泡服，或与大黄、芒硝等同用。

【用法用量】内服：2～3枚，沸水泡服或煎服。

【参考资料】

1. 本草精选　《本草纲目拾遗》："治火闭痘，服之立起，并治一切热症劳伤吐衄下血，消毒去暑，时行赤眼，风火牙疼，虫积下食，痔疮漏管，干咳无痰，骨蒸内热，三焦火症，诸疮皆效。"

2. 化学成分　主要含D-半乳糖、L-鼠李糖、蔗糖等多糖类成分，2-,4-二羟基苯甲酸等有机酸类成分，还含胡萝卜苷等。

3. 药理作用　有收缩血管平滑肌、减轻痉挛性疼痛、缓泻、降血压、抗病原微生物、抗炎、利尿、镇痛等作用。

附药

罗汉果

为葫芦科植物罗汉果 *Siraitia grosvenorii*（Swingle）C. Jeffrey ex A. M. Lu et Z. Y. Zhang 的干燥果实。性味甘，凉；归肺、大肠经。功能清热润肺，利咽开音，滑肠通便。适用于肺热燥咳，咽痛失音，肠燥便秘。煎服，9～15g。

hǎizǎo
海　藻《神农本草经》

为马尾藻科植物海蒿子 *Sargassum pallidum*（Turn.）C. Ag. 或羊栖菜 *Sargassum fusiforme.*（Harv.）

Setch. 的干燥藻体。前者习称"大叶海藻"，后者习称"小叶海藻"。主产于辽宁、山东、福建等地。夏，秋二季采收。生用。

【性味归经】苦、咸，寒。归肝、胃、肾经。

【功效】消痰软坚散结，利水消肿。

【应用】

1. 瘿瘤、瘰疬、睾丸肿痛　本品味咸能软坚散结，性寒清热，有清热消痰、软坚散结之功，为治瘿瘤、瘰疬的常用药。治瘿瘤，常与昆布、浙贝母等同用；治痰火互结之瘰疬，多与夏枯草、玄参、连翘等配伍；治痰气互结的睾丸肿痛，可与橘核、昆布、川楝子等同用。

2. 痰饮水肿　本品有利水消肿之功。治痰饮水肿及脚气浮肿等，多与茯苓、猪苓、泽泻等同用。

【用法用量】内服：6～12g，煎汤，或入丸散。

【使用注意】不宜与甘草同用。

【参考资料】

1. 本草精选　《神农本草经》："主瘿瘤气，颈下核，破散结气，痈肿、癥瘕坚气，腹中上下鸣，下十二水肿。"《本草蒙筌》："治项间瘰疬，消颈下瘿囊；利水道，通癃闭成淋，泻水气，除胀满作肿。"

2. 化学成分　主要含褐藻酸、甘露醇、钾、碘，还含多糖类成分等。

3. 药理作用　有抗甲状腺肿大、抑制甲状腺功能亢进、降血脂、抗动脉粥样硬化、降血压、抗肿瘤、抗凝血、改善微循环、止血、抗病原微生物等作用。

kūnbù
昆　布《名医别录》

为海带科植物海带 Laminaria japonica Aresch. 或翅藻科植物昆布 Ecklonia kurome Okam. 的干燥叶状体。主产于山东、辽宁、浙江等地。夏、秋两季采收。生用。

【性味归经】咸，寒。归肝、胃、肾经。

【功效】消痰软坚散结，利水消肿。

【应用】

1. 瘿瘤、瘰疬、睾丸肿痛　本品咸能软坚，功用与海藻相似，两药常相须为用。治痰火郁结的瘿瘤，常与海藻、浙贝母等同用；治瘿瘤日久，气血不足者，可与人参、黄芪、当归等同用；治瘰疬初起，恶寒发热，可与羌活、海藻、连翘等同用；治痰火炽盛，瘰疬遍生下颌、坚而不溃，多与夏枯草、玄参、连翘等配伍；治痰气互结的睾丸肿痛，可与橘核、川楝子等同用。

2. 痰饮水肿　本品能利水道而消肿。治痰饮水肿、脚气浮肿、小便不利，可与防己、猪苓、泽泻等同用。

【用法用量】内服，6～12g，煎汤，或入丸散。

【参考资料】

1. 本草精选　《名医别录》："主十二种水肿，瘿瘤聚结气，瘘疮。"《本草经疏》："昆布咸能软坚，其性润下，寒能除热散结，故主十二种水肿，瘿瘤聚结气，瘘疮。东垣云：瘿坚如石者，非此不除。"

2. 化学成分　主要含藻胶酸、昆布素，半乳聚糖等多糖类成分，还含海带氨酸、谷氨酸、天门冬氨酸、脯氨酸等氨基酸，维生素 B_1、B_2、C、P 及胡萝卜素，碘、钾、钙等。

3. 药理作用　有抗甲状腺肿肿大、降胆固醇、抗肿瘤、促进免疫功能、降血糖、降血压、镇咳等作用。

huángyàozǐ
黄药子　《开宝本草》

为薯蓣科植物黄独 *Dioscorea bulbifera* L. 的干燥块茎。主产于湖北、湖南、江苏等地。秋冬两季采收。生用。

【性味归经】苦，寒。有毒。归肺、肝经。

【功效】化痰散结消瘿，清热凉血解毒。

【应用】

1. 瘿瘤　本品苦寒清泄，功擅化痰软坚，散结消瘿，为治瘿瘤之要药。治项下气瘿结肿，可单用浸酒饮；或与海藻、牡蛎、昆布等同用。

2. 疮疡肿毒，咽喉肿痛，毒蛇咬伤　本品苦寒入血分，能清热凉血，降火解毒。治疮疡肿毒，可单用为末，调敷患处，或与金银花、紫花地丁、重楼等同用；治热毒咽喉肿痛，可与射干、山豆根、大青叶等同用；治毒蛇咬伤，可与半枝莲、白花蛇舌草、蚤休等同用内服或外敷。

3. 血热出血　本品有凉血止血之效。治血热妄行的吐血、衄血、咯血等，可与白茅根、蒲黄炭、血余炭等同用。

【用法用量】内服：5～9g，煎汤，或浸酒；研末服，1～2g。外用：适量，鲜品捣敷，或研末调敷，或磨汁外涂。

【使用注意】脾胃虚弱及肝肾功能损害者慎用。内服不宜过量。

【参考资料】

1. 本草精选　《开宝本草》："主诸恶肿疮瘘，喉痹，蛇犬咬毒，取根研服之，亦含亦涂。"《本草汇言》："解毒凉血最验，古人于外科血证两方尝用。"

2. 化学成分　主要含黄药子素 A～H 等二萜类成分，还含多糖、蔗糖、还原糖、皂苷、淀粉、鞣质、微量元素等。

3. 药理作用　有抗真菌、抗单纯疱疹病毒、抗炎、抗肿瘤、止血、降血糖等作用。

géqiào
蛤壳　《神农本草经》

为帘蛤科动物文蛤 *Meretrix meretrix* Linnaeus. 或青蛤 *Cyclina sinensis* Gmelin 的贝壳。主产于沿海地区。夏秋两季捕捞。生用或制用。

【性味归经】苦、咸，寒。归肺、肾、胃经。

【功效】清热化痰，软坚散结，制酸止痛；外用收湿敛疮。

【应用】

1. 热痰咳喘　本品苦寒清热，咸能软坚，归肺经，善清肺热、化稠痰。治痰热壅肺，咳喘胸闷，痰黄黏稠，常与瓜蒌、黄芩、桑白皮等配伍；治肝火犯肺，灼伤肺络，胸胁疼痛，咳吐痰血，常与青黛同用。

2. 瘿瘤、瘰疬　本品既能清热化痰，又能软坚散结。治痰火郁结所致瘿瘤、瘰疬、痰核，常与海藻、昆布、夏枯草等配伍。

3. 胃痛吐酸　本品煅用能制酸止痛。治胃痛吐酸，可与牡蛎、海螵蛸等同用。

此外，本品煅后外用，能收湿敛疮，治烧烫伤、湿疹等，可研末油调敷。

【用法用量】内服：6～15g，煎汤，宜先煎，蛤粉宜包煎。外用：适量，研极细粉撒布或油调后敷患处。生用偏于清热化痰，软坚散结宜；煅用偏于制酸止痛、收湿敛疮。

【使用注意】脾胃虚寒及气虚寒咳者不宜用。

【参考资料】

1. 本草精选 《神农本草经》："主咳逆上气，喘息，烦满，胸痛寒热。"《药性论》："治水气浮肿，利小便，治嗽逆上气，主治项下瘤瘿。"《本草纲目》："清热利湿，化痰饮，消积聚，除血痢，妇人血结胸。"

2. 化学成分 主要含碳酸钙、壳角质，尚含多种微量元素等。

3. 药理作用 有消炎、利尿、止血、降糖、降脂等作用。

hǎifúshí
海浮石 《本草拾遗》

为胞孔科动物脊突苔虫 *Costazia aculeala* Canu et Bassler、瘤苔虫 *Costazia costazii* Audouin 的骨骼，或火山喷出的岩浆形成的多孔状石块。前者习称"石花"，主产于浙江、江苏、福建等地，夏、秋季采收；后者习"浮海石"，主产于辽宁、山东、福建等地。全年可采。生用。

【性味归经】咸，寒。归肺、肾经。

【功效】清肺化痰，软坚散结。

【应用】

1. 痰热咳喘 本品味咸软坚，性寒清热，体虚轻浮，主归肺经，能清化痰热，以除老痰胶结为其所长。治痰热胶结，咯痰色黄，质稠难咯，咳久不愈体实者，常与瓜蒌、贝母、胆星等配伍；治肝火灼肺，胸胁疼痛，咳痰带血，可与青黛、栀子、瓜蒌等同用。

2. 瘰疬，瘿瘤 本品咸寒，有软坚散结，清化痰热之功。治痰火郁结所致的瘰疬、瘿瘤，常与牡蛎、浙贝母、海藻等同用。

3. 血淋、石淋 本品咸寒，能清热利尿通淋。治血淋、石淋，可与车前子、滑石、白茅根等同用。

【用法用量】内服：10～15g，煎汤，打碎先煎；或入丸散。

【参考资料】

1. 本草精选 《本草衍义补遗》："海浮石，清金降火，消积块，化老痰。"《本草纲目》："浮石，气味咸寒，润下之用也。故入肺除上焦痰热，止咳嗽而软坚，清其上源，故又治诸淋。"

2. 化学成分 脊突苔虫的骨骼，主要含碳酸钙，并含少量镁、铁及酸不溶物质；多孔状石块主要含二氧化硅、氯、镁等。

3. 药理作用 有促进支气管分泌物排出、促进尿液的形成及排泄等作用。

wǎlèngzǐ
瓦楞子 《名医别录》

为蚶科动物毛蚶 *Arca subcrenata* Lischke、泥蚶 *Arca granosa* Linnaeus 或魁蚶 *Arca inflata* Reeve 的贝壳，主产于山东、浙江、福建等地。秋冬至春秋采收。生用或制用。

【性味归经】咸，平。归肺、胃、肝经。

【功效】消痰化瘀，软坚散结，制酸止痛。

【应用】

1. 顽痰胶结，黏稠难咯 本品味咸，善消顽痰。治顽痰胶结，咳嗽痰稠，质黏难咯，可与瓜蒌、黄芩、浙贝母等同用。

2. 瘰疬，瘿瘤 本品味咸软坚，消痰散结。治瘿瘤，常与海藻、昆布等同用。治痰火凝结之瘰疬，常与浙贝母、夏枯草、连翘等配伍。

3. 癥瘕痞块 本品归肝经血分，有活血化瘀散结之功。治气滞血瘀痰结所致的癥瘕痞块，可单用，醋淬为丸服；或与三棱、莪术、鳖甲等配伍。

4. 胃痛吐酸 本品煅后能制酸止痛。治肝胃不和，胃痛吐酸，可单用，或与海螵蛸、延胡索、甘草等同用。

【用法用量】内服：9～15g，煎汤，宜打碎先煎，或入丸、散。生用偏于消痰化瘀，软坚散结；煅用偏于制酸止痛。

【参考资料】

1. 本草精选 《日华子本草》："治一切血气，冷气，癥瘕。"《本草纲目》："咸走血而软坚，故瓦垄子能消血块，散痰积。"

2. 化学成分 主要含碳酸钙，少量磷酸钙、硅酸盐、磷酸盐及少量铁、镁等无机元素。毛蚶含蛋白质、糖、氨基酸等。

3. 药理作用 有中和胃酸、抗消化性溃疡、抑制幽门螺杆菌、保肝、降血糖、降血脂等作用。

méngshí
礞 石 《嘉祐本草》

为变质岩类黑云母片或绿泥石化云母磷酸盐片岩，或变蛭石片岩或水黑云母云片岩。前者习称青礞石，主产于江苏、湖南、四川等地；后者习称金礞石，主产于河南、河北、山西等地。全年可采收。生用或煅用。

【性味归经】甘、咸，平。归肺、心、肝经。

【功效】坠痰下气，平肝镇惊。

【应用】

1. 顽痰胶结，咳逆喘急 本品质重坠降，味咸软坚，善下气消痰软坚。治顽痰、老痰，胶结难咯，常与沉香、黄芩、大黄同用。

2. 癫痫发狂，烦躁胸闷，惊风抽搐 本品既能攻消痰积，又能平肝镇惊，为治惊风癫痫之良药。治痰热癫痫发狂，或胸闷烦躁、大便秘结，可与大黄、黄芩、地龙等配伍；治痰热动风，惊痫风抽搐，可单用煅为末，用薄荷汁和白蜜调服，或与牛黄、僵蚕、胆南星等同用。

【用法用量】内服：10～15g，煎汤，宜布包先煎；3～6g，入丸散。

【使用注意】非痰热内结的实证不宜使用。脾虚胃弱，小儿慢惊及孕妇忌用。

【参考资料】

1. 本草精选 《嘉祐本草》："治食积不消，留滞在脏腑，宿食癥块久不瘥，及小儿食积羸瘦，妇人积年食癥，攻刺心腹。"《本草纲目》："治积痰惊痫，咳嗽喘急。"

2. 化学成分 青礞石主要含硅酸盐，并含镁、铝、铁及结晶水；金礞石主要含云母与石英，亦即主含钾、铁、镁、锰、铝、硅酸、结晶水等。

3. 药理作用 有化痰、泻下等作用。

（李德森）

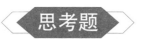
思考题

1. 何谓化痰药？简述化痰药的分类、功效、主治。如何正确使用化痰药？

2. 如何正确使用半夏、川贝母、浙贝母、瓜蒌、桔梗？

3. 简述半夏与天南星、川贝母与浙贝母、瓜蒌皮与瓜蒌子在功效、应用方面的异同点。

书网融合……

思政导航   本章小结   微课   题库

第十四章　止咳平喘药

图库　PPT

◎ 学习目标

知识目标

1. 掌握　止咳平喘药的含义、性能主治、合理用药；苦杏仁、紫苏子、百部、桑白皮、葶苈子的药性、功效、应用、用法用量、使用注意；相似药物功效、应用的异同。

2. 熟悉　紫菀、款冬花、马兜铃、枇杷叶、白果的功效、主治、特殊用法及使用注意。

3. 了解　其余止咳平喘药的功效、特殊用法及使用注意。

能力目标　通过本章学习，建立合理使用止咳平喘药的思维，具备开展止咳平喘药药学服务与合理用药的能力。

素质目标　通过杏仁、紫菀的故事，提升品德修养。

【含义】以减轻或制止咳嗽和喘息，治疗咳嗽、喘促为主要作用的药物，称止咳平喘药。

【性能主治】本类药物多味苦泄降，主归肺经，有沉降的作用趋势。具有止咳平喘之功。主治咳嗽或喘息。止咳平喘药有的偏于止咳，有的长于平喘，有的药物兼而有之。药性寒凉者具有清肺功效，主治肺热咳喘；药性温热者，具有温肺功效，主治肺寒咳喘；味酸涩者具有敛肺功效，主治久咳虚喘；性偏滋润者具有润肺功效，主治肺燥咳喘；兼有化痰功效者主治痰多咳喘。部分要兼有润肠通便、利水消肿、止带缩尿、活血化瘀、止痛、杀虫等功效，又可用治肠燥便秘、水肿、小便不利、带下白浊、遗尿尿频、瘀血证和虫病等。🅔微课

【合理用药】

1. 选药　治疗咳喘应选用止咳平喘药，针对咳喘的不同证候，选择有针对性的药物；在此基础上，应注意咳喘患者个体表现与药物功用特点的对应。应根据治疗需要选择合适的炮制品。

2. 配伍　为了增强疗效，止咳平喘药常相须配伍使用。同时，应根据病因及兼症，予以适当配伍。外感所致者，配伍解表药；肺寒停饮者，配伍温肺化饮药；肺热咳喘者，配伍清泻肺热药；肺肾气虚者，配伍补益肺肾、敛肺固肾纳气药；阴虚劳嗽久咳，配伍养肺阴止咳药。咳喘夹痰者，配伍化痰药；咳嗽咯血者，配伍止血药；咳喘而胸闷气急者，配伍宣肺降气药。

3. 注意事项　对于麻疹初起或表证之咳嗽，不宜使用性质收敛的止咳平喘药；有些止咳平喘药有毒，使用宜慎。

kǔxìngrén
苦杏仁　《神农本草经》

为蔷薇科植物山杏 *Prunus armeniaca* L. var. *ansu* Maxim.、西伯利亚杏 *Prunus sibirica* L.、东北杏 *Prunus mandshurica*（Maxim.）Koehne 或杏 *Prunus armeniaca* L. 的干燥成熟种子。主产于山西、河北、内蒙古等地。夏季采收。生用或炒用。

【性味归经】苦，微温；有小毒。归肺、大肠经。

【功效】降气止咳平喘，润肠通便。

【应用】

1. **咳嗽气喘** 本品归肺经，味苦降泄，能降肺气以止咳平喘，为治咳喘之要药。治风寒咳喘，常与麻黄、甘草配伍；治风热咳嗽，常与桑叶、菊花等同用；治肺热咳喘，常与麻黄、石膏、甘草配伍；治燥热咳嗽，常与桑叶、沙参、川贝母等配伍；治久咳不止，常与桃仁同用。

2. **肠燥便秘** 本品质润多脂，具有润滑肠道、缓泻通便之效，尤宜于咳喘兼便秘者。治肠燥便秘，常与柏子仁、郁李仁等配伍。

此外，本品外用，可用于蛲虫病，外阴瘙痒等。

【用法用量】内服：5~10g，煎汤，或入丸散，生品入煎剂后下。外用：适量。炒苦杏仁，苦泄之性减缓，多用于体虚脾弱之咳喘证。

【使用注意】阴虚咳喘及便溏者忌用。婴儿慎用。内服不宜过量。

【参考资料】

1. **本草精选** 《神农本草经》："主咳逆上气雷鸣，喉痹，下气，产乳金疮，寒心贲豚。"《本草拾遗》："杀虫。以利咽喉，去喉痹、痰唾、咳嗽、喉中热结生疮。"《本草便读》："功专降气，气降则痰消嗽止。能润大肠，故大肠气秘者可用之。"

2. **化学成分** 主要含苦杏仁苷、苦杏仁酶等氰苷类成分，油酸、亚油酸、棕榈酸等脂肪酸类成分，还含雌酮、α-雌二醇及可溶性蛋白等。

3. **药理作用** 有镇咳、祛痰、平喘、抗炎、镇痛、增强免疫功能、抗动脉粥样硬化、抗组织纤维化、抗心肌肥厚、抗消化性溃疡、抗肿瘤、润肠通便作用。

附药

甜杏仁

为蔷薇科植物杏 *Prunus armeniaca* L. 及其栽培变种的干燥成熟味甜的种子。性味甘，平；归肺、大肠经。功能润肺止咳平喘，润肠通便。适用于肺虚咳喘，肠燥便秘。煎服，4.5~9g。

zǐsūzǐ
紫苏子《名医别录》

为唇形科植物紫苏 *Perilla frutescens*（L.）Britt. 的干燥成熟果实。主产于湖北、江苏、河南等地。秋季果实成熟时采收。生用或炒用。

【性味归经】辛，温。归肺经。

【功效】降气化痰，止咳平喘，润肠通便。

【应用】

1. **咳喘痰多** 本品既能止咳平喘，又能降气化痰，适宜于痰多咳喘之证。治痰壅气逆，咳嗽气喘，痰多胸痞，甚则不能平卧者，常与芥子、莱菔子配伍；治上盛下虚之久咳痰喘，可与肉桂、半夏、前胡等配伍。

2. **肠燥便秘** 本品质润多油，善降肺气以助大肠之传导，有润燥滑肠通便功效。治肠燥便秘，常与苦杏仁、瓜蒌仁、火麻仁等同用。

【用法用量】内服：3~10g，煎汤，或入丸散。炒用作用缓和。

【使用注意】肺虚喘咳及脾虚便溏者禁服。

【参考资料】

1. **本草精选** 《名医别录》："主下气，除寒中。"《药性论》："主上气咳逆，治冷气及腰脚中湿风结气。"《本经逢原》："性能下气，故胸膈不利者宜之……为除喘定嗽、消痰顺气之良剂。但性主疏泄，气虚久嗽，阴虚喘逆，脾虚便溏者皆不可用。"

2. 化学成分 主要含油酸、亚油酸、亚麻酸、棕榈酸等脂肪酸类成分，迷迭香酸等酚酸类成分，还含氨基酸、维生素、微量元素等。

3. 药理作用 有镇咳、平喘、祛痰、抗炎、抗过敏、降血脂、改善学习记忆等作用。

bǎibù
百部《名医别录》

为百部科植物直立百部 *Stemona sessilifolia*（Miq.）Miq.、蔓生百部 *Stemona japonica*（Bl.）Miq. 或对叶百部 *Stemona tuberosa* Lour. 的干燥块根。主产于安徽、浙江、湖北等地。春、秋二季采收。生用或蜜炙用。

【性味归经】甘、苦，微温。归肺经。

【功效】润肺下气止咳，杀虫灭虱。

【应用】

1. 新久咳嗽、百日咳、肺痨咳嗽 本品甘润苦降，微温不燥，功专润肺下气止咳，咳嗽不论外感、内伤、新久、虚实，均可用之。治风寒咳嗽，可与荆芥、桔梗、紫菀等配伍；治风热咳嗽，可与竹叶、石膏、葛根等配伍；治小儿百日咳，可单用或与沙参、川贝母、白前等配伍；治久咳，可单用浓煎服；治气阴两虚，久咳不止，多与黄芪、沙参、麦冬等同用；治肺痨咳嗽，单用研末，以童子鸡熬汁为丸服，或与麦冬、沙参、白及等同用。

2. 蛲虫、阴道滴虫、头虱及疥癣 本品有杀虫、灭虱功效。治蛲虫病，以本品浓煎，睡前保留灌肠；治阴道滴虫，可单用或与蛇床子、苦参等共煎汤坐浴外洗；治头虱、体虱及疥癣，可制成20%醇浸液或50%水煎剂外搽。

【用法用量】内服：3~9g，煎汤，或入丸散。外用：适量，水煎或酒浸。生百部长于止咳化痰，灭虱杀虫；蜜百部长于润肺止咳。

【使用注意】脾胃虚弱者慎服。

【参考资料】

1. 本草精选 《名医别录》："主咳嗽上气。"《药性论》："治肺家热、上气咳逆，主润益肺。"《日华子本草》："治疳蛔及传尸骨蒸，杀蛔虫、寸白、蛲虫。"

2. 化学成分 主要含百部碱、原百部碱、对叶百部碱、百部定碱、异百部定碱、直立百部碱、二氢百部碱、原二氢百部碱、蔓生百部碱、异蔓生百部碱等生物碱类成分，还含糖、脂类、蛋白质、脂肪酸、芝麻素等成分。

3. 药理作用 有抗病原微生物、杀虫、止咳平喘、抗氧化、杀灭体虱和阴虱等作用。

zǐwǎn
紫菀《神农本草经》

为菊科植物紫菀 *Aster tataricus* L. f. 的干燥根和根茎。主产于河北、安徽。春、秋二季采收。生用或蜜炙用。

【性味归经】辛、苦，温。归肺经。

【功效】润肺下气，化痰止咳。

【应用】

痰多喘咳，新久咳嗽，劳嗽咳血 本品辛散苦降，温而不燥，长于润肺下气，化痰止咳。咳嗽无论外感内伤、寒热虚实、有痰无痰，皆可用之。尤宜于肺气郁滞，咳嗽有痰者。治风寒犯肺咳嗽，可与荆芥、陈皮、桔梗等配伍；治风热咳嗽，可与石膏、知母、葛根等同用；治久咳不已，气阴两虚者，常与黄芪、沙参、麦冬等配伍；治肺痨咳嗽，痰中带血，多与阿胶、知母、川贝母等同用。

此外，本品有开宣肺气之功，还可用于肺痈、胸痹及小便不通等症。

【用法用量】内服：5～10g，煎汤，或入丸散。生紫菀偏于降气化痰，蜜炙紫菀更善于润肺止咳。

【参考资料】

1. 本草精选　《神农本草经》："主咳逆上气，胸中寒热结气，去蛊毒痿蹷，安五脏。"《本草从新》："专治血痰，为血劳圣药又能通利小肠。"《本草正义》："紫菀柔润有余，虽曰苦辛而温，非爆烈可比。专能开泄肺郁，定喘降逆，宣通窒滞，兼疏肺家气血。"

2. 化学成分　主要含紫菀酮、表紫菀酮、表木栓醇等萜类成分，槲皮素、山奈酚等黄酮类成分，还含香豆精类成分、蒽醌类成分以及甾醇、有机酸、肽类等。

3. 药理作用　有祛痰、镇咳、利尿通便、抗氧化、抗病原微生物、抗肿瘤等作用。

kuǎndōnghuā
款冬花　《神农本草经》

为菊科植物款冬 *Tussilago farfara* L. 的干燥花蕾。主产于内蒙古、陕西、甘肃等地。12 月或地冻前当花尚未出土时采收。生用或炙用。

【性味归经】辛、微苦，温。归肺经。

【功效】润肺下气，止咳化痰。

【应用】

咳嗽气喘　本品辛温而润，功似紫菀，有润肺下气、止咳化痰功效，可用于多种原因所致咳嗽，尤宜于肺寒咳嗽，常与紫菀相须为用。治热痰咳嗽，常与知母、桑白皮、贝母等配伍；治肺气虚弱，咳嗽不已，常与人参、黄芪等配伍；治阴虚燥咳，可与沙参、麦冬等同用；治肺虚喘嗽，痰中带血，常与百合同用；治肺痈咳吐脓痰，可与芦根、薏苡仁等配伍。

【用法用量】内服：5～10g，煎汤，或入丸散。外感新咳宜生用，内伤久咳宜炙用。

【参考资料】

1. 本草精选　《神农本草经》："主咳逆上气，善喘，喉痹，诸惊痫，寒热邪气。"《本经逢原》："润肺消痰，止嗽定喘。"

2. 化学成分　主要含款冬花碱、克氏千里光碱等生物碱类成分，款冬花素、甲基丁酸款冬花素酯、去乙酰基款冬花素等倍半萜类成分，款冬二醇、山金车二醇、芸香苷、金丝桃苷等三萜成分，还含有机酸、氨基酸及鞣质等。

3. 药理作用　有祛痰、平喘、兴奋中枢、升血压、抑制胃肠道平滑肌、抗血小板激活因子等作用。

mǎdōulíng
马兜铃　《雷公炮炙论》

为马兜铃科植物北马兜铃 *Aristolochia contorta* Bge. 或马兜铃 *Aristolochia debilis* Sieb. 的干燥成熟果实。主产于河北、山东、陕西等地。秋季果实由绿变黄时采收。生用或炙用。

【性味归经】苦、微寒。归肺、大肠经。

【功效】清肺降气，止咳平喘，清肠消痔。

【应用】

1. 肺热咳喘　本品味苦降泄，性寒清热，归肺经，既能清泄肺热、肃降肺气，又能化痰止咳平喘。故宜于咳嗽痰喘证属肺热。治肺热咳喘，咳痰黄稠，常与桑白皮、葶苈子、半夏等同用。治肺虚火盛，喘咳咽干，或痰中带血，常与阿胶、杏仁、甘草等同用。

2. 痔漏下血，痔疮肿痛　本品性寒，归大肠经，能清泄大肠积热。治肠热痔漏下血、痔疮肿痛，可与地榆、槐角等煎汤熏洗。

【用法用量】内服：3～9g，煎汤，或入丸散。外用：适量，煎汤熏洗。肺虚久咳蜜炙用，其余生用。

【使用注意】本品味苦而寒，内服过量，可致呕吐。虚寒喘咳及脾虚便泄者忌服，胃弱者慎服。本品含马兜铃酸，可引起肾脏损害等不良反应。儿童及老年人慎用，孕妇、婴幼儿及肾功能不全者禁用。

【参考资料】

1. 本草精选　《药性论》："主肺气上急，坐息不得，咳逆连连不止。"《开宝本草》："主肺热咳嗽，痰结喘促，血痔瘘疮。"

2. 化学成分　主要含马兜铃酸 A～E 等马兜铃酸类成分，木兰花碱、轮环藤酚碱等生物碱类成分，兜铃烯、青木香酮、马兜铃酮等挥发油类成分，还含 β-谷甾醇等。

3. 药理作用　有祛痰作用、镇咳作用、抗病原微生物等作用。

pípayè
枇杷叶《名医别录》

为蔷薇科植物枇杷 *Eriobotrya japonica*（Thunb.）Lindl. 的干燥叶。主产于广东、广西、江苏等地。全年均可采收。生用或蜜炙用。

【性味归经】苦，微寒。归肺、胃经。

【功效】清肺止咳，降逆止呕。

【应用】

1. 肺热咳喘　本品苦能泄降，微寒清热，归肺经，长于降肺气而止咳平喘，兼能清肺化痰。治肺热咳喘，咯痰黄稠，可单用熬膏，或与黄芩、桑白皮、栀子等配伍；治燥热咳喘，咯痰不爽，口干舌红，常与桑叶、麦冬、阿胶等同用。

2. 胃热呕哕　本品苦寒性降，入胃经，能清胃热而降逆止呕。治胃热呕吐、哕逆，常与黄连、竹茹、陈皮等配伍；治中寒气逆之呃逆，可与生姜、橘皮、竹茹等同用。

【用法用量】内服：6～10g，煎汤，或入丸散。止咳宜蜜炙用，止呕宜生用或姜汁炙用。

【使用注意】胃寒呕吐及风寒咳嗽证慎用。

【参考资料】

1. 本草精选　《名医别录》："主卒啘不止，下气。"《本草纲目》："和胃降气，清热解暑毒，疗脚气。"《本草再新》："清肺气，降肺火，止咳化痰，止吐血呛血，治痈痿热毒。"

2. 化学成分　主要含熊果酸、齐墩果酸等三萜类成分，橙花叔醇、金合欢花醇、芳樟醇等挥发油类成分，还含有机酸类成分、倍半萜类及苦杏仁苷等。

3. 药理作用　有镇咳、平喘、抗病原微生物、抗炎、祛痰等作用。

sāngbáipí
桑白皮　《神农本草经》

为桑科植物桑 *Morus alba* L. 的干燥根皮。全国大部分地区均产。秋末叶落时至次春发芽前采收。生用或炙用。

【性味归经】甘，寒。归肺经。

【功效】泻肺平喘，利水消肿。

【应用】

1. 肺热咳喘　本品性寒归肺经，能清泻肺热，兼泻肺中水气而平喘止咳。治肺热咳喘，常与地骨皮配伍；治水饮停肺，胸胁胀满，喘促气急，常与麻黄、杏仁、葶苈子等同用；治肺虚有热而咳喘气短，潮热盗汗，可与人参、五味子等同用。

2. 水肿胀满，浮肿尿少　本品能降泻肺气，通调水道而利水消肿，尤宜于面目肌肤水肿。治水肿胀满尿少，面目肌肤浮肿，多与茯苓皮、大腹皮、陈皮等配伍。

此外，本品还有清肝降压、止血之功，可用于治疗肝阳肝火偏旺之高血压及衄血、咯血等血热出血证。

【用法用量】内服：6～12g，煎汤，或入丸散。泻肺利水宜生用；肺虚咳嗽宜蜜炙用。

【使用注意】肺寒无火及风寒咳嗽者禁服。

【参考资料】

1. 本草精选　《名医别录》："去肺中水气，唾血，热渴，水肿，腹满胪胀，利水道。"《药性论》："治肺气喘满，水气浮肿，主伤绝，利水道，消水气，虚劳客热，头痛，内补不足。"

2. 化学成分　主要含桑根皮素、桑皮色烯素等黄酮类类成分，伞形花内酯、东莨菪素、东莨菪内酯等香豆素类成分，还含多糖、鞣质等。

3. 药理作用　有止咳、利尿、降血压、镇静、镇痛、抗惊厥、降温、兴奋肠道和子宫平滑肌、抗病原微生物及抗肿瘤等作用。

tínglìzǐ
葶苈子《神农本草经》

为十字花科植物播娘蒿 *Descurainia sophia*（L.）Webb. ex Prantl. 或独行菜 *Lepidium apetalum* Willd. 的干燥成熟种子。前者习称"南葶苈子"，后者习称"北葶苈子"。主产于河北、辽宁、内蒙古等地。夏季果实成熟时采收。生用或炒用。

【性味归经】辛、苦，大寒。归肺、膀胱经。

【功效】泻肺平喘，利水消肿。

【应用】

1. 痰涎壅盛之咳喘　本品苦降肺气，性寒清热，长于泻肺中水饮及痰火以平喘。痰涎壅盛咳喘，不论寒热皆可应用。治痰涎壅盛，喘咳痰多，胸胁胀满不得平卧，常与大枣同用。

2. 水肿，小便不利　本品能泻肺气之壅闭，通调水道，利水消肿，为治胸腹积水常用之品。治水湿内停之胸腹水肿，小便不利，多与防己、椒目、大黄等配伍；治痰热结胸之胸胁积水，可与杏仁、大黄、芒硝等同用。

【用法用量】内服：3～10g，煎汤，包煎，或入丸散。炒用缓和其寒性。

【使用注意】肺虚喘促，脾虚肿满者忌服。

【参考资料】

1. 本草精选　《神农本草经》："主癥瘕积聚，结气，饮食，寒热，破坚，逐邪，通利水道。"《名医别录》："下膀胱水，伏留热气，皮间邪水上出，面目浮肿。身暴中风热痱痒，利小腹。"《开宝本草》："疗肺痈上气咳嗽，定喘促，除胸中痰饮。"

2. 化学成分　主要含槲皮素－3－*O*－β－D－葡萄糖－7－*O*－β－D－龙胆双糖苷、槲皮素等黄酮类成分，芥子油、异硫氰酸苄酯、异硫氰酸烯丙酯等挥发油类成分，亚油酸、亚麻酸、油酸、棕榈酸、硬脂酸及芥酸等；还含脂肪酸类、生物碱类成分等。

3. 药理作用　有镇咳、平喘、强心、利尿、抗病原微生物、抗肿瘤等作用。

báiguǒ
白　果《日用本草》

为银杏科植物银杏 *Ginkgo biloba* L. 的干燥成熟种子。主产于河南、四川、广西等地。秋季种子成熟时采收。生用或炒用。

【性味归经】甘、苦、涩，平；有毒。归肺、肾经。

【功效】敛肺定喘，止带缩尿。

【应用】

1. 哮喘痰嗽　本品味涩收敛，入肺经，功擅敛肺止咳，兼有化痰之效，适宜哮喘痰嗽者。治风寒引发哮喘痰嗽者，常与麻黄、甘草等配伍；治外感风寒、内有蕴热而喘咳痰黄者，常与麻黄、黄芩等同用；治肺肾两虚之虚喘，常与五味子、胡桃肉等同用；治肺热燥咳，喘咳无痰者，多与天冬、麦冬、款冬花等同用。

2. 带下白浊，遗尿尿频　本品苦燥涩敛，有除湿泄浊，止带缩尿之功。治妇女脾肾亏虚，带下量多清稀，常与山药、莲子等同用；治湿热带下，色黄腥臭，常与黄柏、车前子等配伍；治小便白浊，可单用或与萆薢、益智仁等配伍；治遗精、尿频、遗尿，常与山茱萸、覆盆子等同用。

【用法用量】内服：5～10g，煎汤，或入丸散。生用毒性较大，应严格控制剂量。炒用能使其毒性减弱。

【使用注意】本品有毒，不可过量，小儿尤当注意。

【参考资料】

1. 本草精选　《医学入门》："清肺胃浊气，化痰定喘，止咳。"《本草纲目》："熟食温肺益气，定喘嗽，缩小便，止白浊；生食降痰，消毒杀虫；（捣）涂鼻面手足，去䵟疱皯黯皴皱，及疥癣疳䘌阴虱。"《本草便读》："上敛肺金除咳逆，下行湿浊化痰涎。"

2. 化学成分　主要含山柰黄素、槲皮素、芦丁、白果素、银杏素、穗花双黄酮等黄酮类成分，银杏内酯 A、C 等银杏萜内酯类成分，银杏毒素、白果酸、氢化白果酸、氢化白果亚酸、银杏二酚等酚酸类成分等。

3. 药理作用　有祛痰、平喘、抗病原微生物、抗氧化、延缓衰老、降血压、抗心肌缺血等作用。

附药

银杏叶

为银杏科植物银杏的干燥叶。性味甘、苦、涩，平；归心、肺经。功能活血化瘀，通络止痛，敛肺止咳，化浊降脂。适用于瘀血阻络，胸痹心痛，中风偏瘫，肺虚咳喘，高脂血症。煎服，9～12g。

ǎidìchá
矮地茶《本草图经》

为紫金牛科植物紫金牛 *Ardisia japonica*（Thunb.）Blume 的干燥全草。主产于福建、江西、湖南等地。夏、秋二季茎叶茂盛时采收。生用。

【性味归经】辛、微苦，平。归肺、肝经。

【功效】化痰止咳，清利湿热，活血化瘀。

【应用】

1. 咳喘痰多　本品辛散苦泄，有显著的祛痰止咳作用，略兼平喘之功，因其性平，故对咳喘有痰者不论寒热、新久，均可配伍应用。治肺热咳喘，咯痰黄稠，可单味煎服，或与枇杷叶、黄芩、桑白皮等同用；治寒痰咳喘，痰多质稀，常与麻黄、细辛、干姜等配伍；治肺痈咳吐浓痰，胸痛，常与鱼腥草、薏苡仁等同用。

2. **湿热黄疸，水肿** 本品有清利湿热之功。治湿热黄疸，常与茵陈、虎杖、栀子等同用；治水肿、小便不利，常与茯苓、泽泻、白术等同用。

3. **血瘀证** 本品能活血化瘀，通经止痛。治血瘀经闭、痛经，可与桃仁、红花、丹参等配伍。治风湿痹痛，可与独活、威灵仙、防己等同用。治跌打伤痛，可单用，水酒各半煎服，或与红花、乳香、没药等同用。

【用法用量】内服：15～30g，煎汤，或入丸散。

【参考资料】

1. **本草精选** 《植物名实图考》："治肿毒，血痢，解蛇毒，救中暑。""又治跌打损伤，风痛。"《天宝本草》："消风散寒。治诸般咳嗽，安魂定魄，利心肺。"

2. **化学成分** 主要含岩白菜素等内脂类成分，杨梅树苷等黄酮类成分，紫金牛素、紫金牛酚等酚类成分，还含三萜类、苯醌类等。

3. **药理作用** 有镇咳、祛痰、平喘等作用。

yángjīnhuā
洋金花 《本草纲目》

为茄科植物白花曼陀罗 *Datura metel* L. 的干燥花。全国大部分地区均产。4～11月花初开时采收。生用。

【性味归经】辛，温；有毒。归肺、肝经。

【功效】平喘止咳，解痉定痛。

【应用】

1. **哮喘咳嗽** 本品辛温有毒，镇咳平喘之力强，适用于喘咳无痰者。因其性温，故尤宜于寒性哮喘。治支气管哮喘或慢性支气管炎，咳嗽喘促者，可作散剂单用，或配烟叶制成卷烟吸入，也可用洋金花注射液肌内注射治疗。

2. **脘腹冷痛，风湿痹痛，外科麻醉** 本品辛散温通，有极强的麻醉镇痛作用，可广泛用于各种疼痛。治心腹冷痛、风湿痹痛、跌打损伤肿痛，可单用，或与川芎、当归、姜黄等同用。以本品配伍川芎、草乌、当归等制成注射剂，或用本品提取物东莨菪碱制成麻醉药，用于外科手术麻醉。

3. **小儿慢惊，癫痫** 本品归肝经，有良好的解痉定惊作用，治小儿慢惊，癫痫之痉挛抽搐，常与天麻、全蝎、天南星等同用。

【用法用量】内服：0.3～0.6g，宜入丸散或作卷烟分次燃吸，一日量不超过1.5g。外用：适量，煎汤洗或研末外敷。

【使用注意】外感及痰热咳喘、青光眼高血压及心动过速者、心脏病及肝肾功能不全者和孕妇禁用。

【参考资料】

1. **本草精选** 《履巉岩本草》："治寒湿脚，面上破，生疮，晒干为末，用少许贴患处。"《本草纲目》："主治诸风及寒湿脚气，煎汤洗之。又主惊痫及脱肛，并入麻药。"《本草便读》："止疮疡疼痛，宣痹着寒哮。"

2. **化学成分** 主要含东莨菪碱、莨菪碱、阿托品等莨菪烷类生物碱成分，还含甾体类、黄酮类成分等。

3. **药理作用** 有镇痛、抗癫痫、抗心率失常、改善血液循环等作用。

（束雅春）

思考题

1. 何谓止咳平喘药？简述止咳平喘药的功效、主治。如何正确使用止咳平喘药？
2. 如何正确使用苦杏仁、紫苏子、百部、桑白皮、葶苈子？
3. 简述苦杏仁与紫苏子，紫菀与款冬花，桑白皮与葶苈子在功效、应用方面的异同点。

书网融合……

思政导航　　　　本章小结　　　　微课　　　　题库

第十五章 安神药

图库　　　PPT

学习目标

知识目标

1. **掌握** 安神药的含义、性能主治、合理用药；朱砂、磁石、龙骨、酸枣仁的药性、功效、应用、用法用量、使用注意；相似药物功效、应用的异同。

2. **熟悉** 安神药的分类及每节药物的性能特点；琥珀、柏子仁、远志、灵芝的功效、主治、特殊用法及使用注意。

3. **了解** 其余安神药的功效、特殊用法及使用注意。

能力目标 通过本章学习，建立合理使用安神药的思维，具备开展药学服务与合理用药的能力。

素质目标 通过灵芝、远志的故事，强化职业修养、树立远大志向。

【含义】以安定神志、治疗心神不宁证为主要作用的药物，称安神药。根据其药性和作用特点，分为重镇安神药和养心安神药两类。📱微课1 📱微课2

【性能主治】本类药物主归心、肝经，具有安定神志的功效，主治心神不宁所致失眠、多梦、心悸以及惊风、癫痫等。其中矿物化石类药物质重以镇惊安神为主，主治实邪扰动心神，神不归舍所致心神不宁，称为镇惊安神药；植物类药兼能养心肝阴血以安，主治阴血不足、心神失养所致心神不宁，称为养心安神药。此外，有些安神药兼有收敛止汗、平肝潜阳、聪耳明目、祛痰、清热解毒、活血等功效，可用于治疗气虚自汗、阴虚盗汗、肝阳上亢眩晕头痛、耳鸣耳聋、咳嗽痰多、疮痈肿毒、瘀血等。

【合理用药】

1. **选药** 治疗心神不宁应选用安神药；针对实证或虚症的心神不宁，应分别选用重镇安神药或养心安神药；在此基础上，应注意心神不宁个体表现与安神药物功用特点的对应。应根据治疗需要选择合适的炮制品。

2. **配伍** 为了增强疗效，安神药常相须配伍使用。同时，应结合病因病机及兼证而进行相应的配伍。若心火亢盛或邪热内扰者，宜配伍清心泻火药；痰火内扰者，宜配伍清热化痰药；肝火上炎、肝阳上亢者，宜配伍清肝火、平肝阳药；阴虚阳亢者，宜配伍滋阴潜阳药；兼气滞血瘀者，宜配伍理气活血药；心脾两虚者，宜配伍补益心脾药。此外，治疗癫狂、痫证、惊风等病证时，安神药常为辅助之品，应配伍息风止痉药或开窍药。📱微课3

3. **注意事项** 矿物类及有毒药物，只宜暂用，不可久服，应中病即止；入煎剂，应打碎先煎；如作丸散剂服时，须与养胃健脾之品配伍，以免伤胃耗气。治疗失眠时，常于睡前 0.5 ~ 1 小时服用。📱微课4

▷ 第一节　重镇安神药 📱微课5

本类药物多为矿石、化石及贝壳类药物，具有质重沉降之性，重则能镇，重可去怯，故有重镇安神、平惊定志之功效。主治心火炽盛、痰火扰心、惊吓等引起的心神不宁、心悸失眠及惊痫、癫狂等证。有些药物兼有平肝潜阳作用，又可治疗肝阳上亢，头晕目眩。

zhūshā

朱　砂《神农本草经》

为硫化物类矿物辰砂族辰砂，主含硫化汞（HgS）。主产于贵州、湖南、四川等地。随时可采收，水飞制细粉用。

【性味归经】甘，微寒；有毒。归心经。

【功效】清心镇惊，安神，明目，解毒。

【应用】

1. 心悸失眠、惊风、癫痫　本品甘寒质重，专归心经，长于清心、镇惊而安定神志。治心火亢盛，内扰神明所致心神不宁、惊悸怔忡、烦躁不眠，常与黄连、栀子等配伍；治阴血不足，不能濡养心神之虚烦不眠、心悸怔忡，常与酸枣仁、柏子仁等同用。治惊恐所致惊悸怔忡，可将朱砂纳入猪心中炖服，或与龙齿、麦冬配伍；治心气不足、心惊善恐、夜卧不安，常与人参、茯神、石菖蒲等配伍；治温热病，热入心包或热痰内闭所致高热烦躁、神昏谵语、惊厥抽搐，常与牛黄、麝香等配伍；治小儿惊风，可与牛黄、钩藤、地龙等同用。治癫痫，可与磁石配伍为丸服。

2. 视物昏花　本品性寒，可清热明目。治心肾不交、视物昏花、耳鸣耳聋等，常与磁石、神曲配伍。

3. 疮疡肿毒、咽喉肿痛、口舌生疮　本品性寒，内服、外用均有清热解毒功效。治疮疡肿毒，常与山慈菇、雄黄等配伍。治咽喉肿痛，口舌生疮，多与冰片、硼砂等配伍外用。

此外，本品可与其他药物（如茯苓、麦冬等）拌制后用，以增强其安神作用；又可作丸剂的外衣，除加强安神功效外，并有防腐的作用。

【用法用量】内服：0.1～0.5g，多入丸散，不宜入煎剂。外用：适量。

【使用注意】本品有毒，不宜大量服用，也不宜久服；孕妇及肝肾功能不全者禁用。忌火煅。

【参考资料】

1. 本草精选　《神农本草经》："主身体五藏百病，养精神，安魂魄，益气，明目，杀精魅邪恶鬼。"《本草纲目》："治惊痫，解胎毒、痘毒，驱邪疟，能发汗。"《本草从新》："泻心经邪热，镇心定惊……解毒，定癫狂。"

2. 化学成分　主要含硫化汞（HgS），含量不少于96%。此外，还含铅、钡、镁、铁、锌等多种微量元素及雄黄、磷灰石、沥青质、氧化铁等杂质。

3. 药理作用　有镇静、催眠、抗惊厥、抗心律失常作用，外用有抑制和杀灭细菌、寄生虫作用。

císhí

磁石《神农本草经》

为氧化物类矿物尖晶石族磁铁矿，主含四氧化三铁（Fe_3O_4）。主产于辽宁、河北、山东等地。随时可采收。生用或煅用。

【性味归经】咸，寒。归肝、心、肾经。

【功效】镇惊安神，平肝潜阳，聪耳明目，纳气平喘。

【应用】

1. 惊悸失眠　本品质重沉降，归心、肝经。既能镇惊安神，又能清泻心肝火热，平肝潜阳，尤宜于肝阳上亢、扰动心神者。治肝阳上亢，扰动心神或暴受惊恐，神不守舍所致的心神不宁、惊悸失眠、癫痫者，常与朱砂、神曲配伍，或与龙骨、牡蛎、天麻等同用。

2. 肝阳上亢，头晕目眩 本品归肝肾经，能平肝潜阳。治肝阳上亢之头晕目眩、烦躁易怒等，常与石决明、牡蛎等配伍；治肝阳上亢阴虚较甚者，可与熟地黄、白芍、龟甲等配伍；治肝阳上亢热偏甚者，可与钩藤、菊花、夏枯草等配伍。

3. 耳鸣耳聋、视物昏花 本品聪耳明目。治耳鸣、耳聋，常与熟地黄、山茱萸、山药等同用；治肝肾不足之目暗不明、视物昏花，常与枸杞子、女贞子、菊花等配伍。

4. 肾虚气喘 本品归肾经，有纳气平喘之功。治肾气亏虚，摄纳无权之虚喘，常与蛤蚧、胡桃肉、沉香等配伍。

【用法用量】内服：9~30g，煎汤，应先煎；或入丸散。

【使用注意】脾胃虚弱者慎用。

【参考资料】

1. 本草精选 《神农本草经》："主周痹，风湿，肢节中痛不可持物，洗洗，酸消，除大热烦满及耳聋。"《本草纲目》："色黑入肾，故治肾家诸病而通耳明目。"《本草从新》："色黑入水，能引肺金之气入肾，补肾益精，除烦祛热。"

2. 化学成分 主要含四氧化三铁（Fe_3O_4）。其中含氧化亚铁（FeO）31%，三氧化二铁（Fe_2O_3）69%。尚含钙、镁、钾、钠、铬、锰、镉、铜、锌、砷等微量元素等。

3. 药理作用 有镇静、催眠和抗惊厥等作用。

lónggǔ
龙 骨《神农本草经》

为古代大型哺乳动物象类、三趾马类、犀类、鹿类、牛类等骨骼的化石。主产于山西、内蒙古、河南等地。全年可采。生用或煅用。

【性味归经】甘、涩，微寒。归心、肝、肾经。

【功效】镇惊安神，平肝潜阳，收敛固涩。

【应用】

1. 心悸失眠、惊痫癫狂 本品质重沉降归心肝经，既能镇惊安神，又能平肝潜阳，适宜于心神不宁兼见肝阳上亢之证。治心悸失眠、健忘多梦、眩晕头痛，可与石菖蒲、酸枣仁、琥珀等同用；治热痰内盛、惊痫抽搐、癫狂发作，可与牛黄、胆南星、羚羊角等同用。

2. 肝阳上亢，头晕目眩 本品归肝经，质重沉降，平肝潜阳。治肝阳上亢证，头晕目眩、烦躁易怒，常与赭石、生牡蛎、白芍等配伍。

3. 滑脱诸证 本品味涩能敛，具有固精、缩尿、止带、止汗等功，适宜于正虚不固之尿频、遗尿、遗精、滑精、崩漏、带下、自汗、盗汗等滑脱病证。治肾虚遗精、滑精，常与沙苑子、芡实等配伍；治肾虚小便频数、遗尿，可与桑螵蛸、覆盆子、山茱萸等配伍；治肾虚冲任不固、带脉失约之崩漏、带下，可与黄芪、五倍子、海螵蛸等同用；治肺气虚，表卫不固之自汗，阴虚盗汗，可与白术、黄芪、五味子等配伍。

4. 湿疮湿疹，疮疡溃后不敛 本品火煅外用，有收湿、敛疮、生肌之效。治湿疮痒疹，常与牡蛎共研细粉外敷；若治疮疡溃久不敛，多与枯矾等份，共研细末，外敷患处。

【用法用量】内服：15~30g；煎汤，先煎；或入丸散。外用：适量。镇惊安神，平肝潜阳多生用；收敛固涩宜煅用。

【使用注意】湿热积滞者不宜使用。

【参考资料】

1. 本草精选 《神农本草经》："主心腹，鬼疰，精物老魅，咳逆，泄利，脓血，女子漏下，癥瘕坚结，小儿热气惊痫。"《本草纲目》："益肾镇惊，止阴疟，收湿气，脱肛，生肌敛疮。"《本草从新》："能收敛浮越之正气，涩肠，益肾，安魂镇惊，辟邪解毒，治多梦纷纭、惊痫、疟、痢、吐衄崩带、滑精、脱肛、大小肠利。固精、止汗、定喘、敛疮，皆涩以止脱之义。"

2. 化学成分 主要含碳酸钙、磷酸钙。尚含铁、钾、钠、氯、铜、锰、硫酸根等。

3. 药理作用 有镇静、抗惊厥、降低骨骼肌兴奋性等作用。

附药

龙齿

为古代多种大型哺乳动物的牙齿骨骼化石。采掘龙骨时即可收集龙齿。碾碎生用，或煅用。性味甘、涩，凉。归心、肝经。功效与龙骨相近，善于镇惊安神，主要用于惊痫癫狂、心悸怔忡、失眠多梦等证。用法、用量同龙骨。生龙齿功专镇惊安神；煅龙齿则略兼收涩之性。

琥珀《名医别录》
hǔpò

为古代松科植物，如枫树、松树的树脂埋藏地下经年久转化而成的化石样物质。主产于云南、广西、辽宁等地。全年可采。生用。

【性味归经】甘，平。归心、肝、膀胱经。

【功效】镇惊安神，活血散瘀，利尿通淋。

【应用】

1. 心悸失眠、惊风、癫痫 本品质重归心肝经，有镇惊安神之效，适宜于心神不宁的实证及癫、狂、痫等。治惊悸怔忡、失眠健忘等，可与石菖蒲、远志、茯苓等配伍；治小儿急惊风及癫、狂、痫病，可与天竺黄、胆南星、钩藤等同用。

2. 瘀血痛经、经闭、心腹刺痛、癥瘕积聚 本品有较好的活血散瘀功效，适宜于多种瘀血病证。治瘀血经闭痛经，可与水蛭、大黄、红花等配伍；治心血瘀阻，胸痹心痛，常与三七同用；治癥瘕积聚，可与三棱、莪术、鳖甲等同用。

3. 淋证、癃闭 本品有利尿通淋、散瘀止血功效，适宜于淋证及癃闭，尤宜于血淋。治血淋、石淋、热淋，可单用为散，灯芯煎汤送服；或与金钱草、海金沙、石韦等配伍；治癃闭，可与海金沙、车前子、滑石等同用。

此外，本品亦治疮痈肿毒，内服活血消肿，外用生肌敛疮。

【用法用量】内服：研末冲服，或入丸散，每次 1.5~3g。外用：适量。

【使用注意】阴虚内热无瘀滞者忌用。

【参考资料】

1. 本草精选 《名医别录》："主安五脏，定魂魄……消瘀血，通五淋。"《本草拾遗》："止血，生肌，合金疮。"《本草衍义补遗》："古方用为利小便，以燥脾土有功，脾能运化，肺气下降，故小便可通，若血少不利者，反致其燥结之苦。"

2. 化学成分 主要含树脂、挥发油。还含琥珀氧松香酸、琥珀松香酸、琥珀银松酸、琥珀脂醇、琥珀松香醇及琥珀酸等。

3. 药理作用 有镇静、催眠和抗惊厥等作用。

珍 珠《雷公炮炙论》
zhēnzhū

为珍珠贝科动物马氏珍珠贝 *Pteria martensii*（Dunker）、蚌科动物三角帆蚌 *Hyriopsis cumingii*（Lea）

或褶纹冠蚌 *Cristaria plicata*（Leach）等双壳类动物受刺激形成的珍珠。天然珍珠主产于广东、广西、台湾等地。淡水养殖珍珠主产于江苏、黑龙江、上海等地。天然珍珠全年可采，养殖珍珠秋末后采收。水飞研成极细粉用。

【性味归经】甘、咸，寒。归心、肝经。

【功效】安神定惊，明目消翳，解毒生肌，润肤祛斑。

【应用】

1. 心悸失眠　本品甘寒，质重沉降，性寒清热，归心、肝经，故有安神定惊、清心除烦之效。治心神不宁，心悸失眠等，可单用研末与蜜和服；治心虚有热之心烦不眠、多梦健忘、神志不安等，可与酸枣仁、柏子仁、五味子等同用。

2. 惊风，癫痫　本品性寒质重，清心、肝之热而定惊。治小儿痰热之急惊风，高热神昏，痉挛抽搐，可与牛黄、胆南星、天竺黄等配伍；治小儿惊痫，惊惕不安，吐舌抽搐等，可与朱砂、牛黄、黄连等配伍；治小儿惊啼及夜啼不止，常与朱砂、麝香、伏龙肝同用。

3. 目赤翳障　本品性寒清热，归肝经，善于清肝明目，消翳，可用治多种眼疾。治肝经风热或肝火上攻之目赤涩痛，眼生翳膜，常与青葙子、菊花、石决明等同用；治眼目翳障初起，可与琥珀、麝香、黄连等配伍，研极细，点眼。

4. 疮疡溃久不敛　本品有清热解毒，生肌敛疮之功。治口舌生疮、牙龈肿痛、咽喉溃烂等，多与硼砂、青黛、冰片、黄连等同用，共为细末，吹敷患处；亦可用珍珠、牛黄共为末，局部外用；治疮疡溃烂，久不收口者，常与炉甘石、黄连、血竭等配伍，研极细，外敷。

此外，本品有润肤祛斑之功。可用治皮肤色斑。现多将本品用于化妆品中，以防治皮肤色素沉着，有润肤养颜之效。

【用法用量】内服：入丸散用，0.1～0.3g。外用：适量。

【使用注意】孕妇不宜服。

【参考资料】

1. 本草精选　《开宝本草》："镇心……点目去肤翳障膜"。《日华子本草》："安心，明目，驻颜色。《本草汇言》："镇心，定志，定魂，解结毒，化恶疮，收内溃破烂。"《本草求真》："真珠入手少阴心经、足厥阴肝经。盖心虚有热，则神气浮游；肝虚有热，则目生翳障。除二经之热，故能镇心明目也。"

2. 化学成分　主要含碳酸钙，还含有碳酸镁、氧化硅、碳酸钙、氧化铝和氧化铁、有机物等。

3. 药理作用　有镇静、镇痛、抗惊厥、退热等作用。能增强免疫功能、抗衰老、抗肿瘤、抗辐射。

⟫ 第二节　养心安神药 🇪 微课6

本类药物多为植物种子、种仁，主归心、肝经，具甘润滋养之性，故有滋养心肝，养阴补血，交通心肾等作用。主要用于阴血不足、心脾两虚、心肾不交等导致的心悸怔忡、虚烦不眠、健忘多梦等证。有些药物兼有敛汗、润肠通便、止咳平喘、活血等作用，还可用于治疗自汗盗汗、肠燥便秘、咳嗽气喘、瘀血证等。

suānzǎorén
酸枣仁　《神农本草经》

为鼠李科植物酸枣 *Ziziphus jujuba* Mill. var. *spinosa*（Bunge）Hu ex H. F. Chou 的干燥成熟种子。主

产于辽宁、河北、山西。秋末冬初采收。炒用。

【性味归经】甘、酸，平。归肝、胆、心经。

【功效】养心补肝，宁心安神，敛汗，生津。

【应用】

1. 心悸失眠 本品味甘，归心肝经，能养心阴、益肝血而养心安神，尤宜于心神不宁之虚证。治阴血不足，心神所养之心悸怔忡、失眠多梦、眩晕等，常与当归、白芍、制何首乌等配伍；治肝虚有热之虚烦不眠，常与百合、麦冬等同用；治心脾气血亏虚，心悸怔忡，常与黄芪、人参、当归等同用；治心肾不足，阴亏血少，心悸失眠，健忘梦遗，常与麦冬、熟地黄、远志等同用。

2. 自汗、盗汗 本品味酸能敛，有收敛止汗之功。治体虚自汗、盗汗，常与五味子、山茱萸、黄芪等配伍。

此外，本品味酸，又能生津止渴。治热病伤津，口渴咽干，常与生地黄、麦冬、五味子等同用。

【用法用量】内服：10~15g。煎汤。本品炒后可增强疗效。

【使用注意】有实邪郁火者禁用。

【参考资料】

1. 本草精选 《神农本草经》："主心腹寒热，邪结气聚，四肢酸痛湿痹。"《名医别录》："主心烦不得眠……虚汗，烦渴，补中，益肝气，坚筋骨，助阴气。"《本草纲目》："其仁甘而润，故熟用疗胆虚不得眠，烦渴虚汗之证；生用疗胆热好眠，皆足厥阴、少阳药也。"

2. 化学成分 主要含酸枣仁皂苷 A、B 等皂苷类成分，还含三萜类化合物及黄酮类化合物。此外，含大量脂肪油和多种氨基酸、维生素 C、多糖及植物甾醇等。

3. 药理作用 有镇静、催眠、抗焦虑、抗惊厥、抗心律失常、镇痛、降血压、降血脂、抗缺氧、抗肿瘤、抑制血小板聚集，增强免疫功能及兴奋子宫平滑肌等作用。

bǎizǐrén

柏子仁 《神农本草经》

为柏科植物侧柏 *Platycladus orientalis* （L.）Franco 的干燥成熟种仁。主产于山东、河南、河北等地。秋、冬二季采收成熟种子。生用或制霜用。

【性味归经】甘，平。归心、肾、大肠经。

【功效】养心安神，润肠通便，止汗。

【应用】

1. 心悸失眠 本品甘平质润，养阴血而安神，宜于心神不宁之虚证。治心阴不足，心血亏虚，心神失养之心悸怔忡、虚烦不眠、头晕健忘等，常与人参、五味子、白术等同用；治心肾不交之心悸不宁、心烦少寐、梦遗健忘，可与麦冬、熟地黄、石菖蒲等配伍。

2. 肠燥便秘 本品质润，富含油脂，能润滑肠道以通便。治老年、产后阴虚血亏之肠燥便秘，常与郁李仁、松子仁、苦杏仁等配伍。

3. 阴虚盗汗 本品甘润，能滋阴补血而止汗，治阴虚盗汗，可与酸枣仁、牡蛎、五味子等同用。

【用法用量】内服：3~10g。煎汤，或入丸散。制霜减缓滑肠之性。

【使用注意】便溏及痰多者慎用。

【参考资料】

1. 本草精选 《神农本草经》："主惊悸，安五脏，益气，除风湿痹。"《本草纲目》："养心气，润肾燥，安魂定魄，益智宁神。"

2. 化学成分 主要含红松内酯等二萜类成分，柏木醇、谷甾醇等甾醇类成分，还含脂肪油、挥发油、皂苷等。脂肪油等。

3. 药理作用 有催眠等作用。

灵 芝 《神农本草经》

为多孔菌科真菌赤芝 *Ganoderma lucidum* (Leyss. ex Fr.) Karst. 或紫芝 *Ganoderma sinense* Zhao, Xu et Zhang 的干燥子实体。赤芝主产于河北、山东、山西等地；紫芝主产于浙江、江西、湖南等地。两者现有人工栽培。全年采收。生用。

【性味归经】甘，平。归心、肺、肝、肾经。

【功效】补气安神，止咳平喘。

【应用】

1. 心悸，失眠 本品味甘能补，归心经，补心气、安神。治心气虚或心脾两虚、气血不足之神疲体倦、心悸、失眠、多梦、健忘、食欲不振等，可单用或与当归、酸枣仁、龙眼肉等同用。

2. 肺虚咳喘 本品归肺经，能补肺气、止咳平喘。治肺气虚、咳喘不已，可单用，或与人参、五味子、山茱萸等同用。

3. 虚劳 本品味甘，补心、肺、肾之气，有益气补虚之效。治气血虚少，脾胃虚弱，食少便溏，神疲乏力，或年老体衰，肝肾不足之腰膝酸软、眩晕、倦怠等，可单用，或与人参、白术、枸杞子等同用；治虚劳短气，手足逆冷，不思饮食，可与巴戟天、人参、附子等配伍。

【用法用量】内服：6~12g，煎汤，或入丸散。

【参考资料】

1. 本草精选 《神农本草经》："赤芝，主胸中结，益心气，补中，增智慧，不忘。久食，轻身不老，延年神仙。紫芝，主耳聋，利关节，保神，益精，坚筋骨，好颜色。久服，轻身不老，延年。"《药性论》："紫芝，主能保神益寿。"《本草纲目》："紫芝，疗虚痨，治痔。"

2. 化学成分 主要含葡聚糖 A~G，灵芝多糖等多糖类成分，灵芝酸 A、B、C、C_2、D、E、F、K、M 等三萜类成分，甜菜碱、灵芝碱甲、灵芝碱乙等生物碱类成分，麦角甾醇、麦角甾醇棕榈酸酯、麦角甾 4，6，8，(14) 22 - 四 - 烯 - 3 - 酮等甾醇类成分，腺苷、腺嘌呤等核苷类成分。还含多种氨基酸、多肽及有机酸等。

3. 药理作用 有镇静、抗焦虑、抗抑郁、镇痛、抗惊厥作用；能扩张支气管平滑肌，有祛痰、镇咳、平喘作用；有强心、抗心肌缺血、抑制血小板聚集、抗血栓、降血压、降血脂、抗动脉粥样硬化作用；有保肝、抗溃疡、解毒、降血糖及抗辐射作用；调节人体免疫功能、抗肿瘤、抗衰老、促进骨髓造血以及抗病原微生物作用等。

首乌藤 《本经逢原》

为蓼科植物何首乌 *Polygonum multiflorum* Thunb. 的干燥藤茎。主产于河南、湖北、广东。秋、冬二季采收。生用。

【性味归经】甘，平。归心、肝经。

【功效】养血安神，祛风通络。

【应用】

1. 失眠多梦 本品性味甘平、归心肝经，有养血安神之功，适用于阴虚血少所致心神不宁证。治阴血不足之失眠多梦，常与酸枣仁、柏子仁、五味子等配伍；治阴虚阳亢之失眠，可与磁石、龙骨、牡蛎等同用。

2. **血虚身痛、风湿痹痛**　本品有养血祛风、通经活络功效。治血虚身痛，常与鸡血藤、当归、川芎等配伍；治风湿痹痛，常与羌活、独活、桑寄生等同用。

此外，本品祛风止痒，治风疹疥癣等皮肤瘙痒，可与蝉蜕、地肤子、蛇床子等同用。

【用法用量】内服：9～15g，煎汤，或入丸散。外用：适量。煎水洗患处。

【参考资料】

1. **本草精选**　《本草纲目》："风疮疥癣作痒，煎汤洗浴，甚效。"《本草再新》："补中气，行经络，通血脉，治劳伤。"《本草正义》："治夜少安寐。"

2. **化学成分**　主要含大黄素、大黄酚、大黄素甲醚等蒽醌类化合物，还含β-谷甾醇等。

3. **药理作用**　有镇静、催眠、降血脂、抗动脉粥样硬化、增强免疫等作用。

héhuānpí
合欢皮　《神农本草经》

为豆科植物合欢 *Albizia julibrissin* Durazz. 的干燥树皮。全国大部分地区均产。夏、秋二季采收。生用。

【性味归经】甘，平。归心、肝、肺经。

【功效】解郁安神，活血消肿。

【应用】

1. **忧郁失眠**　本品善解郁而宁心安神，为安神解郁要药。治情志不遂、忿怒忧郁、烦躁失眠，单用或与柏子仁、酸枣仁、郁金等同用。

2. **跌扑伤痛**　本品有活血祛瘀之功。治跌打损伤，瘀肿疼痛，常与乳香、没药、骨碎补等配伍。

3. **肺痈，疮肿**　本品活血消肿，能消散内外痈肿。治肺痈咳吐脓血，可与芦根、桃仁、薏苡仁等同用；治疮痈肿毒，常与连翘、蒲公英等配伍。

【用法用量】内服：6～12g，煎汤，或入丸散。外用：适量，研末调敷。

【使用注意】孕妇慎用。

【参考资料】

1. **本草精选**　《神农本草经》："主安五脏，和心志，令人欢乐无忧。"《日华子本草》："煎膏，消痈肿，续筋骨。"《本草纲目》："和血，消肿，止痛。"

2. **化学成分**　主要含皂苷、黄酮类化合物，还含鞣质、木脂素及其糖苷，吡啶醇衍生物的糖苷等。

3. **药理作用**　有镇静、催眠、收缩子宫平滑肌、增强免疫功能及抗肿瘤作用。

附药

合欢花

为豆科植物合欢的干燥花或花蕾。前者习称"合欢花"，后者习称"合欢米"。性味甘，平。有安神、解郁之功效。适用于虚烦不安，抑郁不舒，健忘失眠等证。煎服，5～10g。

yuǎnzhì
远　志《神农本草经》

为远志科植物远志 *Polygala tenuifolia* Willd. 或卵叶远志 *Polygala sibirica* L. 的干燥根。主产于山西、陕西、河北等地。春、秋二季采收。生用或炙用。

【性味归经】苦、辛，温。归心、肾、肺经。

【功效】安神益智，交通心肾，祛痰，消肿。

【应用】

1. **失眠多梦、心悸、健忘** 本品苦辛开泄、温通，归心、肾经。开能心窍之郁闭，又能通肾气而强志，为交通心肾、安神益智之佳品。治心肾不交之失眠多梦、惊悸怔忡、健忘，可与人参、地黄、五味子等同用；治心脾不足之健忘，多与人参、茯苓、石菖蒲等同用；治惊恐所致惊悸不安，可与茯神、龙齿、朱砂等同用。

2. **癫痫惊狂** 本品有祛痰、开窍之功。治痰阻心窍之癫痫抽搐、惊风发狂，可与石菖蒲、郁金、白矾同用。

3. **咳嗽痰多** 本品归肺经，有良好的祛痰止咳作用。治疗咳嗽痰多，咳吐不爽，可单用或与桔梗、半夏、陈皮等同用。

4. **痈疽疮毒** 本品有消散痈肿之功。治痈疽疮毒，乳房肿痛，内服、外用均可。

【用法用量】内服：3～10g。煎汤，或入丸散。外用：适量。祛痰止咳宜炙用。

【使用注意】凡实热或痰火内盛者，以及有胃溃疡或胃炎者慎用。

【参考资料】

1. **本草精选** 《神农本草经》："主咳逆伤中，补不足，除邪气，利九窍，益智慧，耳目聪明，不忘，强志，倍力。"《药品化义》："远志，味辛重大雄，入心开窍，宣散之药。凡痰涎伏心，壅塞心窍，致心气实热，为昏聩神呆、语言謇涩，为睡卧不宁，为恍惚惊怖，为健忘，为梦魇，为小儿客忤，暂以豁痰利窍，使心气开通，则神魂自宁也。"

2. **化学成分** 主要含皂苷，水解后可分得远志皂苷元 A 和远志皂苷元 B。还含远志酮、生物碱、糖及糖苷、远志醇、细叶远志定碱、脂肪油、树脂等。

3. **药理作用** 有镇静、催眠、抗惊厥、祛痰、镇咳、降血压、兴奋子宫平滑肌、抗病原微生物、抗衰老、抗突变、抗肿瘤等作用。远志皂苷有溶血作用。

（柳越冬）

思考题

1. 何谓安神药？简述的分类、功效、主治。如何正确使用安神药？
2. 如何正确使用朱砂、磁石、龙骨、酸枣仁？
3. 简述朱砂与磁石、柏子仁与酸枣仁在功效、应用方面的异同点。

书网融合……

| 思政导航 | 本章小结 | 微课1 | 微课2 | 微课3 |

| 微课4 | 微课5 | 微课6 | 题库 |

第十六章 平抑肝阳药

图库

PPT

◉ 学习目标

知识目标

1. 掌握 平抑肝阳药的含义、性能主治、合理用药；石决明、牡蛎、赭石的药性、功效、应用、用法用量、使用注意；相似药物功效、应用的异同。

2. 熟悉 珍珠母、蒺藜、罗布麻叶的功效、主治、特殊用法及使用注意。

3. 了解 其余平抑肝阳药的功效、特殊用法及使用注意。

能力目标 通过本章学习，建立合理使用平抑肝阳药的思维，具备开展平抑肝阳药药学服务与合理用药的能力。

素质目标 通过罗布麻的生长环境，感悟不屈不挠的精神。

【含义】以平抑肝阳、治疗肝阳上亢证为主要作用的药物，称平抑肝阳药。

【性能主治】本类药物多为介类或矿石类，性偏寒凉，具有质重沉降之性，主归肝经，均具有平肝潜阳之功。主治肝阳上亢证，症见眩晕耳鸣、头胀头痛、面红目赤、烦躁易怒、脉弦等。此外，有些平抑肝阳药兼有清肝火、明目、安神等功效，又可用于肝火上攻的目赤肿痛，目生翳膜，以及心神不宁，失眠多梦等。

【合理用药】

1. 选药 治疗肝阳上亢证应选用平抑肝阳药，在此基础上，应注意肝阳上亢证个体表现与药物功用特点的对应。应根据治疗需要选择合适的炮制品。

2. 配伍 为了增强疗效，平抑肝阳常相须配伍。肝阳上亢证多由肝肾阴虚，阴不制阳，"水不涵木"所致，故本类药多与滋养肝肾之阴的药物配伍，以标本兼顾；肝火亢盛，灼伤肝阴者，当与清泄肝热药配伍。因肝阳化风兼肝风内动证者，宜与息风止痉药配伍；肝阳阳亢、内扰心神而致心神不宁证者，又常与安神药配伍。

3. 注意事项 本类药物性寒质重，脾胃虚寒者需注意顾护脾胃，孕妇慎用。入煎剂应打碎先煎。

shíjuémíng
石决明 《名医别录》

为鲍科动物杂色鲍 *Haliotis diversicolor* Reeve、皱纹盘鲍 *Haliotis discus hannai* Ino、羊鲍 *Haliotis ovina* Gmelin、澳洲鲍 *Haliotis ruber*（Leach）、耳鲍 *Haliotis asinina* Linnaeus 或白鲍 *Haliotis laevigata*（Donovan）的贝壳。主产于广东、福建、辽宁等地。夏、秋二季采收。生用或煅用。

【性味归经】咸，寒。归肝经。

【功效】平肝潜阳，清肝明目。

【应用】

1. 肝阳上亢，头晕目眩 本品质重性寒，专归肝经，潜降肝阳之功著，兼能清肝火，益肝阴，为治肝阳上亢之要药。治肝肾阴虚，肝阳上扰，头痛眩晕，常与生地黄、白芍、牡蛎等配伍；治肝阳上亢兼肝火亢盛，头晕头痛，烦躁易怒，可与羚羊角、夏枯草、钩藤等同用。

2. 目赤肿痛、翳膜遮睛、视物昏花 本品性寒，能清肝火而明目退翳，为治各种目疾之常用药。治肝火上炎，目赤肿痛，可与菊花、决明子、黄连等同用；治肝经风热，目赤羞明，翳膜遮睛，可与蝉蜕、菊花、木贼等同用；治肝虚血少，目涩昏花，多与熟地黄、山茱萸、枸杞子等同用。

【用法用量】内服：6~20g，煎汤，打碎先煎；或入丸散。外用：适量。平肝、清肝宜生用，外用点眼宜煅用、水飞。

【使用注意】脾胃虚寒、食少便溏者慎用。

【参考资料】

1. 本草精选 《名医别录》："主目障翳痛，青盲。"《要药分剂》："石决明大补肝阴，肝经不足者，断不可少。"

2. 化学成分 主要含碳酸钙、有机质。贝壳内层具有珍珠样光泽的角质蛋白，经盐酸水解可得16种氨基酸。

3. 药理作用 有解热、抗炎、解痉、抗病原微生物、镇静、中和胃酸、止血等作用。

zhēnzhūmǔ
珍珠母 《本草图经》

为蚌科动物三角帆蚌 *Hyriopsis cumingii*（Lea）、褶纹冠蚌 *Cristaria plicata*（Leach）或珍珠贝科动物马氏珍珠贝 *Pteria martensii*（Dunker）的贝壳。主产于广东、广西、台湾等地。全年均可采收。生用或煅用。

【性味归经】咸，寒。归肝、心经。

【功效】平肝潜阳，安神定惊，明目退翳。

【应用】

1. 肝阳上亢，头晕目眩 本品咸寒质重，归肝经，具有与石决明相似的平肝潜阳、清泻肝火功效。治肝阳上亢，眩晕耳鸣，头胀头痛，常与石决明、牡蛎等同用；治肝阳上亢兼有肝热，烦躁易怒者，可与菊花、钩藤、夏枯草等配伍。

2. 目赤肿痛，视物昏花 本品性寒，有清肝明目、退翳之功。治肝热目赤肿痛、羞明流泪、目生翳障，常与石决明、菊花、车前子配伍；治肝虚目暗，视物昏花，多与枸杞子、女贞子、菟丝子等同用。

3. 心神不宁，惊悸失眠 本品质重归心经，有镇惊安神之功。治惊悸失眠，心神不宁，常与朱砂、龙骨、酸枣仁等配伍；治癫痫、惊风抽搐等，可与天麻、钩藤等同用。

此外，本品煅用有制酸、收湿敛疮之功，可用治胃痛泛酸、口舌生疮、湿疮瘙痒、溃疡久不收口等。

【用法用量】内服：10~25g，煎汤，宜打碎先煎，或入丸散。外用：适量。

【使用注意】脾胃虚寒及孕妇慎用。

【参考资料】

1. 本草精选 《本草纲目》："安魂魄，止遗精白浊，解痘疗毒。"《饮片新参》："平肝潜阳，安神魂，定惊痫，消热痞，眼翳。"

2. 化学成分 主要含碳酸钙，还含铜、铁、锌等。

3. 药理作用 有镇静、催眠、抗惊厥、抗溃疡、促进皮肤愈合、保肝等作用；珍珠层粉质蛋白水解液有对抗实验性白内障作用。

mǔlì
牡 蛎 《神农本草经》

为牡蛎科动物长牡蛎 *Ostrea gigas* Thunberg、大连湾牡蛎 *Ostrea talienwhanensis* Crosse 或近江牡蛎 *Os-*

trea rivularis Gould 的贝壳。主产于东北至海南沿海一带。全年均可采收。生用或煅用。

【性味归经】咸，微寒。归肝、胆、肾经。

【功效】潜阳补阴，重镇安神，软坚散结。煅用收敛固涩。

【应用】

1. 肝阳上亢，头晕目眩 本品咸寒质重，兼益肝肾之阴，有重镇潜降作用。治水不涵木，阴虚阳亢，头晕目眩，烦躁耳鸣等，常与龟甲、龙骨、白芍等配伍；治热病日久，灼烁真阴，虚风内动，四肢抽搐，常与龟甲、鳖甲、生地黄等同用。

2. 心神不宁，惊悸失眠 本品质重能镇，有镇惊安神之功。治心神不安，惊悸怔忡、失眠多梦等，常与龙骨、酸枣仁等同用。

3. 痰核、瘰疬、瘿瘤、癥瘕积聚 本品味咸，能软坚散结。治痰火郁结之痰核、瘰疬、瘿瘤等，常与玄参、丹参、浙贝母等配伍；治癥瘕积聚，常与鳖甲、夏枯草、莪术等同用。

4. 滑脱诸证 本品煅用有收敛固涩作用，可用于多种正虚不固，滑脱不禁之证。治自汗、盗汗，可单用牡蛎粉扑撒，或与黄芪、麻黄根、浮小麦等配伍；治肾虚不固，遗精滑精者，可与沙苑子、覆盆子、芡实等配伍；治尿频、遗尿，可与桑螵蛸、龙骨等同用；治崩漏、带下，可与鹿角霜、龙骨、乌贼骨等配伍。

5. 胃痛吞酸 本品煅后有制酸止痛之功。治胃痛泛酸，可与海螵蛸、浙贝母，共研细末，内服。

【用法用量】内服：9~30g，煎汤，宜打碎先煎，或入丸散。外用：适量。收敛固涩、制酸止痛宜煅用，其余生用。

【参考资料】

1. 本草精选 《神农本草经》："主伤寒寒热，温疟，洒洒，惊恚怒气，除拘缓，鼠瘘，女子带下赤白。"《名医别录》："除留热在关节荣卫，虚热去来不定，烦满；止汗，心痛气结，止渴，除老血。涩大小肠，止大小便，疗泄精，喉痹，咳嗽，心胁下痞热。"《本草备要》："咸以软坚化痰，消瘰疬结核，老血瘕疝。涩以收脱，治遗精崩带，止嗽敛汗，固大小肠。"

2. 化学成分 主要含碳酸钙、磷酸钙及硫酸钙。并含微量元素及多种氨基酸等。

3. 药理作用 有镇静、镇痛、抗惊厥、抗炎等作用；煅牡蛎有中和胃酸、抗实验性胃溃疡活性；牡蛎多糖具有降血脂、抗凝血、抗血栓、促进机体免疫功能、升高白细胞、抗肿瘤、抗氧化等作用。

zǐbèichǐ
紫贝齿《新修本草》

为宝贝科动物蛇首眼球贝 *Erosaria caputserpentis*（Linnaeus）、山猫眼宝贝 *Cypraea lynx*（Linnaeus）或阿纹绶贝 *Mauritia arabica*（Linnaeus）等的贝壳。主产于海南、福建、广东等地。夏季采收。生用或煅用。

【性味归经】咸，平。归肝经。

【功效】平肝潜阳，镇静安神，清肝明目。

【应用】

1. 肝阳上亢，头晕目眩 本品味咸质重，归肝经，有平肝潜阳之功。治肝阳上亢，头痛眩晕，多与石决明、牡蛎、磁石等同用。

2. 惊悸失眠 本品既能平肝潜阳，又能镇惊安神。治肝阳上亢、扰动心神之惊悸心烦，失眠多梦，可与龙骨、酸枣仁、磁石等配伍；治小儿高热急惊风，四肢抽搐，烦躁不安，常与羚羊角、钩藤、天麻等同用。

3. 目赤肿痛 本品有清肝明目之功。治肝火上炎，目赤肿痛，目生翳膜，视物昏花，常与菊花、蝉蜕、夏枯草等同用。

【用法用量】内服：10～15g，煎汤，打碎先煎，或入丸散。外用：适量。

【使用注意】脾胃虚弱者慎用。

【参考资料】

1. 本草精选　《新修本草》："明目，去热毒。"《医学入门》："壳煅灰敷痈疽，点眼明目去翳。"《本草纲目》："小儿斑疹，目翳。"

2. 化学成分　主要含碳酸钙，另含镁、铁、硫酸根等。

3. 药理作用　有降血压、镇静等作用。

zhěshí

赭　石《神农本草经》

为氧化物类矿物刚玉族赤铁矿，主含三氧化二铁（Fe_2O_3）。主产于山西、河北、河南等地。全年均可采收。生用或醋淬用。

【性味归经】苦，寒。归肝、心、肺、胃经。

【功效】平肝潜阳，重镇降逆，凉血止血。

【应用】

1. 肝阳上亢，头晕目眩　本品性味苦寒，质重坠降，归肝经，既善潜降肝阳，又能清降肝火。治肝肾阴虚，肝阳上亢，头痛晕眩，目胀耳鸣，常与龙骨、牛膝、牡蛎等同用；治肝阳上亢，肝火上攻，头晕头痛，心烦失眠，常与石决明、夏枯草、牛膝等配伍。

2. 呕吐、呃逆、噫气　本品质重性降，归胃经，为重镇降逆、止呕止呃之要药。治胃气上逆之呕吐、呃逆、噫气不止，常与生姜、旋覆花、半夏等配伍。

3. 气逆喘息　本品质重沉降，归肺经，又可降肺气之上逆而平喘。治肺气上逆，喘息气短、痰鸣，常与紫苏子、桑白皮、苦杏仁等同用；治肺肾不足，阴阳两虚之虚喘，则须与人参、山茱萸、胡桃肉等同用。

4. 血热吐衄，崩漏　本品苦寒，归心肝走血分，有凉血止血之功，适宜于血热出血诸症。治血热妄行，吐血衄血，可与白芍、牛蒡子、竹茹等同用；治崩漏下血日久，可与禹余粮、赤石脂、五灵脂等配伍。

【用法用量】内服：9～30g，煎汤，打碎先煎；或入丸散。平肝镇逆生用，收敛止血煅用。

【使用注意】孕妇慎用。因含微量砷，故不宜长期服用。

【参考资料】

1. 本草精选　《神农本草经》："主鬼疰，贼风，蛊毒，杀精物恶鬼，腹中毒，邪气，女子赤沃漏下。"《日华子本草》："止吐血、鼻衄，肠风痔瘘，月经不止。"《医学衷中参西录》：" 能生血兼能凉血，而其质重坠，又善镇逆气，降痰涎，止呕吐，通燥结"，又"治吐衄之证，当以降胃为主，而降胃之药，实以赭石为最效"。

2. 化学成分　主要含三氧化二铁（Fe_2O_3）。

3. 药理作用　有镇静、催眠、保肝、抗胃溃疡等作用。其所含铁质能促进红细胞及血红蛋白的生成。

jílí

蒺藜《神农本草经》

为蒺藜科植物蒺藜 *Tribulus terrestris* L. 的干燥成熟果实。主产于河南、河北、山东等地。秋季采收。

生用或炒用。

【性味归经】辛、苦，微温。有小毒。归肝经。

【功效】平肝解郁，活血祛风，明目，止痒。

【应用】

1. 肝阳上亢，头痛眩晕 本品苦泄辛散，归肝经，既能平肝阳，又能祛风、散肝经郁滞，为治情志不调、肝阳上亢以及风邪头痛的常用药。治肝阳上亢，头痛眩晕，常与天麻、白芍、珍珠母等配伍；治风热头痛，可与桑叶、菊花、蔓荆子等同用；治风寒头痛者，多与白芷、川芎、防风等配伍。

2. 胸胁胀痛，乳闭乳痈 本品辛散苦泄，有疏肝解郁之效。治肝郁气滞，胸胁胀痛，可与柴胡、香附、白芍等配伍；治肝郁乳汁不通、乳房胀痛，可单用研末服用，或与穿山甲、王不留行等同用。

3. 风热上攻，目赤翳障 本品辛散，能疏散肝经风热以明目退翳。治风热目赤肿痛、多泪多眵、翳膜遮睛等，多与菊花、蔓荆子、决明子等同用。

4. 瘾疹瘙痒 本品轻扬疏散，有祛风止痒之功。治风疹瘙痒，常与防风、荆芥、地肤子等配伍；治血虚风盛，皮肤干燥，瘙痒难忍，可与当归、防风、何首乌等同用；治白癜风，可单用研末冲服。

【用法用量】内服：6~9g，煎汤，或入丸散。外用：适量。

【使用注意】血虚气弱及孕妇慎服。

【参考资料】

1. 本草精选 《神农本草经》："主恶血，破癥结积聚，喉痹，乳难。久服，长肌肉，明目。"《本草求真》："宣散肝经风邪，凡因风盛而见目赤肿翳，并通身白癜瘙痒难当者，服此治无不效。"《本草再新》："镇肝风，泻肝火，益气化痰，散湿破血，消痈疽，散疮毒。"

2. 化学成分 主要含刺蒺藜皂苷A~E等甾体皂苷类成分，刺蒺藜苷、山柰酚、槲皮素等黄酮类成分，还含挥发油、脂肪酸等。

3. 药理作用 有降血压、利尿、强心、增强机体免疫功能、延缓衰老、降血糖、抗炎及抗过敏等作用。

luóbùmáyè
罗布麻叶 《救荒本草》 微课

为夹竹桃科植物罗布麻 *Apoeynum venetum* L. 的干燥叶。主产于辽宁、吉林、内蒙古等地。夏季采收。生用。

【性味归经】甘、苦，凉。归肝经。

【功效】平肝安神，清热利水。

【应用】

1. 肝阳上亢，头晕目眩 本品苦凉，归肝经，既能平抑肝阳，又可清泄肝热。治肝阳上亢，头晕目眩，心悸失眠，可单用煎服或开水泡汁代茶饮，或与牡蛎、石决明、赭石等配伍。

2. 水肿，小便不利 本品有利尿消肿功效。治水肿，小便不利兼有热象者，可单用或与车前子、木通、茯苓等同用。

【用法用量】内服：6~12g，煎汤；或泡茶。

【使用注意】孕妇慎用；脾胃虚寒者不宜过量服用。

【参考资料】

1. 本草精选 《江苏省植物药材志》："乳汁可愈合伤口。"《中国药用植物图鉴》："嫩叶，蒸炒揉制后代茶，有清凉去火，防止头晕和强心的功用。"《陕西中草药》："清凉泻火，强心利尿，降血压。治心脏病，高血压，神经衰弱，肾炎浮肿。"

2. 化学成分 主要含金丝桃苷、芸香苷、山柰素、槲皮素等黄酮类成分,延胡索酸、琥珀酸、绿原酸等有机酸类成分,还含鞣质、蒽醌、氨基酸等。

3. 药理作用 有降血压、利尿、强心、镇静、抗惊厥、降血脂、调节免疫功能、延缓衰老、抑制流感病毒、镇咳、平喘、抗炎、抗过敏等作用。

(李煦照)

思考题

1. 何谓平抑肝阳药?简述平抑肝阳药的功效、主治。如何正确使用平抑肝阳药?

2. 如何正确使用石决明、牡蛎、赭石?

3. 简述石决明与决明子、石决明与珍珠母、龙骨与牡蛎、磁石与赭石在功效、应用方面的异同点。

书网融合……

思政导航　　　　本章小结　　　　微课　　　　题库

第十七章　息风止痉药

图库

PPT

学习目标

知识目标

1. 掌握　息风止痉药的含义、功能主治、合理用药；羚羊角、牛黄、钩藤、天麻的药性、功效、应用、用法用量、使用注意；相似药物功效、应用的异同。

2. 熟悉　地龙、全蝎、蜈蚣、僵蚕的功效、主治、特殊用法及使用注意。

3. 了解　其余息风止痉药的功效、特殊用法和使用注意。

能力目标　通过本章学习，建立合理使用息风止痉药的思维，具备开展息风止痉药药学服务与合理用药的能力。

素质目标　通过人工牛黄的故事，养成保护资源的意识，培养创新思维。

【含义】以平息肝风、制止痉挛抽搐、治疗肝风内动证为主要作用的药物，称息风止痉药。

【性能主治】本类药物多偏寒凉，其性沉降，归肝经，均有平息肝风，制止痉挛抽搐之功，主治肝风内动之眩晕、震颤、痉挛抽搐等。大多数息风止痉药兼有平肝潜阳、清泄肝火作用，还可用治肝阳上亢之头痛眩晕以及肝目赤肿痛。此外，有些息风止痉药还有清热解毒散结、通络、开窍、利尿等功效，又可用治热毒证、癫痫、中风半身不遂、风湿痹痛、窍闭神昏以及小便不利等。📱微课

【合理用药】

1. 选药　治疗肝风内动证或癫痫、惊风、破伤风等引起的痉挛抽搐等证，应选用息风止痉药；根据病性的不同，热盛动风或肝阳化风、高热急惊等病证多用寒凉之品，阴血亏虚所致风动或脾虚慢惊等证多用平性或温燥之品。病情有轻重缓急，素体有虚实不同，均可区别选用药力强弱不同的息风止痉药。应根据治疗需要选择合适的炮制品。

2. 配伍　为了增强疗效，息风止痉药常相须配伍。同时，应根据引起痉挛抽搐的病因、病机及兼证的不同，进行相应的配伍。肝阳化风者，宜配伍平肝潜阳药；热盛动风者，须与清热泻火、解毒之品同用；阴虚阳亢者，多配伍滋补肝肾的药物，益阴以制阳；阴血亏虚者，当配伍补养阴血之品；脾虚慢惊风者，宜配伍补气健脾药；破伤风之痉挛抽搐或风中经络之口眼㖞斜者，宜配伍祛风止痉药；兼窍闭神昏者，当配伍开窍醒神之品；兼心神不安、失眠多梦者，当配伍安神药；兼挟痰邪者，应与化痰药配伍。

3. 注意事项　本类药物有性偏寒凉或性偏温燥的不同，若脾虚慢惊者，不宜用寒凉之品；阴虚血亏者，当忌温燥之药。少数药物有毒，用量不宜过大，孕妇禁用。

língyángjiǎo
羚羊角　《神农本草经》

为牛科动物赛加羚羊 *Saiga tatarica* Linnaeus 的角。主产于俄罗斯。镑片或粉碎成细粉或磨汁用。

【性味归经】咸，寒。归肝、心经。

【功效】平肝息风，清肝明目，清热解毒。

【应用】

1. 肝风内动，惊痫抽搐　本品性寒，归肝经，长于清肝热，息肝风，为治肝风内动，惊痫抽搐之要药。因其清热力强，热极生风者尤宜。治温热病热邪炽盛，热极生风，高热神昏，痉厥抽搐，常与钩藤、菊花、白芍等配伍；治癫痫发狂，可与钩藤、天竺黄、郁金等同用。

2. 肝阳上亢，头痛眩晕　本品质重沉降，归肝经，有平肝潜阳之功。治肝阳上亢所致头晕目眩，烦躁失眠等，常与石决明、牡蛎、天麻等同用。

3. 肝火上炎，目赤翳障　本品善于清泻肝火而明目。治肝火上炎之目赤肿痛，羞明流泪，目生翳障，常与决明子、黄芩、龙胆等配伍。

4. 壮热神昏，热毒发狂　本品味咸入血，性寒清热，归心肝血分，有泻火解毒，气血两清之功。治热病壮热神昏，谵语躁狂，甚或痉厥抽搐，常与生石膏、寒水石等配伍；治热毒炽盛，发斑、出疹，多与生地黄、大青叶等同用。

此外，本品还能清肺止咳，用于肺热咳喘；能清热解毒，用治热毒疮疡。

【用法用量】内服：1~3g，煎汤，宜另煎2小时以上；磨汁或研粉服，每次0.3~0.6g。

【使用注意】脾虚慢惊者忌用。

【参考资料】

1. 本草精选　《神农本草经》："主明目，益气起阴，去恶血注下……安心气。"《本草纲目》："入厥阴肝经甚捷……肝主木，开窍于目，其发病也，目暗障翳，而羚羊角能平之。肝主风，在合为筋，其发病也，小儿惊痫，妇人子痫，大人中风搐搦，及筋脉挛急，历节掣痛，而羚羊角能舒之。"

2. 化学成分　主要含角质蛋白，还含磷酸钙、多种微量元素等。

3. 药理作用　有镇静、镇痛、抗惊厥、解热、降压、抗癫痫、抗血栓、增强免疫功能、增强动物耐缺氧能力等作用。

附药

山羊角

为牛科动物青羊 *Naemorhedus goral* Hardwicke 的角。性味咸，寒；归肝经。功能平肝，镇惊。适用于肝阳上亢、头晕目眩，肝火上炎、目赤肿痛，惊风抽搐。效用与羚羊角相似而药力较弱，可作羚羊角的代用品。煎服，10~15g。

niúhuáng
牛　黄　《神农本草经》

为牛科动物牛 *Bos taurus domesticus* Gmelin 的干燥胆结石。主产于华北、东北、西北，全年均可采收。研极细粉末用。

【性味归经】苦，凉。归心、肝经。

【功效】凉肝息风，清心豁痰，开窍醒神，清热解毒。

【应用】

1. 热盛动风，惊痫抽搐　本品味苦性寒凉，归心、肝二经，有清心凉肝、息风止痉、定惊安神之功。治温热病邪热亢盛，壮热不退，惊厥抽搐，常与钩藤、菊花、白芍等配伍；治小儿急惊风，壮热神昏，惊厥抽搐，可与胆南星、朱砂、天竺黄等同用。

2. 热闭神昏，中风痰迷，癫痫发狂　本品性凉，气味芳香，归心经，既能清心热，又能豁痰开窍而苏醒神志。治温热病热入心包及中风、惊风、癫痫等痰热闭阻心窍所致神昏谵语，高热烦躁，口噤舌蹇等，常与麝香、冰片、朱砂等配伍。亦可单用本品为末，竹沥水送服。

3. 咽喉肿痛，口舌生疮，痈肿疔疮　本品有较强的清热解毒作用。治热毒郁结之咽喉肿痛，口舌生疮，可与珍珠、冰片、黄芩等同用，内服或外用；治热毒痈疮、瘰疬，可与麝香、乳香、没药等同用；治咽喉肿痛，溃烂，可与珍珠为末吹喉；治热毒疮疡，可与金银花、重楼等配伍；治乳岩、瘰疬、痰核，可与乳香、没药配伍。

【用法用量】内服：0.15～0.35g，研末入丸散。外用：适量，研末敷患处。

【使用注意】脾虚便溏及孕妇慎用。

【参考资料】

1. 本草精选　《神农本草经》："主惊痫，寒热，热盛狂痉。"《名医别录》："疗小儿百病，诸痫热，口不开；大人狂癫。又堕胎。"《日用本草》："治大人小儿惊痫搐搦烦热之疾，清心化热，利痰凉惊。"

2. 化学成分　主要含胆红素，胆酸、去氧胆酸、牛磺胆酸等胆甾酸类成分，还含脂肪酸、卵磷脂、维生素 D 等。

3. 药理作用　有镇静、抗惊厥、解热、抗炎、强心、降血压、增强免疫功能、抗氧化等作用。

附药

体外培育牛黄

为牛科动物牛的新鲜胆汁作母液，加入去氧胆酸、胆酸、复合胆红素钙等制成。性味归经、功能主治、用法用量、使用注意与牛黄相同。

人工牛黄

由牛胆粉、胆酸、猪去氧胆酸、牛磺酸、胆红素、胆固醇、微量元素等加工制成。性味甘，凉；归心、肝经。功能清热解毒，化痰定惊。适用于痰热谵狂，神昏不语，小儿急惊风，咽喉肿痛，口舌生疮，痈肿疔疮。内服：一次 0.15～0.35g，多作配方用。外用：适量，敷患处。

gōuténg
钩　藤 《名医别录》

为茜草科植物钩藤 *Uncaria rhynchophylla*（Miq.）Miq. ex Havil.、大叶钩藤 *Uncaria macrophylla* Wall.、毛钩藤 *Uncaria hirsuta* Havil.、华钩藤 *Uncaria sinensis*（Oliv.）Havil. 或无柄果钩藤 *Uncaria sessilifructus* Roxb. 的干燥带钩茎枝。主产于广西、广东、湖南等地。秋、冬二季采收。生用。

【性味归经】甘，凉。归肝、心包经。

【功效】息风定惊，清热平肝。

【应用】

1. 肝风内动，惊痫抽搐　本品味甘性凉，归肝、心包二经，有较好的息风止痉、定惊作用，为治热盛动风，惊痫抽搐之常用药。治小儿急惊风，壮热神昏、牙关紧闭、手足抽搐，可与天麻、全蝎、僵蚕等配伍；治温热病热极生风，痉挛抽搐，多与羚羊角、白芍、菊花等同用。

2. 肝阳上亢，头痛眩晕　本品性凉归肝经，既能清肝热，又能平肝阳。治头痛、眩晕，属肝火上攻者，常与夏枯草、龙胆草、栀子等配伍；属肝阳上亢者，常与天麻、石决明、菊花等同用。

3. 感冒夹惊，小儿惊啼　本品性凉，具轻清疏泄之性，能清热透邪、定惊止搐。治感冒夹惊，风热头痛以及小儿惊哭夜啼，可与蝉蜕、薄荷等同用。

【用法用量】内服：3～12g，煎汤，后下。

【使用注意】脾虚虚寒者慎用。

【参考资料】

1. **本草精选** 《名医别录》："主小儿寒热，十二惊痫。"《药性论》："主小儿惊啼，瘛疭热壅。"《本草纲目》："大人头旋目眩，平肝风，除心热，小儿内钓腹痛，发斑疹。"

2. **化学成分** 主要含钩藤碱、异钩藤碱、去氢钩藤碱、异去氢钩藤碱等吲哚类生物碱，常春藤苷元、钩藤苷元等三萜类成分，槲皮素、槲皮苷等黄酮类成分。

3. **药理作用** 有抗癫痫、镇静、抗精神依赖、降血压、抗脑缺血、抗焦虑、脑保护等作用。

tiānmá
天 麻《神农本草经》

为兰科植物天麻 *Gastrodia elata* Bl. 的干燥块茎。主产于湖北、四川、云南等地。立冬后至次年清明前采收。生用。

【性味归经】甘，平。归肝经。

【功效】息风止痉，平抑肝阳，祛风通络。

【应用】

1. **肝风内动，惊痫抽搐** 本品味甘润不烈，药性平和，主归肝经，功擅息风止痉，适用于各种原因所致的肝风内动，惊痫抽搐。治小儿急惊风，可与羚羊角、钩藤、全蝎等配伍；治小儿脾虚慢惊风，宜与人参、白术、白僵蚕等配伍；治破伤风，痉挛抽搐、角弓反张，可与天南星、白附子、防风等同用。

2. **肝阳上亢，头痛眩晕** 本品既息肝风，又平肝阳，善治多种原因之眩晕、头痛，为治眩晕、头痛之要药。治肝阳上亢之眩晕、头痛，常与钩藤、石决明、牛膝等同用；治风痰上扰之眩晕、头痛，痰多胸闷者，常与半夏、茯苓、白术等同用；治头风头痛，头晕欲倒者，可与川芎配伍。

3. **中风肢麻，手足不遂，风湿痹痛** 本品有祛风通络止痛之功。治中风手足不遂，筋骨疼痛等，可与没药、制川乌、麝香等配伍；治风湿痹痛，肢体麻木，关节屈伸不利者，多与秦艽、羌活、桑枝等同用。

【用法用量】内服：3~10g，煎汤，或入丸散。

【参考资料】

1. **本草精选** 《神农本草经》："久服益气力，长阴，肥健，轻身，增年。"《开宝本草》："主诸风湿痹，四肢拘挛，小儿风痫、惊气，利腰膝，强筋力。"《本草汇言》："主头风，头痛，头晕虚旋，癫痫强痉，四肢挛急，语言不顺，一切中风，风痰等症。"

2. **化学成分** 主要含天麻素、对羟基苯甲醇（天麻苷元）、4－羟苄基甲醚、4－（4′－苄氧基）苄基甲醚等酚类成分，十六烷酸、十七烷酸脂肪酸类成分，还含多糖等。

3. **药理作用** 有抗惊厥、抗癫痫、抗抑郁、镇静催眠及镇痛作用。能改善学习记忆、改善微循环、扩张血管、降血压、抗凝血、抗血栓、抗血小板聚集，能抗炎、抗衰老、抗氧化、抗缺氧、抗辐射、兴奋肠平滑肌。天麻多糖还有增强机体非特异性免疫和细胞免疫的作用。

dìlóng
地 龙《神农本草经》

为钜蚓科动物参环毛蚓 *Pheretima aspergillum*（E. Perrier）、通俗环毛蚓 *Pheretima vulgaris* Chen、威廉环毛蚓 *Pheretima guillelmi*（Michaelsen）或栉盲环毛蚓 *Pheretima pectinifera* Michaelsen 的干燥体。主产于广东、广西、浙江。春、夏季采收。生用。

【性味归经】咸，寒。归肝、脾、膀胱经。

【功效】清热定惊，通络，平喘，利尿。

【应用】

1. 高热神昏，惊痫抽搐　本品性寒，归肝经，有清热、息风、定惊之功，适用于热极生风所致的神昏谵语、痉挛抽搐及小儿惊风、癫狂痫等症。治热盛动风者，常与钩藤、牛黄、全蝎等配伍；治小儿惊风，高热惊厥，可将本品研烂，同朱砂共为丸服；治狂躁癫痫，可单用鲜品，加食盐搅拌化水后服用。

2. 中风不遂，风湿痹证　本品性善走窜，长于通行经络，适用于多种原因导致的经络阻滞、血脉不畅，关节痹痛，肢体麻木。治热痹关节红肿疼痛、屈伸不利，可与防己、秦艽、忍冬藤等配伍；治风寒湿痹，肢体关节麻木、疼痛尤甚、屈伸不利，常与川乌、草乌、天南星等配伍。治气虚血滞、中风半身不遂、口眼㖞斜等症，常与黄芪、当归、川芎等同用。

3. 肺热哮喘　本品性寒降泄，归肺经，长于清肺平喘。治邪热壅肺，肺失肃降之喘息不止，喉中哮鸣有声者，可与麻黄、苦杏仁、黄芩等同用。

4. 小便不利，尿闭不通　本品咸寒，归膀胱经，能清热结而利水道。治热结膀胱，小便不利，甚则尿闭不通，可与车前子、滑石、木通等配伍。治湿热水肿，可与泽泻、木通、芦根等配伍。

【用法用量】内服：5~10g，煎汤，或入丸散。外用：适量，鲜品捣敷或取汁涂敷，研末撒或调涂。

【使用注意】脾胃虚寒者忌用。

【参考资料】

1. 本草精选　《名医别录》："疗伤寒伏热，狂谬，大腹，黄疸。"《滇南本草》："祛风，治小儿瘛疭惊风，口眼㖞邪，强筋，治痿软。"《本草纲目》："性寒而下行，性寒故能解诸热疾，下行故能利小便，治足疾而通经络也。"

2. 化学成分　主要含蚯蚓解热碱、蚯蚓毒素、黄嘌呤、腺嘌呤、鸟嘌呤、胆碱等，还含多种氨基酸、脂肪酸等。

3. 药理作用　有解热、镇静、抗惊厥、抗血栓、抗凝血、降血压、抗炎、镇痛、平喘、增强免疫功能、抗肿瘤、利尿、抗病原微生物、兴奋子宫及肠平滑肌等作用。

quánxiē
全　蝎《蜀本草》

为钳蝎科动物东亚钳蝎 *Buthus martensii* Karsch 的干燥体。主产于河南、山东、湖北等地。春末至秋初捕捉。生用。

【性味归经】辛，平；有毒。归肝经。

【功效】息风镇痉，通络止痛，攻毒散结。

【应用】

1. 痉挛抽搐　本品味辛平，主归肝经，有良好的息风止痉之效，可用治各种原因的肝风内动，痉挛抽搐。治小儿急惊风，高热、神昏、抽搐，常与羚羊角、钩藤、天麻等配伍；治小儿慢惊风抽搐，常与党参、白术、天麻等同用；治癫痫抽搐，可与郁金、白矾等份，研细末服；治破伤风痉挛抽搐、角弓反张，常与蜈蚣、天南星、蝉蜕等配伍；治风中经络，口眼㖞斜，可与僵蚕、白附子等同用。

2. 风湿顽痹，偏正头痛　本品味辛走窜，善于搜风通络止痛。治风寒湿痹日久不愈，筋脉拘挛，甚则关节变形之顽痹，常与川乌、蕲蛇、没药等配伍；治顽固性偏正头痛，多与天麻、蜈蚣、川芎等同用。

3. 疮疡，瘰疬　本品味辛有毒，有攻毒散结之功。治诸疮肿毒，可与栀子配伍，作膏外敷。治瘰疬、瘿瘤、流注，可与马钱子、半夏、五灵脂等同用。

【用法用量】内服：3～6g，煎汤，或入丸散；研末冲服，每次 0,6～1g。外用：适量，研末掺、熬膏或油浸涂敷。

【使用注意】血虚生风者慎用，孕妇禁用。

【参考资料】

1. 本草精选　《开宝本草》："疗诸风瘾疹及中风半身不遂，口眼㖞斜，语涩，手足抽掣。"《本草从新》："治诸风眩掉，惊痫抽掣，口眼㖞斜……厥阴风木之病。"《本草求真》："专入肝祛风，凡小儿胎风发搐，大人半身不遂，口眼㖞斜，语言蹇涩，手足抽掣，疟疾寒热，耳聋，带下，皆因外风内客，无不用之。"

2. 化学成分　主要含蝎毒素，酶等蛋白质类成分，还含多种氨基酸、脂肪酸等。

3. 药理作用　有抗癫痫、抗惊厥、镇痛、抗凝血、抗肿瘤、降压、抗病原微生物等作用。

wúgōng

蜈　蚣　《神农本草经》

为蜈蚣科动物少棘巨蜈蚣 *Scolopendra subspinipes mutilans* L. Koch 的干燥体。主产于浙江、湖北、湖南等地。春、夏二季捕捉。生用。

【性味归经】辛，温；有毒。归肝经。

【功效】息风镇痉，通络止痛，攻毒散结。

【应用】

1. 痉挛抽搐　本品辛温，性善走窜，通达内外，有比全蝎更强的息风止痉作用，二者常相须为用，治疗多种原因引起的痉挛抽搐。治小儿急惊风，可与胆南星、天竺黄、全蝎等同用；治癫痫抽搐，可与黄连、胆南星、僵蚕等同用；治破伤风，角弓反张，多与天南星、防风等配伍。

2. 风湿顽痹，顽固性偏正头痛　本品味辛行散，有较强的搜风通络止痛作用。治疗风湿痹痛，关节拘挛，可与蕲蛇、威灵仙、乳香等同用；治顽固性偏正头痛，可单用为末服，或与天麻、川芎、白僵蚕等配伍。

3. 疮疡，瘰疬，蛇虫咬伤　本品味辛有毒，能以毒攻毒，散结消肿。治恶疮肿毒，可与雄黄、猪胆汁配伍，制膏外敷；治瘰疬溃烂，可与茶叶共为细末外敷；治虫蛇咬伤，可焙黄研细末，开水送服，或与黄连、大黄、生甘草等同用。

【用法用量】内服：3～5g，煎汤，或入丸散；研末冲服，每次 0.5～1g。外用：适量，研末服、油浸或研末调敷。

【使用注意】血虚生风者慎用，孕妇禁用。

【参考资料】

1. 本草精选　《神农本草经》："啖诸蛇、虫、鱼毒……去三虫。"《本草纲目》："小儿惊痫风搐，脐风口噤、丹毒、秃疮、瘰疬、便毒、痔漏、蛇瘕、蛇瘴、蛇伤。"

2. 化学成分　主要含毒性蛋白、非毒性蛋白、磷酸酶 A、蛋白水解酶、乙酰胆碱酯酶、精氨酸酯酶、类凝血酶、纤维素酶、酸性磷酸酶等蛋白质类成分；还含多种氨基酸、脂肪酸等。

3. 药理作用　有抗惊厥、抗炎、镇痛、抗肿瘤、抗心肌缺血等作用。

jiāngcán

僵　蚕　《神农本草经》

为蚕蛾科昆虫家蚕 *Bombyx mori* Linnaeus 4～5 龄的幼虫感染（或人工接种）白僵菌 *Beauveria bassiana*（Bals.）Vuillant 而致死的干燥体。主产于浙江、江苏。春、秋季采收。生用或麸炒用。

【性味归经】咸、辛，平。归肝、肺、胃经。

【功效】息风止痉，祛风止痛，化痰散结。

【应用】

1. 惊痫抽搐 本品味辛性平，归肝、肺二经，既能息风止痉，又能化痰定惊，故对惊风、癫痫挟有痰热者尤为适宜。治小儿痰热急惊风之高热、神昏、抽搐，常与全蝎、牛黄、胆南星等配伍；治小儿脾虚久泻，慢惊抽搐，多与党参、白术、天麻等同用；治破伤风痉挛抽搐，角弓反张，可与全蝎、蜈蚣、钩藤等配伍。

2. 中风口眼㖞斜 本品味辛行散，有祛风、化痰、通络之效。治风中经络，口眼㖞斜，痉挛抽搐之证，常与全蝎、白附子等同用。

3. 风热头痛，目赤咽痛，风疹瘙痒 本品辛以散风，归肝、肺二经，有疏散风热而明目、利咽、止痛、止痒之功。治风热上攻，头痛，目赤肿痛、迎风流泪等，常与桑叶、木贼、荆芥等配伍；治风热上攻，咽喉肿痛、声音嘶哑，可与薄荷、桔梗、甘草等配伍；治风疹瘙痒，可与蝉蜕、薄荷、防风等配伍。

4. 瘰疬痰核，发颐痄腮 本品味辛能散结，咸能软坚，具有化痰软坚散结之功。治痰核瘰疬，多与浙贝母、夏枯草、连翘等同用；治发颐、痄腮、乳痈、疔疮，可与金银花、板蓝根、蒲公英等配伍。

【用法用量】内服：5～10g，煎汤，或入丸散；研末服，1～3g。外用：适量，煎水洗；研末撒或调敷。散风热宜生用，其他多制用。

【参考资料】

1. 本草精选 《神农本草经》："主小儿惊痫、夜啼，去三虫，灭黑皯，令人面色好，男子阴疡病。"《本草纲目》："散风痰结核、瘰疬、头风、风虫齿痛，皮肤风疮，丹毒作痒，……一切金疮，疔肿风痔。"《本草求真》："治中风失音，头风齿痛，喉痹咽肿。"

2. 化学成分 主要含蛋白质、脂肪、氨基酸以及微量元素等。

3. 药理作用 有镇静、催眠、抗惊厥、抗凝血、抗肿瘤、抗病原微生物、降血糖等作用。

（李卫真）

思考题

1. 何谓息风止痉药？简述息风止痉药的功效、主治。如何正确使用息风止痉药？

2. 如何正确使用羚羊角、牛黄、钩藤、天麻、地龙？

3. 简述羚羊角与牛黄、钩藤与天麻、全蝎与蜈蚣在功效、应用方面的异同点。

书网融合……

思政导航

本章小结

微课

题库

第十八章 开窍药

图库

PPT

学习目标

知识目标

1. 掌握 开窍药的含义、性能主治、合理用药；麝香、石菖蒲的药性、功效、应用、用法用量、使用注意；相似药物功效、应用的异同。

2. 熟悉 冰片的功效、主治、某些特殊用法及使用注意。

3. 了解 其余开窍药的功效、特殊用法及使用注意。

能力目标 通过本章学习，建立合理使用开窍药的思维、培养开展开窍药药学服务与合理用药的能力。

素质目标 通过人工麝香的故事，养成保护资源的意识，培养创新思维。

【含义】以开窍醒神，治疗闭证神昏为主要作用的药物，称为开窍药。因其气味芳香，又称为芳香开窍药。

【性能主治】本类药物多辛香气温，性走窜，主归心经；均能开启闭阻之心窍，醒神回苏，开窍醒神。治疗闭证神昏，如温病热陷心包，或痰热闭窍之神昏谵语，以及中风、惊风、癫痫等。症见神志昏迷，不省人事，牙关紧闭，两手固握有力者。其中，性偏温热者，温通开窍，治疗寒闭神昏，为温开之品；性偏寒凉，清热开窍，治疗热闭神昏，属凉开之品。此外，开窍药大多兼有止痛功效，可用于治疗咽喉肿痛、胸腹疼痛等。

【合理用药】

1. 选药 治疗闭证神昏选用开窍药；闭证又有寒闭、热闭之分，寒闭宜选用辛温的开窍药；热闭宜选用寒凉的开窍药。应注意闭证神昏个体表现与各药的性能特点的对应性。

2. 配伍 为了增强疗效，开窍药常相须配伍。同时，应根据病因、病机和兼证不同，与其他药物配伍使用。闭证神昏属寒者，应配伍温里散寒药；闭证神昏属热者，应配伍清热药。兼痰浊、气滞者，应配伍化痰、行气药；兼痉挛抽搐、烦躁不安者，应配伍息风止痉、安神定惊药物。

3. 注意事项 本类药物，忌用于脱证神昏。孕妇应禁用或慎用。开窍药多为救急、治标之品，易耗伤正气，只宜暂服，不可久用。因本类药物有效成分易于挥发，内服多不宜入煎剂，一般入丸剂、散剂服用。

shèxiāng
麝 香 《神农本草经》 📱微课

为鹿科动物林麝 *Moschus berezovskii* Flerov、马麝 *Moschus sifanicus* Przewalski 或原麝 *Moschus moschiferus* Linnaeus 成熟雄体香囊中的干燥分泌物。主产于四川、西藏、云南等地。野麝多在冬季至次春猎取。家麝直接从其香囊中取出麝香仁。生用。

【性味归经】辛，温。归心、脾经。

【功效】开窍醒神，活血通经，消肿止痛。

【应用】

1. 闭证神昏 本品辛香气烈，走窜之性甚强，通达十二经，内开心窍，外透毛窍，为醒神回苏之要药，各种闭证神昏，不论寒闭、热闭均可配伍使用，为"开窍醒神第一要药"。治温病热陷心包，热痰内蒙心窍，小儿惊风及中风痰厥等热闭证，常与牛黄、冰片等配伍；治中风昏迷、中恶胸腹痛等寒痰湿浊闭阻心窍之寒闭证，常与苏合香、安息香等同用。

2. 血瘀经闭，癥瘕，心腹暴痛，跌打损伤，风湿痹痛 本品辛温活血，具有良好的活血通经、祛瘀止痛功效。治瘀血经闭，常与丹参、红花、桃仁等配伍；治癥瘕痞块等瘀血重证，可与三棱、莪术、水蛭等配伍；治胸痹心痛、胸腹暴痛，可与川芎、三七、木香等配伍；治偏正头痛，日久不愈者，常与川芎、桃仁、赤芍等同用；治跌打损伤，瘀肿疼痛，骨折扭挫，内服、外用皆宜，常与乳香、没药、红花等同用；治风寒湿痹证，久痛不愈，可与威灵仙、桑寄生等配伍。

3. 疮疡肿毒，瘰疬痰核，咽喉肿痛 本品活血消肿止痛，内服、外用均有良效。治疮疡肿毒，常与牛黄、乳香等药同用；治咽喉肿痛，可与牛黄、蟾酥、珍珠等配伍。

此外，本品活血通经，辛香走窜，有催生下胎之效，传统用以治疗难产、死胎、胞衣不下等，但现已少用。

【用法用量】内服：入丸散，每次 0.03~0.1g。外用：适量。不宜入煎剂。

【使用注意】孕妇禁用。

【参考资料】

1. 本草精选 《神农本草经》："主辟恶气，杀鬼精物，温疟，蛊毒，痫痉，去三虫。久服除邪，不梦寤魇寐。"《本草纲目》："通诸窍，开经络，透肌骨，解酒毒，消瓜果食积，治中风、中气、中恶、痰厥、癥积聚痕。"

2. 化学成分 主要含麝香酮、麝香醇、麝香吡啶等麝香大环类成分，还含甾类成分、蛋白质、多肽、氨基酸等。

3. 药理作用 有调节血脑屏障的通透性、改善脑循环、抗脑损伤、兴奋中枢、改善学习记忆、强心、扩血管、收缩子宫平滑肌、抗早孕、抗着床、抗炎、抗肿瘤等作用。

bīngpiàn
冰 片 《新修本草》

为樟科植物樟 *Cinnamomum camphora* (L.) Presl 的新鲜枝、叶经提取加工品制成，产于印度尼西亚等地，称"龙脑片"，亦称"梅片"（右旋龙脑）。或为菊科植物艾纳香 *Blumea balsamifera* (L.) DC. 的新鲜叶经提取加工制成的结晶，产于广东、广西、云南等地，称艾片（左旋龙脑）。或为松节油、樟脑等经化学方法合成结晶，称"合成龙脑"（机制片）。研末用。

【性味归经】辛、苦，微寒。归心、脾、肺经。

【功效】开窍醒神，清热止痛。

【应用】

1. 闭证神昏 本品辛香味苦而性微寒，有良好开窍醒神功效，兼可清热，适宜于各类闭证神昏，尤宜于热闭神昏。治热痰内闭，暑热卒厥，小儿惊风等热闭神昏之症，常与牛黄、麝香、黄连等配伍；治湿浊蒙蔽清窍之寒闭神昏，常与苏合香、麝香等药配伍。

2. 胸痹心痛 本品归心经，止心痛。治冠心病心绞痛，可与川芎、丹参等配伍。

3. 目赤肿痛，口舌生疮，咽喉肿痛，耳道流脓 本品清热消肿止痛，为五官科、外科常用药。治目赤肿痛，可单用点眼，也可与炉甘石、硼砂等配伍；治咽喉肿痛，口舌生疮，常与硼砂、朱砂等共研细末，吹敷患处；治急慢性化脓性中耳炎，可以本品溶于香油中滴耳。

4. 疮疡肿痛，疮溃不敛，水火烫伤　本品清热解毒。治疮疡溃后日久不敛，可与牛黄、珍珠等同用，或与血竭、乳香、没药等配伍；治水火烫伤，可与朱砂、香油制膏外用。

【用法用量】内服：入丸散，冰片与艾片每次 0.15～0.3g；天然冰片每次 0.3～0.9g。外用：适量，研粉点敷患处。不宜入煎剂。

【参考资料】

1. 本草精选　《新修本草》："主心腹邪气，风湿积聚，耳聋，明目，去目赤肤翳。"《本草分经》："辛香善走，体温用凉，先入肺传于心脾，而透骨通窍散郁火，辟邪消风化湿。"

2. 化学成分　梅片主含右旋龙脑；艾片主含左旋龙脑，尚含桉油精、倍半萜醇、左旋樟脑等；合成龙脑主含龙脑、异龙脑。

3. 药理作用　有抗缺氧、减轻脑损伤、抗心肌缺血、轻微刺激感觉神经、止痛、温和的防腐、抗病原微生物、抗生育等作用。

shíchāngpú
石菖蒲　《神农本草经》

为天南星科植物石菖蒲 *Acorus tatarinowii* Schott. 的干燥根茎。主产于四川、浙江、江苏等地。秋、冬二季采收。生用。

【性味归经】辛、苦，温。归心、胃经。

【功效】开窍豁痰，醒神益智，化湿开胃。

【应用】

1. 痰蒙清窍，神志昏迷　本品辛苦而性温，芳香而升散，有开窍醒神之功，兼能化湿辟秽，适宜于痰湿秽浊、蒙蔽清窍之神昏。治中风痰迷心窍，神志昏迷，舌强不语，常与半夏、天南星、陈皮等同用；治热痰闭阻心窍，高热、神昏谵语者，常与郁金、竹沥等配伍；治热痰癫痫抽搐，可与枳实、竹茹、黄连等配伍；治癫狂热痰内盛，可与远志、朱砂等同用。

2. 健忘失眠，耳鸣耳聋　本品归心经，开心窍，具有宁心安神益智、聪耳明目之功。治健忘证，常与人参、茯苓等配伍；治劳心过度、心神失养所致的失眠、多梦、心悸怔忡，常与人参、白术、龙眼肉等配伍；治心肾两虚、耳鸣耳聋、头昏、心悸，常与菟丝子、女贞子、旱莲草等配伍；治湿浊蒙蔽，头晕、嗜睡、健忘、耳鸣、耳聋等症，又常与茯苓、远志、龙骨等配伍。

3. 湿阻中焦，腹痛痞满，噤口下痢　本品芳香化湿浊、醒脾胃，适宜于湿阻中焦导致气机升降失常之证。治湿浊阻中，胸脘痞闷，身热吐泻，可与黄连、厚朴、苍术等配伍；治疗湿热或热毒蕴结肠道所致泻痢，里急后重，呕吐不能进食之噤口下痢，可与黄连、秦皮等配伍。

【用法用量】内服：3～10g，煎服，或入丸散，鲜品加倍。

【参考资料】

1. 本草精选　《神农本草经》："主风寒湿痹，咳逆上气，开心孔，补五脏，通九窍，明耳目，出音声。"《本草备要》："补肝益心，开心孔，利九窍，明耳目，发音声。祛湿逐风，除痰消积，开胃宽中。"

2. 化学成分　主要含 α-细辛醚、β-细辛醚、γ-细辛醚等挥发油类成分，还含黄酮类成分、氨基酸、有机酸和糖类等。

3. 药理作用　有镇静、抗惊厥、解痉、抗抑郁、抗焦虑、改善学习记忆、抗脑损伤、调节胃肠运动、平喘、祛痰、镇咳、抗病原微生物、杀虫等作用。

附药

九节菖蒲

为毛茛科植物阿尔泰银莲花 *Anemone altaica* Fisch. ex C. A. Mey 的根茎，主产于陕西、山西、河南等地。5～6月叶枯倒苗前采收。生用。性味辛，温；归心、肝、脾经。功能化痰开窍，安神，宣湿醒脾，解毒。适用于热病神昏，癫痫，气闭耳聋，多梦健忘，胸闷腹胀，食欲不振，风湿痹痛，痈疽，疥癣。煎服，1.5～6g；或入丸散，或鲜品捣汁服。外用适量，煎水洗；或鲜品捣敷；或研末调敷。阴虚阳亢，烦躁汗多，滑精者慎服。

【备注】古代本草文献称石菖蒲以"一寸九节者良"，故石菖蒲亦称九节菖蒲。目前九节菖蒲饮片与石菖蒲饮片来源不同、功效、应用不尽一致，实验研究表明，现代商品药材所用之九节菖蒲有一定毒性，故临床使用时二者不可混淆。

sūhéxiāng
苏合香　《名医别录》

为金缕梅科植物苏合香树 *Liquidambar orientalis* Mill. 的树干渗出的香树脂经加工精制而成。主产于土耳其、埃及、叙利亚等国，现我国广西、云南有引种。秋季采收。生用。

【性味归经】辛，温。归心、脾经。

【功效】开窍，辟秽，止痛。

【应用】

1. 寒闭神昏　本品辛香性温，有开窍醒神之效，但力稍逊于麝香，长于辟秽开通心窍，辛温，为治寒闭神昏常用药。治寒邪、痰浊闭阻心窍之中风痰厥神昏，惊痫抽搐，常与麝香、安息香、檀香等配伍。

2. 胸痹心痛，脘腹冷痛　本品辛温又能散寒止痛。治寒凝、痰浊、瘀血闭阻之胸脘痞满、冷痛，常与檀香、沉香、冰片等配伍；治冠心病、心绞痛，常与冰片等同用。

此外，本品能温通散寒，还可治冻疮，将苏合香溶于乙醇中涂于患处。

【用法用量】内服：入丸散，0.3～1g，外用：适量，不入煎剂。

【参考资料】

1. 本草精选　《名医别录》："主辟恶……除邪，令人无梦魇。"《本经逢原》："能透诸窍脏，辟一切不正之气，凡痰积气厥，必先以此开导，治痰以理气为本也。凡山岚瘴湿之气，袭于经络，拘急弛缓不均者，非此不能除。"

2. 化学成分　主要含肉桂酸、月桂烯、柠檬烯、桂皮醛、乙基苯酚等挥发油类成分等。

3. 药理作用　有兴奋中枢、抗缺氧、减慢心率、改善冠状动脉血流量、降低心肌耗氧量、抗血小板聚集、祛痰、抗病原微生物、防腐、利胆、止泻等作用。

ānxīxiāng
安息香　《新修本草》

为安息香科植物白花树 *Styrax tonkinensis* （Pierre）Craib ex Hart. 的干燥树脂。主产于印度尼西亚，我国广西、云南、广东地区也产。夏、秋二季采收。生用。

【性味归经】辛、苦，平。归心、脾经。

【功效】开窍醒神，行气活血，止痛。

【应用】

1. 闭证神昏　本品辛香，有开窍醒神功效，可用治闭证神昏。因其性平偏温，又善祛痰辟秽，宜用于痰湿秽浊之邪蒙蔽心窍所致的寒闭神昏证。治中风痰厥、气郁暴厥、中恶昏迷属寒闭者，可与麝香、冰片、苏合香等配伍；治温病热邪闭窍，可与牛黄、麝香等配伍。

2. 心腹疼痛，产后血晕　本品味辛，有行气活血、通经络、止痛之效。治气滞血瘀导致的心腹疼痛，产后血晕，可与香附配伍，或与麝香、天麻、川芎等配伍。

【用法用量】内服：0.6~1.5g，入丸散用。

【使用注意】阴虚火旺者慎服。

【参考资料】

1. 本草精选 《唐本草》："主心腹恶气。"《本草述》："治中风，风痹，风痫，鹤膝风，腰痛，耳聋。"《本草从新》："宜行气血。研服行血下气，安神。"

2. 化学成分 主要含 3-桂皮酰苏门树脂酸酯、松柏醇桂皮酸酯、苏合香素、香草醛等树脂类成分，约占 90%。

3. 药理作用 有促进痰液排出、抗脑缺血、抗炎、解热等作用。

（褚　颖）

思考题

1. 何谓开窍药？简述开窍药的功效、主治。如何正确使用开窍药？
2. 如何正确使用麝香、石菖蒲？
3. 比较麝香与冰片在功效、应用方面的异同点。

书网融合……

思政导航　　　　本章小结　　　　微课　　　　题库

第十九章　补虚药

【含义】以补虚扶弱，治疗虚证为主要作用的药物，称为补虚药，又称为补益药或补养药。根据其药性、功效以及临床应用的不同，补虚药分为补气药、补阳药、补血药和补阴药四类。

【性能主治】本类药物多具甘味，具有补虚作用，补益人体气血阴阳之不足，主治虚证。即《素问·阴阳应象大论》所谓"形不足者，温之以气；精不足者，补之以味"之意，属于中医的补法。其中，药性多偏温，主归肺、脾经，以补气之功为主，适用于气虚证者，称为补气药；药性偏温热，主归肾经，以温肾助阳之功为主，适用于肾阳虚证者，称为补阳药；质地滋腻性多偏温，主归心、肝经，以补血之功为主，适用于血虚证者，称为补血药；质地滋腻而性偏寒凉，主归肺、胃、肝、肾经，以补阴、生津之功为主，适用于阴虚证者，称为补阴药。此外，有些补虚药兼有祛寒、清热、收涩、安神、止咳平喘、润肠通便、明目等功效，可用于治疗寒证、热证、滑脱不禁、心神不安、咳嗽气喘、便秘、视物昏花等。

【合理用药】

1. **选药**　治疗虚证应选用补虚药；针对气虚证、血虚证、阳虚证或阴虚证，应分别选择补气药、补阳药、补血药或补阴药；在此基础上，应注意虚证个体表现与药物功用特点的对应。应根据治疗需要选择合适的炮制品。

2. **配伍**　为了增强疗效，补虚药常相须配伍使用。同时，应根据人体气血阴阳的关系配伍。如阳虚、气虚并见者，补阳药和补气药配伍；阴虚、血虚并见者，补血药与补阴药配伍。气为血帅，血为气母，故补气药与补血药常配伍使用。"善补阳者必于阴中求阳，则阳得阴助而生化无穷；善补阴者必于阳中求阴，则阴得阳升而泉源不竭。"故补阳药与滋阴药常同用。此外，邪盛正衰或正虚而邪未尽者，应配伍祛邪药，以扶正祛邪，使邪去正复。应用补虚药常少量配伍理气、化湿、消食之品，以促进运化，防止气机壅滞、滋腻碍胃的不良作用。

3. 注意事项 使用补虚药应遵循对证用药原则，避免盲目使用，以免产生"误补益疾"之弊；部分补虚药药性滋腻或易致气滞，妨碍脾胃运化，故湿阻中焦、脘腹胀满、便溏者不宜服用。补虚药入汤剂宜文火久煎，使药味尽出。虚证一般病程较长，为便于服用，多制成丸剂、膏剂、口服液等中成药制剂。

图库　　PPT

◇ 第一节　补气药

本节药物性味多为甘温，功效补气，主治以少气懒言、神疲乏力、声音低微、呼吸气短、或头目眩晕、自汗、舌质淡苔白、脉虚无力等为主要表现的气虚证。有些药物兼有养阴生津、养血、安神、固表止汗等功效，又可治阴津亏虚证、血虚证、心神不安、自汗等。

rénshēn
人　参《神农本草经》

为五加科植物人参 *Panax ginseng* C. A. Mey. 的干燥根和根茎。主产于吉林、辽宁、黑龙江。多于秋季采挖，鲜参洗净后干燥者称"生晒参"；蒸制后干燥者称"红参"。生用。

【性味归经】甘、微苦，微温。归脾、肺、心、肾经。

【功效】大补元气，复脉固脱，补脾益肺，生津养血，安神益智。

【应用】

1. 体虚欲脱，脉微欲绝 本品味甘性温补虚，功善大补元气、复脉固脱，为治元气虚极欲脱证之要药。凡大病、久病及大吐泻、大失血等各种原因所致人体元气耗散，体虚欲脱，脉微欲绝之危重证候，单用本品大量浓煎服。治气脱兼亡阳之脉微肢冷，常与附子配伍；治气阴两虚或气脱亡阴之心悸气短、脉微自汗，常与麦冬、五味子配伍。

2. 脾虚食少，肺虚喘咳 本品甘微温，归脾肺经，尤善补脾肺之气，为补脾肺之要药。治脾虚失运，倦怠乏力，食少便溏等，常与白术、茯苓、甘草配伍；治脾虚中气下陷，短气不足以息，内脏下垂等，常与黄芪、升麻、柴胡等配伍；治脾虚不能统血而长期失血者，常与黄芪、白术等配伍；治肺气亏虚，咳喘无力，少气懒言，略痰清稀者，常与五味子、苏子、杏仁等配伍；治肺肾两虚，肾不纳气之虚喘，常与蛤蚧、胡桃等配伍。

3. 气虚津伤口渴，内热消渴 本品补气，气足则津液得以化生而充盈。治热病气津两伤，口渴，多汗，脉大无力者，常与石膏、知母等配伍；治消渴兼有气虚者，常与麦冬、沙参、天花粉等配伍。

4. 气血亏虚证 本品味甘，能补气以生血。治气血两虚之久病虚羸、气短乏力、面色无华、头晕目眩，常与当归、熟地黄、白术等同用。

5. 心气不足，惊悸失眠 本品归心经补心气，心气充盛则心神安宁，心智得聪。治心气亏虚，心悸，失眠多梦，可单用，或与茯苓、远志、石菖蒲等配伍；治心肾不足，心悸健忘，常与酸枣仁、生地黄等配伍；治心脾两虚，心悸健忘，纳呆便溏，常与白术、黄芪等配伍。

此外，本品归肾经，补元气而能温助阳气。治肾阳虚衰之阳痿、宫冷，可与鹿茸、淫羊藿等同用。

【用法用量】内服：3~9g，另煎兑服，或研粉吞服，一次2g，一日2次；园参用量需要增大。生晒参，药性平和，多用于气阴不足者；红参，药性偏温，多用于阳气虚弱者。

【使用注意】不宜与藜芦、五灵脂同用。实证、热证而正气不虚者忌服。

【参考资料】

1. 本草精选 《神农本草经》："主补五脏，安精神，定魂魄，止惊悸，除邪气，明目，开心，益智。"《本草纲目》："治男妇一切虚证。"《得配本草》："茯苓、马兰为之使。畏五灵脂，恶皂荚……反藜芦。"

2. 化学成分　主要含人参二醇类、人参三醇类和人参皂苷等三萜皂苷，还含挥发油、氨基酸、微量元素、有机酸、糖类、维生素等。

3. 药理作用　有增强免疫功能、强心、性激素样作用、促进造血、降血糖、改善记忆、延缓衰老、抗骨质疏松、抗肿瘤等作用。

附药

人参叶

为人参的叶。性味苦、甘，寒；归肺、胃经。功能补气，益肺，祛暑，生津。适用于气虚咳嗽，暑热烦躁，津伤口渴，头目不清，四肢倦乏。煎汤，3～9g。不宜与藜芦、五灵脂同用。

xīyángshēn
西洋参　《增订本草备要》

为五加科植物西洋参 *Panax quinquefolium* L. 的干燥根。主产于美国、加拿大，中国北京、吉林、辽宁等地亦有栽培。秋季采收。生用。

【性味归经】甘、微苦，凉。归心、肺、肾经。

【功效】补气养阴，清热生津。

【应用】

1. 气虚阴亏，虚热烦倦，咳喘痰血　本品味甘能补，苦凉能清，为补气药中的"清补"之品，"虚而有火者相宜"，凡欲用人参而不受人参之温补者，皆可以此代之。治气阴两伤，气短息促，神疲乏力，心烦口渴者，常与麦冬、五味子同用；治火热耗伤肺脏气阴所致短气喘促，咳嗽痰少，或痰中带血者，常与玉竹、麦冬、川贝母等配伍。

2. 气虚津伤，口燥咽干，内热消渴　本品既能补气养阴，又能清热生津。治热伤气津所致身热多汗，口渴心烦，体倦少气，脉虚数者，可与西瓜翠衣、竹叶等配伍；治消渴属气阴两伤者，常与黄芪、山药、天花粉等同用。

【用法用量】内服：3～6g，另煎兑服，或入丸散。

【使用注意】不宜与藜芦同用。

【参考资料】

1. 本草精选　《本草从新》："补肺降火，生津液，除烦倦。虚而有火者相宜。"《药性切用》："补气清肺。"《医学衷中参西录》："能补助气分，兼能补益血分，为其性凉而补，凡欲用人参而不受人参之温补者，皆可以此代之。"

2. 化学成分　主要含人参皂苷 Rb_1、Rb_2、Rb_3、Rc、Rd、Re、Rf、Rg_1、Rg_2、Rg_3、Rh_1 等三萜皂苷类成分，还含挥发性成分、多炔类成分、脂肪酸类成分、磷脂类成分、氨基酸、多糖等。

3. 药理作用　有增强免疫功能、抗应激、抗疲劳、降血糖、降血脂、改善心功能、促进唾液分泌等作用。

dǎngshēn
党　参　《增订本草备要》

为桔梗科植物党参 *Codonopsis pilosula*（Franch.）Nannf.、素花党参 *Codonopsis pilosula* Nannf. var. *modesta*（Nannf.）L. T. Shen 或川党参 *Codonopsis tangshen* Oliv. 的干燥根。主产于山西、陕西、甘肃等地。秋季采收。生用。

【性味归经】甘，平。归脾、肺经。

【功效】健脾益肺，养血生津。

【应用】

1. **脾肺气虚证**　本品味甘性平，归脾肺经，有类似人参的补脾肺气之功，但药力较弱。治脾气亏虚，肢体倦怠，食少便溏等，常与白术、茯苓配伍；治肺气亏虚，咳喘无力，语声低怯等，多与黄芪、蛤蚧等配伍。

2. **气津两伤证**　本品能补气生津。治气津两伤，口渴，消渴，常与麦冬、五味子等配伍。

3. **气血两虚证**　本品既能补益脾胃，化生精微而补气生血，又有直接养血作用，为气血双补之品。治气血两虚，神疲乏力，面色淡白或萎黄，头晕心悸等，常与白术、当归等配伍。

【用法用量】内服：9～30g，煎汤，或入丸散。

【使用注意】不宜与藜芦同用。

【参考资料】

1. **本草精选**　《本草纲目拾遗》："治肺虚，能益肺气。"《药性集要》："能补脾肺，益气生津。"《本草正义》："补脾养胃，润肺生津，健运中气。……健脾运而不躁，滋胃阴而不滞，润肺而不犯寒凉，养血而不偏滋腻"。

2. **化学成分**　主要含α-菠菜甾醇、豆甾醇、α-菠菜甾醇-β-D-葡萄糖苷等甾醇类成分，β-D-吡喃葡萄糖己醇苷，党参苷Ⅰ等苷类成分，胆碱、烟碱、5-羟基-2-羟甲基吡啶等生物碱类成分，还含香豆素类成分、挥发性成分、三萜类成分、黄酮类成分以及含氨基酸、多糖等。

3. **药理作用**　有增强免疫功能、改善肺与胃肠功能、改善记忆力、抗缺氧、抗疲劳、延缓衰老、降血糖、降血脂等作用。

tàizǐshēn
太子参 《中国药用植物志》

为石竹科植物孩儿参 *Pseudostellaria heterophylla*（Miq.）Pax ex Pax et Hoffm. 的干燥块根。主产于江苏、安徽、山东等省。夏季茎叶大部分枯萎时采收。生用。

【性味归经】甘、微苦，平。归脾、肺经。

【功效】益气健脾，生津润肺。

【应用】

1. **食少倦怠**　本品味甘微苦而性平，归脾经，能益气生津，功似西洋参但力弱。治脾气虚弱、胃阴不足所致食少倦怠，口干少津，常与山药、石斛等同用。

2. **气阴不足，自汗口渴，肺燥干咳**　本品甘平归肺，既能益肺气，又能润肺燥。治气虚肺燥咳嗽，常与北沙参、麦冬、贝母等配伍。治热病后期，气阴不足之倦怠自汗、口干渴，常与黄芪、五味子、麦冬等同用。

【用法用量】内服：9～30g，煎汤，或入丸散。

【使用注意】邪实而正气不虚者慎用。

【参考资料】

1. **本草精选**　《饮片新参》："补脾肺元气，止汗生津，定虚悸。"《中国药用植物志》："治小儿虚汗为佳"。《江苏药材志》："补肺阴，健脾胃"。

2. **化学成分**　主要含太子参皂苷 A、尖叶丝石竹皂苷 D 等皂苷类成分，太子参环肽 A～H 等环肽类成分，还含脂肪酸、酯类成分、苷类成分、多糖及多种氨基酸。

3. **药理作用**　有增强免疫功能、延缓衰老、抗肺损伤、降血糖等作用。

huángqí
黄　芪《神农本草经》

为豆科植物蒙古黄芪 *Astragalus membranaceus*（Fisch.）Bge. var. *mongholicus*（Bge.）Hsiao 或膜荚黄芪 *Astragalus membranaceus*（Fisch.）Bge. 的干燥根。主产于内蒙古、山西、黑龙江等地。春、秋二季采收。生用或蜜炙用。

【性味归经】甘，微温。归脾、肺经。

【功效】补气升阳，固表止汗，利水消肿，生津养血，行滞通痹，托毒排脓，敛疮生肌。

【应用】

1. 脾虚气陷证　本品味甘性微温，主归脾经，善于补益脾气，升阳举陷。治脾气虚弱，倦怠乏力，食少便溏者，可单用熬膏服，或与人参、白术等配伍；治脾虚中气下陷，久泻脱肛，内脏下垂者，常与人参、升麻、柴胡等配伍；治脾虚不能统血之失血证，常与人参、当归、白术等配伍；治中焦虚寒、腹痛拘急，常与桂枝、白芍、甘草等配伍。

2. 肺气虚证，表虚自汗　本品归肺经，补肺气，固护肌表而止汗。治肺气亏虚，咳喘气短，可与紫菀、五味子等配伍；治表虚不固的自汗，常与牡蛎、麻黄根等配伍；治表虚自汗而易感风邪者，常与白术、防风配伍；治阴虚盗汗，多与熟地黄、黄柏、黄芩等同用。

3. 气虚水肿　本品既能补气，又能利水消肿。治脾虚水湿失运之浮肿尿少，最为适宜，多与白术、茯苓、防己等配伍。

4. 血虚萎黄，内热消渴　本品味甘微温，功能补脾肺之气。气旺则血生气升，则布津，故有养血、生津止渴作用。治血虚及气血两虚所致的面色萎黄、神倦脉虚等，常与当归同用；治内热消渴，单用或与生地黄、麦冬、白芍等配伍。

5. 半身不遂，痹痛麻木　本品补气力强，气旺则血行。治气虚血滞之关节痹痛，肢体麻木或半身不遂，多与当归、红花、地龙等配伍。

6. 痈疽难溃，久溃不敛　本品补气扶正，能托毒外达、生肌长肉，有"疮痈圣药"之称。治疮疡中期，正虚毒盛不能托毒外达，疮形平塌，根盘散漫，难溃难腐者，可与人参、当归、白芷等同用；治溃疡后期，疮口难敛者，常与人参、当归、肉桂等配伍。

【用法用量】内服：9～30g，煎汤，或入丸散。治气虚卫表不固、疮疡脓成不溃、溃后不敛者，多用生品；蜜炙可增强其补中益气作用，多用于气血不足、中气下陷、脾肺气虚等证。

【使用注意】表实邪盛，疮疡初起，或溃后热毒尚盛者，均不宜用。

【参考资料】

1. 本草精选　《神农本草经》："主痈疽，久败疮，排脓止痛，大风癞疾，五痔，鼠瘘，补虚，小儿百病。"《本草纲目》："元素曰：黄芪甘温纯阳，其用有五：补诸虚不足，一也；益元气，二也；壮脾胃，三也；去肌热，四也；排脓止痛，活血生血，内托阴疽，为疮家圣药，五也。"《本草备要》："生血，生肌，排脓内托，疮痈圣药。痘疹不起，阳虚无热者宜之。"

2. 化学成分　主要含黄芪皂苷Ⅰ、Ⅱ、Ⅲ、Ⅳ（黄芪甲苷）及大豆皂苷Ⅰ、夹膜黄芪苷Ⅰ、Ⅱ等三萜皂苷类成分，还含黄酮类成分、多糖、氨基酸等。

3. 药理作用　有增强免疫功能、促进胃肠运动、抗肾损伤、利尿、促进造血、延缓衰老、抗肝损伤、降血糖、降血脂、降血压等作用。

báizhú
白　术《神农本草经》 微课1

为菊科植物白术 *Atractylodes macrocephala* Koidz. 的干燥根茎。主产于浙江、湖北、湖南等地。冬季采收。生用、麸炒用或炒焦。

【性味归经】甘、苦，温。归脾、胃经。

【功效】健脾益气，燥湿利水，止汗，安胎。

【应用】

1. 脾气虚证 本品甘温苦燥，专归脾、胃经，善于补气健脾，燥化水湿，被誉为"脾脏补气第一要药"。治脾胃气虚，食少腹胀，倦怠神疲，常与人参、茯苓、炙甘草配伍；治脾胃虚寒，腹满腹痛，便溏或泄泻，常与人参、干姜、炙甘草同用；治脾虚而有积滞之脘腹痞满，常与枳实配伍。

2. 痰饮，水肿 本品补气健脾，脾健则痰饮消、水肿退，善治中焦运化失常所致的各种痰饮、水肿之证。治脾虚中阳不振，痰饮内停者，常与桂枝、茯苓、甘草配伍；治脾虚水肿，常与茯苓、猪苓、泽泻等配伍。

3. 气虚自汗 本品益气健脾，充养卫气、固护肌表而汗止。治脾虚气弱，肌表不固之自汗，可单用或与黄芪、防风等配伍。

4. 胎动不安 本品健脾益气安胎。治脾虚胎动不安之证，常与党参、茯苓等配伍；治胎动不安兼气滞胸腹胀满者，可与苏梗、砂仁、陈皮等配伍；治胎动不安兼肾虚者，可与杜仲、续断、菟丝子等配伍。

【用法用量】内服：6~12g，煎汤，或入丸散。燥湿利水宜生用，补气健脾宜麸炒用，健脾止泻宜炒焦用。

【使用注意】本品温燥，阴虚内热及燥热伤津者慎用。

【参考资料】

1. 本草精选 《神农本草经》："主风寒湿痹，死肌，痉，疸，止汗，除热，消食。"《本草汇言》："白术，乃扶植脾胃，散湿除痹，消食除痞之要药。脾虚不健，术能补之；胃虚不纳，术能助之。"《医学启源》："除湿益燥，和中益气。其用有九：温中一也；去脾胃中湿二也；除胃热三也；强脾胃，进饮食四也；和胃，生津液五也；主肌热六也；治四肢困倦，目不欲开，怠惰嗜卧，不思饮食七也；止渴八也；安胎九也。"

2. 主要成分 主要含α及β-葎草烯、β-榄香醇、α-姜黄烯、苍术酮、苍术醇、苍术醚、杜松脑、苍术内酯等挥发油类成分，苍术内酯-Ⅰ、Ⅱ、Ⅲ、Ⅳ及双白术内酯等倍半萜内酯类成分，还含多炔醇类成分、东莨菪素、甘露聚糖AM-3及多种氨基酸等。

3. 药理作用 有促进胃肠运动、抗肝损伤、增强免疫功能、抑制子宫平滑肌收缩、利尿、延缓衰老等作用。

shānyào

山 药 《神农本草经》

为薯蓣科植物薯蓣 *Dioscorea opposita* Thunb. 的干燥根茎。主产于河南、江苏、湖南等地。冬季茎叶枯萎后采收。生用或麸炒用。

【性味归经】甘，平。归脾、肺、肾经。

【功效】补脾养胃，生津益肺，补肾涩精。

【应用】

1. 脾虚证 本品味甘性平，归脾经，补脾气益脾阴，兼收涩止泻，脾胃气阴两虚证之乏力，纳呆，便溏等证尤为适宜。治脾虚湿滞之便溏、腹泻等，常与人参、白术、茯苓等配伍；治脾阴虚口干唇燥，乏力食少等，可与白扁豆、黄精、莲子等配伍。

2. 肺虚证 本品归肺经，补肺气益肺阴，略兼敛肺之功。治肺虚久咳或虚喘，可与太子参、南沙参、五味子等同用；治肺肾气阴两虚，喘逆痰鸣，可与熟地黄、山茱萸、紫苏子等配伍。

3. 肾虚证　本品归肾经能补肾固精止带。治肾虚不固之腰膝酸软、遗精、遗尿等，常与益智、乌药配伍；治肾虚不固，带下清稀者，可与熟地黄、山茱萸、五味子等配伍；治肾阴虚腰膝酸软等，常与熟地黄、山茱萸等配伍。

4. 气阴两虚消渴　本品既能补脾、肺、肾之气，又能滋脾、肺、肾之阴，具平补气阴、不热不燥、补而不腻之特点。治阴虚内热，口渴多饮，小便频数的消渴，常与黄芪、知母、五味子等配伍。

【用法用量】内服：15～30g，煎汤，或入丸散。麸炒山药补脾健胃，用于脾虚食少，泄泻便溏，白带过多。

【参考资料】

1. 本草精选　《神农本草经》："主伤中，补虚羸，除寒热邪气，补中益气力，长肌肉。"《本草纲目》："益肾气，健脾胃，止泄痢，化痰涎，润皮毛。"《本草正》："能健脾补虚，涩精固肾，治诸虚百损，疗五劳七伤。"

2. 化学成分　主要含胱氨酸、γ-氨基丁酸等氨基酸类成分，胆甾醇、麦角甾醇、菜油甾醇、豆甾醇等甾醇类成分，还含薯蓣皂苷元、多巴胺、盐酸山药碱、尿囊素等。

3. 药理作用　有调节胃肠功能、降血糖、增强免疫功能、延缓衰老、保肝等作用。

báibiǎndòu
白扁豆　《名医别录》

为豆科植物扁豆 *Dolichos lablab* L. 的干燥成熟种子。中国大部分地区均产。秋、冬二季采收。生用或炒用。

【性味归经】甘，微温。归脾、胃经。

【功效】健脾化湿，和中消暑。

【应用】

1. 脾气虚证　本品味甘归脾经，功能健脾化湿和中，具甘补脾而不滋腻，化湿健脾而不燥烈之特点。治脾虚湿盛、运化失常之食少便溏或泄泻，及脾虚而湿浊下注之白带过多等，常与人参、白术、茯苓等配伍。

2. 暑湿吐泻　本品既能化湿和中，又能祛除暑湿。治夏日暑湿伤中，脾胃不和所致吐泻，可单用煎汤；治暑热夹湿者，则与荷叶、滑石等配伍；治暑月乘凉饮冷，外感于寒，内伤于湿之"阴暑"，常与香薷、厚朴配伍。

【用法用量】内服：9～15g，煎汤，或入丸散。健脾止泻宜炒用；消暑宜生用。

【参考资料】

1. 本草精选　《食疗本草》："疗霍乱吐痢不止，末，和醋服之。"《本草纲目》："止泄痢，消暑，暖脾胃，除湿热，止消渴。"《本草新编》："味轻气薄，单用无功，必须同补气之药共用为佳矣。"《本草从新》："补脾，除湿消暑。"

2. 化学成分　主要含棕榈酸、亚油酸、反油酸、油酸、硬脂酸、花生酸、二十二烷酸酯等脂肪酸类成分，还含葫芦巴碱、维生素 B_1 及 C、胡萝卜素、蔗糖及植物凝集素等。

3. 药理作用　有增强 T 淋巴细胞活性等作用。

附药

扁豆衣

为豆科植物扁豆的种皮。性味甘、苦，温。归脾、大肠经。功能消暑化湿，健脾和胃。适用于暑湿内蕴，呕吐泄泻，胸闷纳呆，脚气浮肿，妇女带下。煎汤，5～10g。

扁豆花

为豆科植物扁豆的花。性味甘，平。归脾、胃、大肠经。功能解暑化湿，止泻，止带。适用于中暑发热，呕吐泄泻，白带过多。煎汤，5～10g。

gāncǎo

甘 草《神农本草经》

为豆科植物甘草 *Glycyrrhiza uralensis* Fisch. 、胀果甘草 *Glycyrrhiza inflata* Bat. 或光果甘草 *Glycyrrhiza glabra* L. 的干燥根和根茎。主产于内蒙古、新疆、甘肃等地。春、秋二季采收。生用或蜜炙用。

【性味归经】甘，平。归心、肺、脾、胃经。

【功效】补脾益气，祛痰止咳，缓急止痛，清热解毒，调和诸药。

【应用】

1. 心气虚证 本品味甘归心经，有益心气、通血脉之效。治心气不足所致的心动悸，脉结代，常与人参、阿胶、桂枝等配伍。

2. 脾气虚证 本品味甘归脾，益气健脾。治脾气虚弱所致的倦怠乏力，食少便溏等，常与人参、白术、茯苓等配伍。

3. 痰多咳嗽 本品味甘性平归肺经，既能益气润肺，又能祛痰止咳，药力和缓，咳嗽无论寒热、新久、虚实、有痰无痰均可应用。治风寒咳嗽，与麻黄、杏仁配伍；治肺热咳喘，常与石膏、麻黄、杏仁配伍；治寒痰咳喘，常与干姜、细辛、茯苓等配伍；治湿痰咳嗽，常与陈皮、半夏、茯苓配伍。

4. 脘腹及四肢挛急疼痛 本品味甘能缓，善于缓急止痛。治阴血不足，筋失所养而挛急作痛者，常与白芍配伍；治脾胃虚寒，脘腹疼痛，喜温喜按，常与桂枝、白芍、饴糖等配伍。

5. 热毒疮疡，咽喉肿痛 本品味甘能解热毒。治热毒疮疡，常与金银花、连翘等配伍；治咽喉肿痛，可单用煎汤，或与桔梗配伍。

6. 缓解药物烈性、毒性 本品味甘性平，能缓和药物烈性或减轻毒副作用。如调胃承气汤中，与大黄、芒硝同用，缓和峻下之力，使泻不伤正；四逆汤中与附子、干姜同用，防止温燥伤阴，降低附子的毒性。对于药物或食物的中毒，可暂用本品单用煎汤服，亦可与绿豆或大豆煎汤服。

【用法用量】内服：2～10g，煎汤，或入丸散。生用性偏凉，可清热解毒；蜜炙药性微温，并可增强补益心脾之气和润肺止咳作用。

【使用注意】不宜与海藻、京大戟、红大戟、甘遂、芫花同用。本品有助湿壅气之弊，湿盛胀满、水肿者不宜用。大剂量久服可导致水钠潴留，引起浮肿。

【参考资料】

1. 本草精选 《神农本草经》："主五脏六腑寒热邪气，坚筋骨，长肌肉，倍气力，金疮肿，解毒。"《医学启源》："调和诸药相协，共为力而不争，性缓，善解诸急。"《本草纲目》："补中宜炙用，泻火宜生用。"《本草汇言》："甘草，和中益气，补虚解毒之药也。健脾胃，固中气之虚羸，协阴阳，和不调之营卫。"

2. 化学成分 主要含甘草甜素、甘草酸等三萜皂苷类成分，甘草苷、异甘草苷、新甘草苷、异甘草素等黄酮类成分，还含生物碱类成分、多糖等。

3. 药理作用 有抗消化道溃疡、调节胃肠活动、抗肝损伤、增强免疫功能、延缓衰老、抗病原微生物、解毒、抗肺损伤、抑制子宫平滑肌收缩、皮质激素样作用等。

dàzǎo
大　枣《神农本草经》

为鼠李科植物枣 *Ziziphus jujuba* Mill. 的干燥成熟果实。主产于河北、河南、山东等地。秋季果实成熟时采收。生用。

【性味归经】甘，温。归脾、胃、心经。

【功效】补中益气，养血安神。

【应用】

1. **脾气虚证**　本品甘温归脾，善补中益气，但药力较为平和，多为辅助用药。治脾气虚弱，消瘦，倦怠乏力，食少便溏等，可单用；治气虚乏力较甚者，常与人参、白术等配伍。

2. **妇人脏躁**　本品味甘归心脾经，既能益气养血，又能安神。治妇女阴血亏虚，情志抑郁，心神不安之脏躁证，常与甘草、小麦等配伍。

此外，本品有缓和药物毒烈之性的作用，如与葶苈子、甘遂、大戟、芫花等同用以缓解其毒烈之性。

【用法用量】内服：6～15g，煎汤，宜剪破入煎。或入丸散。

【参考资料】

1. **本草精选**　《神农本草经》："主心腹邪气，安中养脾，助十二经。平胃气，通九窍，补少气、少津液，身中不足，大惊，四肢重，和百药。"《名医别录》："补中益气，强力，除烦闷，疗心下悬。"《本草纲目》："按王好古云，中满者勿食甘，甘令人满。故张仲景建中汤心下痞者，减饧、枣，与甘草同例。此得用枣之方矣。"

2. **化学成分**　主要含白桦脂酮酸、齐墩果酸、熊果酸等三萜酸类成分及大枣皂苷Ⅰ、Ⅱ、Ⅲ等皂苷类成分，还含生物碱类、黄酮类、糖类等。

3. **药理作用**　有增强免疫功能、延缓衰老、促进造血、抗肝损伤等作用。

cìwǔjiā
刺五加《东北药用植物志》

为五加科植物刺五加 *Acanthopanax senticosus*（Rupr. et Maxim.）Harms 的干燥根及根茎或茎。主产于辽宁、吉林、黑龙江等地。春、秋两季采收。生用。

【性味归经】辛、微苦，温。归脾、肾、心经。

【功效】健脾益气，补肾安神。

【应用】

1. **脾肺气虚证**　本品既能健脾益气，又可平喘祛痰。治脾肺气虚、体倦乏力、食欲减弱或咳嗽气喘者，可单用，或与党参、蛤蚧、胡桃等配伍。

2. **肺肾两虚，久咳虚喘**　本品能益肺补肾。治肺肾两虚，久咳虚喘，常与人参、五味子、蛤蚧等同用。

3. **肾虚腰膝酸软**　本品有益肾强腰之功效，治肾虚之腰膝酸软、体虚乏力者，可单用，或与杜仲、五加皮、桑寄生等同用。

4. **心脾两虚，失眠多梦**　本品有益气健脾，养血安神之效。治心脾两虚，血虚体弱，食欲不振，失眠多梦者，单用浸酒服，或与灵芝、龙眼肉等配伍。

【用法用量】内服：9～27g，煎汤，或入丸散。

【使用注意】热证、实证忌用。

【参考资料】

1. 本草精选　《东北药用植物志》："为强壮剂。有驱风、化湿、利尿、健胃之效，治阴痿、筋骨疼痛、四肢不遂及疝气腹痛等症。"《黑龙江常用中药手册》："治慢性关节炎，风湿痛，腰痛，足膝痛，遗尿，水肿，囊湿，小便余沥，女子阴痒。有祛风湿、壮筋骨、逐瘀、活血作用。"

2. 化学成分　主要含刺五加苷 A~G、B_1 等多种苷类成分，异秦皮啶等香豆素类成分，芝麻脂素等木脂素类成分，还含糖类、脂肪酸等。

3. 药理作用　有抗疲劳、增强免疫功能、催眠、抗抑郁、抗肿瘤、抗炎、抗病原微生物、止咳、祛痰、扩张支气管、抗辐射、抗应激、调节内分泌、提高耐缺氧、解毒等作用。

jiǎogǔlán

绞股蓝　《救荒本草》

为葫芦科多年生草本绞股蓝 *Gynostemma pentaphyllum*（Thunb.）Makino 的干燥根茎或全草。主产于广东、广西、云南等地。秋季采收。生用。

【性味归经】苦、甘，寒。归脾、肺经。

【功效】健脾益气，化痰止咳，清热解毒。

【应用】

1. 脾气虚证　本品味甘补益，归脾经，能益气健脾。治脾胃气虚、倦怠乏力、食少纳差等，常与白术、茯苓等同用。

2. 肺虚咳嗽　本品味甘性寒，归肺经，能益肺气、清肺热，化痰止咳。治肺气阴两虚、干咳痰黏等，常与川贝母、百合、南沙参等同用。

3. 咽喉肿痛　本品能清热解毒。治热毒上攻之咽喉肿痛，常与板蓝根、山豆根等同用。

【用法用量】内服：10~20g，煎汤。研末吞服，3~6g。亦可泡茶服。

【参考资料】

1. 本草文献　《临床中药辞典》："化痰止咳，健脾理气，益气活血，生津止渴，解毒利湿。"《全国中草药汇编》："清热解毒，止咳祛痰，用于慢性支气管炎，传染性肝炎，肾盂炎，胃肠炎。"

2. 化学成分　主要含绞股蓝皂苷及七叶胆皂苷 Ⅲ、Ⅳ、Ⅶ、Ⅻ 等四环三萜皂苷类成分，芸香苷、商陆苷、商陆黄素等黄酮类成分等。

3. 药理作用　有降血脂、延缓衰老、增强免疫功能、抗应激、抗胃溃疡、抗肝损伤、调节血糖、抗肾损伤、提高记忆、镇痛等作用。

hóngjǐngtiān

红景天　《四部医典》

为景天科植物大花红景天 *Rhodiola crenulata*（Hook. f. et Thoms.）H. Ohba 的干燥根和根茎。主产于西藏、四川、吉林等地。秋季花茎凋枯后采收。生用。

【性味归经】甘、苦，平。归心、肺经。

【功效】益气活血，通脉平喘。

【应用】

1. 气虚血瘀，胸痹心痛，中风偏瘫　本品甘补苦泄，能益气活血。治气虚血瘀所致的胸痹心痛，心悸气短，神疲乏力，少气懒言，常与黄芪、三七等同用；治中风后遗症，半身不遂，偏身麻木，言语不清，口舌㖞斜，证属气虚血瘀者，常与黄芪、川芎、地龙等同用；证属肝肾不足者，常与杜仲、续断等同用。

2. 肺气虚，倦怠气喘 本品味甘，归肺经，能益气平喘。治肺虚喘咳，常与人参、黄芪、五味子等同用。

【用法用量】内服：3~6g，煎汤，或入丸散。

【参考资料】

1. 本草文献 《全国中草药汇编》："甘、涩，寒。清肺止咳、止血、止带。"《西藏常用中草药》："活血止血，清肺止咳，解热。治咳血，咯血，肺炎咳嗽，妇女白带等症。外用治跌打损伤"《青藏高原药物图鉴》："退烧，利肺，治肺炎，神经麻痹症。"

2. 化学成分 主要含红景天苷等苯乙醇苷类成分，山奈酚等黄酮类成分，还含挥发性成分等。

3. 药理作用 有兴奋中枢，促进甲状腺、肾上腺、卵巢的分泌功能，增加血液中血红蛋白和红细胞数，抗疲劳、抗缺氧、抗寒冷、抗微波辐射、改善记忆等作用。

yítáng
饴 糖《名医别录》

为米、麦、粟或玉蜀黍等粮食，经发酵糖化制成。全国各地均产。有软、硬两种，软者称胶饴，硬者称白饴糖。均可入药，但以用胶饴为主。生用。

【性味归经】甘，温。归脾、胃、肺经。

【功效】补中益气，缓急止痛，润肺止咳。

【应用】

1. 脾胃虚寒，脘腹疼痛 本品味甘能补能缓，归脾胃经，既能补中益气，又能缓急止痛。治虚寒性里急腹痛，常与桂枝、白芍、炙甘草等同用；治中虚寒盛而脘腹痛甚者，常与人参、干姜、川椒等配伍。

2. 肺虚干咳少痰 本品质润，归肺经，能补气润肺止咳。治肺虚久咳、干咳痰少，可单用，或与人参、阿胶、苦杏仁等同用；治咽喉干燥、喉痒咳嗽，可单用本品噙咽；治顿咳不止，同白萝卜汁蒸化，乘热缓呷。

【用法用量】内服：30~60g，入汤剂须烊化冲服，也可煎膏或为丸服。

【使用注意】湿阻中满，湿热内蕴以及痰湿甚者忌用。

【参考资料】

1. 本草精选 《名医别录》："补虚乏，止渴。"《本草蒙筌》："和脾，润肺，止渴，消痰。"《长沙药解》："入手太阴而补脾精，走阳明而化胃气，生津润辛金之燥，养血滋乙木之风，善缓里急，最止腹痛。"

2. 化学成分 主要含麦芽糖、葡萄糖、糊精及少量蛋白质、脂肪、维生素 B 等。

fēngmì
蜂 蜜《神农本草经》

为蜜蜂科昆虫中华蜜蜂 *Apis cerana* Fabricius 或意大利蜂 *Apis mellifera* Linnaeus 所酿成的蜜。中国大部分地区均产。春至秋季采收。生用。

【性味归经】甘，平。归肺、脾、大肠经。

【功效】补中，润燥，止痛，解毒；外用生肌敛疮。

【应用】

1. 中虚脘腹挛急疼痛 本品味甘，归脾经，能益气补中，缓急止痛。治中虚脘腹疼痛，腹痛喜按，空腹痛甚，食后稍安者，可单用，或与白芍、甘草等配伍。作为炮制中药辅料，可增强补气健脾作用。

2. 肺虚燥咳，肠燥便秘 本品味甘质润，能润肺止咳，润肠通便。治肺虚燥咳、干咳咯血，常与人参、茯苓、生地黄等配伍；治肠燥便秘，单用本品冲服，或与当归、黑芝麻、何首乌等配伍。作为炮制中药辅料，可增强润肺止咳作用。

3. 疮疡不敛，水火烫伤 本品外用能生肌敛疮。治疮疡久溃不敛，烧烫伤，可外敷患处。

4. 解乌头类药毒 本品有解毒之效，与乌头类药物同煎，可降低其毒性；服乌头类药物中毒者，大剂量服用，有一定解毒作用。作为炮制中药辅料，对有毒中药，有缓解毒性作用。

【用法用量】内服：15～30g，煎汤或冲服。外用：适量。

【参考资料】

1. 本草精选 《神农本草经》："益气补中，止痛解毒，除众病，和百药。"《本草纲目》："蜂蜜入药之功有五：清热也，补中也，解毒也，润燥也，止痛也。生则性凉，故能清热；熟则性温，故能补中。甘而和平，故能解毒；柔而濡泽，故能润燥。缓可去急，故能止心腹肌肉疮疡之痛；和可以致中，故能调和百药而与甘草同功。张仲景治阳明结燥，大便不通，蜜煎导法，诚千古神方也。"《本草蒙筌》："润燥。蜜导通大便久闭，蜜浆解虚热骤生。"

2. 化学成分 主要含葡萄糖、果糖，还含糊精、挥发油、有机酸、蜡质、酶类等。

3. 药理作用 有促进肠运动、抗氧化等作用。

第二节 补阳药

图库　　　PPT

本节药物性味多为甘温，主归肾经，具有补肾阳功效，主治肾阳虚证，症见腰膝酸软，畏寒肢冷，神疲乏力，或性欲淡漠，阳痿，精冷不育，宫寒不孕，或下肢浮肿，遗精滑精，遗尿尿频，或便秘，五更泄泻，或咳喘气短，耳鸣耳聋，须发早白，筋骨痿软等。有些药物兼有强筋骨、益精血、收敛固涩、安胎等功效，又可治疗肾虚筋骨不健、精血亏虚证、滑脱诸证、胎动不安等。

lùróng
鹿　茸《神农本草经》 微课2

为鹿科动物梅花鹿 *Cervus nippon* Temminck 或马鹿 *Cervus elaphus* Linnaeus 的雄鹿未骨化密生茸毛的幼角。前者习称"花鹿茸"，后者习称"马鹿茸"。主产于吉林、辽宁、黑龙江等地。夏秋二季采收。切片或研细粉用。

【性味归经】甘、咸，温。归肾、肝经。

【功效】壮肾阳，益精血，强筋骨，调冲任，托疮毒。

【应用】

1. 肾阳虚衰，精血亏虚 本品甘咸性温，归肾经，能峻补肾阳，兼益精血。治肾阳亏虚、精血不足，可单用或与山药、熟地黄、山茱萸等配伍；治阳痿不举、小便频数，可与山药浸酒服；治精血耗竭、面色鳌黑、耳聋目昏等，常与当归、熟地黄等配伍；治诸虚百损、五劳七伤、元气不足、畏寒肢冷、阳痿早泄、宫冷不孕、小便频数等证，常与人参同用。

2. 筋骨萎软 本品善温肾益精血而强筋骨。治肝肾精血亏虚之筋骨痿软或小儿生长发育迟缓、五迟五软，常与熟地黄、牛膝、山茱萸等同用。

3. 崩漏带下 本品有补肝肾、调冲任、固带脉之功。治冲任虚寒、带脉不固之崩漏不止、虚损羸瘦，常与山茱萸、续断、蒲黄炭等同用；治肾虚白带过多，可与狗脊、白蔹、菟丝子等同用。

4. 疮疡内陷或久溃不敛 本品补肾阳、益精血而温补内托、有托毒生肌之效。治精血不足之疮疡内陷或溃久不敛，常与黄芪、熟地黄、肉桂等同用。

【用法用量】内服：1~2g，研末冲服。

【使用注意】服用本品宜从小量开始，缓缓增加，不宜骤用大量，以免阳升风动、头晕目赤、或伤阴动血。凡热证、眩晕目赤、血热出血者，均当忌服。

【参考资料】

1. 本草精选　《神农本草经》："主漏下恶血，寒热，惊痫，益气强志，生齿不老。"《名医别录》："疗虚劳，洒洒如疟，羸瘦，四肢酸疼，腰脊痛，小便数利，泄精溺血。"《本草纲目》："生精补髓，养血益阳，强筋健骨，治一切虚损，耳聋目暗，眩晕虚痢。"

2. 化学成分　主要含雌二醇、胆固醇、雌酮、卵磷脂、脑磷脂、神经磷脂、磷脂酰胆碱、核糖核酸、脱氧核糖核酸、硫酸软骨素 A、前列腺素等；还含蛋白质、多糖、氨基酸、脂肪酸及多种无机元素等。

3. 药理作用　有促进性腺功能、增强免疫功能、增强造血功能、促进伤口和骨折愈合、抗溃疡、抗衰老、抗缺氧、改善心肌缺血、改善神经功能、抗病原微生物、抗炎、抗肿瘤等作用。

附药

鹿角

为马鹿或梅花鹿已骨化的角或锯茸后翌年春季脱落的角基。性味咸，温；归肾、肝经。功能温肾阳，强筋骨，行血消肿。适用于肾阳不足，阳痿遗精，腰脊冷痛，阴疽疮疡，乳痈初起，瘀血肿痛。煎服或研末服，6~15g。

鹿角胶

为鹿角经水煎煮、浓缩制成的固体胶。性味甘、咸，温；归肾、肝经。功能温补肝肾，益精养血。用于肝肾不足所致的腰膝酸冷，阳痿遗精，虚劳羸瘦，崩漏下血，便血尿血，阴疽肿痛。烊化兑服，3~6g。

鹿角霜

为鹿角去胶质的角块。性味咸、涩，温；归肝、肾经。功能温肾助阳，收敛止血。用于脾肾阳虚，白带过多，遗尿尿频，崩漏下血，疮疡不敛。煎服，9~15g，先煎。

zǐhéchē
紫河车《本草拾遗》

为健康产妇的胎盘。研粉用或鲜用。

【性味归经】甘、咸，温。归肺、肝、肾经。

【功效】温肾补精，益气养血。

【应用】

1. 肾虚精亏证　本品既能温补肾阳，又能益精血。治肾阳不足，精血亏少之阳痿遗精、宫冷不孕、头晕耳鸣者，可单用，或与沙苑子、菟丝子等配伍。

2. 气血两虚证　本品补气血，适宜于气血两虚证。治气血亏虚之消瘦乏力、面色萎黄、产后乳少，常与党参、黄芪、当归等同用。

此外，本品能补肺肾之气，又兼有纳气平喘之功。治疗肺肾两虚之虚喘，单用有效，亦可与熟地黄、天冬、麦冬等同用。

【用法用量】内服：2~3g，研末吞服。

【使用注意】阴虚火旺者不宜服。

【参考资料】

1. 本草精选 《本草拾遗》："主血气羸瘦，妇人劳损，面黚皮黑，腹内诸病渐瘦瘁者。"《本草纲目》："治男女一切虚损劳极，癫痫失志恍惚，安神养血，益气补精。"《本草蒙筌》："疗诸虚百损，痨瘵传尸；治五劳七伤，骨蒸潮热。喉咳音哑，体瘦发枯。吐衄来红，并堪制服。"

2. 化学成分 主要含抗体、干扰素、促性腺激素、甾体激素、酶类、促红细胞生成素、多糖、氨基酸、维生素等成分。

3. 药理作用 有促进性腺及生殖器官发育、提高免疫、延缓衰老、抗缺氧、抗过敏、强心等作用。

yínyánghuò
淫羊藿 《神农本草经》

为小檗科植物淫羊藿 *Epimedium brevicornu* Maxim.、箭叶淫羊藿 *Epimedium sagittatum*（Sieb. et Zucc.）Maxim.、柔毛淫羊藿 *Epimedium pubescens* Maxim. 或朝鲜淫羊藿 *Epimedium koreanum* Nakai 的干燥叶。主产于山西、四川、湖北等地。夏秋季茎叶茂盛时采收。生用或制用。

【性味归经】辛、甘，温。归肝、肾经。

【功效】补肾阳，强筋骨，祛风湿。

【应用】

1. 肾阳虚证 本品补肾壮阳之力强，为温肾强阳起痿之要药。治肾阳虚衰之阳痿不育、宫寒不孕、性欲淡漠，可单用浸酒服，或与肉苁蓉、阳起石、补骨脂等同用。

2. 风寒湿痹 本品辛温散寒，祛风除湿，适宜于风寒湿痹证。因有补肝肾、强筋骨之效，尤宜于风湿久痹兼肝肾不足者。治风寒湿痹日久累及肝肾，兼有筋骨不健者，常与熟地黄、骨碎补、狗脊等配伍。

【用法用量】内服：6～10g，煎汤，或入丸散。

【使用注意】阴虚火旺者不宜服。

【参考资料】

1. 本草精选 《神农本草经》："主阴痿绝伤，茎中痛，利小便，益气力，强志。"《日华子本草》："治一切冷风劳气，补腰膝，强心力，丈夫绝阳不起，女子绝阴无子，筋骨挛急，四肢不任，老人昏耄，中年健忘。"《本草纲目》："生精补髓，养血益阳，强筋健骨，治一切虚损，耳聋目暗，眩晕虚痢。"

2. 化学成分 主要含淫羊藿苷，宝藿苷Ⅰ、Ⅱ，淫羊藿次苷Ⅰ、Ⅱ，大花淫羊藿苷A，鼠李糖基淫羊藿次苷Ⅱ，箭藿苷A、B、C，金丝桃苷等黄酮类成分，还含多糖等。

3. 药理作用 有性激素样作用，并有调节骨代谢、调节免疫功能、抗疲劳、抗心肌缺血、抗动脉粥样硬化、抗肿瘤、抗阿尔茨海默病等作用。

bājǐtiān
巴戟天 《神农本草经》

为茜草科植物巴戟天 *Morinda officinalis* How 的干燥根。主产于广东、广西等地。全年均可采收。生用或制用。

【性味归经】甘、辛，微温。归肾、肝经。

【功效】补肾阳，强筋骨，祛风湿。

【应用】

1. 肾阳虚证 本品温润不燥，有补肾助阳益精之功。治阳痿不举或早泄等，常与淫羊藿、肉苁蓉等同用；治下元虚冷、宫寒不孕、月经不调、少腹冷痛等，常与肉桂、吴茱萸、高良姜等同用；治腰膝酸软、精神萎靡、畏寒，常与淫羊藿、杜仲、肉苁蓉等同用。

2. 风湿痹痛，筋骨痿软 本品有祛风除湿之功，适宜于风湿久痹。因其能补肝肾、强筋骨，尤宜于兼肝肾不足者。治风寒湿痹日久，累及肝肾，筋骨不健，下肢痿软，常与杜仲、肉苁蓉、菟丝子等同用。

【用法用量】 内服：3～10g，煎汤，或入丸散。

【使用注意】 阴虚火旺者不宜用。

【参考资料】

1. 本草精选 《神农本草经》："主大风邪气，阴痿不起，强筋骨，安五脏，补中增志益气。"《名医别录》："疗头面游风，小腹及阴中相引痛，下气，补五劳，益精，利男子。"《本草备要》："强阴益精，治五劳七伤；辛温散风湿，治风气、脚气、水肿。"

2. 化学成分 主要含甲基异茜草素、甲基异茜草素－1－甲醚、大黄素甲醚等蒽醌类成分，水晶兰苷、四乙酰车叶草苷等环醚萜类成分。还含低聚糖类等。

3. 药理作用 有性激素样作用、调节生殖功能、抗疲劳、增强免疫功能、耐缺氧、延缓衰老、抗抑郁、抗骨质疏松、抗炎、降血压等作用。

xiānmáo

仙 茅 《海药本草》

为石蒜科植物仙茅 Curculigo orchioides Gaertn. 的干燥根茎。主产于四川、云南、广西等地。秋冬二季采收。生用或制用。

【性味归经】 辛，热；有毒。归肾、肝、脾经。

【功效】 补肾阳，强筋骨，祛寒湿。

【应用】

1. 肾阳虚证 本品辛热燥烈，长于温肾壮阳。治肾阳虚衰之阳痿早泄、精冷不育，可单用泡酒服，或与鹿茸、淫羊藿、巴戟天等同用。

2. 腰膝冷痹，筋骨痿软 本品有辛温散寒，祛风除湿之功。又有补肾阳，强筋骨作用。治肾阳虚之筋骨痿软、腰膝冷痛，常与杜仲、独活、附子等同用。

此外，本品善补命门之火以温煦脾土，故有温阳止泻的功效。治阳虚冷泻，常与补骨脂、益智等同用。

【用法用量】 内服：3～10g，煎汤，或入丸散。

【使用注意】 阴虚火旺者忌服。本品燥烈有毒，不宜大量久服。

【参考资料】

1. 本草精选 《海药本草》："主风，补暖腰脚，清安五脏，强筋骨，消食。""益筋力，填骨髓，益阳不倦。"《开宝本草》："主心腹冷气不能食，腰脚风冷挛痹不能行，丈夫虚劳，老人失溺，无子，益阳道。久服通神强记，助筋骨，益肌肤，长精神，明目。"《本草纲目》："仙茅盖亦性热，补三焦命门之药也，惟阳弱精寒，禀赋素怯者宜之。若体壮阳火炽盛者服之，反能动火。"

2. 化学成分 主要含仙茅苷等酚苷类成分，仙茅皂苷 A～M、地衣二醇葡萄糖苷及仙茅素 A、B、C 等三萜类成分，还含生物碱类、甾醇类成分等。

3. 药理作用 有促进性腺发育、增强免疫功能、镇静、抗缺氧、抗惊厥、保肝、强心、抗炎等作用。

dùzhòng

杜 仲 《神农本草经》 ^e 微课3

为杜仲科植物杜仲 Eucommia ulmoides Oliv. 的干燥树皮。主产于陕西、四川、云南等地。4～6月采收。生用或盐炙用。

【性味归经】甘、温。归肝、肾经。

【功效】补肝肾，强筋骨，安胎。

【应用】

1. 肝肾不足，腰膝酸痛　本品甘温，归肝肾经，以补肝肾、强筋骨见长，为治腰痛之要药。治肾虚腰痛、下肢痿软者，可单用，亦可与补骨脂、杜仲叶等同用；治疗风湿腰痛、畏寒喜温者，常与独活、川芎、当归等同用；治外伤腰痛，常与川芎、桂心、丹参等同用；治肾阳不足之阳痿早泄、遗尿、尿频等，常与鹿茸、吴茱萸、菟丝子等同用。

2. 胎动不安、妊娠漏血及滑胎　本品补肝肾，固冲任以安胎。治肝肾亏虚之胎动不安或滑胎，可单用为丸，或与菟丝子、白术、续断等同用。

【用法用量】内服：6～10g，煎汤，或入丸散。盐水炒用增强疗效。

【使用注意】阴虚火旺者慎用。

【参考资料】

1. 本草精选　《神农本草经》："主腰脊痛，补中，益精气，坚筋骨，强志，除阴下痒湿，小便余沥。"《本草汇言》："方氏《直指》云：凡下焦之虚，非杜仲不补；下焦之湿，非杜仲不利；腰膝之疼，非杜仲不除；足胫之酸，非杜仲不去。然色紫而燥，质绵而韧，气温而补，补肝益肾，诚为要剂。"

2. 化学成分　主要含松脂醇二葡萄糖苷、杜仲树脂醇双吡喃葡萄糖苷、杜仲树脂醇双吡喃葡萄糖苷甲醚、橄榄树脂素等木脂素类成分，京尼平、京尼平苷、京尼平苷酸、桃叶珊瑚苷、筋骨草苷等环烯醚萜类成分等。

3. 药理作用　有促进骨髓基质细胞增殖及向成骨细胞分化、抗疲劳、增强免疫功能、延缓衰老、保肝、抗心脑缺血、降血压、降血糖、降血脂、抗肿瘤、抗病原微生物、抗紫外线损伤等作用。

附药

杜仲叶

为杜仲科植物杜仲的干燥叶。性味微辛，温；归肝、肾经。功能补肝肾，强筋骨。适用于肝肾不足之头晕目眩、腰膝酸痛、筋骨痿软。煎服，10～15g。

xùduàn

续　断《神农本草经》

为川续断科植物川续断 *Dipsacus asper* Wall. ex Henry 的干燥根。主产于四川、湖北、湖南等地。秋季采收。生用、盐炒用或酒炒用。

【性味归经】苦、辛，微温。归肝、肾经。

【功效】补肝肾，强筋骨，续折伤，止崩漏。

【应用】

1. 肝肾不足，腰膝酸痛　本品归肾经，甘温而补肝肾，兼可强筋骨。治肝肾不足、筋骨不健之腰膝酸痛、下肢痿软者，可单用，或与杜仲、牛膝、萆薢等同用；治肝肾不足兼寒湿痹痛者，可与桑寄生、狗脊、杜仲等配伍。

2. 跌扑损伤，筋伤骨折　本品既能行血脉、祛瘀滞，又可续筋接骨、消肿疗伤而止痛，为伤科常用药物。治跌打损伤、瘀肿疼痛、筋伤骨折，常与桃仁、红花、苏木等同用；治脚膝折损愈后失补、筋缩疼痛，可与当归、鸡血藤、补骨脂等同用。

3. 崩漏，胎漏下血　本品补肝肾，调冲任以固本安胎，适宜于肝肾不足之经产疾病。治崩漏、月经过多，可与黄芪、地榆、艾叶等同用；治胎漏下血或滑胎，常与菟丝子、桑寄生、阿胶等同用。

【用法用量】内服：9～15g，煎汤，或入丸散。酒续断多用于风湿痹痛，跌扑损伤，筋伤骨折；盐续断多用于腰膝酸软。

【参考资料】

1. 本草精选 《神农本草经》："主伤寒，补不足，金疮，痈疡，折跌，续筋骨，妇人乳难。"《滇南本草》："入肝补肝，强筋骨，走经络，止经中酸痛，安胎，止妇人白带，生新血，破瘀血，落死胎，止咳嗽咳血，治赤白便浊。"《本草汇言》："补续血脉之药也。"

2. 化学成分 主要含常春藤苷、川续断皂苷Ⅵ、刺楸皂苷A等三萜皂苷类，喜树次碱，川续断碱等生物碱类，还含萜类、黄酮类、甾醇、多糖等。

3. 药理作用 有促进骨损伤愈合、止血、镇痛、抗骨质疏松、松弛子宫平滑肌、降血脂、增强免疫功能、抗炎、抗维生素E缺乏等作用。

ròucōngróng
肉苁蓉 《神农本草经》

为列当科植物肉苁蓉 *Cistanche deserticola* Y. C. Ma 或管花肉苁蓉 *Cistanche tubulosa*（Schenk）Wight 的干燥带鳞叶的肉质茎。主产于内蒙古、新疆、甘肃。春季苗刚出土时或秋季冻土之前采收。生用或酒炖（或酒蒸）用。

【性味归经】甘、咸，温。归肾、大肠经。

【功效】补肾阳，益精血，润肠通便。

【应用】

1. 肾阳不足，精血亏虚证 本品甘咸温，质润，温而不燥，补而不腻，既补肾阳，又益精血。治肾阳不足、精血亏虚之腰膝酸软、精神萎靡、畏寒肢冷、阳痿遗精、宫冷不孕等，常与淫羊藿、熟地黄、鹿角胶等配伍；治肾气不足之腰膝酸软、记忆力减退、头晕耳鸣，常与五味子、茯苓、菟丝子等同用。

2. 肠燥便秘 本品咸润，补益精血，润燥滑肠。治精血亏虚兼肾阳虚之肠燥便秘，可与当归、牛膝、核桃仁等同用。

【用法用量】内服：6～10g，煎汤，或入丸散。

【使用注意】阴虚火旺、大便溏泻、热结便秘者不宜服用。

【参考资料】

1. 本草精选 《神农本草经》："主五劳七伤，补中，除茎中寒热痛，养五脏，强阴，益精气，多子，妇人癥瘕。"《日华子本草》："治男绝阳不兴，女绝阴不产，润五脏，长肌肉，暖腰膝，男子泄精，尿血，遗沥，带下阴痛。"《本草汇言》："养命门，滋肾气，补精血之药也。"

2. 化学成分 主要含松果菊苷，毛蕊花糖苷，肉苁蓉苷A、B、C、H，洋丁香酚苷，海胆苷，鹅掌楸苷等苯乙醇苷类成分，还含甜菜碱、8-表马钱子苷酸、氨基酸及多糖等。

3. 药理作用 有性激素样作用和增强免疫功能、延缓衰老、抗阿尔茨海默病、抗疲劳、促进胃肠蠕动、保肝、降血压等作用。

suǒyáng
锁 阳 《本草衍义补遗》

为锁阳科植物锁阳 *Cynomorium songaricum* Rupr. 的干燥肉质茎。主产于内蒙古、甘肃、新疆等地。春季采收。生用。

【性味归经】甘，温。归肝、肾、大肠经。

【功效】补肾阳，益精血，润肠通便。

【应用】

1. 肾阳不足，精血亏虚证 本品甘温，归肝肾经，具有补肾阳、益精血之功。治肾虚阳痿、不孕，常与巴戟天、补骨脂、菟丝子等同用；治肾虚腰膝痿软、筋骨无力，常与熟地黄、龟甲等同用。

2. 肠燥便秘 本品甘温质润，益精养血，润肠通便。治精血亏虚之肠燥便秘，可单用，或与肉苁蓉、火麻仁、生地黄等同用。

【用法用量】内服：5~10g，煎汤，或入丸散。

【使用注意】阴虚阳亢、脾虚泄泻及实热便秘者忌服。

【参考资料】

1. 本草精选 《本草衍义补遗》："大补阴气，益精血，利大便。虚人大便燥结者，啖之可代苁蓉，煮粥弥佳；不燥结者勿用。"《本草从新》："益精兴阳，润燥养筋，治痿弱，滑大肠。泄泻及阳易举而精不固者忌之。"《本草备要》："补阳，滑肠。"

2. 化学成分 主要含锁阳萜、乙酰熊果酸、熊果酸等三萜类成分，还含挥发油、黄酮类、氨基酸等。

3. 药理作用 有激素样作用，并有增强免疫功能、延缓衰老、抗缺氧、抗疲劳、抗氧化、促进胃肠蠕动及溃疡愈合等作用。

bǔgǔzhī
补骨脂《药性论》

为豆科植物补骨脂 *Psoralea corylifolia* L. 的干燥成熟果实。主产于河南、四川、陕西等地。秋季采收。生用或炒用。

【性味归经】辛、苦，温。归肾、脾经。

【功效】温肾助阳，纳气平喘，温脾止泻；外用消风祛斑。

【应用】

1. 肾阳虚证 本品温补固摄，归肾经，既能补肾壮阳，又善固精缩尿，尤宜于肾虚不固之证。治肾阳虚之阳痿、腰膝冷痛等，常与核桃仁、菟丝子、杜仲等同用；治肾虚不固之遗精、滑精、遗尿、尿频等滑脱病证，可单用，亦可与小茴香、乌药等同用。

2. 肾虚作喘 本品善补肾阳而纳气平喘。治肾阳虚、肾不纳气之虚喘，常与附子、肉桂、熟地黄等配伍。

3. 脾肾阳虚，五更泄泻 本品归脾肾，既能温肾助阳，又能温脾止泻。治脾肾阳虚之五更泻，常与吴茱萸、五味子、肉豆蔻同用。

此外，本品外用能消风祛斑，适用于白癜风及斑秃等皮肤疾患，研末，用酒浸制成酊剂，外涂患处。

【用法用量】内服：6~10g，煎汤，或入丸散。外用：适量，可用20%~30%酊剂涂患处。

【使用注意】阴虚火旺、大便秘结者忌用。

【参考资料】

1. 本草精选 《药性论》："主男子腰疼膝冷，囊湿，逐诸冷痹顽，止小便利，腹中冷。"《开宝本草》："主五劳七伤，风虚冷，骨髓伤败，肾冷精流及妇人血气堕胎。"《本草纲目》："治肾泄，通命门，暖丹田，敛精神。"

2. 化学成分 主要含补骨脂素、异补骨脂素、花椒毒素、补骨脂定、异补骨脂定、补骨脂呋喃香豆素等香豆素类成分，还含黄酮类、苯并呋喃类、脂肪酸、多糖、氨基酸等。

3. 药理作用　有性激素样作用，并有调节肠运动、平喘、增强免疫功能、抗骨质疏松、增强造血功能、扩张冠状动脉、抗衰老、抗肿瘤、止血、抗病原微生物、致光敏等作用。

yìzhì
益　智《本草拾遗》

为姜科植物益智 *Alpinia oxyphylla* Miq. 的干燥成熟果实。主产于海南、广东、广西等地。夏秋间采收。生用或盐炙用。

【性味归经】辛，温。归脾、肾经。

【功效】暖肾固精缩尿，温脾止泻摄唾。

【应用】

1. 肾气不固证　本品温补固摄，归肾经，能暖肾而固精缩尿。治肾阳虚，肾气不固之遗精、滑精、遗尿、尿频，常与乌药、山药等同用。

2. 脾胃虚寒证　本品既补肾阳，又温脾阳而开胃摄唾，适宜于脾肾阳虚证。治中气虚寒，食少，多涎唾者，可单用，或与党参、白术、陈皮等同用；治脾阳虚之腹中冷痛、呕吐腹泻，常与干姜、白术等同用。

【用法用量】内服：3~10g，煎汤，或入丸散。

【使用注意】阴虚火旺及大便秘结者忌服。

【参考资料】

1. 本草精选　《本草拾遗》："主遗精虚漏，小便余沥，益气安神，补不足，安三焦，调诸气，夜多小便者。"《医学启源》："治脾胃中寒邪，和中益气，治人多唾，当于补中药内兼用之。"《本草备要》："能涩精固气，又能开发郁结，使气宣通。温中进食，摄涎唾，缩小便。治呕吐泄泻，客寒犯胃，冷气腹痛，崩带泄精。"

2. 化学成分　主要含聚伞花素、桃金娘醇、月桂烯、α-蒎烯、β-蒎烯，1，8-桉叶素等挥发油，还含益智仁酮 A、B 等。

3. 药理作用　有减少唾液分泌、改善胃肠功能、抗利尿、抗肿瘤、改善学习记忆能力、抗疲劳、性激素样等作用。

tùsīzǐ
菟丝子《神农本草经》

为旋花科植物南方菟丝子 *Cuscuta australis* R. Br. 或菟丝子 *Cuscuta chinensis* Lam. 的干燥成熟种子。我国大部分地区均产。秋季采收。炒用或盐炙用。

【性味归经】辛、甘，平。归肝、肾、脾经。

【功效】补益肝肾，固精缩尿，安胎，明目，止泻；外用消风祛斑。

【应用】

1. 肾虚诸症　本品有补虚固摄之力，性平，为平补阴阳之品，广泛用于肝肾亏虚诸证。治肾虚腰痛，可与续断、杜仲、山药等同用；治肾精亏虚之须发早白、腰膝酸软等，常与枸杞子、覆盆子、五味子等同用；治阳痿遗精，可与枸杞子、覆盆子、车前子等配伍；治小便过多或失禁，可与桑螵蛸、肉苁蓉、鹿茸等同用；治遗精、白浊、尿有余沥，可与沙苑子、芡实、萆薢等同用。

2. 胎漏，胎动不安　本品补肝肾、固冲任以安胎。治肾虚胎元不固之胎漏、胎动不安，常与桑寄生、杜仲、阿胶等同用。

3. 目暗不明 本品既补肝肾，益精血，又可明目。治肝肾精血亏虚之视物昏花、视力减退，常与熟地黄、枸杞子、黄精等同用。

4. 脾肾阳虚，便溏泄泻 本品能补肾益脾而止虚泻。治脾肾阳虚之泄泻便溏，常与补骨脂、白术、肉豆蔻等同用。

此外，本品治白癜风，可单用浸酒外涂。

【用法用量】内服：6~12g，煎汤，或入丸散。外用：适量。

【使用注意】阴虚火旺、大便燥结、小便短赤者不宜服用。

【参考资料】

1. 本草精选 《神农本草经》："主续绝伤，补不足，益气力，肥健……汁去面皯，久服明目，轻身延年。"《药性论》："治男子女人虚冷，添精益髓，去腰疼膝冷，久服延年，驻悦颜色，又主消渴热中。"《日华子本草》："补五劳七伤，治……鬼交泄精，尿血，润心肺。"

2. 化学成分 主要含金丝桃苷、菟丝子苷等黄酮类成分，绿原酸等有机酸类成分，还含钙、钾、磷等微量元素及氨基酸等。

3. 药理作用 有性激素样作用，并有延缓衰老、降血脂、促进血液循环、降血压、促进造血功能、调节肠功能、抗骨质疏松、增强免疫功能等作用。

shāyuànzǐ
沙苑子 《本草衍义》

为豆科植物扁茎黄芪 *Astragalus complanatus* R. Br. 的干燥成熟种子。主产于陕西、河北等地。秋末冬初采收。炒用或盐炙用。

【性味归经】甘，温。归肝、肾经。

【功效】补肾助阳，固精缩尿，养肝明目。

【应用】

1. 肾虚不固诸症 本品温补固摄，补肾阳，益肾精，兼能固精、缩尿、止带。治肾虚不固之遗精、滑精、遗尿、尿频、带下等症，可单用，或与龙骨、牡蛎、芡实等同用；治肾虚阳痿、早泄等，常与枸杞子、覆盆子、桑葚等同用。

2. 目暗不明 本品补益肝肾、益精养肝而明目。治肝肾不足、精血亏虚之视物昏花、视力减退，常与枸杞子、菟丝子、菊花等配伍。

【用法用量】内服：9~15g，煎汤，或入丸散。

【使用注意】阴虚火旺及小便不利者不宜使用。

【参考资料】

1. 本草精选 《本草纲目》："补肾，治腰痛泄精，虚损劳乏。"《本草汇言》："补肾涩精之药也。其气清香，能养肝明目，润泽瞳人。色黑象肾，能补肾固精，强阳有子。不烈不燥，兼止小便遗沥，乃和平柔润之剂也。"《本经逢原》："沙苑蒺藜产于潼关，得漠北之气，性降而补，益肾，治腰痛，为泄精虚劳要药，最能固精，故聚精丸用此，佐鳔胶大有殊功。以之点汤代茶，亦甚甘美益人。但肾与膀胱偏热者禁用，以其性温助火也。"

2. 化学成分 主要含酚类、鞣质、甾醇、三萜类、生物碱、脂肪酸、氨基酸、黄酮、有机酸、微量元素等。

3. 药理作用 有增强免疫功能、抗疲劳、延缓衰老、降血脂、降血压、保肝、镇痛、抗利尿、抗炎、镇痛等作用。

géjiè
蛤蚧《雷公炮炙论》

为壁虎科动物蛤蚧 *Gekko gecko* Linnaeus 的干燥体。主产于广西、广东。全年均可捕捉。酒炙用。

【性味归经】咸，平。归肺、肾经。

【功效】补肺益肾，纳气定喘，助阳益精。

【应用】

1. 肺肾不足、虚喘气促　本品咸平，为血肉有情之品，平而偏温，温养肺肾，为肺肾两虚，肾不纳气，久咳虚喘要药。治肺肾两虚之虚喘，常与人参、苦杏仁、川贝母等同用。

2. 肾虚阳痿　本品归肾经，能补肾壮阳起痿，益精血固本培元。治肾阳不足、精血亏虚之阳痿、遗精，可单用浸酒服，或与益智、巴戟天、补骨脂等同用。

【用法用量】内服：3~6g，多入丸散或酒剂。

【使用注意】风寒或实热咳喘忌服。

【参考资料】

1. 本草精选　《海药本草》："主肺痿上气，咯血咳嗽。"《本草纲目》："补肺气，益精血，定喘止嗽，疗肺痈，消渴，助阳道。"《本草备要》："补肺润肾，益精助阳，治渴通淋，定喘止嗽，肺痿咯血，气虚血竭者宜之。"

2. 化学成分　主要含溶血磷脂酰胆碱、神经鞘磷脂、磷脂酰胆碱、磷脂酰乙醇胺等磷脂类成分，还含脂肪酸类成分、蛋白质、氨基酸、微量元素等。

3. 药理作用　有解痉平喘、增强免疫功能、抗炎、降血糖、抗衰老、抗肿瘤、性激素样等作用。

hétáorén
核桃仁 《神农本草经》

为胡桃科植物胡桃 *Juglans regia* L. 的干燥成熟种子。主产于陕西、山西、河北等地。秋季采收。生用或炒用。

【性味归经】甘，温。归肾、肺、大肠经。

【功效】补肾，温肺，润肠。

【应用】

1. 肾虚腰痛，阳痿遗精　本品甘温，归肾，能补肾固精。治肾虚腰痛，常与补骨脂、杜仲等同用；治肾阳不足之阳痿遗精，常与益智、菟丝子等同用。

2. 虚寒喘嗽　本品甘温，归肾、肺经，具有补肾纳气，温肺定喘之功。治肺肾不足，肾不纳气所致的虚寒喘嗽，常与生姜、杏仁配伍。

3. 肠燥便秘　本品甘润富含油脂，具有润肠通便的作用。治肠燥便秘，单用，或与当归、肉苁蓉、火麻仁等同用。

【用法用量】内服：6~9g，煎汤，或入丸散。

【使用注意】阴虚火旺、痰热咳嗽、便溏者不宜服用。

【参考资料】

1. 本草精选　《本草拾遗》："食之令人肥健，润肤黑发。"《本草纲目》："补气养血，润燥化痰，益命门，利三焦，温肺润肠。治虚寒喘嗽，腰脚重痛。"《医林纂要》："补肾，润命门，固精，润大肠，通热秘，止寒泻虚泻。"

2. 化学成分　主要含亚油酸、油酸、亚麻酸等脂肪油类成分，苦杏仁苷、野樱苷等氰苷类成分，还含蛋白质及氨基酸、多糖等。

3. 药理作用 有延缓衰老、改善学习记忆能力、增强免疫功能、抗肿瘤等作用。

dōngchóngxiàcǎo
冬虫夏草 《本草从新》

为麦角菌科真菌冬虫夏草菌 *Cordyceps sinensis*（Berk.）Sacc. 寄生在蝙蝠蛾科昆虫幼虫上的子座及幼虫尸体的干燥复合体。主产于四川、西藏、青海等地。夏初采收。生用。

【性味归经】甘，平。归肺、肾经。

【功效】补肾益肺，止血化痰。

【应用】

1. 肾虚精亏证 本品补肾阳，益肾精，有助阳起痿之功。治肾虚精亏之阳痿遗精、腰膝酸痛，可单用浸酒服，或与人参、鹿角胶、补骨脂等配伍。

2. 肺肾两虚，久咳虚喘 本品甘平，归肺肾经，既补肺气、益肺阴，又助肾阳、益精血，兼能止血化痰。治肺肾两虚，摄纳无权之久咳虚喘，可单用，或与核桃仁、蛤蚧、人参等同用；治肺肾阴虚之劳嗽咳血，常与百部、百合、白及等同用。

【用法用量】内服：3~9g，煎汤，或入丸散；或炖服。

【使用注意】阴虚火旺者，不宜单独使用。

【参考资料】

1. 本草精选 《本草从新》："保肺益肾，止血化痰，已劳嗽。"《药性考》："秘精益气，专补命门。"《柑园小识》："以酒浸数枚啖之，治腰膝间痛楚，有益肾之功。"

2. 化学成分 主要含腺苷、腺嘌呤核苷、次黄嘌呤核苷、次黄嘌呤、腺嘌呤、鸟嘌呤、尿嘧啶等核苷类成分，还含甾醇类、蛋白质、脂肪酸、多糖、氨基酸等。

3. 药理作用 有性激素样作用并有增强免疫功能、降低心肌耗氧、改善心肌缺血、降低胆固醇、抗病原微生物、抗应激、抗衰老、抗肿瘤等作用。

húlúbā
葫芦巴《嘉祐本草》

为豆科植物胡芦巴 *Trigonella foenum – graecum* L. 的干燥成熟种子。主产于河南、甘肃、四川等地。夏季采收。生用或盐炙用。

【性味归经】苦，温。归肾经。

【功效】温肾助阳，祛寒止痛。

【应用】

1. 肾阳不足证 本品性温，归肾经，有温肾助阳之功。治肾阳不足之阳痿，精冷遗精等症，常与枸杞子、熟地黄、山茱萸等配伍。

2. 小腹冷痛、寒疝腹痛、寒湿脚气 本品苦温，归肾经，具有温肾助阳，祛寒逐湿，温经止痛之功，为温肾阳，暖下元，逐寒湿，止冷痛的良药。治寒凝经行腹痛、小腹冷痛，可与当归、乌药、小茴香等配伍；治寒疝腹痛、痛引睾丸，可与吴茱萸、川楝子、巴戟天等同用；治寒湿脚气，可与木瓜、补骨脂、附子等同用。

【用法用量】内服：5~10g，煎汤，或入丸散。

【使用注意】阴虚火旺者忌服。

【参考资料】

1. 本草精选 《嘉祐本草》："主元脏虚冷气。得附子、硫黄，治肾虚冷，腹胁胀满，面色青黑；

得茴香子、桃仁，治膀胱气甚效。"《本草纲目》："治冷气疝瘕，寒湿脚气，益右肾，暖丹田。""胡芦巴，右肾命门药也。元阳不足，冷气潜伏，不能归元者宜之。"《本草求真》："胡芦巴，苦温纯阳，亦能入肾补命门。"

2. 化学成分　主要含胡芦巴碱等生物碱类成分，牡荆素、异牡荆素、异荭草素、牡荆素 – 7 – 葡萄糖苷等黄酮类成分等。

3. 药理作用　有降血糖、降血脂、保肝、抑制胃酸分泌、利尿、抗肿瘤、刺激毛发生长等作用。

jiǔcàizǐ
韭菜子《名医别录》

为百合科植物韭菜 *Allium tuberosum* RottL. ex Spreng. 的干燥成熟种子。全国各地均产。秋季采收。生用或盐炙用。

【性味归经】辛、甘，温。归肝、肾经。

【功效】温补肝肾，壮阳固精。

【应用】

1. 肝肾亏虚，腰膝酸痛　本品温补肝肾，强筋壮骨。治肝肾亏虚，腰膝酸痛，可单用，或与仙茅、巴戟天、枸杞子等同用。

2. 阳痿遗精，遗尿尿频，白浊带下　本品辛甘温，归肝肾经，补肾壮阳而固精。治肾阳虚衰，下元虚冷之阳痿不举、遗精遗尿，可单用，或与补骨脂、益智、菟丝子等同用；治肾阳不足，白浊带下，可单用，或与菟丝子、山药、乌贼骨等同用。

【用法用量】内服：3～9g，煎汤，或入丸散。

【使用注意】阴虚火旺者忌服。

【参考资料】

1. 本草精选　《名医别录》："主梦泄精、溺白。"《滇南本草》："补肝肾，暖腰膝，兴阳道，治阳痿。"《本草纲目》："补肝及命门。治小便频数、遗尿，女人白淫、白带。"

2. 化学成分　主要含硫化物、黄酮类、生物碱、蛋白质、维生素等。

3. 药理作用　有性激素样作用、能增强免疫功能等。

yángqǐshí
阳起石 《神农本草经》

为硅酸盐类矿物角闪石族透闪石。主含碱式硅酸钙镁 $[Ca_2Mg_5(Si_4O_{11})_2(OH)_2]$，主产于湖北、河南、山西等地。全年均可采收。生用或煅用。

【性味归经】咸，微温。归肾经。

【功效】温肾壮阳。

【应用】

肾阳不足证　本品咸微温，能温肾壮阳起痿，治肾阳不足诸症。治阳痿阴汗，可煅后研末服；治下元虚冷，精滑不禁，便溏足冷，常与钟乳石、附子为丸服；治精清精冷无子，可与鹿茸、菟丝子、肉苁蓉等同用；治宫冷不孕，可与吴茱萸、艾叶、阿胶等配伍。

【用法用量】内服：3～6g，煎汤，或入丸散。

【使用注意】阴虚火旺者忌服。不宜久服。

【参考资料】

1. 本草精选　《神农本草经》："主崩中漏下，破子脏中血，癥瘕结气，寒热腹痛，无子，阴痿不起，补不足。"《名医别录》："疗男子茎头寒，阴下湿痒，去臭汗，消水肿。久服不饥，令人有子。"《药性论》："主补肾气精乏，腰疼膝冷，湿痹，能暖女子子宫久冷，冷癥寒瘕，止月水不定。"

2. 化学成分　主要含碱式硅酸钙镁，并含有少量锰、铝、钛、铬、镍等。

3. 药理作用　有改善性功能作用。

zǐshíyīng
紫石英 《神农本草经》

为氟化物类矿物萤石族萤石，主含氟化钙（CaF_2）。主产于山西、甘肃等地。全年均可采收。生用或煅用。

【性味归经】甘，温。归肾、心、肺经。

【功效】温肾暖宫，镇心安神，温肺平喘。

【应用】

1. 肾阳虚证　本品甘温，能助肾阳，暖胞宫，调冲任。治元阳衰惫，血海虚寒，宫冷不孕，常与当归、熟地黄、川芎等同用。

2. 惊悸不安，失眠多梦　本品归心经，能镇心安神。治心悸怔忡，虚烦失眠，可与酸枣仁、柏子仁、当归等同用；治心经痰热，惊痫抽搐，可与龙骨、磁石、大黄等同用。

3. 虚寒咳喘　本品温肺寒，止喘嗽。治肺寒气逆，可煅后醋淬为末服用；治肺气不足，短气喘乏，口出如含冰雪，语言不出者，可与五味子、款冬花、人参等同用。

【用法用量】内服：9~15g，煎汤，先煎；或入丸散。

【使用注意】阴虚火旺、肺热咳喘者忌用。

【参考资料】

1. 本草精选　《神农本草经》："主心腹咳逆邪气，补不足，女子风寒在子宫，绝孕十年无子。久服温中，轻身延年。"《名医别录》："疗上气心腹痛，寒热邪气结气，补心气不足，定惊悸，安魂魄，填下焦，止消渴，除胃中久寒，散痈肿，令人悦泽。"《本草纲目》："上能镇心，重以去怯也；下能益肝，湿以去枯也。"

2. 化学成分　主要含氟化钙，纯品含钙51.2%、氟48.8%及氧化铁等。

3. 药理作用　有兴奋中枢神经、促进卵巢分泌等作用。

hǎigǒushèn
海狗肾 《药性论》

为海狮科动物海狗 *Callorhimus ursinus* Linnaeus 或海豹科动物海豹 *Phoca vitulina* Linnaeus 的阴茎和睾丸，又名腽肭脐。海狗分布于北太平洋，偶见于我国的黄海及东海；海豹分布于欧洲大西洋沿岸和北太平洋沿岸，我国见于渤海湾内沿海地区。春季捕捉。滑石粉炒后用。

【性味归经】咸，热。归肾经。

【功效】暖肾壮阳，益精补髓。

【应用】

肾阳虚证　本品性热归肾壮阳，有补肾壮阳、益精补髓之功。治肾阳亏虚之腰膝痿弱、阳痿不举、精寒不育、尿频便溏、腹中冷痛等，常与人参、鹿茸、附子等同用；治肾阳衰微，下元久冷，虚寒攻冲，心腹冷痛，可与吴茱萸、甘松、高良姜等同用。

【用法用量】内服：每次1~3g，每日2~3次，研末服。

【使用注意】阴虚火旺及骨蒸劳嗽等忌用。

【参考资料】

1. 本草精选　《药性论》："治男子宿癥、气块、积冷，劳气羸瘦，肾精衰损，多色成肾劳，瘦悴。"《本草拾遗》："主鬼气尸疰，梦与鬼交，鬼魅狐魅，心腹痛，中恶邪气，宿血结块，痃癖羸瘦。"《海药本草》："主五劳七伤，阴痿少力，肾气衰弱，虚损，背膊劳闷，面黑精冷。"

2. 化学成分　主要含雄性激素、蛋白质及脂肪等。

3. 药理作用　有雄性激素样作用。

附药

黄狗肾

为哺乳动物犬科黄狗 *Canis familiaris* L. 的阴茎和睾丸，又名狗鞭。性味咸，温；归肾经。功能壮阳益精。适用于肾虚精亏，阳痿宫冷，健忘耳鸣，神思恍惚，腰酸足软。研粉冲服或入丸、散剂服，1～3g。鲜品可加调料煮熟服食。阴虚火旺者不宜用。

hǎimǎ
海　马《本草拾遗》

为海龙科动物线纹海马 *Hippocampus kelloggi* Jordan et Snyder、刺海马 *Hippocampus histrix* Kaup、大海马 *Hippocampus kuda* Bleeker、三斑海马 *Hippocampus trimaculatus* Leach 或小海马（海蛆）*Hippocampus japonicus* Kaup 的干燥体。主产于广东、福建、台湾等地。夏秋捕捞。生用或制用。

【性味归经】甘、咸，温。归肝、肾经。

【功效】温肾壮阳，散结消肿。

【应用】

1. 肾阳虚证　本品甘温补肾，温肾壮阳。治肾虚阳痿、遗精遗尿等，常与鹿茸、人参、熟地黄等配伍；治夜尿频多，可与桑螵蛸、覆盆子、枸杞子等同用；治肾阳不足、摄纳无权之虚喘，可与蛤蚧、核桃仁、人参等配伍。

2. 癥瘕积聚，跌扑损伤　本品入血分，有助阳活血、散结消肿之功。治气滞血瘀之癥瘕积聚，可与木香、大黄、莪术等同用；治气滞血瘀，跌打损伤，可与血竭、当归、乳香等同用。

此外，本品外用散结消肿，可治痈肿疔疮。

【用法用量】内服：3～9g，煎汤，或入丸散。外用：适量，研末敷患处。

【使用注意】孕妇及阴虚火旺者忌服。

【参考资料】

1. 本草精选　《本草拾遗》："主妇人难产。"《本草纲目》："暖水脏，壮阳道，消瘕块，治疗疮肿毒。""海马，雌雄成对，其性温暖，交感之义，故难产及阳虚房中方术多用之，如蛤蚧、郎君子之功也。"《本草品汇精要》："调气和血。"

2. 化学成分　主要含蛋白质，还含甾体、氨基酸、脂肪酸、微量元素等。

3. 药理作用　有性激素样、抗炎、抗氧化、抗肿瘤、提高免疫力等作用。

图库

PPT

⟫ 第三节　补血药

本节药物性味多甘温质润，主归心、肝经，具有补血之功，主治血虚所致面色淡白或萎黄，头晕眼花，心悸怔忡，失眠多梦，健忘，肢体麻木，月经量少色淡，愆期甚至经闭，唇甲色淡，舌淡苔白，脉细无力等。补血药多滋腻黏滞，故脾虚湿阻，气滞食少者慎用。必要时，可配伍化湿、行气、消食药，以助运化。

dānggguī

当　归 《神农本草经》 📱 微课4

为伞科形植物当归 *Angelica sinensis*（Oliv.）Diels 的干燥根。主产于甘肃。秋末采收。生用，或酒炙用。

【性味归经】甘、辛，温。归肝、心、脾经。

【功效】补血活血，调经止痛，润肠通便。

【应用】

1. **血虚证**　本品甘温质润，补血效良，为补血圣药。治血虚面色萎黄，心悸怔忡，常与熟地黄、白芍、川芎配伍；治阴亏血少，心悸失眠，可与酸枣仁、柏子仁、生地黄等配伍；治肝血不足，目暗视物不清，眩晕耳鸣等，常与熟地黄、白芍、酸枣仁等配伍；治血虚兼见气虚者，每与黄芪配伍。

2. **月经不调，经闭痛经**　本品甘温补血，辛温活血，既补血又活血，补中有行，行中有补，功擅调经止痛。故血虚或血滞之月经不调、经闭痛经每恃为要药。治血虚之月经不调，经闭痛经，常与熟地黄、白芍、川芎配伍；治血瘀之经闭痛经，常与桃仁、红花、川芎等配伍；治冲任虚寒、瘀血阻滞之月经不调、经闭痛经，多与白芍、桂枝、吴茱萸等同用；治肝郁气滞之月经不调，经闭痛经，可与柴胡、白芍、白术等同用；治气血亏虚之月经不调，经闭痛经，可与人参、白术、熟地黄等配伍。

3. **虚寒腹痛，风湿痹痛，跌扑损伤，痈疽疮疡**　本品辛散温通，具活血、祛寒、止痛之功，常用治虚实各种疼痛。治血虚里寒之腹痛，可与生姜、羊肉同用，或与桂枝、芍药、生姜等同用；治风寒痹痛，肢体麻木，常与羌活、防风、秦艽等同用；治跌打损伤，瘀血作痛，常与乳香、没药、桃仁等同用；治疮疡初起肿胀疼痛，多与银花、赤芍、天花粉等同用；治痈疽溃后不敛，可与黄芪、人参、肉桂等同用；治热毒炽盛之脱疽，可与金银花、玄参、甘草同用。

4. **肠燥便秘**　本品甘温补血，质润，能补血润肠通便，治血虚肠燥便秘，常与肉苁蓉、牛膝、升麻等配伍。

【用法用量】内服：6～12g，煎汤，或入丸散。酒炒可增强活血通经之力，用于经闭痛经，风湿痹痛，跌扑损伤。

【使用注意】湿盛中满，大便溏泄者慎用。

【参考资料】

1. **本草精选**　《神农本草经》："主咳逆上气……妇人漏下，绝子，诸恶疮疡、金疮。"《日华子本草》："破恶血，养新血，及主癥癖。"《本草纲目》："治头痛、心腹诸痛，润肠胃、筋骨、皮肤。治痈疽，排脓止痛，和血补血。"

2. **化学成分**　主要含藁本内酯、正丁烯呋内酯、香荆芥酚、马鞭草烯酮、黄樟醚、对乙基苯甲醛等挥发油类成分，还含有机酸类、多糖等。

3. **药理作用**　有改善冠脉循环、抗血栓、刺激骨髓造血、增强免疫功能、抗肿瘤、抗辐射、平喘等作用。

shúdìhuáng

熟地黄 《本草拾遗》

为玄参科植物地黄 *Rehmannia glutinosa* Libosch. 块根的炮制加工品。主产于河南。切厚片用或炒焦用。

【性味归经】甘，微温。归肝、肾经。

【功效】补血滋阴，益精填髓。

【应用】

1. 血虚证　本品甘温质润，长于"生精血"，为治疗血虚要药。治血虚面色萎黄，眩晕，心悸失眠，月经不调，崩漏等，常与当归、白芍、川芎同用；治血虚心悸怔忡，多与远志、酸枣仁等同用；治血虚崩漏下血，常与阿胶、艾叶、白芍等同用；治气血两虚证，常与人参、当归、白芍等同用。

2. 肝肾阴虚证　本品味厚滋腻，归肝肾经，长于"大补五脏真阴"，"为壮水之主药"。为滋阴之主药，肾阴虚及肝肾精血亏虚所致各种证候，用之皆宜。治肝肾阴虚之腰膝酸软、遗精、盗汗、耳鸣、耳聋及消渴等，常与山药、山茱萸等同用；治肝肾阴虚，虚火上炎，骨蒸潮热，颧红盗汗，耳鸣遗精等，常与知母、黄柏、山茱萸等配伍；治精血亏虚，须发早白，常与何首乌、牛膝、菟丝子等同用；治肝肾不足，精血亏虚，五迟五软，可与龟甲、锁阳、狗脊等同用。

【用法用量】内服：9～15g，煎汤，或入丸散。

【使用注意】本品性质黏腻，有碍消化，凡气滞痰多、脘腹胀痛、食少便溏者忌服。重用久服宜与陈皮、砂仁等同用，防止黏腻碍胃。

【参考资料】

1. 本草精选　《珍珠囊》："大补血虚不足，通血脉，益气力。"《本草纲目》："填骨髓，长肌肉，生精血，补五脏内伤不足，通血脉，利耳目，黑须发。"《本草从新》："滋肾水，封填骨髓，利血脉，补益真阴，聪耳明目，黑发乌须。"

2. 化学成分　主要含梓醇、毛蕊花糖苷、环烯醚萜苷、地黄苷、地黄素、氨基酸及糖类成分等。

3. 药理作用　有促进骨髓造血、调节免疫功能、防治骨质疏松、抗衰老、改善学习记忆、抗焦虑等作用。

báishǎo
白　芍　《神农本草经》

为毛茛科植物芍药 *Paeonia lactiflora* Pall. 的干燥根。主产于浙江、安徽。夏、秋二季采收，生用，酒炙用或清炒用。

【性味归经】苦、酸，微寒。归肝、脾经。

【功效】养血调经，敛阴止汗，柔肝止痛，平抑肝阳。

【应用】

1. 血虚证　本品味酸，主归肝经，长于养肝血调经。治血虚面色萎黄，眩晕心悸，或月经不调，崩中漏下等，常与熟地黄、当归等同用；治血虚有热，月经不调，可与黄芩、黄柏、续断等配伍；治崩漏下血，可与阿胶、艾叶、熟地黄等同用。

2. 自汗，盗汗　本品味酸收敛，有敛阴止汗之功，为止汗之佳品，治多种原因之出汗证。治外感风寒，营卫不和之汗出恶风，多与桂枝配伍；治虚劳自汗不止，常与黄芪、白术等配伍；治阴虚盗汗，可与龙骨、牡蛎、浮小麦等同用。

3. 胁痛，腹痛，四肢挛痛　本品味酸，补肝血，敛肝阴，并柔肝止痛。常用于阴血不足，肝气偏旺所致的胁痛，腹痛，四肢挛痛。治血虚肝郁，胁肋疼痛，常与当归、柴胡等配伍；治脾虚肝旺，腹痛泄泻，常与白术、防风、陈皮同用；治痢疾腹痛，可与木香、黄连等同用；治阴血亏虚，筋脉失养的手足挛急作痛，常与甘草配伍。

4. 肝阳上亢证　本品有养血敛阴、平抑肝阳作用。治肝阳上亢，头痛眩晕等，常与牛膝、赭石、龙骨等配伍。

【用法用量】内服：6～15g，煎汤，或入丸散。

【使用注意】不宜与藜芦同用。阳衰虚寒之证不宜用。

【参考资料】

1. 本草精选　《神农本草经》："主邪气腹痛，除血痹，破坚积，寒热疝瘕，止痛，利小便，益气。"《滇南本草》："收肝气逆疼，调养心肝脾经血，舒经降气，止肝气疼痛。"《本草纲目》："白芍药益脾，能于土中泻木。赤芍药散邪，能行血中之滞。"

2. 化学成分　主要含芍药苷、氧化芍药苷、苯甲酰芍药苷、白芍苷、芍药苷元酮、没食子酰芍药苷及芍药内酯 A、B、C 等单萜类成分，还含甾醇类、鞣质类、酚类成分等。

3. 药理作用　有保肝、解痉、扩张冠状动脉、镇痛、抗炎等作用。

ējiāo
阿胶《神农本草经》

为马科动物驴 *Equus asinus* L. 的干燥皮或鲜皮经煎煮、浓缩制成的固体胶。主产于山东。捣碎用，或制成阿胶珠用。

【性味归经】甘，平。归肺、肝、肾经。

【功效】补血滋阴，润燥，止血。

【应用】

1. 血虚证　本品甘温质润，为血肉有情之品，是补血之要药。治血虚萎黄，眩晕心悸，肌痿无力等，可单用，或与熟地黄、当归、芍药等配伍；治气虚血少之心动悸、脉结代，多与桂枝、炙甘草、人参等同用。

2. 热病阴伤，心烦不眠，虚风内动，手足瘛疭　本品养阴以滋肾水，阴液亏虚诸证常用。治热病伤阴，肾水亏而心火亢，心烦不得眠，常与黄连、白芍、鸡子黄等同用；治温热病后期，真阴欲竭，虚风内动，手足瘛疭，可与龟甲、鳖甲、牡蛎等同用。

3. 肺燥咳嗽，劳嗽咯血　本品甘平滋润，归肺经，为肺润良药，常用于肺阴虚燥咳。治肺热阴虚，干咳痰少，咽喉干燥，痰中带血，多与马兜铃、牛蒡子、杏仁等同用；治燥邪伤肺，干咳无痰，心烦口渴，鼻燥咽干等，常与桑叶、杏仁、麦冬等同用。治肺肾阴虚，痨嗽咳血，可与天冬、麦冬、百部等同用。

4. 吐血衄血，尿血便血，崩漏下血，妊娠胎漏　本品味厚质黏，为止血要药，对于出血而兼阴虚、血虚者尤为适宜。治阴虚血热吐衄，常与蒲黄、生地黄等配伍；治咳嗽带血，常与人参、天冬、白及等同用；治血虚血寒妇人崩漏下血、妊娠胎漏等，可与熟地黄、当归、芍药等同用；治中焦虚寒，脾不统血之吐血、衄血、便血或崩漏等，可与白术、灶心土、附子等配伍。

【用法用量】内服：3~9g，烊化服。滋阴润燥宜生用，润肺宜蛤粉炒，止血宜蒲黄炒。

【使用注意】性黏腻，有碍消化，脾胃虚弱便溏者慎用。

【参考资料】

1. 本草精选　《神农本草经》："主心腹内崩，劳极洒洒如疟状，腰腹痛，四肢酸疼，女子下血，安胎，久服轻身益气。"《汤液本草》："益肺气，肺虚极损，咳嗽唾脓血，非阿胶不补。"《本草纲目》："疗吐血、衄血、血淋、尿血、肠风下痢，女人血痛血枯，经水不调，无子崩中带下，胎前产后诸疾。"

2. 化学成分　主要含蛋白及肽类成分，水解可产生多种氨基酸，如甘氨酸、L-脯氨酸、L-羟脯氨酸、谷氨酸、丙氨酸、精氨酸、天冬氨酸、赖氨酸等。

3. 药理作用　有补血、增强免疫功能、抗辐射、抗血栓、抗肿瘤、抗休克等作用。

héshǒuwū
何首乌　《日华子本草》

为蓼科植物何首乌 *Polygonum multiflorum* Thunb. 的干燥块根。主产于河南、湖北、广东等地。秋、冬二季叶枯萎时采收。制用或生用。

【性味归经】苦、甘、涩，微温。归肝、心、肾经。

【功效】制何首乌：补肝肾，益精血，乌须发，强筋骨，化浊降脂。生何首乌：解毒，消痈，截疟，润肠通便。

【应用】

1. 血虚证　本品制用，归肝、心经而具补血之功，有微温不燥，补而不腻之特点。治血虚面色萎黄，失眠健忘，常与熟地黄、当归、酸枣仁等同用。

2. 肝肾阴虚证　本品制用，补中兼收，不寒不燥，功善补肝肾、益精血、乌须发、强筋骨，为滋补良药。治肝肾不足，精血亏虚的腰膝酸软，肢体麻木，头晕眼花，须发早白及肾虚无子，常与当归、枸杞子、菟丝子等同用。

3. 疮痈，瘰疬，风疹瘙痒　生首乌有解毒消痈散结之功。治瘰疬结核，可单用内服或外敷，或与夏枯草、土贝母等同用；治遍身疮肿痒痛，可与防风、苦参、薄荷等同用，煎汤外洗；治湿热疮毒，黄水淋漓，可与金银花、连翘、苦参等同用。

4. 久疟体虚　生何首乌有截疟之功。治久疟体虚，气血耗伤者，常与人参、当归等配伍。

5. 肠燥便秘　生何首乌有润肠通便之效。治血虚津亏，肠燥便秘，单用或与肉苁蓉、当归、火麻仁等同用。

此外，制何首乌亦能化浊降脂，可用治高脂血症。

【用法用量】内服：制何首乌，6~12g，煎汤，或入丸散。生何首乌，3~6g，煎汤。外用：适量。

【使用注意】制何首乌，湿痰壅盛者慎用。生何首乌，大便溏薄者忌用。

【参考资料】

1. 本草精选　《开宝本草》："主瘰疬，消痈肿，疗头面风疮，五痔，止心痛，益血气，黑髭鬓，悦颜色，久服长筋骨，益精髓，延年不老；亦治妇人产后及带下诸疾。"《本草纲目》："此物气温味苦涩，苦补肾，温补肝，能收敛精气，所以能养血益肝，固精益肾，健筋骨，乌髭发，为滋补良药，不寒不燥，功在地黄、天门冬诸药之上。"《本经逢原》："何首乌，生则性兼发散，主寒热痎疟，及痈疽背疮皆用之。今人治津血枯燥及大肠风秘，用鲜者数钱，煎汤即通。"

2. 化学成分　主要含大黄素、大黄酚、大黄素甲醚、大黄酸，大黄酚蒽酮等蒽醌类成分，还含二苯乙烯苷类等。

3. 药理作用　生首乌有泻下、抗炎、抗菌、抗病毒、抗诱变等作用，制首乌有促进骨髓造血、增强免疫功能等作用。

lóngyǎnròu
龙眼肉　《神农本草经》

为无患子科植物龙眼 *Dimocarpus longan* Lour. 的假种皮。主产于广东、广西、福建等地。夏、秋二季采收。生用。

【性味归经】甘，温。归心、脾经。

【功效】补益心脾，养血安神。

【应用】

气血亏虚证　本品甘温，归心脾经，能补心脾、益气血、安心神。治思虑过度，劳伤心脾，气血不足的心悸怔忡，健忘失眠，常与人参、当归、酸枣仁等同用；治年老体衰、产后、大病之后，气血亏虚，可单用本品，加白糖蒸熟，开水冲服。

【用法用量】内服：9~15g，煎汤，或入丸散。

【使用注意】内有郁火，痰饮气滞，湿阻中满者忌服。

【参考资料】

1. 本草精选　《神农本草经》："主五脏邪气，安志，厌食，久服强魂，聪明，轻身不老，通神明。"《本草求真》："龙眼，气味甘温，多有似于大枣，但此甘味更重，润气尤多，于补气之中，又更存有补血之力。故书载能益脾长智，养心保血，为心脾要药。是以心思劳伤，而见健忘怔忡惊悸，及肠风下血，俱可用此为治。"

2. 化学成分　主要含葡萄糖、果糖、蔗糖、腺嘌呤和胆碱等，还含有机酸、蛋白质及脂肪等。

3. 药理作用　有促进血红蛋白再生、降血脂、增加冠状动脉血流量、抗应激、抗焦虑、抗病原微生物、抗衰老等作用。

⊙ 第四节　补阴药

图库　　PPT

本节药物性味多甘寒，功效滋补阴液、生津润燥，主治肺、胃、肝、肾等脏腑阴虚证。表现为津液濡养不足之皮肤、口鼻、咽喉、眼目干燥或肠燥便秘，阴不制阳之阴虚内热如午后潮热、五心烦热、两颧潮红，或阴虚阳亢而见头晕目眩等，以及消瘦、须发早白、脑转耳鸣、健忘、齿松齿脱、腰膝酸软等虚损症状等。有些药物兼有清热、安神、潜阳、止血等功效，又可治疗虚热、心神不宁、肝阳上亢、出血等症，但以兼有阴虚证为宜。

běishāshēn
北沙参　《本草汇言》　📱微课5

为伞形科植物珊瑚菜 *Glehnia littoralis* Fr. Schmidt ex Miq. 的干燥根。主产于山东、江苏、福建等地。夏、秋二季采收。生用。

【性味归经】甘、微苦，微寒。归肺、胃经。

【功效】养阴清肺，益胃生津。

【应用】

1. 肺阴虚证　本品甘润而微苦寒，甘寒养阴，苦寒清热，归肺经，故善补肺阴、润肺燥，兼能清肺热，适宜于阴虚肺燥有热之证。治肺阴不足或燥热伤肺之干咳少痰、劳嗽久咳、咽干喑哑，常与麦冬、玉竹、冬桑叶等同用；治阴虚劳热、咳嗽咯血，常与知母、川贝母、鳖甲等同用。

2. 胃阴虚证　本品归胃经，善滋养胃阴，生津止渴，兼能清胃热。治胃阴不足，热病伤津之咽干口渴、便秘以及胃痛、胃胀、呕吐，常与石斛、玉竹、乌梅等配伍；治脾胃气阴两虚者，常与山药、太子参、黄精等配伍。

【用法用量】内服：5~12g，煎汤，或入丸散。

【使用注意】风寒咳嗽及肺胃虚寒者忌服。不宜与藜芦同用。

【参考资料】

1. 本草精选　《本草从新》："专补肺阴，清肺火，治久咳肺痿。"《药义明辨》："北沙参，味甘微苦，气微寒。清肺热，益肺气，金受火克者宜之。"《饮片新参》："养肺胃阴，治劳咳痰血。"

2. 化学成分　主要含花椒毒素、补骨脂素、香柑内酯等香豆素类成分，还含炔类成分，人参炔醇等。

3. 药理作用　有调节免疫功能、抗突变、抗肿瘤、抗氧化、抗衰老、抗肿瘤、抗病原微生物、抗炎、解热、镇咳、祛痰、镇痛、镇静等作用。

nánshāshēn
南沙参 《神农本草经》

为桔梗科植物轮叶沙参 *Adenophora tetraphylla*（Thunb.） Fisch. 或沙参 *Adenophora stricta* Miq. 的干燥根。主产于安徽、贵州、江苏等地。春秋二季采收。生用。

【性味归经】甘，微寒。归肺、胃经。

【功效】养阴清肺，益胃生津，化痰，益气。

【应用】

1. 肺阴虚证　本品味甘性寒，归肺经；养阴清热，又能化痰、益气，适宜于肺阴虚兼气虚夹痰者。治肺阴虚燥热或气阴两虚之干咳痰少或黏痰不易咳出，常与北沙参、麦冬、苦杏仁等配伍。

2. 胃阴虚证　本品归胃经，甘寒以补养胃阴，清热而生津止渴。治胃阴虚之咽干口渴、大便秘结、舌红少津、饥不欲食、胃脘灼热隐痛，可与玉竹、麦冬、生地黄等配伍。

【用法用量】内服：9～15g，煎汤，或入丸散。

【使用注意】不宜与藜芦同用。

【参考资料】

1. 本草精选　《神农本草经》："主血积惊气，除寒热，补中，益气。"《本草纲目》："清肺火，治久咳肺痿。"《药性通考》称："补阴泻火，专补肺气，兼益脾胃。"

2. 化学成分　主要含羽扇豆烯酮、蒲公英萜酮、β-谷甾醇棕榈酸酯等三萜类成分，还含生物碱类、黄酮类、鞣质等。

3. 药理作用　有调节免疫功能、强心、解热、镇痛、延缓衰老、祛痰、抗病原微生物、抗氧化等作用。

bǎihé
百　合《神农本草经》

为百合科植物卷丹 *Lilium lancifolium* Thunb.、百合 *Lilium brownii* F. E. Brown var. *viridulum* Baker 或细叶百合 *Lilium pumilum* DC. 的干燥肉质鳞叶。主产于湖南、湖北、浙江等地。秋季采收。生用。

【性味归经】甘，寒。归心、肺经。

【功效】养阴润肺，清心安神。

【应用】

1. 肺阴虚证　本品甘寒而质润，归肺经能养阴润肺止咳。治肺阴虚或燥热伤肺之燥咳、痰中带血，常与款冬花配伍；治肺虚久咳，劳嗽咯血，常与生地黄、玄参、川贝母等配伍。

2. 心阴虚证　本品甘寒，归心经，能清心养阴而安神。治心阴虚，虚热上扰之失眠心悸，可与麦冬、酸枣仁、丹参等同用；治神志恍惚，情绪不能自主，常与生地黄或知母同用。

【用法用量】内服：6～12g，煎汤，或入丸散。可蒸食、煮粥食或拌蜜食用。外用：适量，捣敷。

【使用注意】风寒咳嗽或中寒便溏者忌服。

【参考资料】

1. 本草精选　《神农本草经》："主邪气腹胀心痛，利大小便，补中益气。"《日华子本草》："安心，定胆，益志，养五脏。"《本草纲目拾遗》："清痰火，补虚损。"

2. 化学成分　主要含秋水仙碱等生物碱类成分，岷江百合苷 A、D，百合皂苷，去乙酰百合皂苷等。

3. 药理作用　有调节免疫功能、镇静催眠、止咳祛痰、平喘、抗病原微生物、抗炎、抗抑郁、抗氧化、抗疲劳、降血糖、抗肿瘤、抗癌、抗缺氧性应激损伤等作用。

màidōng
麦 冬 《神农本草经》

为百合科植物麦冬 *Ophiopogon japonicus*（L. f）Ker – Gawl. 的干燥块根。主产于四川、浙江、江苏等地。夏季采收。生用。

【性味归经】甘、微苦，微寒。归心、肺、胃经。

【功效】养阴生津，润肺清心。

【应用】

1. 肺阴虚证　本品味甘质润，善养肺阴润肺燥，兼清肺热。治阴虚肺燥的咽干鼻燥、燥咳痰黏，常与桑叶、苦杏仁、阿胶等配伍；治肺肾阴虚之劳嗽咳血，每与天冬相须为用；治阴虚火旺之咳嗽，午后更甚者，常与黄柏、知母、生地黄等配伍。

2. 胃阴虚证　本品甘寒归胃，长于养阴益胃，清热生津，兼能滋阴润肠通便。故为治胃阴不足的佳品。治热伤胃阴，口干舌燥，常与沙参、生地黄、玉竹等配伍；治阴虚内热消渴，常与天花粉、乌梅等配伍；治胃阴不足之气逆呕吐，可与半夏、甘草、人参等配伍；治热邪伤津之肠燥便秘，常与生地黄、玄参配伍。

3. 心阴虚证　本品归心经，能滋养心阴、清心火而除烦安神。治阴虚内热之虚烦不寐、健忘、心悸怔忡，常与生地黄、酸枣仁、柏子仁等同用；治温热病，邪入心营，身热烦躁，舌绛而干，常与生地黄、黄连、竹叶卷心等同用。

【用法用量】内服：6~12g，煎汤，或入丸散。

【参考资料】

1. 本草精选　《神农本草经》："主心腹结气，肠中伤饱，胃络脉绝，羸瘦短气。"《名医别录》："主疗虚劳客热，口干燥渴……保神，定肺气，安五脏。"《本草汇言》："麦门冬，清心润肺之药。主心气不足，惊悸怔忡，健忘恍惚，精神失守；或肺热肺燥，咳声连发，肺痿叶焦，短气虚喘，火伏肺中，咯血咳血。或虚劳客热，津液干少。或脾胃燥涸，虚秘便难，此皆心肺肾脾元虚火郁之证也。"

2. 化学成分　主要含麦冬皂苷 B、D 等皂苷类成分，甲基麦冬黄烷酮 A、B 等高异类黄酮类成分等。

3. 药理作用　有增强免疫功能、抗休克、抗缺氧、抗衰老、抗疲劳、抗心肌缺血、抗心律失常、抗肿瘤、抗病原微生物、抗炎、抗氧化、保护胃黏膜、降血压、降血糖、降血脂、镇静催眠、保护心血管功能等作用。

tiāndōng
天 冬 《神农本草经》

为百合科植物天冬 *Asparagus cochinchinensis*（Lour.）Merr. 的干燥块根。主产于贵州、四川、广西等地。秋、冬二季采收。生用。

【性味归经】甘、苦，寒。归肺、肾经。

【功效】养阴润燥，清肺生津。

【应用】

1. 肺阴虚证　本品苦寒甘润，善养阴润肺，清肺降火。清润之力强于麦冬，适宜阴虚肺燥有热者。治阴虚肺热之燥咳，可煎膏单用，亦可与麦冬、沙参、川贝母等配伍；治劳嗽咯血，干咳痰黏及痰中带血，常与麦冬配伍，或与生地黄、川贝母、阿胶等同用。

2. 肾阴虚证　本品归肾经，具有滋养肾阴，清虚火，生津润燥之效。治肾阴不足之眩晕耳鸣、腰膝酸软，常与熟地黄、枸杞子、牛膝等配伍；治肾阴久亏，内热消渴，常与生地黄、山药、女贞子等配伍；治阴虚火旺，骨蒸潮热，常与生地黄、麦冬、知母等同用。

此外，本品有生津润燥之功。治热病伤津之咽干口渴，可单用；治热病伤津之肠燥便秘者，可与麦冬、地黄、玄参同用。

【用法用量】内服：6~12g，煎汤，或入丸散。

【使用注意】痰湿内盛及虚寒泄泻者不宜使用。

【参考资料】

1. 本草精选　《神农本草经》："主诸暴风湿偏痹，强骨髓，杀三虫，去伏尸。"《本草纲目》："润燥滋阴，清金降火。"《本草汇言》："天门冬，润燥滋阴，降火清肺之药也。"

2. 化学成分　主要含天冬呋甾醇寡糖苷 Asp－Ⅳ、Asp－Ⅴ、甲基原薯蓣皂苷、伪原薯蓣皂苷等甾体皂苷类成分，天冬酰胺、瓜氨酸、丝氨酸等氨基酸类成分，还含寡糖和多糖等。

3. 药理作用　有增强免疫功能、抗衰老、抗突变、抗肿瘤、抗病原微生物、镇咳、祛痰、抗炎、降血糖、灭蚊蝇幼虫、改善胃肠道功能和学习记忆能力等作用。

shíhú
石　斛《神农本草经》

为兰科植物金钗石斛 *Dendrobium nobile* Lindl.、霍山石斛 *Dendrobium huoshanense* C. Z. Tang et S. J. Cheng、鼓槌石斛 *Dendrobium chrysotoxum* Lind1. 或流苏石斛 *Dendrobium fimbriatum* Hook. 的栽培品及其同属植物近似种的新鲜或干燥茎。主产于四川、贵州、云南等地。全年均可采收，以秋季采收为佳。生用。

【性味归经】甘，微寒。归胃、肾经。

【功效】益胃生津，滋肾清热。

【应用】

1. 胃阴虚证　本品甘寒，归胃经，善养阴生津止渴，为治胃阴不足、津伤口渴要药。治热病伤津之低热烦渴、舌干苔黑，常与生地黄、麦冬、天花粉等配伍；治阴虚津亏，虚热不退，常与地骨皮、黄柏、麦冬等同用；治阴虚胃热之胃脘嘈杂疼痛、呃逆、牙龈肿痛、口舌生疮，可与生地黄、麦冬、黄芩等配伍。

2. 肾阴虚证　本品归肾经，滋肾阴，退虚热兼养肝明目。治肾阴亏虚之筋骨痿软，常与熟地黄、五加皮、杜仲等配伍；治肾虚火旺之骨蒸劳热，常与生地黄、黄柏、枸杞子同用。治肝肾阴亏，目黯不明，常与枸杞子、熟地黄、菟丝子等配伍。

【用法用量】内服：干品 6~12g，鲜品 15~30g，煎汤，或熬膏，或入丸散。

【使用注意】温热病不宜早用。湿温病尚未化燥伤津者，脾胃虚寒、大便溏薄及舌苔厚腻者不宜用。

【参考资料】

1. 本草精选　《神农本草经》："主伤中，除痹，下气，补五脏虚劳，羸瘦，强阴。久服厚肠胃，轻身延年。"《本草衍义》："治胃中虚热。"《本草纲目拾遗》："清胃除虚热，生津，已劳损。以之代茶，开胃健脾。"

2. 化学成分　主要含石斛碱等生物碱类成分，毛兰菲等菲类成分，还含石斛菲醌、β－谷甾醇、多糖等。

3. 药理作用　有调节胃肠功能、增强免疫功能、降血糖、降血脂、降血压、抗骨质疏松、抗白内障、抗肿瘤、抗氧化、抗衰老、抗疲劳、抗病原微生物、抗炎、解热、镇痛、保护神经、改善记忆能力等作用。

yùzhú
玉 竹 《神农本草经》

为百合科植物玉竹 *Polygonatum odoratum*（Mill.）Druce 的干燥根茎。主产于湖南、河南、江苏等地。秋季采收。生用。

【性味归经】甘，微寒。归肺、胃经。

【功效】养阴润燥，生津止渴。

【应用】

1. 肺阴虚证　本品甘润寒清，归肺经，能养阴润肺，具有养阴不敛邪的特点，适用于燥邪伤肺、肺阴不足及阴虚外感证。治肺阴虚之干咳少痰、咳血、声音嘶哑，可与沙参、麦冬、桑叶等同用；治阴虚火炎，咳血，咽干失音，常与麦冬、生地黄、川贝母等配伍；治阴虚外感，咳嗽，咽干痰结，常与薄荷、淡豆豉等配伍。

2. 胃阴虚证　本品归胃经，能养胃阴、清胃热而生津止渴。治燥伤胃阴，口干舌燥，食欲不振，常与麦冬、沙参等同用；治胃热津伤之消渴，可与石膏、知母、麦冬等配伍。

【用法用量】内服：6～12g，煎汤，或入丸散。

【参考资料】

1. 本草精选　《神农本草经》："主中风暴热，不能动摇，跌筋结肉，诸不足。久服，去面黑䵣，好颜色，润泽，轻身不老。"《日华子本草》："除烦闷，止渴，润心肺，补五劳七伤虚损，腰脚疼痛。"《本草正义》："治肺胃燥热，津液枯涸，口渴嗌干等证，而胃火炽盛，燥渴消谷，多食易饥者，尤有捷效。"

2. 化学成分　主要含玉竹黏多糖及玉竹果聚糖 A、B、C、D 等多糖类成分，黄精螺甾醇 POa、黄精螺甾醇苷 POb、黄精呋甾醇苷等甾类成分，铃兰苦苷、铃兰苷等糖苷类成分等。

3. 药理作用　有增强机体免疫功能、延缓衰老、扩张血管、强心、抗病毒、抗缺氧、抗氧化、抗衰老、抗肿瘤、降血糖、抗疲劳等作用。

huángjīng
黄 精 《名医别录》

为百合科植物滇黄精 *Polygonatum kingianum* Coll. et Hemsl.、黄精 *Polygonatum sibiricum* Red. 或多花黄精 *Polygonatum cyrtonema* Hua 的干燥根茎。主产于河北、云南、贵州等地。春、秋二季采收。酒炙用。

【性味归经】甘，平。归脾、肺、肾经。

【功效】补气养阴，健脾，润肺，益肾。

【应用】

1. 肺阴虚证　本品味甘性平，质滋润，归肺经，能养肺阴，润肺燥，兼能补肺气，为治阴虚劳嗽之良品。治气阴两虚之久咳或干咳少痰、气短乏力，可单用，或与南沙参、麦冬、川贝母等配伍；治肺肾阴虚之劳嗽久咳，常与熟地黄、天冬、百部等配伍。

2. 肾精亏虚证　本品归肾经，能补肾填精而固本。治肾精亏虚之头晕、腰膝酸软、须发早白者，可与枸杞子配伍；治消渴，常与生地黄、黄芪、麦冬配伍。

3. 脾虚诸症　本品归脾经，能补脾气兼养脾阴，为气阴双补之品，适宜于脾胃虚弱属气阴两虚者。治脾胃阴虚所致的口干食少、饮食无味、舌红无苔者，可与石斛、麦冬、山药等同用；治脾胃气虚之倦怠乏力、食欲不振、脉象虚软者，常与党参、白术等配伍。

【用法用量】内服：9～15g，煎汤，或熬膏，或入丸散。

【使用注意】痰湿壅滞、中寒便溏及气滞腹满者不宜使用。

【参考资料】

1. 本草精选　《名医别录》："主补中益气，除风湿，安五脏。久服轻身延年不饥。"《本草纲目》："补诸虚，止寒热，填精髓。"《本草正义》："黄精味甘而厚腻，颇类熟地黄。"

2. 化学成分　主要含二氢黄酮、查耳酮、高异黄酮等黄酮，多糖、三萜皂苷、甾体皂苷、水杨酸、木脂素、黏液质、淀粉、氨基酸、微量元素、挥发油、蒽醌类化合物等。

3. 药理作用　有调节免疫功能、改善记忆、扩张血管、强心、降血糖、降血脂、抗病原微生物、抗炎、抗氧化、抗衰老、抗肿瘤、治疗阿尔茨海默症以及促进骨细胞分化成骨等作用。

明党参　《本草从新》
míngdǎngshēn

为伞形科植物明党参 *Changium smyrnioides* Wolff 的干燥根。主产于江苏、安徽、浙江。4～5 月采收。生用。

【性味归经】甘、微苦，微寒。归肺、脾、肝经。

【功效】润肺化痰，养阴和胃，平肝，解毒。

【应用】

1. 肺阴虚证　本品归肺经，味甘能补，善养肺阴，润肺燥，兼化痰。治阴虚肺燥所致的干咳少痰、痰黏不易咯出，常与北沙参、南沙参、川贝母等配伍。

2. 胃阴虚证　本品归脾经，能养阴和胃，生津止渴。治热病耗伤胃津，或脾阴不足，咽干口燥，舌红少津，食少呕恶，常与太子参、麦冬、山药等配伍。

3. 肝阴虚证　本品味苦能降，归肝经，能滋阴平肝，清肝降火。治阴虚阳亢，头痛眩晕，可与白芍、石决明等配伍；治肝火目赤，常与桑叶、菊花等配伍。

【用法与用量】内服：6～12g，煎汤，或入丸散。

【使用注意】气虚下陷、精关不固及孕妇慎服。

【参考资料】

1. 本草精选　《本草求原》："养血生津，清热解毒，姜汁炒则补气、生肌、托散疮疡。"《饮片新参》："阴虚肝旺，内热烦渴者忌用。"《安徽中草药》："滋补，润肺化痰，和胃止呕，解毒消肿。"

2. 化学成分　主要含丙烯酸甲酯、β-蒎烯、橙花叔醇、橙花醇甲酯等挥发油类成分，还含脂肪酸类成分及氨基酸、多糖等。

3. 药理作用　有抗疲劳、抗缺氧、抗病原微生物、抗脂质过氧化、镇咳、祛痰、平喘、增强免疫功能等作用。

枸杞子《神农本草经》
gǒuqǐzǐ

为茄科植物宁夏枸杞 *Lycium barbarum* L. 的干燥成熟果实。主产于宁夏、甘肃、新疆等地。夏、秋二季果实呈红色时采收。生用。

【性味归经】甘，平。归肝、肾经。

【功效】滋补肝肾，益精明目。

【应用】

1. 精血亏虚证　本品味甘质润，擅长滋养肝肾，益精养血，为养血补精之要药。治精血亏虚，腰膝酸软，头晕眼花，须发早白，常与当归、制何首乌、菟丝子等同用；治肾精不足，腰酸遗泄，自汗盗汗，耳聋眼花，常与熟地黄、菟丝子、山茱萸等配伍；治消渴，可单用，或与北沙参、麦冬、山药等配伍。

2. 肝肾亏虚，眼目昏花 本品归肝肾二经，长于补肝肾明目。治肝肾亏虚、两目干涩、视物昏花者，常与菊花、熟地黄、山茱萸等配伍。

此外，本品还能补血，治血虚之面色萎黄、失眠多梦、头昏耳鸣，常与龙眼肉配伍。

【用法用量】内服：6～12g，煎汤，或熬膏、浸酒，或入丸散。

【参考资料】

1. 本草精选 《神农本草经》："主五内邪气，热中，消渴，周痹。久服，坚筋骨，轻身不老。"《本草经集注》："补益精气，强盛阴道也。"《本草汇言》："俗云枸杞善治目，非治目也，能壮精益神，神满精足，故治目有效。"

2. 化学成分 主要含枸杞多糖，生物碱类成分，甜菜碱，莨菪亭等。

3. 药理作用 有调节免疫功能、促进造血功能、升高睾酮水平、改善视力、增强呼吸道抗病能力、抗辐射损伤、抗衰老、抗突变、抗肿瘤、抗疲劳、抗氧化、降血压、降血糖、降血脂、抗病原微生物、保肝、抗缺氧、抑制血管紧张素转化酶的活性等作用。

mòhànlián
墨旱莲 《新修本草》

为菊科植物鳢肠 *Eclipta prostrata* L. 的干燥地上部分。主产于江苏、江西、浙江等地。花开时采收。生用。

【性味归经】甘、酸，寒。归肝、肾经。

【功效】滋补肝肾，凉血止血。

【应用】

1. 肝肾阴虚证 本品甘酸滋润，归肝肾经，能滋补肝肾之阴。治肝肾阴虚或阴虚内热所致须发早白、头晕目眩、失眠多梦、腰膝酸软、遗精耳鸣，可单用，亦常与女贞子配伍。

2. 出血 本品性寒，能凉血止血。治血热或阴虚血热的咯血、便血、尿血、崩漏，可单用，或与生地黄、阿胶、蒲黄等配伍。

【用法用量】内服：6～12g，煎汤，或熬膏、捣汁或入丸散。

【参考资料】

1. 本草精选 《新修本草》："主血痢。针灸疮发，洪血不可止者，傅之立已。汁涂发眉，生速而繁。"《本草纲目》："乌髭发，益肾阴。"《本草正义》："鳢肠，入肾补阴而生长毛发，又能入血，为凉血止血之品。"

2. 化学成分 主要含槲皮素、木犀草素、芹菜素等黄酮类成分，蟛蜞菊内酯、去甲基蟛蜞菊内酯等香豆素类成分，刺囊酸、齐墩果酸及旱莲苷A、B、C等三萜类成分，还含生物碱及含硫化合物等。

3. 药理作用 有调节免疫功能、保肝、抗肿瘤、抗病原微生物、抗骨质疏松、抗氧化、抗突变、抗炎、抗衰老、抗缺氧、抗蛇毒、降血糖、降血脂、镇静、止痛、止血、乌发等作用。

nǚzhēnzǐ
女贞子 《神农本草经》

为木犀科植物女贞 *Ligustrum lucidum* Ait. 的干燥成熟果实。主产于浙江、江苏、湖南等地。冬季果实成熟时采收。生用或酒炙。

【性味归经】甘、苦，凉。归肝、肾经。

【功效】 滋补肝肾，明目乌发。

【应用】

肝肾阴虚证 本品味甘苦性凉，归肝肾经，能滋养肝肾，明目乌须发。治肝肾阴虚目黯不明、视力减退、须发早白、腰膝酸软及阴虚内热之潮热、心烦者，常与墨旱莲配伍；治阴虚有热，目微红羞明，眼珠作痛，常与生地黄、石决明、谷精草等同用；治阴虚内热之潮热心烦，常与生地黄、知母、地骨皮等配伍；治肾阴亏虚消渴，常与生地黄、天冬、山药等配伍。

【用法用量】 内服：6~12g，煎汤，或入丸散。

【参考资料】

1. 本草精选 《神农本草经》："主补中，安五藏，养精神，除百疾。久服肥健，轻身不老。"《本草正》："养阴气，平阴火，解烦热骨蒸，止虚汗，消渴……亦清肝火，可以明目止泪。"《本草备要》："益肝肾，安五脏，强腰膝，明耳目，乌髭发，补风虚，除百病。"

2. 化学成分 主要含芹菜素等黄酮，齐墩果酸、乙酰齐墩果酸、熊果酸、乙酰熊果酸等三萜类成分、女贞苷、特女贞苷、橄榄苦苷等环烯醚萜苷类成分，还含磷脂、挥发油等。

3. 药理作用 有调节免疫功能、升高白细胞、保肝、降血脂、降血糖、镇痛、强心、利尿、抗衰老、抗肿瘤、抗病原微生物、抗氧化、抗炎、抗骨质疏松、保护骨骼等作用。

sāngshèn
桑 椹 《新修本草》

为桑科植物桑 *Morus alba* L. 的干燥果穗。主产于江苏、浙江、湖南等地。4~6月果实变红时采收。生用。

【性味归经】 甘、酸，寒。归心、肝、肾经。

【功效】 滋阴补血，生津润燥。

【应用】

1. 肝肾阴虚证 本品味甘能补，主归肝肾经，善滋补肝肾之阴。治肝肾不足，阴血亏虚所致的头晕耳鸣、目暗昏花、须发早白，可单用，或与熟地黄、何首乌、女贞子等配伍。

2. 津伤口渴，肠燥便秘 本品酸甘性寒，善养阴生津止渴。治津伤口渴，内热消渴者，可食用鲜品，或与麦冬、天花粉等配伍；治肠燥津亏便秘，常与当归、何首乌、火麻仁等配伍。

【用法用量】 内服：9~15g，煎汤，或熬膏，浸酒，或入丸散。

【使用注意】 脾胃虚寒，大便溏泄者慎用。

【参考资料】

1. 本草精选 《新修本草》："单食，主消渴。"《本草衍义》："治热渴，生精神，及小肠热。"《本草纲目》："桑葚捣汁饮，解中酒毒、利水气、消肿、滋阴补血。"

2. 化学成分 主要含矢车菊-葡萄糖苷、矢车菊-芸香糖苷等黄酮及其苷类成分，亚油酸、油酸、硬脂酸等脂肪酸类成分，桉油精、香叶醇等挥发油，还含有机酸类、糖类、胡萝卜素、维生素等。

3. 药理作用 有延缓衰老、增强免疫功能、促进造血功能、抗氧化、抗癌突变、降血糖、降血脂等作用。

hēizhīma
黑芝麻 《神农本草经》

为脂麻科植物脂麻 *Sesamum indicum* L. 的干燥成熟种子，主产于山东、河南、湖北等地。秋季果实成熟时采收。生用或炒用。

【性味归经】甘，平。归肝、肾、大肠经。

【功效】补肝肾，益精血，润肠燥。

【应用】

1. 肝肾精血亏虚诸症　本品味甘性平，归肝肾二经，能补肝肾、益精血、乌发明目。治肝肾不足、精血亏虚所致须发早白、腰膝酸软、头晕耳鸣，常与何首乌、枸杞子、女贞子等配伍。

2. 肠燥便秘　本品甘平滋润，归大肠经，善滑肠通便。治血虚津枯之肠燥便秘，常与当归、肉苁蓉、柏子仁等配伍。

【用法用量】内服：9~15g，煎汤，或入丸散。内服宜炒熟用，外用适量，捣敷或煎水洗浴。

【使用注意】脾虚大便溏泄者慎用。

【参考资料】

1. 本草精选　《神农本草经》："补五内，益气力，长肌肉，填脑髓。"《本草经疏》："气味和平，不寒不热，益脾胃，补肝肾之佳谷也。"《本草备要》："补肝肾……滑肠……乌须。"

2. 化学成分　主要含油酸、亚油酸、棕榈酸、硬脂酸、花生酸等脂肪酸类成分，还含芝麻素、芝麻酚、植物蛋白等。

3. 药理作用　有抗肝损伤、抗炎、抗氧化、抗肿瘤、抗衰老、降血脂、降血糖、降血压、抑制肾上腺皮质功能等作用。

chǔshízǐ
楮实子《名医别录》

为桑科植物构树 *Broussonetia papyrifera*（L.）Vent. 的干燥成熟果实。主产于河南、湖北、湖南等地。秋季果实成熟时采收。生用。

【性味归经】甘，寒。归肾、肝经。

【功效】补肾清肝，明目，利尿。

【应用】

1. 肝肾阴虚证　本品甘寒养阴，能滋肝肾之阴，兼清肝热，适宜于肝肾阴虚证。治肝肾阴虚，腰膝酸软、骨蒸盗汗、遗精、头晕目昏，常与枸杞子、黑豆配伍。

2. 目疾　本品性寒能清肝明目。治肝肾阴亏之视力减退、视物昏花，常与枸杞子、菟丝子配伍；治肝热之目赤肿痛、目生翳障，可单用，或与决明子、茺蔚子等配伍；治风热上攻，目翳流泪，眼目昏花，常与荆芥穗、地骨皮、夏枯草等同用。

3. 水肿胀满　本品归肾经，能补肾阴，兼有利水消肿作用，具有利水而不伤阴的特点。治阴虚兼气化不利、水液内停之水肿、小便不利，可与益母草、茯苓、泽泻等配伍。

【用法用量】内服：6~12g，煎汤，或入丸散。

【参考资料】

1. 本草精选　《名医别录》："主阴痿水肿，益气，充肌肤，明目。"《本草纲目》："壮筋骨，助阳气，补虚劳，健腰膝。"《本草汇言》："健脾养肾，补虚劳明目。"

2. 化学成分　主要含亚油酸、棕榈酸、硬脂酸等脂肪酸类成分，氯化两面针碱等生物碱类成分，还含氨基酸、皂苷等。

3. 药理作用　有增强免疫功能、改善记忆能力、降血脂、抗氧化、抗真菌、保护肝功能、升高外周血细胞等作用。

guījiǎ
龟 甲《神农本草经》

为龟科动物乌龟 *Chinemys reevesii*（Gray）的背甲及腹甲。主产于浙江、湖北、湖南等地。全年均可采收，以秋、冬二季为多。生用或醋淬用。

【性味归经】咸、甘，微寒。归肝、肾、心经。

【功效】滋阴潜阳，益肾强骨，养血补心，固经止崩。

【应用】

1. 肝肾阴虚证 本品甘寒质重，入肝肾经，善滋养肝肾之阴而制阳，善治肝肾阴虚、阴不制阳诸症。治阴虚阳亢之头目眩晕，常与天冬、赭石、白芍等配伍；治阴虚风动，神倦瘈疭，常与阿胶、鳖甲、生地黄等配伍；治阴虚内热之潮热盗汗、遗精滑精，常与熟地黄、知母、黄柏等同用。

2. 筋骨不健 本品补肝肾，强筋健骨。治肝肾阴虚，精血不足之筋骨不健，腰膝酸软，步履乏力及小儿鸡胸、龟背、囟门不合，常与熟地黄、黄柏、知母同用；治小儿脾肾不足，阴血亏虚，发育不良，常与鹿茸、山药等配伍。

3. 心神不宁 本品归心经，善养血补心而安神定志。治阴血不足，心神失养之惊悸失眠、健忘，常与石菖蒲、远志、龙骨等配伍。

4. 崩漏 本品能滋肾制火，固冲任而止血。治阴虚血热，冲任不固之崩漏、月经过多，可与生地黄、栀子、黄芩等同用。

【用法用量】内服，9～24g，煎汤，打碎先煎；或入丸散。

【参考资料】

1. 本草精选 《神农本草经》："主漏下赤白，破癥，疟，五痔，阴蚀，湿痹，四肢重弱，小儿囟不合。"《本草蒙筌》："专补阴衰，借性气引达诸药；善滋肾损，仗功力复足真元。漏下崩带并驱，癥疟咸却。"《本草纲目》："其甲以补心，补肾，补血，皆以养阴也。"

2. 化学成分 主要含角蛋白、骨胶原蛋白，还含胆甾醇类成分、氨基酸类成分等。

3. 药理作用 有调节免疫功能、兴奋子宫平滑肌、降低甲状腺素、促进造血功能、抑制细胞凋亡、解热、镇静、促进发育、延缓衰老、抗氧化、抗肿瘤等作用。

附药

龟甲胶

为龟科动物乌龟的背甲及腹甲经水煎煮、浓缩制成的固体胶。性味咸、甘，凉；归肝、肾、心经。功能滋阴，养血，止血。适用于阴虚潮热，骨蒸盗汗，腰膝酸软，血虚萎黄，崩漏带下。烊化兑服，3～9g。

biējiǎ
鳖 甲《神农本草经》

为鳖科动物鳖 *Trionyx sinensis* Wiegmann 的背甲。主产于湖北、湖南、安徽等地。全年均可采收，以秋、冬二季为多。生用或醋淬用。

【性味归经】咸，微寒。归肝、肾经。

【功效】滋阴潜阳，退热除蒸，软坚散结。

【应用】

1. 肝肾阴虚证 本品归肝、肾经，咸寒质重，滋养肝肾阴而制阳，善治阴不制阳诸症。又能清退虚热，为治阴虚内热要药。治阴虚阳亢之头晕目眩，常与天冬、白芍、赭石等配伍；治阴虚内热，骨蒸潮热，盗汗遗精，常与熟地黄、知母、黄柏等同用；治温病后期，阴液耗伤，邪伏阴分，夜热早凉，热退无汗，常与牡丹皮、生地黄、青蒿等配伍；治阴虚风动，神倦瘛疭，常与阿胶、牡蛎、生地黄等配伍。

2. 癥瘕积聚　本品味咸入血，能软坚散结。治癥瘕积聚，常与桃仁、土鳖虫、牡丹皮配伍；治疟疾日久，胁下痞块，久疟疟母，可与大黄、桃仁、土鳖虫等配伍。

【用法用量】内服：9～24g，煎汤，打碎先煎；或入丸散。生鳖甲，偏于滋阴潜阳；醋淬鳖甲，偏于软坚散结。

【参考资料】

1. 本草精选　《神农本草经》："主心腹癥瘕坚积，寒热，去痞，息肉，阴蚀，痔，恶肉。"《药性论》："主宿食、症块、痃癖气、冷瘕、劳瘦，下气，除骨热，骨节间劳热，结实壅塞。治妇人漏下五色，羸瘦者。"《本草汇言》："除阴虚热疟，解劳热骨蒸之药也。"

2. 化学成分　主要含动物胶、角蛋白、骨胶原、维生素、氨基酸等，还含有钙、铁、镉、铅等微量元素等。

3. 药理作用　有调节免疫功能、促进造血功能、降低甲状腺素水平、补血、镇静、增加骨密度、抗辐射、抗炎、抗应激、抗肿瘤、抗疲劳、抗突变、抗肝纤维化等作用。

hámáyóu
蛤蟆油　《饮片新参》

为蛙科动物中国林蛙（蛤士蟆）*Rana tenporaria chensinensis* David 的干燥输卵管。主产于吉林。白露前后采收。生用。

【性味归经】甘，咸，平。归肺、肾经。

【功效】补肾益精，养阴润肺。

【应用】

1. 病后体虚，神疲乏力，心悸失眠，盗汗　本品甘平补益，归肺肾经，善补益肺肾之精血，有强壮体魄，补虚扶羸之能。治病后、产后伤血耗气，虚弱羸瘦，心悸失眠、盗汗，可单用或与燕窝同用；治盗汗，可与黄芪、白术、阿胶等配伍。

2. 劳嗽咯血　本品味甘归肺肾经，长于补肺益肾。治肺肾阴伤，劳嗽咯血，常与白木耳同用，或与人参、熟地黄、蛤蚧等同用。

【用法用量】内服：3～10g，用水浸泡炖服，或入丸剂。

【使用注意】外有表邪内有痰湿者慎用。

【参考资料】

1. 本草精选　《饮片新参》："养肺、肾阴，治虚劳咳嗽。"《四川中药志》："滋补强身，调肺生津。治肺痨吐血，神经衰弱，病后失调及盗汗不止等症。"

2. 化学成分　主要含睾酮、孕酮、雌二醇、色氨酸、赖氨酸、蛋氨酸、亮氨酸、维生素 A、维生素 E 及金属元素 K、Na、Mg 等。

3. 药理作用　有促进动物性成熟、镇咳、祛痰、降血脂、抗疲劳、抗衰老、增强机体免疫功能及应激能力等作用。

（李海燕　张　芯　杨秀娟）

思考题

1. 何谓补虚药？简述补虚药的分类、功效、主治。如何正确使用补虚药？

2. 如何正确使用人参、党参、黄芪、白术、甘草、鹿茸、淫羊藿、杜仲、续断、菟丝子、当归、熟地黄、白芍、阿胶、何首乌、北沙参、麦冬、龟甲、鳖甲？

3. 简述人参与党参、黄芪与白术、杜仲与续断、当归与熟地黄、北沙参与麦冬、女贞子与墨旱莲、龟甲与鳖甲在功效、应用方面的异同点。

书网融合……

思政导航　　　　本章小结　　　　微课1　　　　微课2　　　　微课3

微课4　　　　微课5　　　　题库

第二十章　收涩药

PPT

学习目标

知识目标

1. **掌握**　收涩药的含义、性能主治、合理用药；五味子、乌梅、山茱萸、桑螵蛸、莲子的药性、功效、主治、性能特点、经典配伍以及用法用量、使用注意；相似药物功效、应用的异同。

2. **熟悉**　收涩药的分类及每节药物的性能特点；麻黄根、浮小麦、诃子、肉豆蔻、海螵蛸、芡实的功效、主治、某些特殊用法及使用注意。

3. **了解**　其余收涩药的功效、特殊用法及使用注意。

能力目标　通过本章学习，建立合理使用收涩药的思维，具备开展收涩药药学服务与合理用药的能力。

素质目标　通过苏东坡嚼芡实养生的轶事，领悟健康体魄和自我调适能力的重要性，培养积极向上的人生观。

【含义】以收敛固涩，治疗滑脱病证为主要作用的药物，称为收涩药，又称固涩药。根据其药性和作用特点，收涩药分为固表止汗药、敛肺涩肠药和固精缩尿止带药三类。

【性能主治】本类药物味多酸涩，性温或寒凉或平，主归肺、脾、肾、大肠经。酸可收敛，涩可固脱，具有收敛固涩功效，可使体内精微物质固守于内而不致耗散或滑脱外泄，主治正气不足，气、血、精、津液耗散或滑脱的病证。其中，以治自汗、盗汗为主者，称为固表止汗药；以治久咳虚喘为主者，称为敛肺止咳药；以治久泻久痢为主者，称为涩肠止泻药；以治遗精滑精、尿频遗尿、崩中漏下或带下日久不止为主者，称固精缩尿止带药；此外，某些收涩药兼有安神、清肺热、清热燥湿、止痛等功效，还可用于治疗心神不宁、肺热、湿热、疼痛等。

【合理用药】

1. 选药　治疗正气虚弱之滑脱证应选用收涩药。根据滑脱病证的表现，有选择地使用固表止汗药、敛肺涩肠药或固精缩尿止带药；在此基础上，应注意滑脱证个体表现与药物性能特点的对应性。应根据治疗需要选择相应的炮制品。

2. 配伍　为了增强疗效，收涩药常相须配伍。同时，由于滑脱证皆由正气虚弱所致，应用本类药物须与相应的补虚药配伍，以达到标本兼治之目的。如治气虚自汗、阴虚盗汗者，分别配伍补气药、补阴药；肺肾虚损，久咳虚喘者，宜配伍补益肺肾，纳气平喘药；脾肾阳虚之久泻久痢者，应配伍温补脾肾药；肾虚遗精滑精，遗尿尿频者，当配伍补肾药；冲任不固、带脉失约之崩漏下血、带下量多者，当配伍补肝肾、固冲任之品。

3. 注意事项　收涩药易敛邪，使用时应注意勿使"闭门留寇"。凡表邪未解、麻疹未透、湿热未除及郁热未清者，均不宜单纯或过早使用收涩药。

图库

◇ 第一节　固表止汗药

本节药物味多甘涩而性平，主归肺、心经，能行肌表，调卫分，护腠理而固表止汗。主要用于气虚肌表不固，腠理疏松，津液外泄之自汗；或因阴虚不能制阳，阳热迫津外泄之盗汗。应用本节药物治疗自汗，常配伍益气固表之品；治疗盗汗，常配伍养阴除蒸之品。凡实邪所致汗出，应以祛邪为主，非本类药物所宜。

麻黄根　《本草经集注》
máhuánggēn

为麻黄科植物草麻黄 *Ephedra sinica* Stapf 或中麻黄 *Ephedra intermedia* Schrenk et C. A. Mey. 的干燥根和根茎。主产于山西、河北、甘肃等地。秋末采收。生用。

【性味归经】甘、涩，平。归心、肺经。

【功效】固表止汗。

【应用】

自汗，盗汗　本品甘涩性平，归肺经，长于走肌表、固腠理，功善收敛止汗，为止汗专药。治气虚自汗，常与黄芪、白术等配伍；治阴虚盗汗，常与生地黄、当归等配伍；治产后气血不足之虚汗不止，多与当归、黄芪等配伍。

【用法用量】内服：3～9g，煎汤，或入丸散。外用：适量，研粉撒扑。

【使用注意】有表邪者忌用。

【参考资料】

1. 本草精选　《本草经集注》："止汗，夏日杂粉用之。"《本草纲目》："麻黄发汗之气，驶不能御，而根节止汗，效如影响。物理之妙，不可测度如此。"《本草正义》："麻黄发汗，而根节专于止汗。"

2. 化学成分　主要含麻黄根碱 A、B、C、D 等生物碱类成分，还含黄酮类成分等。

3. 药理作用　有止汗、降血压、抗炎等作用。

浮小麦　《本草蒙筌》
fúxiǎomài

为禾本科植物小麦 *Triticum aestivum* L. 的干燥、轻浮、瘪瘦的颖果。全国各地均产。夏季采收。生用或炒用。

【性味归经】甘，凉。归心经。

【功效】固表止汗，益气，除热。

【应用】

1. 自汗，盗汗　本品甘凉归心经，能益心气、敛心液；轻浮走肌表，能实腠理，固皮毛，为养心敛液、固表止汗之佳品。治自汗、盗汗，可单用炒焦研末，以米汤调服。治气虚自汗，可与黄芪、煅牡蛎、麻黄根等同用；治阴虚盗汗，常与五味子、麦冬、地骨皮等同用。

2. 阴虚发热，骨蒸劳热　本品甘凉，能益气阴、除虚热。治阴虚发热，骨蒸劳热，常与生地黄、麦冬、地骨皮等同用。

【用法用量】内服：6～12g，煎汤，或入丸散。

【使用注意】表证汗出者忌用。

【参考资料】

1. 本草精选 《本草纲目》："益气除热，止自汗盗汗，骨蒸劳热，妇人劳热。"《本草备要》："止虚汗盗汗，劳热骨蒸。"《本经逢原》："能敛盗汗，取其散皮腠之热也。"

2. 化学成分 主要含淀粉、蛋白质、卵磷脂、维生素等。

3. 药理作用 有抑制汗腺分泌的作用。

nuòdàogēn

糯稻根 《本草再新》

为禾本科植物糯稻 *Oryza sativa* L. var. *glutinosa* Matsum. 的根及茎基。全国各地均产。10 月间糯稻收割后采收。生用。

【性味归经】甘，平。归肺、胃、肾经。

【功效】固表止汗，益胃生津，退虚热。

【应用】

1. 自汗，盗汗 本品甘平质轻，能固表止汗，且有益胃生津之功。用于体虚汗出兼有津伤口渴者尤宜。治气虚自汗，可单用煎服；或与黄芪、煅牡蛎等同用。治阴虚盗汗，可与生地黄、地骨皮、五味子等同用。

2. 阴虚发热 本品平偏凉，能益阴生津、清退虚热。治虚热不退，骨蒸潮热，以及病后阴虚汗多口渴等，常与生地黄、知母、地骨皮等同用。

【用法用量】内服：15～30g，大剂量可用至 30～60g，煎汤。

【参考资料】

1. 本草精选 《本草再新》："补气化痰，滋阴壮胃，除风湿。治阴寒，安胎和血，疗冻疮、金创。"《本草求原》："平肝。"《中国医学大辞典》："养胃，清肺，健脾，退虚热。"

2. 化学成分 主要含黄酮、氨基酸、糖类成分等。

图库

第二节 敛肺涩肠药

本类药酸涩收敛，主归肺或大肠经。能收敛肺气以止咳喘，固涩大肠以止泻痢。主要用于治疗肺虚、肺肾两虚的久咳虚喘，或大肠虚寒或脾肾虚寒不能固摄的久泻久痢。有些药物兼有安神、清肺热、清热燥湿、止痛等功效，还可用于治疗心神不宁、肺热、湿热、疼痛等。本类药物对咳嗽初起、痰多壅肺所致咳喘，以及湿热泻痢、食积泄泻，均不宜使用。

wǔwèizǐ

五味子

为木兰科植物五味子 *Schisandra chinensis*（Turcz.）Baill. 的干燥成熟果实。主产于辽宁、吉林等地。秋季果实成熟时采收。生用或醋制用。

【性味归经】酸、甘，温。归肺、心、肾经。

【功效】收敛固涩，益气生津，补肾宁心。

【应用】

1. 久咳虚喘 本品味酸收敛，甘温而润，上能敛肺气，下能滋肾阴，为治久咳虚喘之要药。治肺虚久咳，常与黄芪、罂粟壳等同用；治肺肾两亏的喘咳，常与山茱萸、熟地黄、山药等同用；治寒饮咳喘，可与干姜、细辛等同用。

2. 梦遗滑精，遗尿尿频 本品酸涩性温，能补肾固精止遗，为治疗肾虚精关不固之梦遗滑精、遗尿尿频常用药。治梦遗滑精，单用熬膏或与桑螵蛸、龙骨等同用；治遗尿尿频，多与麦冬、山茱萸等同用。

3. 久泻不止 本品味酸涩性收敛，能涩肠止泻。治脾肾虚寒之久泻不止，常与补骨脂、吴茱萸、肉豆蔻同用。

4. 自汗，盗汗 本品味甘酸，既能收敛止汗，又能益气固表，止汗之力强。治自汗、盗汗，可与麻黄根、龙骨、牡蛎等同用。

5. 津伤口渴，内热消渴 本品甘以益气，使气旺津生；酸能生津，使津足渴止。治热伤气阴，汗多口渴，常与人参、麦冬同用；治阴虚内热，口渴多饮之消渴证，可与山药、知母、天花粉等同用。

6. 心悸失眠 本品有补益心肾，宁心安神之功。治阴血亏虚，心神失养或心肾不交之虚烦心悸、失眠多梦，常与麦冬、当归、酸枣仁等同用。

【用法用量】内服：2~6g，煎汤，或入丸散。

【使用注意】凡表邪未解，内有实热，咳嗽初起，麻疹初期，均不宜用。

【参考资料】

1. 本草精选 《神农本草经》："主益气，咳逆上气，劳伤羸瘦，补不足，强阴，益男子精。"《本草通玄》："固精，敛汗。"《本草备要》："性温，五味俱全，酸咸为多，故专收敛肺气而滋肾水，益气生津，补虚明目，强阴涩精，退热敛汗，止呕住泻，宁嗽定喘，除烦渴。"

2. 化学成分 主要含五味子甲素、五味子乙素、五味子醇甲、五味子醇乙、五味子酯甲、五味子酯乙等木脂素类成分，花柏醇、α–花柏烯等挥发油类成分，还含多糖、氨基酸等。

3. 药理作用 有兴奋中枢神经、镇咳、祛痰、增强免疫功能、抗氧化、抗衰老、保肝、利胆等作用。

附药

南五味子

为木兰科植物华中五味子 *Schisandra sphenanthera* Rehd. et Wils. 的干燥成熟果实，主产于西南及长江流域以南各省。秋季果实成熟时采收。生用或醋制用。与五味子的性能、功效相似而略有区别，《本草蒙筌》认为南五味子止咳作用更优，而五味子补虚作用更好。煎服，2~6克。

wūméi

乌 梅《神农本草经》

为蔷薇科植物梅 *Prunus mume*（Sieb.）Sieb. et Zucc. 的干燥近成熟果实。主产于四川、浙江、福建等地。夏季果实近成熟时采收。生用或炒炭用。

【性味归经】酸、涩，平。归肝、脾、肺、大肠经。

【功效】敛肺，涩肠，生津，安蛔。

【应用】

1. 肺虚久咳 本品酸涩收敛，归肺经，能敛肺气，止咳嗽。治肺虚久咳或干咳无痰，可与罂粟壳、苦杏仁等配伍。

2. 久泻久痢 本品酸涩，归大肠经，能涩肠止泻痢。治久泻不止，常与罂粟壳、肉豆蔻等配伍；治湿热泻痢，便下脓血，需与黄连、黄柏等配伍。

3. 蛔厥呕吐腹痛 本品味极酸，有和胃安蛔止痛之功，为安蛔要药。治蛔虫所致腹痛、呕吐、四肢厥冷之蛔厥证，常与细辛、黄连、花椒等配伍。

4. 虚热消渴　本品味酸性平，有生津液，止口渴之功。治虚热消渴，可单用煎服，或与葛根、天花粉、麦冬等配伍。

此外，本品炒炭能固崩止血，用于崩漏、便血。

【用法用量】内服：6～12g，大剂量可用至30g，煎汤，或入丸散。外用：适量，捣烂或炒炭研末外敷。止泻止血宜炒炭用。

【使用注意】外有表邪或内有实热积滞者均不宜用。

【参考资料】

1. 本草精选　《神农本草经》："主下气，除热烦满，安心，肢体痛，偏枯不仁，死肌，去青黑痣，恶疾。"《本草纲目》："敛肺涩肠，治久嗽，泻痢，反胃噎膈，蛔厥吐利。"

2. 化学成分　主要含枸橼酸、琥珀酸、延胡索酸、酒石酸、绿原酸、新绿原酸等有机酸类成分，熊果酸等萜类成分，菜油甾醇等甾醇类成分，芦丁等黄酮类成分等。

3. 药理作用　有抑制蛔虫活动、利胆、镇咳、抗过敏、止泻、止血、抗肿瘤、增强免疫功能、抑菌等作用。

wǔbèizǐ

五倍子《本草拾遗》

为漆树科植物盐肤木 *Rhus chinensis* Mill.、青麸杨 *Rhus potaninii* Maxim. 或红麸杨 *Rhus punjabensis* Stew. var. sinica（Diels）Rehd. et Wils. 叶上的虫瘿，主要由五倍子蚜 *Melaphis chinensis*（Bell）Baker 寄生而形成。主产于四川、贵州、陕西等地。秋季采收。生用。

【性味归经】酸、涩，寒。归肺、大肠、肾经。

【功效】敛肺降火，涩肠止泻，敛汗，固精止遗，止血，收湿敛疮。

【应用】

1. 肺虚久咳，肺热咳嗽　本品酸涩收敛，性寒清热，有敛肺止咳、清热降火之功。治肺虚久咳，常与五味子、罂粟壳等配伍；治肺热痰嗽，可与黄芩、瓜蒌、浙贝母等配伍；治热灼肺络、咳嗽咯血者，常与藕节、白及等配伍。

2. 久泻久痢　本品酸涩归大肠经，有涩肠止泻之功。治久泻久痢，可与诃子、五味子等配伍。

3. 自汗盗汗　本品有敛肺止汗之功。治自汗、盗汗，可单用研末，或与荞面等份作饼，煨熟食之；或研末水调敷肚脐处；或与浮小麦、五味子等配伍。

4. 遗精滑精　本品归肾经，能涩精止遗。治肾虚精关不固之遗精、滑精，常与龙骨、金樱子等配伍。

5. 崩漏，便血痔血，外伤出血　本品尚有收敛止血之功。治崩漏，可单用，或与棕榈炭、血余炭等配伍；治便血、痔血，可与槐花、地榆等配伍；治外伤出血，可单用研末敷患处。

6. 痈肿疮毒，皮肤湿烂　本品外用有收湿敛疮、解毒消肿之功。治湿疮流水、溃疡不敛、疮疖肿毒、肛脱不收、子宫脱垂等，可单用研末外敷或煎汤熏洗，也可与枯矾配伍。

【用法用量】内服：3～6g，煎汤，或入丸散。外用：适量，研末外敷或煎汤熏洗。

【使用注意】湿热泻痢者慎用。

【参考资料】

1. 本草精选　《本草拾遗》："肠虚泻痢，熟汤服。"《本草蒙筌》："煎汤洗眼目，消赤目止疼，专为收敛之剂。"《本草纲目》："其味酸咸，能敛肺止血，化痰，止渴，收汗；其气寒，能散热毒疮肿；其性收，能除泻痢湿烂。"

2. 化学成分　主要含鞣质类成分，癸酸、月桂酸、肉豆蔻酸等脂肪酸类成分，还含没食子酸等。

3. 药理作用 有收敛、抗病原微生物、保肝、抗氧化等作用。

yīngsùqiào
罂粟壳 《本草发挥》

为罂粟科植物罂粟 *Papaver somniferum* L. 的干燥成熟果壳。主产于甘肃。秋季果实成熟后采收。生用或蜜炙、醋炙用。

【性味归经】酸、涩，平；有毒。归肺、大肠、肾经。

【功效】敛肺，涩肠，止痛。

【应用】

1. 久咳，久泻，脱肛 本品酸涩收敛，归肺、大肠经，具有较强的敛肺止咳，涩肠止泻之功。治肺虚久咳不止，可单用蜜炙研末冲服，或与乌梅、诃子等配伍；治脾胃虚弱，久泻不止，可与诃子、砂仁等配伍；治脾肾虚寒，久泻久痢，甚则脱肛，可与肉桂、肉豆蔻、白术等配伍。

2. 脘腹疼痛，筋骨疼痛 本品有良好的止痛作用，可用于多种痛证。治心腹筋骨疼痛较剧者，可单用或入复方使用。

【用法用量】内服：3～6g，煎汤，或入丸散。止咳宜蜜炙用，止泻、止痛宜醋炒用。

【使用注意】本品易成瘾，不宜过量或长期服用；孕妇及儿童禁用；运动员慎用；咳嗽或泻痢初起邪实者忌用。

【参考资料】

1. 本草精选 《丹溪心法》："治嗽多用粟壳，不必疑，但要先去病根，此乃收后药也。治痢亦同。"《滇南本草》："收敛肺气，止咳嗽，止大肠下血，止日久泻痢赤白。"《本草求真》："功专敛肺涩肠固肾，凡久泻、久痢脱肛、久嗽气乏，并心腹筋骨诸痛者最宜。"

2. 化学成分 主要含吗啡、可待因、罂粟壳碱等生物碱类成分。

3. 药理作用 有止泻、镇咳、镇痛、镇静等作用，并可使机体产生药物依赖性。

hēzǐ
诃子《药性论》

为使君子科植物诃子 *Terminalia chebula* Retz. 或绒毛诃子 *Terminalia chebula* Retz. var. *tomentella* Kurt. 的干燥成熟果实。主产于云南。秋冬二季果实成熟时采收。生用或煨用。

【性味归经】苦、酸、涩，平。归肺、大肠经。

【功效】涩肠止泻，敛肺止咳，降火利咽。

【应用】

1. 久泻久痢，便血脱肛 本品酸涩收敛，归大肠经，能涩肠止泻，固脱止血。治久泻久痢、甚则脱肛，可单用为散，粥饮送服；治虚寒久泻久痢，可与干姜、罂粟壳、陈皮等配伍；治中气下陷，泻痢日久，脱肛，可与人参、黄芪、升麻等配伍；治肠风下血，可与防风、白芷、秦艽等配伍。

2. 肺虚久咳，咽痛，失音 本品酸涩收敛，性平偏凉，既能敛肺止咳，又能清肺利咽开音，为治失音之要药。治肺虚久咳、失音，可与人参、五味子等配伍；治热痰郁肺、久咳失音，常与桔梗、甘草配伍；治久咳音哑，咽喉肿痛，常与硼砂、青黛、冰片等配伍，蜜丸噙化。

【用法用量】内服：3～10g，煎汤，或入丸散。涩肠止泻宜煨用；敛肺清热、利咽开音宜生用。

【使用注意】凡外有表邪，内有湿热积滞者忌用。

【参考资料】

1. 本草精选 《药性论》："通利津液，主破胸膈结气，止水道，黑髭发。"《本草纲目》："诃子，同乌梅、五倍子用，则收敛；同橘皮、厚朴用，则下气；同人参用，则补肺治咳嗽。"《本经逢源》："生用清金止嗽，煨用固脾止泻。"

2. 化学成分 主要含诃子酸、诃黎勒酸、诃子鞣质、葡萄糖没食子鞣苷等鞣质类成分，榄仁萜酸、阿江榄仁苷元、阿江榄仁酸等三萜类成分，莽草酸、去氧莽草酸等有机酸类成分，三十碳酸、棕榈酸等脂肪酸类成分等。

3. 药理作用 有止泻、抗病原微生物、抗氧化、抗肿瘤、保肝、利胆、强心等作用。

shíliúpí

石榴皮《名医别录》

为石榴科植物石榴 *Punica granatum* L. 的干燥果皮。全国大部分地区均产。秋季果实成熟后采收。生用或炒炭用。

【性味归经】酸、涩，温。归大肠经。

【功效】涩肠止泻，止血，杀虫。

【应用】

1. 久泻久痢，脱肛 本品酸涩收敛，专归大肠经，能涩肠止泻痢。治久泻久痢，可单用煎服，或研末冲服，或与赤石脂、肉豆蔻等同用；治久泻久痢，而致脱肛，可与人参、黄芪、升麻等同用。

2. 便血，崩漏，带下 本品酸涩，能收敛止血、止带。治便血，可单用煎服或与地榆、槐花等同用；治崩漏及妊娠下血不止，常与当归、阿胶等同用；治带下过多，可与白果、芡实等同用。

3. 虫积腹痛 本品能安蛔杀虫止痛。治蛔虫、钩虫、绦虫等多种肠道寄生虫病，常与槟榔、使君子等同用。

【用法用量】内服：3~9g，煎汤，或入丸散。止血宜炒炭用。

【使用注意】实证、湿热泻痢初起者不宜用。

【参考资料】

1. 本草精选 《名医别录》："疗下痢，止漏精。"《本草纲目》："止泻痢，下血脱肛，崩中带下。"《本草求原》："洗治疥癞。"

2. 化学成分 主要含石榴皮苦素 A、B 及石榴皮鞣质等鞣质类成分，石榴皮碱、异石榴皮碱等生物碱类成分，还含没食子酸等。

3. 药理作用 有收敛、杀灭绦虫、抗病原微生物、抗氧化等作用。

ròudòukòu

肉豆蔻 《药性论》

为肉豆蔻科植物肉豆蔻 *Myristica fragrans* Houtt. 的干燥种仁。主产于马来西亚、印度尼西亚、斯里兰卡，我国广东、广西、云南亦有栽培。冬、春二季果实成熟时采收。生用或麸皮煨制用。

【性味归经】辛，温。归脾、胃、大肠经。

【功效】温中行气，涩肠止泻。

【应用】

1. 脾胃虚寒，久泻久痢 本品辛温而涩，既能温暖脾胃，又能涩肠止泻，为治虚寒性泻痢之要药。治脾胃虚寒之久泻久痢，可与干姜、党参、白术等配伍；治脾肾阳虚之五更泄泻，常与补骨脂、吴茱萸、五味子配伍。

2. 胃寒气滞，脘腹胀痛，食少呕吐 本品辛香温燥，有温中暖脾、行气止痛、开胃消食之功。治中焦寒凝气滞之脘腹胀痛、食少呕吐，常与干姜、木香、半夏等配伍。

【用法用量】内服：3～10g，煎汤，或入丸散。内服须煨制去油用。

【使用注意】湿热泻痢者忌用。

【参考资料】

1. 本草精选 《药性论》："主小儿吐逆，不下乳，腹痛；治宿食不消，痰饮。"《开宝本草》："主温中，治积冷，心腹胀痛，霍乱中恶。"《本草纲目》："暖脾胃，固大肠。"

2. 化学成分 主要含肉豆蔻醚、香桧烯、去氢二异丁香酚等挥发油类成分等。

3. 药理作用 有止泻、抗病原微生物、抗炎、镇静、镇痛、调节免疫功能等作用。

chìshízhī
赤石脂 《神农本草经》

为硅酸盐类矿物多水高岭石族多水高岭石，主含含水硅酸铝 $[Al_4(Si_4O_{10})(OH)_8 \cdot 4H_2O]$。主产于山西、河南、江苏等地。生用或煅用。

【性味归经】甘、酸、涩，温。归大肠、胃经。

【功效】涩肠止泻，收敛止血，生肌敛疮。

【应用】

1. 久泻久痢 本品甘温调中，味涩质重，既能温暖中焦，又可涩肠止泻，并能止血。治泻痢日久、脱肛者，常与禹余粮相须为用；治虚寒下痢脓血，常与干姜、粳米等同用。

2. 大便出血，崩漏带下 本品走下焦血分，功专止血固下，以治下部出血证。治崩漏下血，常与海螵蛸、侧柏叶等同用；治便血、痔疮出血，常与禹余粮、龙骨、地榆等同用；治肾虚带脉失约之带下不止，常与鹿角霜、芡实等同用。

3. 疮疡不敛，湿疮湿疹 本品外用能收湿敛疮，生肌收口。治疮疡久溃不敛、湿疹、湿疮，可与煅龙骨、炉甘石、血竭等同用，研细末，撒敷患处。

此外，本品亦可用于治疗外伤出血。

【用法用量】内服：9～12g，煎汤，先煎；或入丸散。外用：适量，研末撒患处。

【使用注意】湿热积滞泻痢者忌用。孕妇慎用。不宜与肉桂同用。

【参考资料】

1. 本草精选 《神农本草经》："主黄疸，泄痢，肠澼脓血，阴蚀下血赤白，邪气痈肿，疽痔恶疮，头疡疥瘙。"《本草汇言》："渗停水，去湿气，敛疮口，固滑脱，止泻痢肠澼，禁崩中淋带。"《本经逢原》："赤石脂功专止血固下。"

2. 化学成分 主要含四水硅酸铝，尚含氧化铁及钛、镍、锶等。

3. 药理作用 有止泻、止血、抗炎、保护消化道黏膜等作用。

yǔyúliáng
禹余粮 《神农本草经》

为氢氧化物类矿物褐铁矿，主含碱式氧化铁 $[FeO(OH)]$。主产于河南、江苏。生用或煅用。

【性味归经】甘、涩、微寒。归胃、大肠经。

【功效】涩肠止泻，收敛止血。

【应用】

1. 久泻久痢 本品味涩质重，归胃、大肠经，能实脾胃，涩大肠。治久泻久痢，常与赤石脂相须为用。

2. 便血，崩漏，带下 本品质重下沉，走下焦又长于收敛止血，固崩止带。治气虚失摄之便血，常与人参、白术等配伍；治崩漏，常与海螵蛸、龙骨等同用；治肾虚带脉不固之带下清稀，常与海螵蛸、白果、煅牡蛎等同用。

【用法用量】内服：9~15g，煎汤，先煎；或入丸散。

【使用注意】湿热积滞泻痢者忌用，孕妇慎用。

【参考资料】

1. 本草精选　《神农本草经》："主咳逆上气，癥瘕血闭漏下。"《本草纲目》："催生，固大肠。"《本草求真》："禹余粮功与石脂相同，而禹余粮之质，重于石脂，石脂之温，过于余粮，不可不辨。"

2. 化学成分　含碱式氧化铁，又含磷酸盐及少量铝、钙、镁、钾等。

3. 药理作用　有止汗、止血、抗衰老、增强免疫功能、抗肿瘤等作用。

图库

≫ 第三节　固精缩尿止带药

本节药酸涩收敛，主归肾、膀胱经，具有固肾涩精、缩尿止带作用，适用于肾虚不固、膀胱失约、冲任不固、带脉失约所致的遗精、滑精、尿频、遗尿、崩漏、带下等证。部分药还兼有补肾、补脾、明目、制酸等功效，可用于治疗肾虚、脾虚、眼目昏花、胃痛吐酸等。本类药对湿热下注所致的遗精、尿频等不宜使用。

shānzhūyú
山茱萸　《神农本草经》

为山茱萸科植物山茱萸 *Cornus officinalis* Sieb. et Zucc. 的干燥成熟果肉。主产于河南、浙江。秋末冬初果皮变红时采收果实。生用或酒炙用。

【性味归经】酸、涩，微温。归肝、肾经。

【功效】补益肝肾，收涩固脱。

【应用】

1. 肝肾亏虚，腰膝酸软，头晕耳鸣，阳痿　本品酸涩微温质润，温而不燥，补而不峻，功善补肾益精，又可温肾助阳，为平补阴阳之要药。治肝肾阴虚，头晕目眩，耳鸣，腰膝酸软，常与熟地黄、山药、茯苓等配伍；治肾阳虚，命门火衰，腰膝冷痛，小便不利者，常与肉桂、附子等配伍；治肾虚阳痿，多与鹿茸、补骨脂、淫羊藿等配伍。

2. 遗精滑精，遗尿尿频，月经过多，崩漏带下　本品补益之中又具固涩之功，能补能涩，标本兼顾，可用于多种体虚滑脱之证。治肾虚精关不固之遗精、滑精，可与熟地黄、山药等配伍；治肾虚膀胱失约之遗尿、尿频，常与金樱子、沙苑子等配伍；治肝肾亏虚，冲任不固所致崩漏、月经过多，常与熟地黄、当归、白芍等配伍；治带下不止，可与芡实、莲子、煅龙骨等配伍。

3. 大汗欲脱　本品酸涩，又能敛汗固脱。治大汗不止、元气虚极欲脱，常与人参、附子、龙骨等配伍。

此外，本品尚可用于治疗肝肾亏虚、内热消渴，可与枸杞子、黄精等配伍。

【用法用量】内服：6~12g，煎汤，或入丸散，急救固脱可用至20~30g。

【使用注意】湿热小便淋涩者，不宜使用。

【参考资料】

1. 本草精选　《神农本草经》："主心下邪气，寒热，温中，逐寒湿痹，去三虫。"《汤液本草》："滑则气脱，涩剂所以收之，山茱萸止小便利，秘精气，取其味酸涩以收滑也。"《医学衷中参西录》：

"萸肉既能敛汗，又善补肝，是以肝虚极而元气将脱者，服之最效。"

2. 化学成分 主要含莫诺苷、山茱萸苷等环烯醚萜苷类成分，还含有机酸、鞣质等类成分。

3. 药理作用 有强心、升高血压、抗失血性休克、抗心律失常、抗炎、抑制血小板聚集、抗血栓形成、降血糖、利尿、增强非特异性免疫功能、抗病原微生物等作用。

fùpénzǐ
覆盆子《名医别录》

为蔷薇科植物华东覆盆子 *Rubus chingii* Hu 的干燥果实。主产于浙江、福建、湖北等地。夏初果实由绿变绿黄时采收。生用。

【性味归经】 甘、酸，温。归肝、肾、膀胱经。

【功效】 益肾固精缩尿，养肝明目。

【应用】

1. 遗精遗尿，阳痿早泄 本品甘酸微温，主归肝肾经，既能固精缩尿，又能补益肝肾，补中兼涩，标本兼顾。治肾虚腰痛，遗精早泄，尿后余沥，阳痿不育等，常与枸杞子、菟丝子、五味子等配伍；治肾虚遗尿，小便频数，可与乌药、补骨脂、山茱萸等同用。

2. 目暗昏花 本品能益肝肾明目。治肝肾不足，目暗不明，视物昏花，可单用，或与枸杞子、菟丝子、桑椹等同用。

【用法用量】 内服：6～12g，煎汤，或入丸散。

【使用注意】 阴虚火旺，膀胱蕴热而小便短赤涩痛者忌用。

【参考资料】

1. 本草精选 《本草衍义》："益肾脏，缩小便。"《本草纲目》："其补益与桑椹同功。"《本草备要》："益肾脏而固精，补肝虚而明目，起阳痿，缩小便。"

2. 化学成分 主要含覆盆子酸、鞣花酸等有机酸类成分，还含黄酮类、萜类、多糖等。

3. 药理作用 有调节下丘脑–垂体–性腺轴功能、改善学习记忆能力、延缓衰老等作用。

sāngpiāoxiāo
桑螵蛸 《神农本草经》 微课1

为螳螂科昆虫大刀螂 *Tenodera sinensis* Saussure、小刀螂 *Statilia maculata*（Thunberg）或巨斧螳螂 *Hierodula patellifera*（Serville）的干燥卵鞘。全国大部分地区均产。深秋至次春采收。生用。

【性味归经】 甘、咸，平。归肝、肾经。

【功效】 固精缩尿，补肾助阳。

【应用】

1. 遗精滑精，遗尿尿频，小便白浊 本品味甘能补，味咸归肾，有补肾固精缩尿之功，为治肾虚不固，遗精滑精、遗尿尿频、小便白浊之良药。治肾虚遗精、滑精，常与龙骨、五味子等同用；治肾虚小便频数白浊，可单用，或与菟丝子、山茱萸等同用；治肾阳虚之遗尿、尿频，可与肉桂、补骨脂同用。

2. 肾虚阳痿 本品有补肾助阳之功。治肾虚阳痿，常与鹿茸、肉苁蓉、菟丝子等同用。

【用法用量】 内服：5～10g，煎汤，或入丸散。

【使用注意】 阴虚火旺之遗精，膀胱湿热之小便频数者忌用。

【参考资料】

1. 本草精选 《神农本草经》："主伤中，疝瘕，阴痿，益精生子。女子血闭腰痛，通五淋，利小便水道。"《本草衍义》："男女虚损，肾衰阴痿，梦失精，遗尿，白浊，疝瘕，不可阙也。"《本经逢原》："桑螵蛸，肝肾命门药也。功专收涩，故男子虚损，肾虚阳痿，梦中失精，遗溺白浊方多用之。"

2. 化学成分 主要含蛋白质、脂肪、氨基酸、微量元素等。

3. 药理作用 有促进消化功能、降血糖、降血脂、抗缺氧、抗疲劳、抗氧化、抗利尿、止汗、抗肿瘤等作用。

jīnyīngzǐ

金樱子 《雷公炮炙论》

为蔷薇科植物金樱子 *Rosa laevigata* Michx. 的干燥成熟果实。主产于四川、湖南、广东等地。10 ~ 11 月果实成熟变红时采收。生用。

【性味归经】酸、甘、涩，平。归肾、膀胱、大肠经。

【功效】固精缩尿，固崩止带，涩肠止泻。

【应用】

1. 遗精滑精、遗尿尿频 本品味酸而涩，功专收敛固脱。归肾、膀胱经，有固精缩尿之功。治肾虚精关不固之遗精滑精，膀胱失约之遗尿尿频，可单用熬膏服，或与芡实相须为用。

2. 崩漏，带下 本品归肾经，又有固崩止带之功。治带下不止，崩漏，常与菟丝子、补骨脂、海螵蛸等同用。

3. 久泻久痢 本品归大肠经，能涩肠止泻。治脾虚久泻、久痢，可单用浓煎服，或与党参、白术、五味子等同用。

【用法用量】内服：6 ~ 12g，煎汤，或入丸散。

【使用注意】有实热、实邪者不宜使用。

【参考资料】

1. 本草精选 《蜀本草》："疗脾泄下痢，止小便利，涩精气。"《滇南本草》："治日久下痢，血崩带下，涩精遗泄。"《本草备要》："固精秘气，治梦泄遗精，泄痢便数。"

2. 化学成分 主要含多糖、鞣质、黄酮类、三萜类化合物，还含有机酸、皂苷和少量淀粉等。

3. 药理作用 有止泻、增强免疫功能、降血脂、抗氧化、抗炎、抗动脉粥样硬化、抗病原微生物等作用。

hǎipiāoxiāo

海螵蛸 《神农本草经》

为乌贼科动物无针乌贼 *Sepiella maindroni* de Rochebrune 或金乌贼 *Sepia esculenta* Hoyle 的干燥内壳。主产于浙江、江苏、广东等地。生用。

【性味归经】咸、涩，温。归脾、肾经。

【功效】收敛止血，涩精止带，制酸止痛，收湿敛疮。

【应用】

1. 崩漏下血，肺胃出血，外伤出血 本品味涩，不论内服、外用，均能收敛止血。治崩漏下血，常与茜草、棕榈炭、牡蛎等配伍；治肺胃出血，常与白及等份为末服；治创伤出血，可单用本品研末外敷。

2. 遗精滑精，赤白带下 本品温涩收敛，善固精止带。治肾虚遗精、滑精，常与山茱萸、菟丝子、沙苑子等配伍；治肾虚带脉不固，带下清稀者，常与山药、芡实、莲子等配伍；治妇女赤白带下，可与白芷、血余炭等配伍。

3. **胃痛吐酸**　本品能制酸止痛。治胃脘疼痛、胃酸过多，常与浙贝母配伍，或与延胡索、瓦楞子、白及等配伍。

4. **湿疹湿疮，溃疡不敛**　本品外用能收湿敛疮。治湿疮、湿疹，常与黄连、黄柏、青黛等配伍研末外用；治疮疡久溃不敛，可单用研末外敷，或与煅石膏、煅龙骨、枯矾等配伍，共研细末，撒敷患处。

【用法用量】内服：5~10g，煎汤，或入丸散。外用：适量，研末敷患处。

【参考资料】

1. **本草精选**　《神农本草经》："主女子漏下赤白经汁，血闭，阴蚀肿痛，寒热，癥瘕，无子。"《药性论》："止妇人漏血，主耳聋。"《本草精品汇要》："止精滑，去目翳。"

2. **化学成分**　主要含碳酸钙、壳角质、黏液质，尚含多种微量元素等。

3. **药理作用**　有抗消化性溃疡、抗肿瘤、止血、促进骨缺损修复等作用。

liánzǐ
莲 子《神农本草经》🔲 微课2

为睡莲科植物莲 *Nelumbo nucifera* Gaertn. 的干燥成熟种子。主产于湖南、福建、江苏等地。秋季果实成熟时采收。生用。

【性味归经】甘、涩，平。归脾、肾、心经。

【功效】补脾止泻，止带，益肾涩精，养心安神。

【应用】

1. **脾虚泄泻**　本品甘可补脾，涩能止泻。治脾虚久泻，食欲不振者，常与党参、茯苓、白术等同用。

2. **肾虚遗精滑精**　本品味甘而涩，归肾经，既能补肾，又可固精止遗。治肾虚精关不固之遗精、滑精，常与龙骨、沙苑子、芡实等同用。

3. **带下**　本品既补脾益肾，又能固涩止带，补涩兼施，为治疗脾虚、肾虚带下常用之品。治脾虚带下，常与白术、茯苓等同用；治脾肾两虚带下，可与山茱萸、山药、芡实等同用。

4. **心悸失眠**　本品甘平，归心、肾二经，养心益肾、交通心肾而安神。治心肾不交之虚烦、失眠、惊悸，常与酸枣仁、茯神、远志等同用。

【用法用量】内服：6~15g，煎汤，或入丸散。

【使用注意】大便燥结者不宜用。

【参考资料】

1. **本草精选**　《神农本草经》："主补中养神，益气力，除百疾。"《本草纲目》："交心肾，厚肠胃，固精气，强筋骨，补虚损……止脾泄久痢，赤白浊，女人带下崩中诸血病。"《本草备要》："大便燥者勿服。"

2. **化学成分**　主要含槲皮素、金丝桃苷、芦丁等黄酮类成分，还含淀粉、蛋白质、脂肪、多糖等。

3. **药理作用**　有镇静、增强免疫功能、抗衰老、抗氧化、抗肿瘤等作用。

附药

莲须

为睡莲科植物莲的雄蕊。甘、涩，平；归心、肾经。功能固肾涩精。适用于遗精滑精，带下，尿频。煎服，3~5g。

莲房

为睡莲科植物莲的成熟花托。苦、涩，温；归肝经。功能化瘀止血。适用于崩漏、尿血、痔疮出血，产后瘀阻，恶露不尽。煎服，5~10g。

莲子心

为睡莲科植物莲的幼叶及胚根。苦，寒；归心、肾经。功能清心安神，交通心肾，涩精止血。适用于热入心包，神昏谵语，心肾不交，失眠遗精，血热吐血。煎服，2~5g。

荷叶

为睡莲科植物莲的叶。苦，平；归肝、脾、胃经。功能清热解暑，升发清阳，凉血止血。适用于暑热烦渴，暑湿泄泻，脾虚泄泻，血热吐衄，便血崩漏。煎服，3~10g；荷叶炭收涩化瘀止血，用于出血证和产后血晕。煎服，3~6g。

荷梗

为睡莲科植物莲的叶柄及花柄。苦，平；归肺、脾、肾经。功能利气宽胸，和胃安胎。适用于暑湿胸闷不舒，妊娠呕吐，胎动不安。煎服，10~15g。

石莲子

为睡莲科植物莲的老熟的果实。苦、涩，寒；归脾、胃、心经。功能清热利湿，开胃进食，清心安神，涩精。适用于噤口痢、反胃、心烦失眠、遗精、淋浊、带下等。煎服，9~12g。

qiànshí
芡 实

为睡莲科植物芡 *Euryale ferox* Salisb. 的干燥成熟种仁。主产于江苏、山东、湖南等地。秋末冬初采收。生用或麸炒用。

【性味归经】 甘、涩，平。归脾、肾经。

【功效】 益肾固精，补脾止泻，除湿止带。

【应用】

1. 遗精滑精，小便频数 本品味甘涩，有益肾固精之功。治肾虚不固之腰膝酸软、遗精滑精，常与金樱子相须为用；治肾虚小便频数，甚或遗尿、失禁，可与菟丝子、益智仁等同用。

2. 脾虚久泻 本品既能补脾除湿，又能收敛止泻。治脾虚湿盛，久泻不愈者，常与党参、白术、茯苓等同用。

3. 白浊，带下 本品既能益肾健脾，又可收敛固涩、除湿止带，为治疗带下证之佳品。治脾肾两虚之白浊、带下过多，常与山茱萸、菟丝子、山药等同用；治湿热带下，常与黄柏、车前子等同用。

【用法用量】 内服：9~15g，煎汤，或入丸散。

【参考资料】

1. 本草精选 《神农本草经》："主湿痹腰脊膝痛，补中，除暴疾，益精气，强志，令耳目聪明。"《本草纲目》："止渴益肾，治小便不禁，遗精白浊带下。"《本草求真》："味甘补脾，故能利湿，而使泄泻、腹痛可治……味涩固肾，故能闭气，而使遗、带、小便不禁皆愈。"

2. 化学成分 主要含淀粉、蛋白质、脂肪、维生素类成分等。

3. 药理作用 有保护胃黏膜、抗氧化等作用。

cìwèipí
刺猬皮《神农本草经》

为刺猬科动物刺猬 *Erinaceus europaeus* L. 的干燥皮。全国大部分地区均产。全年可捕捉。炒用。

【性味归经】苦、涩，平。归肾、胃、大肠经。

【功效】固精缩尿，收敛止血，化瘀止痛。

【应用】

1. 遗精滑精，遗尿尿频　本品苦涩收敛，归肾经，具有固精缩尿之功。治肾虚精关不固之遗精滑精，可单用为末，黄酒调服；治肾气不固，膀胱失约之遗尿尿频，可与益智仁、金樱子等同用。

2. 便血，痔血　本品功能收敛止血，兼能化瘀，止血而无留瘀之弊。善治下焦出血证，尤宜于便血、痔血。治肠风下血，可与木贼、防风等同用；治痔疮出血，可与地榆、槐角等同用。

3. 胃脘刺痛，呕吐　本品能化瘀止痛，又苦泄性降，归胃经降逆和胃。治气血瘀滞日久，胃脘刺痛兼呕吐者，单用焙干研末黄酒送服，或与延胡索、香附等同用。

【用法用量】内服：3~10g，煎汤；研末服，1.5~3g；或入丸剂。外用：适量，研末调敷。

【参考资料】

1. 本草精选　《神农本草经》："主五痔，阴蚀，下血赤白，五色血汁不止。"《名医别录》："主腹痛，疝积。"《本草经疏》："猬皮治大肠湿热，血热为病，及五痔，阴蚀，下血赤白五色，血汁不止。阴肿痛引腰背，腹痛疝积，皆下焦湿热邪气留结所致，辛以散之，苦以泄之，故主之也。"

2. 化学成分　主要含角蛋白、胶原蛋白等。

3. 药理作用　有收敛、止血等作用。

chūnpí
椿　皮《药性论》

为苦木科植物臭椿 *Ailanthus altissima*（Mill.）Swingle 的干燥根皮或干皮。主产于浙江、江苏、湖北等地。全年均可采收。生用或麸炒用。

【性味归经】苦、涩，寒。归大肠、胃、肝经。

【功效】清热燥湿，收涩止带，止泻，止血。

【应用】

1. 赤白带下　本品味苦燥湿，味涩收敛，性寒清热，既可清热燥湿，又能收涩止带，为止带之常用药。治湿热下注，带脉失约而致赤白带下，常与黄柏、泽泻等同用；治脾虚带下，可与白术、茯苓等同用。

2. 久泻久痢，湿热泻痢　本品归大肠经，能清热燥湿，涩肠止泻。治久泻久痢，常与诃子、母丁香等同用；治湿热泻痢，常与黄连、秦皮等同用。

3. 崩漏，便血，痔血　本品善收敛止血，又因其性寒，尤宜于血热出血者。治崩漏、月经过多，常与黄芩、黄柏、白芍等同用；治便血、痔血，多与侧柏叶、地榆、槐花等同用。

【用法用量】内服：6~9g，煎汤，或入丸散。外用：适量。

【使用注意】脾胃虚寒者慎用。

【参考资料】

1. 本草精选　《药性论》："能治赤痢，肠滑痔疾，泻血不住。"《本草备要》："入血分而涩血，去肺胃之陈痰。治湿热为病，泄泻久痢，崩带肠风，梦遗便数，有断下之功。"《食疗本草》："主疳痢，杀蛔虫。"

2. 化学成分　主要含生物碱、苦木素、苯丙素、三萜、挥发油等。

3. 药理作用　有抗病原微生物、抗肿瘤、增强免疫功能等作用。

jīguānhuā
鸡冠花 《滇南本草》

为苋科植物鸡冠花 Celosia cristata L. 的干燥花序。全国大部分地区均产。秋季花盛开时采收。生用或炒炭用。

【性味归经】甘、涩，凉。归肝、大肠经。

【功效】收敛止血，止带，止痢。

【应用】

1. 出血 本品甘涩性凉，功能收敛凉血止血。适用于血热出血诸证。治鼻衄不止，可与生地黄、麝香等配伍；治便血、痔血，可与地榆、槐花等配伍；治血热崩漏下血，常与茜草、牡丹皮等配伍；治冲任虚寒之崩漏，可与黄芪、炮姜等配伍。

2. 带下 本品性凉收涩，有收敛止带之功，为治带下证常用药。治脾肾两虚之带下，可与白术、茯苓、芡实等配伍；治湿热下注之带下，常与黄柏、车前子等配伍。

3. 久痢不止，赤白下痢 本品尚能涩肠止痢。治久痢不止，可与椿皮、罂粟壳等配伍；治赤白下痢，常与黄连、黄柏等配伍。

【用法用量】内服：6～12g，煎汤，或入丸散。

【参考资料】

1. 本草精选 《滇南本草》："止肠风下血，妇人红崩带下，赤痢。"《本草纲目》："主治痔漏下血，赤白下痢，崩中，赤白带下，分赤白用。"《药性考》："泻肝热，疗痔疮。"

2. 化学成分 主要含黄酮、三萜、皂苷、甾体、香豆素、有机酸、多糖类成分等。

3. 药理作用 有止血、抗衰老、体外抗人阴道毛滴虫等作用。

（王 亭）

思考题

1. 何谓收涩药？简述收涩药的分类、功效、主治。如何正确使用收涩药？

2. 如何正确使用五味子、乌梅、山茱萸、莲子、桑螵蛸、海螵蛸、诃子、肉豆蔻、芡实？

3. 简述与五味子与乌梅、芡实与莲子、桑螵蛸与海螵蛸在功效、应用方面的异同点。

书网融合……

| 思政导航 | 本章小结 | 微课1 | 微课2 | 题库 |

第二十一章　涌吐药

图库

PPT

学习目标

知识目标
1. 掌握　涌吐药的含义、性能主治、合理用药。
2. 了解　常山、甜瓜蒂、胆矾、藜芦的功效、特殊用法及使用注意。
能力目标　通过本章学习，建立合理使用涌吐药的思维，具备开展涌吐药药学服务与合理用药的能力。
素质目标　从瓜蒂退黄疸应用，领略国人的智慧。

【含义】以促使呕吐，治疗毒物、宿食、痰涎等停滞所致病证为主要作用的药物，称为涌吐药，又名催吐药。📱微课

【性能主治】本类药物药多具苦味，主归胃经，均有毒性，作用趋向偏于升浮，以涌吐为主要作用。通过涌吐，使毒物、宿食、痰涎等从口涌泄而出。主治误食毒物，尚停留胃中；或宿食停滞，尚未入肠，胃脘胀痛；或痰涎壅盛，阻于胸膈或咽喉，呼吸急促；或痰浊蒙蔽清窍所致的癫痫发狂等。涌吐药物的运用，属于中医"八法"中的吐法，目的是因势利导，驱邪外出。此即《素问·阴阳应象大论》所谓"其高者，因而越之"之义。此外，有些涌吐药兼有退黄、截疟、杀虫、祛腐蚀疮等功效，还可用于治疗黄疸、疟疾、虫症、疮疡余毒不尽等。

【合理用药】

1. 选药　痰饮、宿食等实邪停滞，不能外达，可选用涌吐药。用时应注意药物性能特点与该病证个体表现的对应性。应根据治疗需要选择合适的炮制品。

2. 配伍　为了增强疗效，涌吐药应相须配伍。在应用涌吐作用峻猛的药物时，常与解毒之品配伍以保护胃气，防止耗伤正气。

3. 注意事项　本类药物大多具有毒性，作用强烈，易伤胃损正，故只用于体壮邪实者。凡年老体弱、小儿、妇女胎前产后，以及高血压、心脏病、慢性咳喘、出血证等均当忌用。宜从小剂量开始，逐渐增加剂量，切忌骤用大量。应中病即止，不可连服或久服，谨防过量中毒或涌吐太过，导致不良反应。若用药后不吐或未达到必要的呕吐程度，可用翎毛探喉以助涌吐。若药后呕吐不止，应立即停药，并积极采取措施止呕。吐后宜适当休息，不应马上进食，胃肠功能恢复后，再进易消化的食物，以养胃气，忌食油腻辛辣及不易消化食物。

chángshān
常　山　《神农本草经》

为虎耳草科植物常山 *Dichroa febrifuga* Lour. 的干燥根。主产于四川、贵州、湖南等地。秋季采收。生用或炒用，或酒炙用。

【性味归经】苦、辛，寒。有毒。归肺、肝、心经。

【功效】涌吐痰涎，截疟。

【应用】

1. 胸中痰饮停聚　本品辛开苦泄，性善上行，有涌吐之功，长于开泄痰结，能涌吐胸中痰饮。治痰饮郁结，胸膈满闷，不欲饮食，欲吐而不得吐，常与甘草、白蜜同用。

2. 疟疾　本品善祛痰截疟，适用于各种疟疾。治间日疟、三日疟，常与槟榔、草果、青皮等配伍。

【用法用量】内服：5~9g。煎汤，或入丸、散。涌吐宜生用，截疟宜酒制用。治疟疾宜在寒热发作前半天或前2小时服用。

【使用注意】体虚者慎用，孕妇忌用。

【参考资料】

1. 本草精选　《神农本草经》："主伤寒寒热，温疟，鬼毒，胸中痰结，吐逆。"《药性论》："治诸疟，吐痰涎。"《本草纲目》："常山、蜀漆有劫痰截疟之功，须在发散表邪及提出阳分之后，用之得宜，神妙立见；用失其法，真气必伤。""常山生用则上行必吐，酒蒸炒熟则气稍缓，少用亦不致吐也。"

2. 化学成分　主含常山碱甲、乙、丙，常山次碱，4-喹唑酮等生物碱类成分，常山素A、B等香豆素类成分等。

3. 药理作用　有抗疟、催吐作用。此外，还有抗阿米巴原虫、抗流感病毒、降血压、解热、镇痛等作用。

tiánguādì
甜瓜蒂 《神农本草经》

为葫芦科植物甜瓜 *Cucumis melo* L. 的果柄。中国各地均产。夏季采收成熟果实。生用。

【性味归经】苦，寒。有毒。归胃经。

【功效】涌吐痰食，祛湿退黄。

【应用】

1. 痰热壅滞，宿食停积，误食毒物　本品可引起呕吐，祛除热痰、宿食、毒物等。治痰热郁于胸中之癫痫发狂，宿食停积之胸脘胀满，误食毒物不久，尚停留于胃者，均可单用本品取吐，或与赤小豆为散，用香豉煎汁送服。

2. 湿热黄疸　本品能祛湿退黄。治湿热黄疸，多单用研末，吹入鼻中，令鼻中黄水流出，可引去湿热而达退黄之效；亦可单用本品煎汤内服，或研末内服，可治诸黄。

【用法用量】内服：2~5g，煎煮。或入丸、散，每次0.3~1g。外用适量，研末吹鼻，待鼻中流出黄水即可停药。

【使用注意】体虚、胃弱、失血、上焦无实邪者及孕妇忌用。

【参考资料】

1. 本草精选　《神农本草经》："咳逆上气，及食诸果不消，病在胸腹中，皆吐下之。"《名医别录》："疗黄疸。"《本草纲目》："吐风热痰涎，治风眩头痛，癫痫喉痹，头目有湿气。"

2. 化学成分　主要含葫芦苦素B、D、E及异葫芦苦素B等三萜类成分，还含皂苷、氨基酸等。

3. 药理作用　有催吐、保肝、增强免疫功能、抗肿瘤、降血压、抑制心肌收缩力、退黄疸等作用。

dǎnfán
胆　矾《神农本草经》

本品为三斜晶系胆矾的矿石，主含含水硫酸铜（$CuSO_4 \cdot 5H_2O$）。主产于云南、山西。全年均可采收。生用煅后研末用。

【性味归经】酸、辛，寒；有毒。归肝、胆经。

【功效】涌吐痰涎，解毒收湿，祛腐蚀疮。

【应用】

1. 风痰壅塞，喉痹，癫痫，误食毒物　本品味酸涩而辛，其性上行，具有涌吐作用。治喉间痰壅闭塞之喉痹，可与白僵蚕共为末，吹喉；若误食毒物，可单用本品取吐，以排出胃中毒物。

2. 风眼赤烂，口疮，牙疳　本品外用有解毒收湿之功。治疗口、眼诸窍火热之证。治风眼赤烂，可用本品煅研，泡汤洗眼；治口疮，可与蟾皮共研末，外敷患处；治牙疳，将本品研末，加麝香少许和匀，外敷。

3. 胬肉，疮疡不溃　本品外用有祛腐蚀疮之功。治胬肉疼痛，用本品煅研外敷；治肿毒不溃，亦可研末点疮。

【用法用量】内服：0.3~0.6g，温水化服。外用：适量，煅后研末撒或调敷，或以水溶化后外洗。

【使用注意】孕服、体虚者禁用。

【参考资料】

1. 本草精选　《本草崇原》："禀金水木相生之气化。禀水气，故主明目，治目痛。禀金气，故治金疮诸痫痉，谓金疮受风，变为痫痉也。禀木气，故治女子阴蚀痛，谓土湿溃烂，女子阴户如虫啮缺伤而痛也。"《本草备要》："性敛而能上行，涌吐风、热痰涎，发散风木相火。治喉痹咳逆，痉痫崩淋。能杀虫，治牙虫、疮毒、阴蚀。"《本草便读》："专入肝胆。涌吐膈上之风痰。颇为猛疾。其余诸治。不过旁及而已。"

2. 化学成分　主含含水硫酸铜（$CuSO_4 \cdot 5H_2O$）。

3. 药理作用　有催吐、促进胆汁分泌作用；外用对局部黏膜具有腐蚀作用并有提高痛阈作用等。

lí lú
藜芦《神农本草经》

为百合科植物黑藜芦 *Veratrum nigrum* L. 等同属多种植物的干燥根及根茎。主产于山西、河南、山东等地。5~6月末抽花茎前采收。生用。

【性味归经】辛、苦，寒。有毒。归肺、肝、胃经。

【功效】涌吐风痰，杀虫疗疮。

【应用】

1. 中风痰壅，癫痫，喉痹，误食毒物　本品内服有强烈的催吐作用，善涌吐风痰。治中风痰壅，癫痫惊狂，或误食毒物、尚停留于胃者，可与瓜蒂、防风研末为散服；治咽喉肿痛，喉痹不通，可与猪牙皂、白矾、雄黄等配伍。

2. 疥癣秃疮　本品外用有杀虫疗疮功效。治疥癣秃疮，可用本品研末，猪脂调涂。

【用法用量】内服：0.3~0.9g，煎汤，或入丸、散。外用：适量。

【使用注意】本品有毒，内服宜慎。失血体弱者及孕妇忌服。不宜与细辛、白芍、赤芍、人参、沙参、丹参、玄参、苦参等同用。

【参考资料】

1. 本草精选　《神农本草经》："主蛊毒，……头疡，疥瘙，恶疮，杀诸虫毒。"《药性论》："治恶风疮，疥癣，头秃，杀虫。"《图经本草》："大吐上膈风涎，暗风痫病。"

2. 化学成分　主要含原藜芦碱、藜芦碱、伪藜芦碱、秋水仙碱、藜芦酰棋盘花碱等生物碱类成分等。

3. 药理作用　有强力催吐作用。

（王又闻）

思考题

1. 何谓涌吐药？简述涌吐药的功效、主治和使用注意？
2. 常山、甜瓜蒂、胆矾、藜芦使用注意有哪些？

书网融合……

思政导航

本章小结

微课

题库

第二十二章 攻毒杀虫止痒药

图库

PPT

学习目标

知识目标

1. 掌握 攻毒杀虫止痒药的含义、性能主治、合理用药；硫黄、雄黄的药性、功效、应用、用法用量、使用注意；相似药物功效、应用的异同。

2. 熟悉 蛇床子、大蒜的功效、主治、特殊用法及使用注意。

3. 了解 其余攻毒杀虫止痒药的功效、特殊用法及使用注意。

技能目标 通过本章学习，建立合理使用攻毒杀虫止痒药的思维，具备开展攻毒杀虫止痒药药学服务与合理用药的能力。

素质目标 通过复方黄黛片纳入急性早幼粒性白细胞治疗指南事例，增强专业自信、文化自信，坚持守正创新。

【含义】以攻毒消肿、杀虫止痒，治疗痈肿疮毒、疥癣瘙痒病症为主要作用的药物，称为攻毒杀虫止痒药。🅔 微课

【性能主治】本类药物大多具有不同程度的毒性，能以毒攻毒。具有攻毒疗疮、消肿止痛、燥湿杀虫止痒等功效，主治疮痈疔毒、疥癣、湿疹瘙痒、聘耳、梅毒、虫蛇咬伤等病证。有的药物兼有截疟、止痢、祛痰、补阳、开窍等功效，还可用于治疗疟疾、痢疾、痰证、肾阳虚证以及窍闭神昏等。

【合理用药】

1. 选药 治疗外科、皮肤科的痈肿疮毒、疥癣瘙痒病症，可选择本类药物。使用时根据药物性能特点，采用辨病与辨证相结合，有针对性地进行选择。应根据病情选择合适的炮制品。

2. 配伍 为了增强疗效，攻毒杀虫止痒常相须配伍使用。同时，根据疾病的病机和兼证与其他药物配伍使用。治疗痈肿疮毒，常与活血化瘀药配伍使用，促进肿毒消散；热毒炽盛所致者，常与清热解毒药配伍；湿热所致者，常与清热利湿药配伍。治疗疥癣瘙痒，常与祛风、燥湿止痒药配伍，以增强止痒作用；治疗蛇虫咬伤，可与清热解毒药配伍。

3. 注意事项 本类药物大多有毒，以外用为主，且不宜大面积涂敷，也不宜在头面及五官黏膜使用，以免吸收中毒；部分药物可内服，应严格掌控剂量，注意用法，不可过量或持续使用，以防中毒；应严格遵守炮制和制剂法度，以确保用药安全。外用方法各异，可根据病情选择使用，如研末外撒、煎汤洗渍及热敷、浴泡、含漱，或用油脂及水调敷，或制成软膏涂抹，或作成药捻、栓剂等。本类药物内服使用时，宜作丸散剂应用，使其缓慢溶解吸收，且便于掌握剂量。

硫 黄 《神农本草经》
liúhuáng

为自然元素类矿物硫族自然硫。主产于山西、山东、陕西等地。全年可采收。生硫黄只做外用，内服常与豆腐同煮后阴干用。

【性味归经】酸，温。有毒。归肾、大肠经。

【功效】外用解毒杀虫止痒，内服补火助阳通便。

【应用】

1. **疥癣，秃疮，阴疽恶疮** 本品性温而燥，有解毒杀虫，止痒功效，尤为治疥疮要药。治疥疮瘙痒，可单用制软膏外用；治顽癣瘙痒，可与轻粉、斑蝥、冰片为末，同香油、面粉为膏涂患处；治痈疽疮疡，可与雄黄、白矾、麝香等共研末，少许敷患处；治阴痒，可单用，或与蛇床子、枯矾等同用。

2. **阳痿足冷，虚喘冷哮，虚寒便秘** 本品乃纯阳之品，归肾大补命门火而助元阳，内服有补火助阳，壮阳通便功效。治肾阳不足的阳痿，小便频数，腰冷膝弱、遗精、遗尿等，常与鹿茸、补骨脂、蛇床子等配伍；治肾不纳气之虚喘，常与附子、肉桂、沉香同用；治阳虚便秘，多与半夏等同用。

【用法用量】 内服：1.5~3g，炮制后入丸散服。外用：适量，研末油调涂敷患处。

【使用注意】 孕妇及阴虚火旺者忌用。不宜与芒硝、玄明粉同用。

【参考资料】

1. **本草精选** 《神农本草经》："主妇人阴蚀，疽痔，恶血，坚筋骨，除头秃。"《本草纲目》："主虚寒久痢，滑泄，霍乱，补命门不足，阳气暴绝，阴毒伤寒，小儿慢惊。"

2. **化学成分** 主要含单质硫（S_8），尚含有少量钙、铁、铝、镁和微量硒、碲等。

3. **药理作用** 有溶解角质、杀疥虫、抑制细菌与真菌、抗炎、扩张支气管平滑肌、祛痰、缓泻等作用。

xiónghuáng
雄 黄 《神农本草经》

为硫化物类矿物雄黄族雄黄的矿石。主含二硫化二砷（As_2S_2）。主产于广东、湖南、贵州等地。全年可采收。生用。

【性味归经】 辛，温；有毒。归肝、大肠经。

【功效】 解毒，杀虫，燥湿祛痰，截疟定惊。

【应用】

1. **痈肿疔疮，湿疹，疥癣，虫蛇咬伤** 本品温燥有毒，外用以毒攻毒而有解毒、杀虫、燥湿之效，为"治疮杀毒要药"。治痈肿疔毒，可单用或与牛黄、大黄、黄芩等配伍；治湿疹、疥癣，皮肤瘙痒，与白矾等分为散，清茶调涂患处；或配伍乳香、没药为丸，陈酒送服。治虫蛇咬伤，轻者单用本品香油调涂患处，重者内外兼施，常与五灵脂共为细末，调酒灌服，同时外敷。

2. **哮喘，惊痫，疟疾** 本品内服有祛痰、截疟、定惊之效。治小儿喘满咳嗽，可与苦杏仁、巴豆配伍；治癫痫，与朱砂同用。古方中用雄黄治疗疟疾、虫积腹痛，现已少用。

【用法用量】 内服：0.05~0.1g，入丸散用。外用：适量，熏涂患处。

【使用注意】 本品有毒，内服宜慎，且应水飞，不可久服；忌火煅；外用不宜大面积涂敷或长期使用。孕妇禁用。

【参考资料】

1. **本草精选** 《神农本草经》："主寒热，鼠瘘，恶疮，疽痔，死肌，杀……百虫毒。"《日华子本草》："治疥癣，风邪癫痫，岚瘴，一切蛇虫犬兽伤咬。"《本草从新》："燥湿杀虫。治劳疳蛇伤，敷杨梅疔毒。"

2. **化学成分** 主要含二硫化二砷（As_2S_2），尚含有痕量成分三氧化二砷（As_2O_3）等。

3. **药理作用** 有抗菌、抗病毒、抗肿瘤、抗血吸虫及疟原虫、增强细胞免疫功能、促进白血病细胞株的细胞调亡等作用。

báifán

白 矾《神农本草经》

为硫酸盐类矿物明矾石经加工提炼制成。主含含水硫酸铝钾［KAl（SO$_4$）$_2$·12H$_2$O］。主产于安徽、浙江、山西等地。生用或煅用。煅后称枯矾。

【性味归经】酸、涩，寒。归肺、脾、肝、大肠经。

【功效】外用解毒杀虫，燥湿止痒；内服止血止泻，祛除风痰。

【应用】

1. 湿疹，疥癣，脱肛，痔疮，聤耳流脓　本品酸涩，善收湿并能燥湿解毒杀虫而止痒。尤宜治创面湿烂或瘙痒者。治湿疹瘙痒，可与雄黄研细末，浓茶调敷；治疥癣瘙痒，可与硫黄、轻粉等同用；治痈疽，常与朴硝研末外用。治痔疮、脱肛，可与五倍子、地榆、槐花等配伍；治聤耳、口疮、鼻息肉、酒齄鼻等五官疾患，可单用或与硫黄、乳香等同用。

2. 吐衄，便血，崩漏，创伤出血　本品性涩，能归肝经血分，内服、外用均有收敛止血功效，适宜于多种出血证。治衄血不止，单用研末吹鼻；治吐血，可与白及、海螵蛸等配伍；治肠风便血，可与炮姜等为丸服；治崩漏出血，可与五倍子、地榆等同用；治金疮出血，用生矾、枯矾配松香研末，外敷伤处。

3. 久泻久痢　本品内服能涩肠止泻。治久痢便脓血，常与五味子、诃子等同用。

4. 风痰痫病，痰热癫狂　本品性寒，内服能清热化痰。治风痰痫病，热痰癫狂，常与郁金配伍为末，薄荷糊丸服。

5. 湿热黄疸　本品还可祛湿退黄。治湿热黄疸，可单用，或与茵陈、金钱草等同用。

【用法用量】内服：0.6~1.5g。外用：适量，研末敷或化水洗患处。

【使用注意】体虚胃弱及无湿热痰火者禁用。

【参考资料】

1. 本草精选　《神农本草经》："主寒热泄痢，白沃，阴蚀恶疮，目痛，坚骨齿。"《本草纲目》："矾石之用有四：吐利风热之痰涎，取其酸苦涌泄也；治诸血痛、脱肛、阴挺、疮疡，取其酸涩而收也；治痰饮、泄痢、崩带、风眼，取其收而燥湿也；治喉痹、痈疽、中蛊、蛇虫伤螫，取其解毒也。"《本草蒙筌》："禁便泻，塞齿疼，洗脱肛涩肠，敷脓疮收水。"

2. 化学成分　主要含水硫酸铝钾［KAl（SO$_4$）$_2$·12H$_2$O］，枯矾为脱水白矾。

3. 药理作用　有抗菌、抗皮肤癣菌及真菌、抗阴道滴虫、止血、止泻、促进溃疡愈合、利胆和抗肿瘤等作用。

附药

皂矾

为硫酸盐类矿物水绿矾的矿石。主含含水硫酸亚铁（FeSO$_4$·7H$_2$O）。性味酸，凉；归肝、脾经。功能解毒燥湿，杀虫补血，主治黄肿胀满，疳积久痢，肠风便血，血虚萎黄，湿疮疥癣，喉痹口疮。内服0.8~1.6g。外用适量。

shéchuángzǐ

蛇床子　《神农本草经》

为伞形科植物蛇床 *Cnidium monnieri* （L.）Cuss. 的干燥成熟果实。全国各地均产。夏秋二季采收。生用。

【性味归经】辛、苦，温；有小毒。归肾经。

【功效】 杀虫止痒，燥湿祛风，温肾壮阳。

【应用】

1. 阴部湿痒，湿疹，疥癣　本品辛苦温燥，外用有燥湿杀虫止痒作用，为治疗瘙痒性皮肤病及妇科病的常用药。治阴部湿疹瘙痒，常与白矾配伍，煎汤外洗，或与黄柏、没食子等同用；治疥癣瘙痒，可单用研粉，油脂调和外涂。

2. 寒湿带下，湿痹腰痛　本品味辛苦，能燥湿祛风，其性温，又可温补肾阳，尤宜于寒湿兼肾虚所致者。治寒湿带下、腰痛，常与杜仲、牛膝、桑寄生等同用。

3. 肾虚阳痿，宫冷不孕　本品内服能温肾壮阳起痿。治肾虚阳痿，常与鹿茸、淫羊藿、巴戟天等配伍。治宫冷不孕，可与菟丝子、五味子等同用。

【用法用量】 内服：3～10g，煎汤，或入丸散。外用：适量，多煎汤熏洗，或研末调敷。

【使用注意】 阴虚火旺或下焦有湿热者不宜内服。

【参考资料】

1. 本草精选　《神农本草经》："主妇人阴中肿痛，男子阴痿湿痒，除痹气，利关节，癫痫，恶疮。"《药性本草》："治男子、女人虚，湿痹，毒风，顽痛，去男子腰疼。浴男子阴，去风冷，大益阳事。主大风身痒，煎汤浴之差。疗齿痛及小儿惊病。"

2. 化学成分　主要含蛇床子素、佛手柑内酯、异虎耳草素等香豆素类化合物；还含有油酸、亚油酸、挥发油、氨基酸等。

3. 药理作用　有抗病原微生物、抗炎、抗变态反应及类性激素样作用；还有抗诱变、抗癌、抗心律失常等作用。

木鳖子 《日华子本草》

mùbiēzǐ

为葫芦科植物木鳖 *Momordica cochinchinensis* （Lour.） Spreng. 的干燥成熟种子。主产于湖北、广西、四川等地。冬季采收，生用或制用。

【性味归经】 苦、微甘，凉；有毒。归肝、脾、胃经。

【功效】 散结消肿，攻毒疗疮。

【应用】

1. 疮痈肿毒，瘰疬，痔疮肿痛，干癣，秃疮　本品能散结消肿，攻毒疗疮，并有生肌、止痛功效。治疮痈肿毒，瘰疬，痔疮肿痛，干癣，秃疮，可单用以醋磨汁外涂或研末醋调敷于患处；治痈肿诸毒，可与草乌、半夏等炒焦研细，水调外敷；治痔疮肿痛，可与荆芥、朴硝等份煎汤，熏洗；治瘰疬痰核，可以本品研碎，入鸡蛋内蒸熟食之。

2. 拘挛疼痛　本品能疏通经络，而治痹痛、跌打伤痛。治痹痛、瘫痪，可与乳香为末，清油、黄蜡为膏，取少许搓擦患处。治跌打损伤、瘀肿疼痛，可与肉桂、丁香等研末，生姜汁煮米粥调糊外敷。

【用法用量】 内服：0.9～1.2g，煎汤，或入丸散。外用；适量，研末，用油或醋调涂患处。

【使用注意】 孕妇慎用。

【参考资料】

1. 本草精选　《开宝本草》："主折伤，消结肿恶疮，生肌，止腰痛，除粉刺，妇人乳痈，肛门肿痛。"《本草纲目》："治疳积痞块，利大肠泻痢，痔瘤瘰疬。"《本草求原》："一切寒湿郁热而为痛风瘫痪、行痹、痿厥、脚气、挛症、鹤膝。"

2. 化学成分　主要含木鳖子皂苷Ⅰ、Ⅱ等皂苷类成分，还含木鳖子酸、木鳖子素等。

3. 药理作用　有抗肿瘤、抗炎、抗溃疡、抗氧化等作用，并具有诱导慢性粒细胞白血病细胞凋亡作用。

tǔjīngpí
土荆皮《本草纲目拾遗》

为松科植物金钱松 *Pseudolarix amabilis*（Nelson）Rehd. 的干燥根皮或近根树皮。主产于江苏、浙江、安徽等地。夏季采收。生用。

【性味归经】辛；温；有毒。归肺、脾经。

【功效】杀虫疗癣，止痒。

【应用】

1. 疥癣　本品有较好杀虫疗癣、祛湿止痒作用。治疥癣瘙痒，多单用制成酊剂外用。

2. 湿疹，皮肤瘙痒　本品有杀虫止痒功效，治湿疹、湿疮瘙痒，可单用浸酒外擦，或配大黄、黄柏、苦参等同用。

【用法用量】外用：适量，酒或醋浸涂擦，或研末调涂患处。

【使用注意】只供外用，不可内服。

【参考资料】

1. 本草精选　《本草纲目拾遗》："其皮治一切血，杀虫瘴癣，合芦荟、香油调搽。"

2. 化学成分　主要含土荆皮酸、β-谷甾醇、鞣质、挥发油、多糖类成分等。

3. 药理作用　有抗真菌、抗癌、抗早孕、止血等作用。

fēngfáng
蜂　房《神农本草经》

为胡蜂科昆虫果马蜂 *Polistes olivaceous*（DeGeer）、日本长脚胡蜂 *Polistes japonicus* Saussure 或异腹胡蜂 *Parapolybia varia* Fabricius 的巢。全国均产，夏秋二季采收。生用或炒用。

【性味归经】甘，平。归胃经。

【功效】攻毒杀虫，祛风止痛。

【应用】

1. 疮疡肿毒，乳痈，瘰疬，顽癣　本品能攻毒杀虫，为外科常用之品。治疮肿初发，可单用，或与生南星、生草乌配伍；治乳痈，可与瓜蒌、蒲公英等配伍；治瘰疬，可与蛇蜕、黄芪、玄参等同用；治顽癣，以本品为末，调猪脂涂擦；治恶疮肿毒，可与莪术、全蝎、僵蚕等配伍。

2. 风湿痹痛，牙痛　本品又能祛风止痛。治风湿痹痛，可与川乌、草乌同用，乙醇浸泡外涂痛处；治牙痛，可与细辛煎水漱口；治瘾疹瘙痒，可与蝉蜕等配伍。

此外，蜂房还可配伍用于阳痿、喉痹，以及蛔虫、绦虫等病证。

【用法用量】内服：3～5g，煎汤，或入丸散。外用：适量，研末油调敷患处，或煎水漱，或洗患处。

【使用注意】气血虚弱者，痈疽已破溃者禁用。

【参考资料】

1. 本草精选　《神农本草经》："主惊痫瘛疭、寒热邪气、癫疾……肠痔。"《日华子本草》："治牙齿疼，痢疾，乳痈，蜂叮，恶疮，即煎洗入药并炙用。"

2. 化学成分　主要含蜂蜡、蜂胶和蜂房油，以及锌、铁、硅、锰、铜等微量元素等。

3. 药理作用　有增强免疫功能、调节内分泌、镇痛、抗病原微生物、抗炎、抗感染、抗氧化、抗肿瘤等作用。

chánsū
蟾　酥 《药性论》

为蟾蜍科动物中华大蟾蜍 *Bufo bufo gargarizans* Cantor 或黑框蟾蜍 *Bufo melanostictus* Schneider 的干燥分泌物。主产于河北、山东、四川等地。夏、秋二季采收。粉碎用。

【性味归经】辛、温。有毒。归心经。

【功效】解毒，止痛，开窍醒神。

【应用】

1. 痈疽疔疮，咽喉肿痛，牙痛　本品有良好解毒消肿，麻醉止痛作用。治痈疽及恶疮，常与麝香、朱砂等配伍；治咽喉肿痛，常与牛黄、冰片等配伍；治牙痛，可单用研末点患处。用于五官科的黏膜麻醉，可与川乌、生南星等配伍。

2. 中暑神昏，痧胀腹痛吐泻　本品辛温走窜，有辟秽化浊、开窍醒神之功。治痧胀腹痛吐泻，常与麝香、雄黄、丁香等配伍，研末吹入鼻中取嚏。

【用法用量】内服：0.015～0.03g，多入丸散用。外用：适量。

【使用注意】本品有毒，内服勿过量，外用不可入目。孕妇慎用。

【参考资料】

1. 本草精选　《药性论》："脑疳，以奶汁调，滴鼻中。"《本草汇言》："疗疳积，消臌胀，解疔毒之药也。能化解一切瘀郁壅滞诸疾，如积毒、积块、积脓、内疔痈肿之证，有攻毒拔毒之功。"

2. 化学成分　主要含华蟾酥毒基、脂蟾毒配基、远华蟾毒精、蟾毒灵等蟾酥毒素，还含吲哚碱类及肾上腺素、多糖、蛋白质等。

3. 药理作用　有抗肿瘤、强心、抗心肌缺血、抗凝血、升血压、抗休克、兴奋大脑皮层和呼吸中枢、抗炎、镇痛及局麻等作用。

附药

蟾皮

为蟾蜍科动物中华大蟾蜍或黑眶蟾蜍的干燥皮。性味苦凉；有毒。归心、肺、脾、大肠经。功能清热解毒，利水消肿。适用于痈疽疮毒，瘰疬，癌肿，小儿疳积腹胀，腹水胀满。煎服，3～9g；或研末服。外用适量。

dàsuàn
大　蒜 《名医别录》

为百合科植物大蒜 *Allium sativum* L. 的鳞茎。全国各地均有栽培。夏季采收。生用。

【性味归经】辛，温。归脾、胃、肺经。

【功效】解毒消肿，止痢，杀虫。

【应用】

1. 痈肿疮疡，疥癣　本品内服外用均有良好的解毒、杀虫、消肿作用。治疮疖初发，可单用独头蒜切片贴肿处；治皮肤或头癣瘙痒，可用大蒜切片外擦或捣烂外敷。

2. 泄泻，痢疾　本品止痢力强。治泻痢，可单用本品内服或以大蒜10%浸液保留灌肠。

3. 钩虫病，蛲虫病　本品有杀虫之功。治蛲虫病，可将大蒜捣烂，加茶油涂于肛门周围。

【用法用量】内服：9～15g，煎汤，或入丸散。外用：适量，捣敷，切片擦或隔蒜灸。

【使用注意】外用不可久敷，阴虚火旺及目、口齿、喉舌诸疾不宜，孕妇不宜以蒜汁灌肠。

【参考资料】

1. 本草精选 《名医别录》：主散痈肿蟹疮，除风邪，杀毒气。"《本草拾遗》：去水恶瘴气，除风湿，破冷气，烂痃癖，伏邪恶，宣通温补，无以加之，疗疮癣。生食，去蛇虫溪蛊等毒。"

2. 化学成分 主要含大蒜油、大蒜素、硫化亚硝酸酯类等。

3. 药理作用 有抗病原微生物、降血脂、抑制血小板聚集、抗肿瘤、抗突变、抗炎、杀精、兴奋子宫等作用。

（李会芳）

思考题

1. 何谓攻毒杀虫止痒药？简述攻毒杀虫止痒药的功效、主治。如何正确使用攻毒杀虫止痒药？

2. 如何正确使用硫黄、雄黄、白矾、蛇床子?

3. 简述硫黄与雄黄在功效、应用方面的异同点。

书网融合……

思政导航

本章小结

微课

题库

第二十三章　拔毒化腐生肌药

图库

PPT

◎ 学习目标

知识目标

1. 掌握　拔毒化腐生肌药的含义、性能主治、合理用药；红粉的药性、功效、主治、性能特点、经典配伍以及用法用量、使用注意；相似药物功效、应用的异同。

2. 熟悉　炉甘石、硼砂功效、主治、某些特殊用法及使用注意。

3. 了解　其余拔毒化腐生肌药的功效、特殊用法及使用注意。

能力目标　通过本章学习，建立合理使用拔毒化腐生肌药的思维，具备开展拔毒化腐生肌药药学服务与合理用药的能力。

素质目标　通过"古人以铅丹追求长生不老"的认识误区，增强安全用药意识，理性追求健康长寿。

【含义】以拔毒化腐、生肌敛疮，治疗疮疡脓出不畅，或久溃不敛等病症为主要作用的药物，称为拔毒化腐生肌药。📱微课

【性能主治】本类药物多为矿石类药，多具毒性，以毒攻毒。具有拔毒化腐，生肌敛疮功效，主要适用于痈疽疮疡溃后脓出不畅，或溃后腐肉不去，新肉难生，伤口难以生肌愈合以及癌肿，梅毒；有些药物还用于皮肤湿疹瘙痒，五官科的口疮、喉证、目赤翳障等。此外，有些药物兼有杀虫、燥湿、止痒、明目退翳、祛痰等功效，还可用于治疗湿疹、疥癣、目赤翳障、痰多咳喘等。

【合理用药】

1. 选药　治疗痈疽疮疡溃烂，溃疡难以愈合应选用拔毒化腐生肌药；在此基础上，应注意根据病情选择合适的药物。如疮肿在破溃阶段，多选拔毒药；若腐肉已脱、脓水将尽，多选生肌敛疮之品。应根据治疗需要选择合适的炮制品。

2. 配伍　为了增强疗效，拔毒化腐生肌药可相须配伍。使用拔毒化腐生肌药时，可根据所治病证的寒热虚实进行配伍。疮疡发病多与热毒、火毒有关，故常与清热解药配伍；营血壅滞为疮疡发生发展的病理基础，故又常与活血化瘀药配伍；脓成不溃或疮疡脓毒已尽，新肉难生，可与补气养血药配伍。

3. 注意事项　本类药物多为矿石类，或经加工炼制而成，多具毒烈之性或较强刺激性，使用时应严格控制剂量，不可过量或过久应用。有些药不宜在头面及黏膜上使用，以防发生毒副反应。其中含砷、汞、铅类的药物毒副作用甚强，更应严加注意。本类药物外用时，可根据病情和用途采用研末外撒、加油调敷，或制成药捻，或外用膏药敷贴，或点眼、吹喉、滴耳等。

hóngfěn
红　粉　《外科大成》

为以水银、火硝、白矾为原料加工而成的红色升华物。主要为红氧化汞（HgO），主产于河北、湖北、湖南等地。全年均可制造。研细粉用。

【性味归经】辛，热；有大毒。归肺、脾经。

【功效】拔毒，除脓，去腐，生肌。

【应用】

痈疽疔疮，梅毒下疳，恶疮，窦道瘘管，脓水淋漓 本品有大毒，功专拔毒提脓，去腐生肌。治痈疽疔疮，梅毒下疳，恶疮，肉暗紫黑，腐肉不去，窦道瘘管，脓水淋漓，不收口等，每与煅石膏配伍为用，根据病情轻重不同而调整两药的用量比例。红粉与煅石膏的用量比有1∶9、2∶8、3∶7、6∶4、5∶5、9∶1，分别称为九一丹、八二丹、七三丹、六四丹、五五丹、九转丹，随着红粉用量的增加，拔毒除脓去腐之力逐渐增强。

【用法用量】外用：适量，研极细粉单用或与其他药味配成散剂或制成药捻。

【使用注意】本品有毒，只可外用，不可内服。外用亦不宜久用。孕妇禁用。

【参考资料】

1. 本草精选 《外科大成》："治一切顽疮及杨梅粉毒、喉疳、下疳、痘子。"《沈氏经验方》："治痈疽烂肉未清，脓水未净。"《疡科心得集》："治一切疮疡溃后，拔毒去腐，生新长肉。"

2. 化学成分 主要含氧化汞。

3. 药理作用 有较强抗病原微生物、促进创面愈合作用。

qīngfěn
轻　粉《本草拾遗》

以胆矾、食盐、水银为原料加工而成的白色升华物。主含氯化亚汞（Hg_2Cl_2）。主产于湖南、湖北、云南等地。全年均可制造。研细末用。

【性味归经】辛，寒；有毒。归大肠、小肠经。

【功效】外用杀虫，攻毒，敛疮；内服祛痰消积，逐水通便。

【应用】

1. 疥疮，顽癣，臁疮，梅毒，疮疡，湿疹 本品辛寒有毒，其性燥烈，有较强的攻毒杀虫、生肌敛疮作用。治臁疮、湿疹、疮疡不敛、疥疮、顽癣、酒渣鼻、痤疮等，常与煅石膏、黄连、黄柏等配伍外用。

2. 痰涎积滞，水肿鼓胀，二便不利 本品辛寒，归大肠、小肠经，内服能通利二便，逐水退肿，祛痰消积。治痰涎积滞，水肿臌胀，二便不利，常与大黄、甘遂、大戟等同用。

【用法用量】内服：0.1～0.2g，一日1～2次，多入丸剂或装胶囊服，服后漱口。外用：适量，研末掺敷患处。

【使用注意】本品有毒，不可过量，内服宜慎。孕妇禁服。

【参考资料】

1. 本草精选 《本草拾遗》："通大肠，转小儿疳并瘰疬，杀疮疥癣虫及鼻上酒皶，风疮瘙痒。""畏磁石、石黄。忌一切血。"《本草图经》："其气燥烈，其性走窜，善劫痰涎，消积滞。故水肿风痰湿热杨梅疮毒服之，则涎从齿龈而出，邪郁升而愈。若服之过剂及用之失宜，则毒气被逼窜入经络筋骨莫之能出，变为筋挛骨痛，发为痈肿疳漏，经年累月，遂成废疾。因而夭枉，用者慎之。"

2. 化学成分 主要含氯化亚汞。

3. 药理作用 有抗病原微生物、较强的抗皮肤真菌、泻下、利尿等作用。

xìnshí
信　石《日华子本草》

为矿物砷华（Arsenolite）矿石，或由毒砂（硫砷铁矿，Arsenopyrite）、雄黄（Realgar）等含砷矿物为原料的加工制成品，也称砒石。主产于江西、湖南、广东等地。全年均可采收，或制造。药材分为白信石与红信石两种。药用以红信石为主。信石升华的精制品即砒霜。研细粉用。

【性味归经】辛，大热；有大毒。归肺、肝经。

【功效】外用攻毒杀虫，蚀疮去腐；内用劫痰平喘，攻毒抑癌。

【应用】

1. 恶疮腐肉，瘰疬顽癣，牙疳，痔疮　本品有大毒，腐蚀力极强，有攻毒杀虫，蚀疮去腐之功。单用毒大，易导致剧烈疼痛，多配伍他药以缓其毒。治腐肉不脱之恶疮、瘰疬、顽癣、牙疳、痔疮等，常与明矾、雄黄、乳香等配伍外用。

2. 寒痰哮喘　本品味辛能散，大热祛寒，内服能祛寒、劫痰、平喘。治寒痰喘咳，久治不愈者，可配淡豆豉捣丸服用。

3. 癌肿　本品有大毒，能以毒攻毒以抑癌，用治多种癌症，尤多用于血癌。

【用法用量】内服：0.002~0.004g，入丸、散，不宜入汤剂。外用：适量，研末撒敷，宜作复方散剂或入膏药、药捻用。

【使用注意】本品剧毒，内服宜慎；外用亦应注意防止局部吸收中毒。不可作酒剂服。孕妇禁用。不宜与水银同用。

【参考资料】

1. 本草精选　《日华子本草》："治疟疾、肾气。带辟蚤虱。"《开宝本草》："疗诸疟、风痰在胸膈，可作吐药；不可久服，能伤人。"《本草纲目》："除齁喘积痢，蚀瘀腐瘰疬……蚀痈疽败肉，枯痔杀虫。"

2. 化学成分　主要含三氧化二砷，红信石还含少量硫化砷。

3. 药理作用　有抗病原微生物、抗疟原虫、抗阿米巴虫、抗肿瘤，促进造血功能，促进红细胞、血红蛋白新生，抗组胺，平喘等作用。

qiāndān
铅　丹　《神农本草经》

为纯铅经加工制成的四氧化三铅（Pb_3O_4）。主产于河南、广东、福建等地。全年均可制造。研细粉用。

【性味归经】辛、咸，寒；有毒。归心、脾、肝经。

【功效】外用拔毒生肌，内服坠痰镇惊。

【应用】

1. 痈疮肿毒，溃疡不敛　本品性味辛咸寒、有毒，外用能拔毒去腐，生肌敛疮，为治疗疮疡的常用药物。治疮疡初起红肿或脓成未溃者，配黄明胶外用；治痈疽溃后不敛，可与煅石膏、轻粉、冰片等配伍。

2. 惊痫癫狂　本品体重而性沉，归心经，镇心安神，有坠痰镇惊的功效。治惊痫癫疾，心神不宁。但因能积蓄中毒，内服宜慎。

铅丹又为制备外用膏药的原料，常用植物油或配伍三七、马钱子等药熬制成外贴膏药使用。

【用法用量】内服：0.9~1.5g，多入丸、散。外用：适量，研末撒布或熬膏贴敷。

【使用注意】本品有毒，用之不当可引起铅中毒，应慎用；亦不可持续使用，以防蓄积中毒。孕妇禁用。

【参考资料】

1. 本草精选　《神农本草经》："主吐逆胃反，惊痫癫疾。"《药性论》："煎膏用止痛生肌。"《本草纲目》："坠痰杀虫。"

2. 化学成分 主要含四氧化三铅。

3. 药理作用 有抗病原微生物、抑制黏膜分泌等作用。

附药

密陀僧

为铅矿石冶炼而成，主含氧化铅（PbO）。咸、辛，平；有毒。归肝、脾经。外用杀虫收敛，内服祛痰镇惊。外治用于痔疮，湿疹湿疮，溃疡不敛，疥癣，狐臭；内服用于风痰惊痫。外用适量，研末撒或调涂，或制成膏药、软膏、油剂等外用。内服 0.2 ~ 0.5g，入丸、散服。外用适量。

lúgānshí
炉甘石 《本草品汇精要》

为碳酸盐类矿物方解石族菱锌矿，主含碳酸锌（$ZnCO_3$）。主产于广西、湖南、四川等地。全年可采收。水飞后用。

【性味归经】甘，平。归肝、脾经。

【功效】解毒明目退翳，收湿止痒敛疮。

【应用】

1. 目赤肿痛，睑弦赤烂，翳膜遮睛，胬肉攀睛，溃疡不敛 本品性味甘平，外用既能解毒明目退翳，又能收湿止痒，为外用治目疾之要药。治目赤翳障，常与玄明粉配伍；治眼睑赤烂、羞明多泪，多与黄连、冰片等同用。

2. 脓水淋漓，湿疮瘙痒 本品外用既能解毒敛疮，又能收湿止痒。治疮疡溃后脓水淋漓、疮口不敛者，常配伍龙骨共研极细末，干掺患处；治湿疹、湿疮，皮肤湿痒，常水飞炉甘石制成洗剂，外擦。

【用法用量】外用：适量，研末撒或调敷。

【使用注意】宜炮制后外用，不作内服，误服易中毒。

【参考资料】

1. 本草精选 《本草品汇精要》："主风热赤眼，或痒或痛，渐生翳膜，及治下部湿疮。调敷。"《本草纲目》："止血，消肿毒，生肌，明目，去翳退赤，收湿除烂。"《玉楸药解》："炉甘石生金银矿，秉寒肃燥敛之气，最能收湿合疮，退翳除烂。但病重根深，不能点洗收效，必须服药饵，用拔本塞源之法。"

2. 化学成分 主要含碳酸锌；还含少量氧化钙、氧化镁、氧化铁、氧化锰等。

3. 药理作用 有抗病原微生物、抗炎、止痒、收敛、防腐、保护创面等作用。

péngshā
硼 砂 《日华子本草》

为天然硼酸盐类硼砂族矿物硼砂经提炼精制而成的结晶体。主产于青海、西藏、陕西等地。一般 8 ~ 11 月采收。水飞或煅制用。

【性味归经】甘、咸，凉。归肺、胃经。

【功效】外用清热解毒，内服清肺化痰。

【应用】

1. 咽喉肿痛，口舌生疮，目赤翳障 本品性凉清热，味甘解毒，咸能软坚，外用能清热解毒、消肿防腐，为治咽喉肿痛，口舌生疮，目赤翳障等症之良药。治咽喉肿痛、口舌生疮，常与冰片、玄明粉配伍；治目赤肿痛，可单用本品水溶液洗眼，或与珍珠、熊胆等同用。

2. 痰热咳嗽 本品性凉清热，归肺经，能清上焦胸膈肺中之痰热，以化结痰、通喉闭。治肺热咳嗽，痰黄黏稠，常与桔梗、浙贝母等配伍。

【用法用量】内服：1.5~3g，多入丸散。外用：适量，研极细末干撒或调敷患处。

【使用注意】以外用为主，内服宜慎。

【参考资料】

1. 本草精选 《日华子本草》："消痰止嗽，破癥结喉痹。"《本草汇言》："硼砂化痰结，通喉痹，去目中翳障之药也。此剂淡渗清化，如诸病属气闭而呼吸不利，痰结、火结者，用此立清。"《本草求原》："生则化腐，煅枯则生肌。"

2. 化学成分 主要含含水四硼酸钠。

3. 药理作用 有抗病原微生物，缓解机体氟中毒，抗癫痫等作用。

毛茛《本草拾遗》
máogèn

为毛茛科毛茛属植物毛茛 *Ranunculus japonicus* Thunb. 的全草。主产于全国各地（西藏除外）。夏秋采收。鲜用或晒干用。

【性味归经】辛，温。有毒。归胃、心、胆、肝经。

【功效】发泡止痛，攻毒杀虫。

【应用】

1. 风湿痹痛 本品性温辛散，对皮肤有强烈刺激，通过发泡而祛风止痛。治风湿痹痛以及外伤疼痛皮肤未破损者，鲜品捣烂敷患处。

2. 疮痈肿毒，疥癣 本品外用具有攻毒杀虫之功。治疗疮痈肿毒，疥癣恶疮，可单用鲜品捣烂敷患处。

【用法用量】外用：适量，捣敷患处或穴位，使局部发赤起泡时取去；或煎水洗。不作内服。

【使用注意】本品有毒，不作内服。皮肤有破损及过敏者禁用，孕妇慎用。

【参考资料】

1. 本草精选 《本草拾遗》："主恶疮痈肿疼痛未溃，捣叶敷之，不得入疮，令人肉烂。主疟，令病者取一握微碎，缚臂上。子和姜捣涂腹，破冷气。"《民间常用草药汇编》："外用治癣癞。"《本草纲目》："山人截疟，采叶接贴寸口，一夜作泡如火燎，故呼之为天灸。"

2. 化学成分 主要含黄酮类、内酯类、甾体类、生物碱类成分等。

3. 药理作用 有抗肿瘤、抗炎镇痛、抗衰老、舒张平滑肌、抗病原微生物等作用。

（杨秀娟）

思考题

1. 何谓拔毒化腐生肌药？简述拔毒化腐生肌药的功效、主治。如何正确使用拔毒化腐生肌药？

2. 如何正确使用红粉、信石、炉甘石、硼砂？

3. 简述红粉与轻粉在功效、应用方面的异同点。

书网融合……

思政导航　　　　　本章小结　　　　　微课　　　　　题库

附　录

附录一　药名拼音索引

附录二　中药药食两用名录、可用于保健食品中药名录

1. 既是食品又是中药材物质目录　丁香、八角茴香、刀豆、小茴香、小蓟、山药、山楂、马齿苋、乌梅、木瓜、火麻仁、代代花、玉竹、甘草、白芷、白果、白扁豆、白扁豆花、龙眼肉（桂圆）、决明子、百合、肉豆蔻、肉桂、余甘子、佛手、杏仁（甜、苦）、沙棘、芡实、花椒、赤小豆、麦芽、昆布、枣（大枣、黑枣）、罗汉果、郁李仁、金银花、青果、鱼腥草、姜（生姜、干姜）、枳椇子、枸杞子、栀子、砂仁、胖大海、茯苓、香橼、香薷、桃仁、桑叶、桑椹、桔红（橘红）、桔梗、益智仁、荷叶、莱菔子、莲子、高良姜、淡竹叶、淡豆豉、菊花、菊苣、黄芥子、黄精、紫苏、紫苏子（籽）、葛根、黑芝麻、黑胡椒、槐米、槐花、蒲公英、榧子、酸枣、酸枣仁、鲜白茅根（或干白茅根）、鲜芦根（或干芦根）、橘皮（或陈皮）、薄荷、薏苡仁、薤白、覆盆子、藿香、乌梢蛇、牡蛎、阿胶、鸡内金、蜂蜜、蝮蛇（蕲蛇）、人参、山银花、芫荽、玫瑰花、松花粉、粉葛、布渣叶、夏枯草、当归、山奈、西红花、草果、姜黄、荜茇、党参、肉苁蓉（荒漠）、铁皮石斛、西洋参、黄芪、灵芝、山茱萸、天麻、杜仲叶。

2. 可用于保健食品的物品名单　人参、人参叶、人参果、三七、土茯苓、大蓟、女贞子、山茱萸、川牛膝、川贝母、川芎、马鹿胎、马鹿茸、马鹿骨、丹参、五加皮、五味子、升麻、天门冬、天麻、太子参、巴戟天、木香、木贼、牛蒡子、牛蒡根、车前子、车前草、北沙参、平贝母、玄参、生地黄、生何首乌、白及、白术、白芍、白豆蔻、石决明、石斛（需提供可使用证明）、地骨皮、当归、竹茹、红花、红景天、西洋参、吴茱萸、怀牛膝、杜仲、杜仲叶、沙苑子、牡丹皮、芦荟、苍术、补骨脂、诃子、赤芍、远志、麦冬、龟甲、佩兰、侧柏叶、制大黄、制何首乌、刺五加、刺玫果、泽兰、泽泻、玫瑰花、玫瑰茄、知母、罗布麻、苦丁茶、金荞麦、金樱子、青皮、厚朴、厚朴花、姜黄、枳壳、枳实、柏子仁、珍珠、绞股蓝、葫芦巴、茜草、荜茇、韭菜子、首乌藤、香附、骨碎补、党参、桑白皮、桑枝、浙贝母、益母草、积雪草、淫羊藿、菟丝子、野菊花、银杏叶、黄芪、湖北贝母、番泻叶、蛤蚧、越橘、槐实、蒲黄、蒺藜、蜂胶、酸角、墨旱莲、熟大黄、熟地黄、鳖甲。

附录三　有毒中药名录

国务院《医疗用毒性药品管理办法》要求管理使用的毒性中药品种有砒石（红砒、白砒）、砒霜、水银、生马前子、生川乌、生草乌、生白附子、生附子、生半夏、生南星、生巴豆、斑蝥、青娘虫、红娘虫、生甘遂、生狼毒、生藤黄、生千金子、生天仙子、闹阳花、雪上一枝蒿、红升丹、白降丹、蟾酥、洋金花、红粉、轻粉、雄黄。

附录四　十八反、十九畏、妊娠用药禁用慎用名录

1. 十八反歌诀　本草名言十八反，半蒌贝蔹及攻乌，藻戟遂芫俱战草，诸参辛芍叛藜芦。

2. 十九畏歌诀　硫黄原是火中精，朴硝一见便相争，水银莫与砒霜见，狼毒最怕密陀僧。巴豆性烈最为上，偏与牵牛不顺情，丁香莫与郁金见，牙硝难合京三棱。川乌草乌不顺犀，人参最怕五灵脂。官桂善能调冷气，若逢石脂便相欺。大凡修合看顺逆，炮爁炙煿莫相依。

3. 妊娠禁用药　水银、砒霜、雄黄、轻粉、斑蝥、马钱子、蟾酥、川乌、草乌、藜芦、胆矾、瓜蒂、巴豆、甘遂、大戟、芫花、牵牛子、商陆、麝香、干漆、水蛭、虻虫、三棱、莪术等。

4. 妊娠慎用药　牛膝、川芎、红花、桃仁、姜黄、牡丹皮、枳实、大黄、番泻叶、芦荟、芒硝、附子、肉桂等。

妊娠服药禁忌歌：蚖斑水蛭及虻虫，乌头附子配天雄，野葛水银并巴豆，牛膝薏苡与蜈蚣，三棱代赭芫花麝，大戟蝉蜕黄雌雄，牙硝芒硝牡丹桂，槐花牵牛皂角同，半夏南星与通草，瞿麦干姜桃仁通，硇砂干漆蟹爪甲，地胆茅根都失中。

参考文献

［1］颜正华. 中药学（高等中医药院校教学丛书）［M］. 2 版. 北京：人民卫生出版社，2006.

［2］国家药典委员会. 中华人民共和国药典·临床用药须知（2015 版）［M］. 北京：中国医药科技出版社，2017.

［3］李学林，崔瑛，曹峻岭. 实用临床中药学（饮片卷）［M］. 北京：人民卫生出版社，2013.

［4］崔瑛，等. 试论中药毒的性能特征［J］. 河南中医，1997，17（5）：313－316.

［5］崔瑛. 谈中药学层次递进教学思路［J］. 中医教育，2003，22（4）：38－40.

［6］崔瑛，等. 中药"偏性"初探［J］. 中国中药杂志，2009，34（6）：774－775.

［7］李玲玲，崔瑛. 平性的悖论与平性中药药味物质的研究［J］. 中华中医药杂志，2018，33（2）：426－428.

［8］崔瑛，等. 在中药学教学中体现合理用药思想［J］. 药学教育. 2019，35（2）：38－42.

［9］崔瑛，等. 基于情感目标的中药学课程思政实施策略［J］. 药学教育. 2021，38（2）：25－29.